全国高等卫生职业教育
护理专业"十三五"规划教材

供护理、助产及相关专业使用

妇产科护理

主　编　胡蘅芬　唐　晖　欧阳春霞

副主编　陈玉华　耿秋丽　杨　坤
　　　　李改娟　肖　娟

编　者　（以姓氏笔画为序）

孙自红　漯河医学高等专科学校

李红梅　哈密职业技术学院

李改娟　山西职工医学院

杨　坤　呼伦贝尔职业技术学院

肖　娟　贵州工程职业学院

张　培　邢台医学高等专科学校

陈玉华　湖北理工学院

陈霞云　江西中医药高等专科学校

欧阳春霞　咸宁职业教育（集团）学校

胡蘅芬　湖南环境生物职业技术学院

耿秋丽　周口职业技术学院

唐　晖　荆楚理工学院

黄丽荣　湖南环境生物职业技术学院

蒋　娜　湖南环境生物职业技术学院

魏　葳　哈密职业技术学院

U0289271

华中科技大学出版社
http://www.hustp.com

中国·武汉

内 容 简 介

本书是全国高等卫生职业教育护理专业"十三五"规划教材。

全书共分为 21 个学习项目,内容包括女性生殖系统解剖与生理;妊娠期妇女的护理;正常分娩产妇的护理;产褥期妇女的护理;妊娠期并发症妇女的护理;妊娠合并症妇女的护理;异常分娩妇女的护理;分娩期并发症妇女的护理;产褥期并发症妇女的护理;高危儿护理;妇科病史采集及检查的护理配合;女性生殖系统炎症患者的护理;腹部手术患者的护理等。本书贴近教师教学需求,设立"学习目标""案例引导""考点提示""直通护考""知识链接"等模块,在形式上更具特色。

本书可供高职护理、助产及相关专业学生使用。

图书在版编目(CIP)数据

妇产科护理/胡蕲芬,唐晖,欧阳春霞主编.—武汉:华中科技大学出版社,2018.1
全国高等卫生职业教育护理专业"十三五"规划教材
ISBN 978-7-5680-3373-2

I. ①妇… II. ①胡… ②唐… ③欧… III. ①妇产科学-护理学-高等职业教育-教材 IV. ①R473.71

中国版本图书馆 CIP 数据核字(2017)第 226868 号

妇产科护理
Fuchanke Huli

胡蕲芬　唐　晖　欧阳春霞　主编

策划编辑:罗　伟
责任编辑:谢贤燕
封面设计:原色设计
责任校对:曾　婷
责任监印:周治超
出版发行:华中科技大学出版社(中国·武汉)　　电话:(027)81321913
　　　　　武汉市东湖新技术开发区华工科技园　　邮编:430223
录　排:华中科技大学惠友文印中心
印　刷:武汉市籍缘印刷厂
开　本:787mm×1092mm　1/16
印　张:22.75
字　数:589 千字
版　次:2018 年 1 月第 1 版第 1 次印刷
定　价:56.00 元

全国高等卫生职业教育
护理专业"十三五"规划教材

编委会

委　员（按姓氏笔画排序）

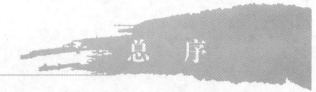

Introduction | 总 序

随着我国经济的持续发展和教育体系、结构的重大调整,职业教育办学思想、培养目标随之发生了重大变化,人们对职业教育的认识也发生了本质性的转变。我国已将发展职业教育作为重要的国家战略之一,作为高等职业教育重要组成部分的高等卫生职业教育也取得了长足的发展,为国家输送了大批高素质技能型、应用型医疗卫生人才。

为了更好地顺应我国高等卫生职业教育教学与医疗卫生事业的新形势,贯彻落实《国家中长期教育改革和发展规划纲要(2010—2020年)》中"以服务为宗旨,以就业为导向"的思想精神,以及国家《职业教育与继续教育2017年工作要点》的要求,充分发挥教材建设在提高人才培养质量中的基础性作用,同时,也为了配合教育部"十三五"规划教材建设,进一步提高教材质量,在认真、细致调研的基础上,在教育部高职高专医学类及相关医学类专业教学指导委员会专家和部分高职高专示范院校领导的指导下,我们组织了全国近40所高职高专医药院校的近300位老师编写了这套以工作过程为导向的全国高等卫生职业教育护理专业"十三五"规划教材,并得到了参编院校的大力支持。

本套教材充分体现新一轮教学计划的特色,强调以就业为导向、以能力为本位、以岗位需求为标准的原则,按照技能型、服务型高素质劳动者的培养目标,坚持"五性"(思想性、科学性、先进性、启发性、适用性)和"三基"(基本理论、基本知识、基本技能)要求,着重突出以下编写特点:

(1)紧扣新专业目录、新教学计划和新教学大纲,科学、规范,具有鲜明的高等卫生职业教育特色。

(2)密切结合最新高等职业教育护理专业课程标准,紧密围绕执业资格标准和工作岗位需要,与护士执业资格考试相衔接。

(3)突出体现"工学结合"的人才培养模式,以及课程建设与教学改革的最新成果。

（4）基础课教材以"必需、够用"为原则，专业课程重点强调"针对性"和"适用性"。

（5）内容体系整体优化，注重相关教材内容的联系和衔接，避免遗漏和不必要的重复。

（6）探索案例式教学方法，倡导主动学习。

这套新一轮规划教材得到了各院校的大力支持和高度关注，它将为新时期高等卫生职业教育的发展做出贡献。我们衷心希望这套教材能在相关课程的教学中发挥积极作用，并得到读者的青睐。我们也相信这套教材在使用过程中，通过教学实践的检验和实际问题的解决，能不断得到改进、完善和提高。

全国高等卫生职业教育护理专业"十三五"规划教材
编写委员会

前　言

为了进一步贯彻全国教育工作会议颁布的《中共中央国务院关于深化教育改革全面推进素质教育的决定》的精神，根据临床专业知识、护理服务能力及护士执业资格证书并重的教学理念，在全国医学教育改革的精神指导下，由华中科技大学出版社组织全国多所医药院校及临床医院的骨干教师和专家编写了本书，供高职高专护理、助产及相关专业学生使用。

本书在编写上突出了高职高专护理职业教育的特点，坚持"以市场为导向，以就业为前提，以能力为重点，以素质为根本"的原则；坚持与岗位需求对接，强化技能训练；与学科发展对接，更新旧的理念，构筑学生现代护理理念；与护士执业资格考试接轨，指导学生通过护士执业资格考试，实现双证合一。在编写过程中，贯穿"项目导向，任务分解"的编写思路，部分任务通过"案例引导"引出知识要点和学习目标，并匹配各种插图和图表来加强学生的直观感受；文中增设"知识链接"，既可以开阔学生的视野，又可以提高学生学习的兴趣；文中穿插的"考点提示"能指导学生理解与记忆；课后的"直通护考"紧扣护士执业资格考试要点，巩固所学知识，帮助学生学习和思考。

根据"妇产科护理"的基本知识和技能要求，本书包括女性生殖系统解剖与生理；妊娠期妇女的护理；正常分娩产妇的护理；产褥期妇女的护理；妊娠期并发症妇女的护理；妊娠合并症妇女的护理；异常分娩妇女的护理；分娩期并发症妇女的护理；产褥期并发症妇女的护理；高危儿护理；妇科病史采集及检查的护理配合；女性生殖系统炎症患者的护理；腹部手术患者的护理；会阴部手术患者的护理；妊娠滋养细胞疾病患者的护理；女性生殖、内分泌疾病患者的护理；女性生殖系统其他疾病患者的护理；计划生育妇女的护理；妇女保健；妇产科常用护理技术和妇产科诊疗及手术患者的护理等内容。

本书在编写过程中，得到了华中科技大学出版社和各位编者所在单位的大力支持，在此对相关专家和学者付出的辛苦劳动表示诚挚的感谢。

鉴于时间仓促,也限于编者知识面和护理实践的区域局限性,书中难免有疏漏和不足之处,热忱欢迎读者批评指正。

编　者

目 录

Contents

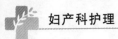

项目一 女性生殖系统解剖与生理

任务一 女性生殖系统解剖

女性生殖系统包括内、外生殖器及其相关组织与邻近器官，生殖器官位于骨盆内。

一、外生殖器

女性外生殖器（图 1-1）又称外阴，为女性生殖器官的外露部分，是两股内侧从耻骨联合至会阴之间的组织。

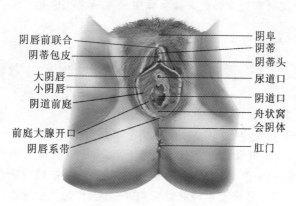

图 1-1 女性外生殖器

（一）阴阜

阴阜为耻骨联合前面隆起的皮下脂肪垫。青春期开始生长阴毛，分布呈尖端向下的倒三角形，是女性第二性征之一。

（二）大阴唇

大阴唇为两股内侧的一对隆起的皮肤皱襞，起自阴阜，止于会阴体。外侧面有皮脂腺和汗腺，青春期长出阴毛；内侧面皮肤湿润似黏膜。大阴唇有很厚的皮下脂肪层，富含血管、淋巴管和神经，受到骑跨或外伤撞击时易形成血肿。未婚妇女两侧大阴唇自然合拢，遮盖阴道口及尿道口。经产妇大阴唇受分娩影响向两侧分开，绝经后大阴唇呈萎缩状，阴毛稀少。

（三）小阴唇

小阴唇为位于大阴唇内侧的一对薄皱襞，富含神经末梢，较敏感。两侧小阴唇前端相互融合，分为前、后两叶包绕阴蒂，前叶形成阴蒂包皮，后叶形成阴蒂系带。小阴唇后端与大阴唇后端在正中线会合形成阴唇系带。

（四）阴蒂

阴蒂位于两侧小阴唇顶端的联合处，为海绵体组织，有勃起性。阴蒂分为三个部分，前端为阴蒂头，富含神经末梢，极敏感；中为阴蒂体；后为两个阴蒂脚。

（五）阴道前庭

阴道前庭指两侧小阴唇之间的菱形区，前为阴蒂，后为阴唇系带。在此区域内有以下四个结构。

1. 前庭球 又称球海绵体，位于阴道前庭两侧，由具有勃起性的静脉丛构成。

2. 前庭大腺 又称巴氏腺，位于大阴唇后部，如黄豆大小，左右各一。腺管细长（1～2 cm），向内侧开口于阴道前庭后方小阴唇与处女膜之间的沟内，性兴奋时会分泌黄白色黏液起润滑作用。正常情况下不能被触及，感染时可形成前庭大腺囊肿或脓肿。

3. 尿道口 位于阴蒂头的后下方及阴道前庭前部，呈不规则圆形孔。尿道口后壁上的一对腺体称为尿道旁腺，容易有细菌潜伏。

4. 阴道口及处女膜 阴道口位于尿道口后方，阴道前庭的后部，其周缘覆有一层较薄黏膜，称为处女膜，膜的形状、大小及厚薄因人而异。处女膜可在初次性交或剧烈运动时破裂，分娩时进一步破损，产后仅留有处女膜痕。处女膜中央有一小孔称处女膜孔，经血经此流出。

二、内生殖器

女性内生殖器（图 1-2）包括阴道、子宫、输卵管及卵巢，临床上将后两者合称为子宫附件。

（一）阴道

1. 功能 性交器官，经血排出及胎儿娩出的通道。

2. 解剖结构 位于真骨盆下部中央，呈上宽下窄的管道，前壁长 7～9 cm，与膀胱和尿道相邻，后壁长 10～12 cm，与直肠贴近。上端包围子宫颈，下端开口于阴道前庭，称阴道口。环绕子宫颈所形成的凹陷称阴道穹窿，分前、后、左、右四部分；其中后穹窿最深，与直肠子宫陷凹紧密相邻，为盆腔最低部位；临床上可经此处穿刺或引流，作为辅助诊断和治疗方法之一。

3. 组织结构 阴道壁由黏膜、肌层和纤维组织膜构成，有很多横纹皱襞，故有较大伸展性。阴道黏膜呈淡红色，由复层鳞状上皮覆盖，无腺体，阴道黏膜受性激素影响会产生周期性变化。幼女及绝经后妇女的阴道黏膜上皮甚薄，皱襞少，伸展性小，容易因创伤而受到感染。

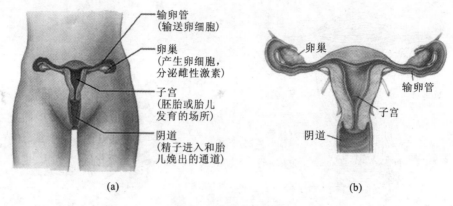

图 1-2　女性内生殖器

阴道肌层由两层平滑肌纤维构成,外层纵行,内层环行,在肌层的外面有一层纤维组织膜,含大量弹力纤维及少量平滑肌纤维。阴道壁因富有静脉丛,故局部受损时易出血或形成血肿。

(二) 子宫

1. 功能　孕育胚胎、胎儿和产生月经的器官;分娩时子宫收缩使胎儿及其附属物娩出。

2. 解剖结构　位于骨盆腔中央,膀胱与直肠之间,呈前倾前屈位,似倒置扁梨形。成年女性子宫长 7~8 cm、宽 4~5 cm、厚 2~3 cm,宫腔容量约 5 mL,重 50~70 g。子宫上部较宽,称为子宫体(简称宫体),其上端隆突部分为子宫底(简称宫底),子宫底两侧为子宫角,与输卵管相通;子宫下部较窄,呈圆柱状,称子宫颈(简称宫颈)。子宫体与子宫颈的比例(图 1-3):女婴为 1∶2,成年妇女为 2∶1,老年妇女为 1∶1。

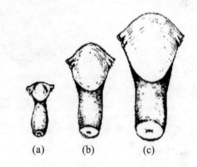

图 1-3　子宫体与子宫颈比例

子宫的内腔称子宫腔,为上宽下窄的三角形。子宫体与子宫颈之间形成的最狭窄的部分称为子宫峡部,在非孕期长约 1 cm。子宫峡部的上端因在解剖上较狭窄又称解剖学内口;下端因黏膜组织在此处由子宫腔内膜转变为宫颈黏膜,又称组织学内口。子宫颈管呈梭形,成年妇女长 2.5~3.0 cm,其下端接阴道,开口称子宫颈外口。未产妇的子宫颈外口呈圆形,经产妇的子宫颈外口受分娩影响形成横裂状。子宫颈下端伸入阴道内的部分称子宫颈阴道部;在阴道以上的部分称子宫颈阴道上部(图 1-4)。

3. 组织结构

(1) 子宫体　子宫体壁由三层组织构成,外层为浆膜层(脏腹膜),中间层为肌层,内层为黏膜层(子宫内膜)。

① 浆膜层:覆盖子宫体的腹膜,与肌层紧贴。在子宫前面近子宫峡部处向前反折覆盖膀胱,形成膀胱子宫陷凹。在子宫后面的腹膜向后返折覆盖直肠前壁,形成直肠子宫陷凹,亦称道格拉斯腔,是盆腔位置最低的部位。

② 肌层:非孕时厚约 0.8 cm,由平滑肌肌束及弹力纤维组成。肌束纵横交错如网状,大致分三层:外层多为纵行,内层为环行,中层交叉排列如网状(图 1-5)。子宫血管穿行于肌层之间,当子宫收缩时可压迫血管,起到止血的作用。

③ 黏膜层:也称子宫内膜。从青春期开始受卵巢激素影响,表面 2/3 能发生周期性变化,

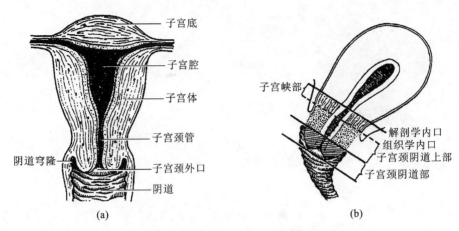

图 1-4　子宫冠状断面与矢状断面

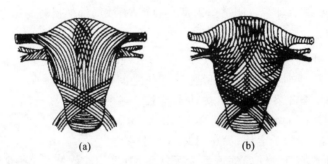

图 1-5　子宫肌层肌束排列

产生月经,称功能层;余下 1/3 靠近子宫肌层,无周期性变化,称基底层。

（2）子宫颈　主要由结缔组织构成,含有平滑肌纤维、血管及弹力纤维。子宫颈管黏膜上皮为单层柱状上皮,受性激素影响发生周期性变化。子宫颈阴道部有复层鳞状上皮覆盖,表面光滑。在子宫颈外口柱状上皮与鳞状上皮交界处是宫颈癌的好发部位。

4. 子宫韧带　共有四对,以维持子宫正常位置。

（1）子宫圆韧带　起于两侧子宫角的前面,向前下行穿过腹股沟管,终于大阴唇前端,具有维持子宫前倾的作用。

（2）子宫阔韧带　为子宫两侧延伸至骨盆壁的腹膜皱襞,上缘内侧 2/3 部分包绕输卵管,外侧 1/3 移行为骨盆漏斗韧带。其作用是维持子宫在盆腔中央的位置。

（3）子宫主韧带　又称宫颈横韧带,横行于子宫颈两侧和骨盆侧壁之间,起到固定子宫颈位置、保持子宫不下垂的作用。

（4）子宫骶韧带　起自子宫颈侧后方,绕过直肠到达第 2、3 骶椎前面,将子宫颈向后向上牵引,间接保持子宫前倾位置。（图 1-6）

（三）输卵管

1. 功能　输卵管是卵子受精的场所,也是向子宫腔运送受精卵的通道。

2. 解剖结构　为一对细长而弯曲的管道,内侧与子宫角相连通,外侧端游离,开口于腹腔,全长 8～14 cm。根据输卵管的形态由内向外可分为间质部、峡部、壶腹部、伞部四个部分（图 1-7）。

①间质部:为通入子宫壁内的部分,管腔最窄,长约 1 cm。

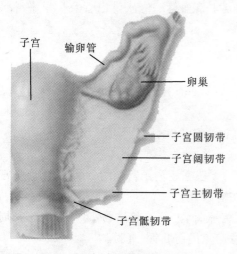

图 1-6　子宫韧带

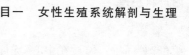

图 1-7　输卵管各部及横断面

②峡部：在间质部外侧，管腔较窄，长 2～3 cm，为输卵管结扎术的结扎部位。

③壶腹部：在峡部外侧，长 5～8 cm，为正常受精部位，也是临床上发生输卵管妊娠最常见的部位。

④伞部：为输卵管的末端，开口于腹腔，游离端呈漏斗状，也叫漏斗部。长 1～1.5 cm，有"拾卵"作用。

3. 组织结构　输卵管壁有三层结构：外层为浆膜层，属腹膜的一部分；中层由内环外纵行的两层平滑肌组成，可产生节律性收缩，能引起输卵管由远端向近端蠕动；内层为黏膜层，由单层高柱状上皮组成，部分上皮含有纤毛，纤毛的摆动可将受精卵输送到子宫腔；输卵管肌肉的收缩和黏膜上皮细胞的形态、分泌及纤毛摆动均受性激素影响，有周期性变化。

（四）卵巢

1. 功能　具有生殖和内分泌功能。

2. 解剖结构　位于输卵管的后下方，为一对扁椭圆形的腺体。成年妇女的卵巢大小为 4 cm×3 cm×1 cm，重 5～6 g，呈灰白色。青春期前，卵巢表面光滑；开始排卵后卵巢表面逐渐凹凸不平；绝经后卵巢变小、变硬。

3. 组织结构　卵巢表面无腹膜，由单层立方上皮（表面上皮）覆盖，其内为卵巢组织，分为皮质与髓质两部分。皮质在外层，其中有数以万计的原始卵泡（又称始基卵泡）及致密结缔组

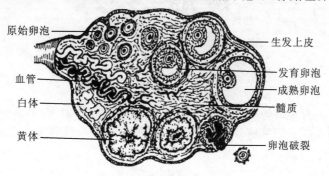

图 1-8　卵巢的构造（切面）

织（卵巢间质）；髓质在中心，无卵泡，含疏松结缔组织及丰富血管、神经、淋巴管及少量平滑肌纤维。（图1-8）

三、邻近器官

1. 尿道 位于阴道前方及耻骨联合的后方，长4～5 cm，直径约0.6 cm。尿道短而直，又接近阴道，易引起泌尿系感染。

2. 膀胱 位于子宫及阴道上部的前面，充盈时可越过耻骨联合凸向腹腔，影响子宫位置，故妇科检查及手术前应排空膀胱。

3. 输尿管 长约30 cm，起自肾盂，开口于膀胱，其下段在距离子宫颈约2 cm处下穿子宫动脉后进入膀胱，妇产科手术时应高度警惕，以免损伤输尿管。

4. 直肠 全长15～20 cm。前为子宫及阴道，后为骶骨，上接乙状结肠，下接肛管。其周围有肛门内、外括约肌，妇科手术及分娩处理时应注意避免损伤肛管、直肠。

5. 阑尾 长7～9 cm，位于右髂窝内，与右侧输卵管相邻。因此，妇女患阑尾炎时有可能累及子宫附件，应注意鉴别诊断。妊娠期阑尾位置可随增大的子宫逐渐向外上方移位。

四、血管、淋巴及神经

（一）血管

女性生殖器官的血液供应，主要来自卵巢动脉、子宫动脉、阴道动脉及阴部内动脉，各部位静脉均与同名动脉伴行，数量较多，在相应器官周围形成静脉丛且互相吻合，所以盆腔感染易蔓延。如图1-9所示为女性生殖系统的血管。

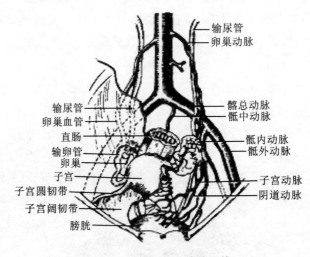

图1-9 女性生殖系统的血管

（二）淋巴

女性生殖器官具有丰富的淋巴管和淋巴结，均伴随相应的血管而行。主要分为外生殖器淋巴与盆腔淋巴两大组。当生殖器官出现感染和肿瘤时，可沿各部回流的淋巴管传播，导致相应淋巴结肿大。

（三）神经

支配外生殖器的神经主要为阴部神经，含有感觉神经纤维和运动神经纤维，与阴部内动脉并行。内生殖器主要由交感和副交感神经所支配;另外,子宫平滑肌有自律活动,完全切除其神经后仍能节律性收缩,并能完成分娩活动。

五、骨盆

女性骨盆是胎儿从阴道娩出时必经的骨性产道,其大小、形态对分娩有直接影响。

(一)骨盆的组成

1. 骨盆的骨骼 骨盆由骶骨、尾骨和左右两块髋骨组成(图 1-10)。每块髋骨由髂骨、坐骨和耻骨融合而成。骶骨由 5～6 块骶椎组成,上缘向前突出称骶岬。尾骨由 4～5 块尾椎组成。

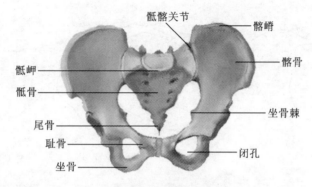

图 1-10　正常女性骨盆(前上观)

2. 骨盆的关节 两耻骨之间有纤维软骨,形成耻骨联合;骶骨和髂骨之间形成骶髂关节,骶骨与尾骨之间形成骶尾关节。

3. 骨盆的韧带 骨盆各部之间的韧带中有两对重要的韧带(图 1-11)。一对是骶骨、尾骨与坐骨结节之间的骶结节韧带;另一对是骶骨、尾骨与坐骨棘之间的骶棘韧带。妊娠期受激素影响,韧带较松弛,有利于分娩时胎儿通过骨产道。

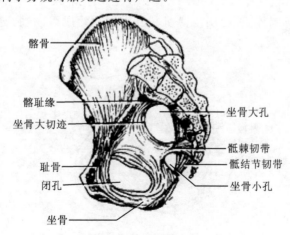

图 1-11　骨盆的分界和韧带

(二)骨盆的分界

以耻骨联合上缘、两侧髂耻缘及骶岬上缘的连线为界,将骨盆分为假骨盆和真骨盆两部分(图 1-11)。分界线以上是假骨盆,又称大骨盆,与分娩无直接关系,但通过骨盆外测量可间接了解真骨盆的大小;分界线之下是真骨盆,也称小骨盆,是胎儿娩出的通道。

(三)骨盆各平面

为便于了解分娩时胎先露部通过骨产道的过程,人为将骨盆腔分为三个假想的平面。

1. 骨盆入口平面 真假骨盆的交界面,呈横椭圆形(图1-12)。前方为耻骨联合上缘,两侧为髂耻缘,后方为骶岬上缘。

2. 中骨盆平面 骨盆的最小平面,最能影响胎儿娩出的平面,呈纵椭圆形(图1-13)。前方为耻骨联合下缘,两侧为坐骨棘,后方为骶骨下端。

3. 骨盆出口平面 呈不在同一平面的两个三角形(图1-14)。前三角平面顶端为耻骨联合下缘,两侧为耻骨降支;后三角平面顶端为骶尾关节,两侧为骶结节韧带。

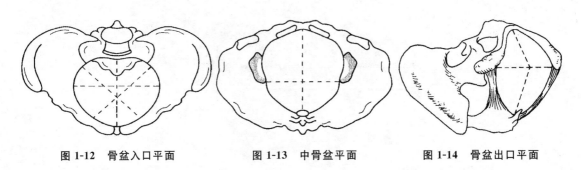

图1-12 骨盆入口平面 　图1-13 中骨盆平面 　图1-14 骨盆出口平面

六、骨盆底

骨盆底由多层肌肉和筋膜构成,封闭骨盆出口,承托并保持盆腔脏器于正常位置,与分娩关系密切,由外向内分为三层。

(一)外层

骨盆底外层也称骨盆底浅肌层,位于外生殖器、会阴皮肤及皮下组织的下面,由会阴浅筋膜、球海绵体肌、坐骨海绵体肌、会阴浅横肌和肛门外括约肌组成,肌腱汇合形成中心腱(图1-15)。

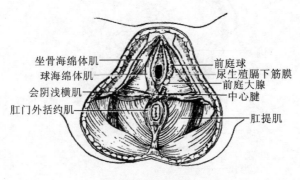

坐骨海绵体肌——　　　　　——前庭球
球海绵体肌——　　　　　——尿生殖膈下筋膜
会阴浅横肌——　　　　　——前庭大腺
　　　　　　　　　　　　——中心腱
肛门外括约肌——　　　　　——肛提肌

图1-15 骨盆底外层

(二)中层

骨盆底中层即尿生殖膈,位于骨盆出口前三角,由上、下两层坚韧的筋膜及其间一对尿道括约肌、会阴深横肌组成(图1-16)。

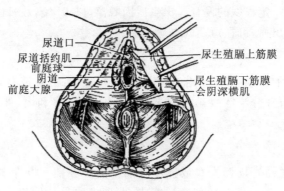

图 1-16　骨盆底中层

（三）内层

骨盆底内层即盆膈，为骨盆底最里面、最坚韧的一层。由肛提肌及其筋膜组成，由前向后有尿道、阴道及直肠穿过；每侧肛提肌自前内向后外由耻尾肌、髂尾肌、坐尾肌组成（图 1-17）。可见肛提肌有加强盆底托力的作用，还有加强肛门与阴道括约肌的作用。

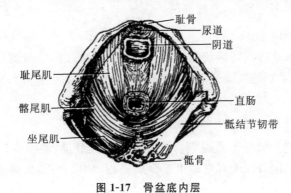

图 1-17　骨盆底内层

七、会阴

有广义与狭义两个概念。广义的会阴是指封闭骨盆出口的所有软组织；狭义的会阴是指阴道口与肛门之间的软组织，又称会阴体。会阴由外向内逐渐变窄呈楔形，厚 3～4 cm，包括皮肤、筋膜、部分肛提肌及中心腱，分娩时伸展性很大，但应注意保护，以免发生撕裂。

任务二　女性生殖系统生理

一、妇女一生各阶段的生理特点

（一）新生儿期

新生儿期指出生后 4 周内的新生儿时期。胎儿在母体内受母体胎盘产生的雌激素影响，子宫、卵巢及乳房均有一定程度的发育。出生后因脱离母体环境,数日内可出现乳房肿大并有乳样分泌物、阴道少量出血,可在短期内自然消退。

(二) 儿童期

出生4周至12岁的时期。8岁以前体格生长发育很快,但生殖器官仍是幼稚型。8岁以后卵巢有少量卵泡发育并分泌性激素,但不成熟、不排卵,乳房和内、外生殖器开始发育,女性特征开始出现。

(三) 青春期

从月经初潮至生殖器官逐渐发育成熟的时期称为青春期。世界卫生组织规定青春期为10～19岁。月经初潮是青春期开始的重要标志,此期内卵巢功能逐步成熟,女性第一性征进一步发育成熟,第二性征形成。

(四) 性成熟期

卵巢功能成熟并有性激素分泌及周期性排卵的时期,又称生育期。自18岁开始,持续约30年。性成熟期是卵巢生殖功能与内分泌功能最旺盛的时期,在性激素作用下,生殖器官和乳房发育成熟并发生周期性变化,月经规律。

(五) 绝经过渡期

绝经过渡期是卵巢功能从旺盛状态开始直至最后一次月经的时期,可始于40岁左右,历时10～20年。此期卵巢功能逐渐衰退,卵泡不能发育成熟及排卵,月经不规律直至绝经,生殖器官逐渐萎缩。

(六) 绝经后期

绝经后期指女性绝经后的生命时期。此期卵巢功能衰退,雌激素水平低落,生殖器官萎缩,易患老年性阴道炎,因骨代谢异常而引起骨质疏松,导致骨折,机体老化,可引起心血管疾病、肥胖等。

二、月经

(一) 月经的基本概念

1. 月经 月经是伴随卵巢周期性变化而出现的子宫内膜周期性脱落及出血的现象,是女性生殖功能成熟的标志之一。

2. 月经初潮 第一次月经来潮称月经初潮,多在13～14岁之间,月经初潮的早晚受遗传、营养、气候、环境等因素影响。

3. 月经周期 两次月经第1日的间隔时间称为一个月经周期,一般为21～35日,平均28日,若周期时间延长或缩短7日左右仍属正常情况。

4. 经期及月经量 每次月经持续时间称为月经期,一般为2～8日,平均4～6日。正常月经量为20～60 mL,若超过80 mL即为月经过多。

(二) 经血的特征

经血呈暗红色,除含有血液外,还有子宫内膜碎片、子宫颈黏液及脱落的阴道上皮细胞等。经血黏稠而不凝固,在出血多时可有血凝块。

经血不凝的机制

经血不凝的主要原因是纤维蛋白在纤溶酶的作用下裂解为流动的分解产物,同时内膜组织还含有其他活化酶,能破坏许多凝血因子,妨碍血液的凝固。经血不凝不仅局限于子宫腔内,子宫颈黏液也含有纤维蛋白溶解酶,因而经血不凝是凝血及血栓溶解两个系统同时作用的结果。

(三)月经的临床表现及健康教育

月经期间多数妇女一般无特殊不适,有些妇女可出现下腹及腰骶部下坠感,个别可伴有头痛、疲倦、失眠、精神不振、乳房胀痛、恶心、呕吐、便秘和腹泻,但一般并不严重,不影响正常工作和学习。月经是一种生理现象,月经期间妇女应解除不必要的思想顾虑,保持轻松愉快的心态。经期盆腔充血,宫颈口松弛,全身及生殖器官抵抗力降低,注意保持外阴清洁干燥,禁止盆浴、性生活、阴道冲洗及游泳;少吃寒凉,忌食辛辣等刺激性食物;注意防寒保暖,避免淋雨、冷水浴;不宜参加剧烈运动和重体力劳动。

三、卵巢的周期性变化、分泌的激素及其功能

(一)卵巢的周期性变化

1. 卵泡的发育及成熟 新生儿出生时卵巢内大约有 200 万个原始卵泡(图 1-18),但绝大多数卵泡发育到一定程度即自行退化,称为卵泡闭锁。女性一生中仅有 400～500 个卵泡发育成熟。临近青春期卵巢中原始卵泡开始发育,形成生长卵泡。每个月经周期可有 1 个卵泡发育成熟,称为成熟卵泡(图 1-19),其结构自外向内依次为卵泡外膜、卵泡内膜、颗粒细胞、卵泡腔、卵丘、放射冠、透明带。

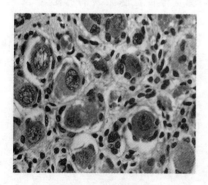

图 1-18 原始卵泡

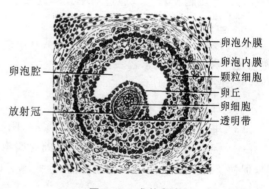

图 1-19 成熟卵泡

2. 排卵 发育成熟的卵泡接近卵巢表面并向外突出,在卵泡内压力及酶的作用下卵巢表面细胞变薄、破裂,出现排卵。排卵多发生在下次月经来潮前 14 日左右。卵子可由一侧卵巢连续排出,也可由两侧卵巢轮流排出。

3. 黄体形成及退化 排卵后卵泡腔内的卵泡液流出,卵泡腔内压下降,卵泡壁塌陷,形成许多皱襞,卵泡壁的卵泡颗粒细胞和卵泡内膜细胞向内侵入,周围有卵泡外膜包围,共同形成黄体,排卵后 7～8 日黄体发育达最高峰。若卵子未受精,黄体在排卵后 9～10 日开始退化(平均寿命 14 日),形成白体;若卵子受精,黄体则在人绒毛膜促性腺激素的作用下增大,转变为妊

娠黄体,至妊娠 3 个月末退化。

(二) 卵巢分泌的激素及其功能

卵巢主要分泌雌激素、孕激素和少量的雄激素,临床上通过测定血、尿中的雌激素水平,作为了解卵巢功能的指标。

1. 雌激素 主要有雌二醇、雌酮及代谢产物雌三醇,其功能如下。

(1)子宫 促使子宫发育,使肌层增厚;增强子宫收缩力,提高子宫平滑肌对缩宫素的敏感性;使宫颈口松弛变软,黏液分泌增多而变稀薄;涂片出现典型羊齿状结晶;使子宫内膜呈现增生期变化。

(2)输卵管 促进输卵管发育,加强输卵管节律性收缩,有利于受精卵向子宫腔输送。

(3)卵巢 促进卵泡发育。

(4)阴道上皮 促进阴道上皮细胞增生和角化。

(5)乳腺 乳头、乳晕着色,乳腺管增生;促进第二性征的发育。

(6)下丘脑及垂体 通过对下丘脑正、负反馈的调节,控制垂体对促性腺激素释放激素的分泌。

(7)代谢 促进水、钠潴留及骨骼钙盐沉积,促进肝脏高密度脂蛋白合成并抑制低密度脂蛋白合成,降低循环中胆固醇含量。

2. 孕激素 其功能如下。

(1)子宫 使子宫肌肉松弛,降低妊娠子宫对缩宫素的敏感性;使宫颈口闭合,抑制子宫颈黏液分泌,使其性状变黏稠;涂片呈椭圆体状结晶;使增生期子宫内膜转为分泌期。

(2)输卵管 抑制输卵管节律性收缩。

(3)阴道上皮 使阴道上皮细胞脱落加快。

(4)乳腺 促进乳腺腺泡发育。

(5)下丘脑及垂体 通过对下丘脑的负反馈调节,影响腺垂体促性腺激素的分泌。

(6)代谢 促进水、钠排泄。

(7)体温 有升温作用,排卵后使基础体温升高 0.3～0.5 ℃;是排卵的重要指标,以此作为判定排卵日期的标志之一。

3. 雄激素 其功能如下。

(1)合成雌激素的前提。

(2)维持女性正常生育功能,促使阴蒂、阴唇和阴阜的发育,促进阴毛和腋毛的生长。

(3)促进蛋白质的合成,还可使基础代谢率增加,并刺激骨髓中红细胞的增生。在性成熟前,促使长骨骨基质生长和钙的保留,性成熟后可导致骨骺关闭,使生长停滞。

四、子宫内膜及其他生殖器官的周期性变化

随着卵巢的周期性变化,女性生殖器官发生一系列相应的周期性变化,尤以子宫内膜的周期性变化最显著。

(一) 子宫内膜的周期性变化

子宫内膜受卵巢激素的影响发生周期性的脱落和出血。以月经周期 28 日为例,按其组织形态可将其周期性变化分为 3 期(图 1-20)。

1. 增生期 月经周期第 5～14 日。子宫内膜的基底层在雌激素的作用下,创面开始修

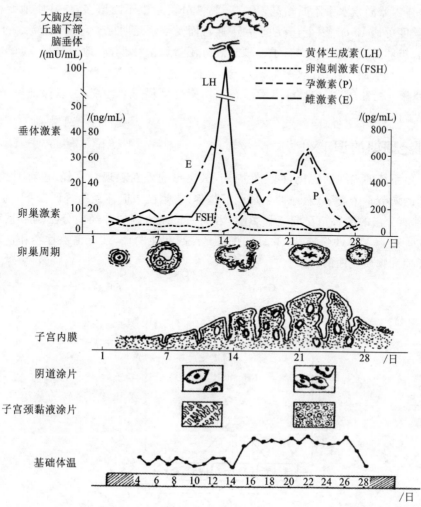

图 1-20　月经周期中脑垂体、卵巢、子宫内膜、阴道涂片、子宫颈黏液涂片及基础体温的周期性变化

复;内膜逐渐增厚至 3~5 mm;腺体弯曲、变长、数目增多;血管管壁变厚,管腔增大;间质致密,组织水肿明显。此期末卵泡破裂而排卵。

2. 分泌期　月经周期第 15~28 日。此期是黄体发育成熟的阶段,子宫内膜在雌激素、孕激素的作用下,继续增厚;间质疏松、水肿明显;血管进一步弯曲呈螺旋状;腺体增大弯曲,腺腔内分泌大量糖原,为受精卵着床提供营养。

3. 月经期　月经周期第 1~4 日。此期由于黄体退化、萎缩,雌激素、孕激素水平降至最低,子宫内膜腺体萎缩、间质水肿消失,螺旋小动脉痉挛性收缩,导致子宫内膜发生缺血性坏死,坏死的内膜剥落并与血液混合排出体外,形成月经。

（二）其他生殖器官的周期性变化

1. 阴道黏膜　排卵前在雌激素作用下,阴道黏膜上皮增生、表层细胞角化。排卵后在孕激素的作用下,阴道黏膜上皮表层细胞大量脱落直至月经来潮。细胞内富含糖原,经阴道乳酸杆菌分解为乳酸,使阴道内保持一定酸度,防止病原菌的繁殖。临床上可根据阴道脱落细胞的变化了解卵巢的功能。

2. 子宫颈黏液　子宫颈黏液的理化性质和分泌量在卵巢性激素的影响下有周期性变化。

排卵前随着体内雌激素水平不断增高,子宫颈黏液分泌量也不断增多,使其质地变稀薄,透明似蛋清,拉丝度可达 10 cm 以上,有利于精子通行而受孕。此期行子宫颈黏液涂片干燥后可见羊齿状结晶;排卵后受孕激素影响,子宫颈黏液分泌量逐渐减少,质地变黏稠,拉丝度差,易断裂;涂片检查可见椭圆体状结晶(图 1-20)。临床上通过子宫颈黏液涂片检查可了解卵巢功能。

3. 输卵管　受性激素影响,输卵管形态和功能也呈现周期性变化,以保证卵子受精及受精卵在输卵管内正常运行。

五、月经周期的调节

女性生殖系统的周期性变化,称为性周期,其突出的外在表现是月经,也称月经周期。女性月经周期的调节是个复杂、有序的生理调节过程,它是在中枢神经系统调控下,通过下丘脑-垂体-卵巢轴所分泌的激素相互调节和影响,形成完整而协调的神经内分泌调节系统,称为下丘脑-垂体-卵巢轴(又称性腺轴,图 1-21),并以此控制女性发育,维持正常月经和性功能,还参与机体内环境和物质代谢的调节。

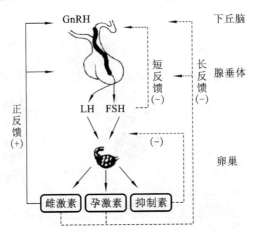

图 1-21　下丘脑-垂体-卵巢轴的相互关系示意图

(一)下丘脑-垂体-卵巢轴的相互关系

1. 下丘脑对腺垂体的调节　青春期开始,下丘脑弓状核的神经内分泌细胞促性腺激素释放激素(GnRH),通过垂体门脉系统输送到腺垂体,促进腺垂体合成和释放促卵泡激素(FSH)和黄体生成素(LH)。

2. 腺垂体对卵巢的调节　腺垂体分泌促卵泡激素和黄体生成素,两者直接控制卵巢的周期性变化,促进卵泡发育至成熟、排卵,并促进排卵后的残存卵泡形成黄体,合成与分泌雌激素和孕激素。

3. 卵巢性激素的反馈调节　卵巢主要分泌雌激素和孕激素。两者的分泌量在体内达到一定水平后,对下丘脑-垂体产生正负反馈作用。

(二)月经周期的调节机制

月经周期的调节依赖下丘脑-垂体-卵巢轴的相互调节,相互影响。在前次月经周期黄体萎缩后,雌、孕激素水平降至最低,解除了对下丘脑和垂体的抑制。下丘脑又开始分泌促性腺激素释放激素,通过垂体门静脉系统进入腺垂体,使腺垂体分泌促卵泡激素与黄体生成素,刺激卵泡发育并分泌雌激素,使子宫内膜发生增生期变化。增生期末卵泡发育成熟,分泌的雌激素的量达高峰,对下丘脑和腺垂体产生正反馈,促使促卵泡激素、黄体生成素大量释放并形成排卵前高峰,两者协同作用使成熟卵泡排卵。排卵后,黄体生成素和促卵泡激素促进残存卵泡形成黄体,分泌大量孕激素和少量雌激素,使子宫内膜从增生期发展至分泌期,排卵后第 7～8日黄体发育成熟,孕激素分泌达到高峰,雌激素形成第二次高峰。大量的孕激素和雌激素对下丘脑和腺垂体产生负反馈作用,致使下丘脑促性腺激素释放激素、黄体生成素、促卵泡激素分泌减少,黄体逐渐萎缩,雌、孕激素分泌明显减少,子宫内膜失去性激素的支持,发生坏死、脱落、出血,从而月经来潮。同时卵巢分泌的雌、孕激素降低,解除了对下丘脑、腺垂体的抑制,使促性腺激素释放激素、黄体生成素和促卵泡激素分泌回升,下一个新的月经周期开始。月经来潮既是一个月经周期的结束,又是一个新周期的开始,如此周而复始。

直通护考

一、选择题

(一) A1/A2 型题(以下每一道考题下面有 A、B、C、D、E 五个备选答案,请从中选择一个最佳答案)

1. 子宫最狭窄的部位是(　　)。

A. 子宫峡部　　　B. 子宫颈管　　　C. 解剖学内口　　D. 组织学内口　　E. 子宫外口

2. 正常子宫颈阴道部上皮为(　　)。

A. 单层立方上皮　　　　　B. 单层柱状上皮　　　　　C. 复层柱状上皮

D. 复层鳞状上皮　　　　　E. 单层鳞状上皮

3. 骨盆的组成包括(　　)。

A. 骶骨、尾骨和髂骨　　　　B. 骶骨、尾骨和坐骨　　　　C. 骶骨、尾骨和髋骨

D. 骶骨、坐骨和髂骨　　　　E. 骶骨、耻骨和髂骨

4. 能够使排卵后基础体温升高的激素是(　　)。

A. 催乳素　　　B. 雌激素　　　C. 雄激素　　　D. 催产素　　　E. 孕激素

5. 成人子宫体与子宫颈的比例是(　　)。

A. 2 : 1　　　B. 1 : 2　　　C. 1 : 1　　　D. 3 : 2　　　E. 2 : 3

(二) A3/A4 型题(以下提供若干个案例,每个案例下设若干个考题。请根据各考题题干所提供的信息,在每道题下面的 A、B、C、D、E 五个备选答案中,选择一个最佳答案)

(6～8 题共用题干)

患者,女性,28 岁,孕 20 周后进行期末体检,检查结果提示其骨盆形态及各径线均正常。

6. 其骨盆入口平面前后径约为(　　)。

A. 8 cm　　　B. 9 cm　　　C. 10 cm　　　D. 11 cm　　　E. 13 cm

7. 该孕妇中骨盆平面横径值约为(　　)。

A. 8 cm　　　B. 9 cm　　　C. 10 cm　　　D. 11 cm　　　E. 13 cm

8. 骨盆出口平面的横径约为(　　)。

A. 9 cm　　　B. 10 cm　　　C. 11 cm　　　D. 12 cm　　　E. 13 cm

(9～10 题共用题干)

患者,女性,26 岁,平素月经规律,月经周期为 28 日,持续时间为 4 日,末次月经是 5 月 7日,今日是 5 月 14 日。

9. 其子宫内膜变化处于(　　)。

A. 月经期　　　B. 增生期　　　C. 分泌期　　　D. 月经前期　　　E. 初潮期

10. 该患者的排卵一般在月经周期的(　　)。

A. 第 5 日　　　B. 第 12 日　　　C. 第 14 日　　　D. 第 16 日　　　E. 第 20 日

二、病例分析题

某初中女生,15 岁,月经来潮 2 年余,周期 30 日,经期 5 日,量约 50 mL,无血块。自述来月经时偶有头痛,有时下腹部有轻度酸胀,乳房轻胀痛,身体略感疲倦,余无特殊不适。问题:

(1) 该女生月经周期与月经期表现正常吗?

(2) 该女生排卵日应在月经的第几日?

项目二　妊娠期妇女的护理

学习目标

1. 掌握胎儿附属物的形成与功能、妊娠期母体的生理变化,产前检查的主要内容和方法。
2. 熟悉胎儿发育及生理特点,妊娠的分期和各期的临床表现。
3. 了解受精及受精卵的输送与发育。

任务一　妊娠生理

案例引导

陈女士,27岁,已婚,平素月经规律,末次月经时间为2017年7月20日,现停经46日,偶觉恶心、食欲减退,考虑为早孕。问题:

1. 为确定诊断,最准确的检查方法是什么?
2. 该孕妇的预产期是什么时候?
3. 如果确定早孕,护士可为其提供哪些护理管理?

妊娠是胚胎和胎儿在母体内发育成长的过程。成熟卵子受精是妊娠的开始,胎儿及其附属物从母体排出是妊娠的终止。以末次月经的第1日开始计算,整个妊娠过程约280日,即40周或10个妊娠月。

一、受精与着床

(一) 受精

精子射入阴道后,经子宫颈管进入子宫腔及输卵管腔;生殖道分泌的α、β淀粉酶,解除了精子顶体酶上的"去获能因子",使精子成为具有受精能力的获能精子。

卵子与精子的结合过程称为受精(fertilization)(图2-1)。通常受精发生在排卵后12 h

内,整个受精过程约为 24 h。成熟卵子从卵巢排出后,经输卵管伞端的"拾卵"作用进入输卵管内,停留在输卵管壶腹部与峡部连接处等待受精。当获能精子与卵子相遇后,精子顶体外膜破裂,释放出顶体酶,在酶的作用下,精子穿过放射冠、透明带,与卵子的表面接触,开始受精,精原核与卵原核的融合标志着受精的完成。已受精的卵子称受精卵(孕卵),标志着新生命的诞生。

(二)受精卵的输送与发育

受精卵进行有丝分裂的同时,借助输卵管蠕动和输卵管上皮纤毛推动,向子宫腔方向移动。约在受精后第 4 日,分裂成 16 个细胞的实心细胞团,称桑椹胚;并在受精后第 4 日,进入子宫腔;受精后第 5~6 日,早期胚泡的透明带消失,在子宫腔内继续分裂发育成晚期囊胚。

(三)受精卵着床

晚期囊胚侵入到子宫腔内膜的过程称受精卵植入,也称受精卵着床(图 2-1)。受精卵着床在受精后第 6~7 日开始,11~12 日结束,需经过定位、附着和穿透三个阶段。完成受精卵着床的条件:①透明带消失;②囊胚滋养层分化出合体滋养层细胞;③囊胚和子宫内膜同步发育并相互配合;④孕妇体内有足够的孕酮(黄体酮),子宫有一个极短的敏感期允许受精卵着床。

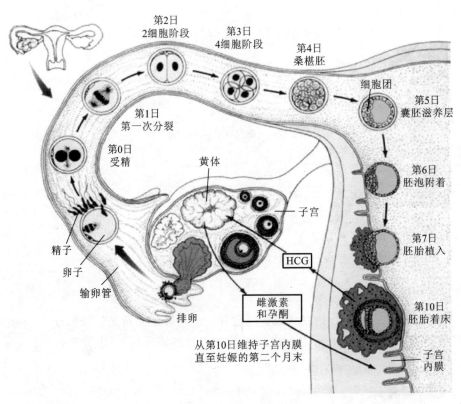

图 2-1 受精与受精卵着床

(四)蜕膜的形成

受精卵着床后,子宫内膜迅速发生蜕膜样改变,此时致密层蜕膜样细胞增大变成蜕膜细胞。依其与受精卵的关系分为以下三部分。

1. 底蜕膜　与囊胚滋养层接触的蜕膜,将来发育成胎盘的母体部分。

2. 包蜕膜　覆盖在胚泡上面的蜕膜。随着囊胚的发育成长逐渐凸向子宫腔,在妊娠12周左右与真蜕膜贴近并融合,子宫腔消失。包蜕膜与真蜕膜逐渐融合,分娩时这两层已无法分开。

3. 真蜕膜　除底蜕膜、包蜕膜以外的覆盖子宫腔表面的蜕膜称真蜕膜(或壁蜕膜)。

二、胎儿附属物的形成与功能

胎儿附属物是指胎儿以外的组织,包括胎盘、胎膜、羊水和脐带。

(一) 胎盘

1. 胎盘的形成　羊膜、叶状绒毛膜和底蜕膜共同构成胎盘,是母体与胎儿间进行物质交换的重要器官。如图 2-2 所示为胎盘剖面与血液循环示意图。

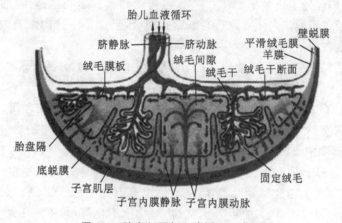

图 2-2　胎盘剖面与血液循环示意图

(1) 羊膜　羊膜是胎盘的最内层,构成胎盘的胎儿部分。附着在绒毛膜表面,无血管、神经或淋巴管的半透明薄膜,光滑,有一定弹性。

(2) 叶状绒毛膜　构成胎盘的胎儿部分,是胎盘的主要部分。在受精卵着床后,滋养层细胞迅速增殖,内层为细胞滋养细胞,外层为合体滋养细胞,在滋养层内面有一层细胞称为胚外中胚层,与滋养层共同组成绒毛膜。胚胎发育至第13～21日时,是绒毛膜分化发育最旺盛的时期,此时绒毛逐渐形成。

在胚胎早期,整个绒毛膜表面的绒毛发育均匀,后来与底蜕膜接触的绒毛因营养丰富而高度发展,称叶状绒毛膜;胚胎表面其余部分绒毛因缺乏血液供应而萎缩退化,称平滑绒毛膜,与羊膜共同组成胎膜。绒毛滋养层合体细胞溶解周围的蜕膜形成绒毛间隙,大部分绒毛游离其中,称游离绒毛;少数绒毛紧紧附着于蜕膜深部起固定作用,称固定绒毛。绒毛间隙之间有胎盘隔将胎盘分成若干胎盘小叶,但胎盘隔仅达绒毛间隙的 2/3 高度,故绒毛间隙的胎儿侧是相通的。绒毛间隙的底为底蜕膜。

(3) 底蜕膜　构成胎盘的母体部分。底蜕膜的螺旋小动脉和小静脉开口于绒毛间隙,动脉因压力高把血液喷入绒毛间隙,再散向四周,经蜕膜小动脉回流入母体血液循环,故绒毛间隙充满母血。绒毛中有毛细血管,胎儿血自脐动脉入绒毛毛细血管网,再经脐动脉流入胎儿体内。由此可见,胎盘有母体和胎儿两套血液循环,两者的血液在各自封闭的管道内循环,互不相混,但可以通过绒毛间隙,隔着绒毛毛细血管壁、绒毛间质及绒毛表面细胞层,靠渗透、扩散以及细胞的选择力进行物质交换。

2. 胎盘的结构　妊娠足月时,胎盘为圆形或椭圆形盘状,重 450~650 g,约为足月初生儿体重的 1/6,直径为 16~20 cm,厚约 2.5 cm,中间厚,边缘薄。胎盘分为胎儿面和母体面,胎儿面光滑,呈灰白色,表面为羊膜,中央或稍偏处有脐带附着;母体面粗糙,呈暗红色,由 18~20 个胎盘小叶组成。

3. 胎盘的功能　胎盘的功能极其复杂,不仅仅是单纯滤过作用。通过胎盘进行物质交换及转运的方式有:①主动转运:物质通过细胞膜由低浓度区逆向向高浓度区扩散,需要消耗细胞能量。如氨基酸、钙、铁及水溶性维生素等的转运。②易化扩散:物质通过细胞膜由高浓度区向低能度区扩散,不消耗细胞能量,但速度较简单扩散要快得多。因细胞膜上有专一的载体,所以,当达到一定浓度时,扩散速度明显减慢,此时的扩散速度与浓度差不呈正相关。如葡萄糖等的转运。③简单扩散:即物质通过细胞膜由高浓度区向低浓度区扩散,不消耗细胞能量。如脂溶性高、相对分子质量小于 250、不带电荷的物质。④其他:较大的物质可通过血管合体膜的裂隙或经细胞膜的内陷吞噬后与细胞膜融合,形成小泡并向细胞内移动。如大分子蛋白质和免疫球蛋白等的转运。

胎盘功能包括气体交换、营养物质供应、排出胎儿代谢产物、分泌激素、防御功能和合成功能等。

1) 气体交换　O_2 是维持胎儿生命最重要的物质。在母体和胎儿之间,O_2 及 CO_2 以简单扩散的方式进行交换,替代胎儿呼吸系统的功能。母体子宫动脉血中的氧分压(PO_2)为 95~100 mmHg;绒毛间隙中血的 PO_2 为 40~50 mmHg;胎儿脐动脉血中 PO_2 为 20 mmHg,经与母体血液交换后,脐静脉血的 PO_2 为 30 mmHg 以上。尽管 PO_2 升高并不多,但因血红蛋白对 O_2 的亲和力强,携氧能力由此得到改善,能从母体血液中获得充分的 O_2。母体血液中的 PO_2 受多种因素的影响,如母亲有心功能不全、贫血、肺功能不良等,均不利于胎儿的 O_2 供应。母体血液中二氧化碳分压(PCO_2)为 32 mmHg,绒毛间隙内血 PCO_2 为 38~42 mmHg,胎儿脐动脉血 PCO_2 为 48 mmHg,因 CO_2 通过血管合体膜的扩散速度比 O_2 通过的速度快 20 倍左右,故 CO_2 容易自胎儿通过绒毛间隙直接向母体迅速扩散。

2) 营养物质供应　代替胎儿的消化系统功能。葡萄糖是胎儿代谢的主要能源,胎儿体内的葡萄糖均来自母体,以易化扩散方式通过胎盘;胎血内氨基酸浓度高于母体,以主动转运方式通过胎盘;脂肪酸能较快地以简单扩散方式通过胎盘;电解质及维生素多以主动转运方式通过胎盘。胎盘中含有多种酶,可将简单物质合成(如葡萄糖合成糖原、氨基酸合成蛋白质等)后供给胎儿,也可将复杂物质分解为简单物质(如脂质分解为自由脂肪酸)后供给胎儿。IgG 虽为大分子物质,但却可通过胎盘,与血管合体膜表面有专一受体有关。

3) 排出胎儿代谢产物　代替胎儿的泌尿系统功能。胎儿代谢产物如尿酸、尿素、肌酐、肌酸等,经胎盘进入母体血液,由母体排出体外。

4) 防御功能　胎盘的屏障功能很有限。各种病毒(如风疹病毒、流感病毒、巨细胞病毒等)易通过胎盘侵袭胎儿;细菌、弓形虫、衣原体、支原体、螺旋体等可在胎盘形成病灶,破坏绒毛结构,从而感染胎儿;相对分子质量小、对胎儿有害的药物亦可通过胎盘作用于胎儿,导致胎儿畸形甚至死亡,故妊娠期用药应慎重。母体血液中的免疫物质 IgG 可以通过胎盘,对胎儿起保护作用。

5) 合成功能　胎盘能合成数种激素和酶,激素有蛋白激素(如人绒毛膜促性腺激素和人胎盘催乳素等)和甾体激素(如雌激素和孕激素等),酶有缩宫素酶和耐热性碱性磷酸酶等。

（1）人绒毛膜促性腺激素（HCG）　胚泡一经着床，合体滋养细胞即开始分泌 HCG，在受精后 10 日左右即可用放射免疫法自母体血清中测出，成为诊断早孕的敏感方法之一。至妊娠第 8～10 周时分泌达高峰，持续 1～2 周后迅速下降，至妊娠中、晚期血清浓度仅为峰值的 10%，持续至分娩。正常情况下，分娩后 2 周内消失。

HCG 的主要生理作用：①作用于月经黄体，与黄体细胞膜上的受体结合，激活腺苷酸环化酶，产生生化反应以维持黄体寿命，使月经黄体继续增大，发育成为妊娠黄体，增加甾体激素的分泌以维持妊娠；②促进雄激素芳香化转化为雌激素，同时能刺激孕酮的形成；③抑制植物血凝素对淋巴细胞的刺激作用，保护胚胎滋养层免受母体的免疫攻击；④刺激胎儿睾丸分泌睾酮，促进男性性分化；⑤与母体甲状腺细胞促甲状腺激素（TSH）受体结合，刺激甲状腺活性。

（2）人胎盘催乳素（HPL）　由合体滋养细胞分泌。于妊娠的 5～6 周开始分泌，至妊娠 34～36 周达到高峰，直至分娩。产后 HPL 迅速下降，约产后 7 h 即不能测出。

HPL 的主要功能：①促进乳腺腺泡发育，刺激乳腺上皮细胞合成乳白蛋白、乳珠蛋白，为产后的泌乳做好准备；②有促胰岛素生成作用，使母体血液中胰岛素浓度增高，促进蛋白质合成；③通过脂解作用提高游离脂肪酸、甘油的浓度，抑制母体对葡萄糖的摄取和利用，使多余葡萄糖运转给胎儿，成为胎儿的主要能源，也是蛋白质合成的能源；④抑制母体对胎儿的排斥作用。因此，HPL 是通过母体促进胎儿发育的重要的"代谢调节因子"。

（3）雌激素和孕激素　雌激素和孕激素均为甾体激素。妊娠早期由卵巢妊娠黄体产生，自妊娠第 8～10 周起，由胎盘合成。雌、孕激素的主要生理作用是共同参与妊娠期母体各系统的生理变化。

（4）酶　胎盘能合成多种酶，包括缩宫素酶和耐热性碱性磷酸酶。缩宫素酶能使缩宫素分子灭活，起到维持妊娠的作用，当胎盘功能不良时，此酶活性降低，见于死胎、子痫前期和胎儿宫内发育迟缓。耐热性碱性磷酸酶于妊娠 16～20 周时从母体血液中可以测出，随着妊娠进展而逐渐增加，胎盘娩出后此值下降，产后 3～6 日内消失，动态监测此酶的数值，可作为胎盘功能检查的一项指标。

（二）胎膜

绒毛膜和羊膜共同构成胎膜。胎膜外层为绒毛膜，在发育过程中因缺乏营养供应而逐渐退化成平滑绒毛膜，妊娠晚期与羊膜紧贴，但可与羊膜完全分开。胎膜内层为羊膜，为半透明的薄膜，与覆盖胎盘、脐带的羊膜层相连接。

（三）脐带

脐带是由胚胎发育过程中的体蒂发展而来的，胚胎及胎儿借助于脐带悬浮于羊水中。脐带一端连接于胎儿腹壁脐轮，另一端附着于胎盘的胎儿面。足月妊娠的脐带长 30～100 cm，平均约为 55 cm，脐带的表面有羊膜覆盖，内有 1 条管腔大而管壁薄的脐静脉和 2 条管腔小而管壁厚的脐动脉，血管周围有保护脐血管的胚胎结缔组织，称华通胶。因脐带较长，常呈弯曲状。胎儿通过脐带血液循环与母体进行营养和代谢物质的交换。

（四）羊水

羊水为充满羊膜腔内的液体。妊娠早期的羊水是由母体血清经胎膜进入羊膜腔的透析液，妊娠中期以后，羊水的主要来源是胎儿的尿液。羊水的吸收约 50% 由胎膜完成，羊水在羊膜腔内不断进行液体交换以保持羊水量的动态平衡。母体与胎儿间的液体交换主要通过胎盘，每小时约 3600 mL；母体与羊水的液体交换主要通过胎膜，每小时约为 400 mL；羊水与胎儿的液体交换量较少,主要通过胎儿消化道、呼吸道、泌尿道等途径进行,故羊水是不断更新并保持母体、羊水、胎儿三者间液体平衡的。随着胚胎的发育,羊水的量逐渐增加,正常足月妊娠羊水量为 800~1000 mL。足月妊娠时,羊水略混浊、不透明,相对密度为 1.007~1.025,呈中性或弱碱性,pH 为 7.20,内含有大量的上皮细胞及胎儿的一些代谢产物。穿刺抽取羊水以进行细胞染色体检查或测定羊水中某些物质的含量,可早期诊断某些先天性畸形。

羊膜和羊水在胚胎发育中起重要作用,使胚胎在羊水中自由活动,防止胎体粘连;防止胎儿受直接损害;保持羊膜腔内恒温;有利于胎儿体液平衡,若胎儿体内水分过多可采取胎尿方式排至羊水中;羊水还可减少胎动给母体带来的不适感;临产时,羊水直接受宫缩压力作用,能使压力均匀分布,避免胎儿局部受压;临产后,前羊水囊扩张宫颈口及阴道,破膜后羊水冲洗和润滑阴道可减少感染的发生。

三、胎儿发育及生理特点

(一) 胎儿发育

受精后前 8 周的人胚称胚胎,为主要器官结构完全分化的时期;从受精第 9 周起称胎儿,为各器官进一步发育成熟的时期。胎儿发育的特征大致如下。

8 周末:胚胎初具人形,头的大小约占整个胎体的一半。可分辨出耳、口、鼻,四肢也已具雏形,超声显像可见早期心脏,已形成且有搏动。

12 周末:胎儿身长约 9 cm,体重约 20 g。胎儿外生殖器已发育,部分可辨男、女性别。

16 周末:胎儿身长约 16 cm,体重约 110 g。从外生殖器可确定性别,头皮已长毛发,胎儿已开始有呼吸运动,除胎儿血红蛋白外,开始形成成人血红蛋白。部分孕妇自觉有胎动,X 线检查可见到脊柱阴影。

20 周末:胎儿身长约 25 cm,体重约 320 g。临床可听见胎心音,全身有毳毛,出生后已有心跳、呼吸、排尿及吞咽运动。自 20 周至满 28 周前娩出的胎儿,称为有生机儿。

24 周末:胎儿身长约 30 cm,体重约 630 g。各脏器均已发育,皮下脂肪开始沉积,但皮肤仍呈皱缩状。

28 周末:胎儿身长约 35 cm,体重约 1000 g。皮下脂肪沉积不多,皮肤呈粉红色,可有呼吸运动,但肺泡Ⅱ型细胞中表面活性物质含量低,此期出生者易患特发性呼吸窘迫综合征,若加强护理,可以存活。

32 周末:胎儿身长约 40 cm,体重约 1700 g。面部毳毛已脱落,生活力尚可。此期出生者如注意护理,可以存活。

36 周末:胎儿身长约 45 cm,体重约 2500 g。皮下脂肪发育良好,毳毛明显减少,指甲已超过指、趾尖,出生后能啼哭及吸吮,生活力良好,此期出生者基本可以存活。

40 周末:胎儿已成熟,身长约 50 cm,体重约 3400 g。体型外观丰满,皮肤呈粉红色,男性睾丸已下降,女性大小阴唇发育良好。出生后哭声响亮,吸吮力强,能很好存活。

临床常用新生儿身长作为判断胎儿妊娠月份的依据,其计算方法如下。

妊娠前 5 个月,胎儿身长(cm)=妊娠月数的平方。

例:妊娠 4 个月,胎儿身长(cm)=4^2=16 cm。

妊娠后 5 个月,胎儿身长(cm)=妊娠月数×5。

例:妊娠 7 个月,胎儿身长(cm)=7×5=35 cm。

（二）胎儿的生理特点

1. 循环系统　循环系统可分为解剖学特点和血液循环特点。

（1）解剖学特点如下。

① 脐静脉 1 条：带有来自胎盘、氧含量较高、营养较丰富的血液进入胎体，脐静脉的末支为静脉导管。

② 脐动脉 2 条：带有来自胎儿、氧含量较低的混合血，注入胎盘，与母体血液进行物质交换。

③ 动脉导管：位于肺动脉与主动脉之间，出生后动脉导管闭锁成动脉韧带。

④ 卵圆孔：位于左、右心房之间，多在出生后 6 个月完全闭锁。

（2）血液循环特点　来自胎盘的血液经胎儿腹前壁分三支进入体内：一支直接入肝，另一支与门静脉汇合入肝，这两支血液最后由肝静脉注入下腔静脉，还有一支静脉导管直接注入下腔静脉。故进入右心房的下腔静脉血是混合血，有来自脐静脉、含氧量较高的血，也有来自下肢及腹部盆腔脏器的静脉血，以前者为主。

卵圆孔开口处位于下腔静脉入口，故下腔静脉注入右心房的血液绝大部分立即直接通过卵圆孔进入左心房。而从上腔静脉注入右心房的血液，在正常情况下很少或不通过卵圆孔而是直接流向右心室进入肺动脉。由于肺循环阻力较高，肺动脉血大部分经动脉导管流入主动脉，只有约 1/3 的血液通过肺静脉注入左心房。左心房含氧量较高的血液迅速进入左心室，继而注入升主动脉，先直接供应心、脑及上肢，小部分左心室的血液进入降主动脉至全身，后经腹下静脉，再经脐动脉进入胎盘，与母体血液进行交换。可见胎儿体内无纯动脉血，而是动、静脉混合血，各部分血液的含氧量不同，进入肝、心、头部及上肢的血液含氧量和营养较高以适应需要，注入肺及身体下部的血液含氧和营养较少。

胎儿出生后开始自主呼吸，肺循环建立，胎盘循环停止，循环系统血流动力学发生显著变化。左心房压力增高，右心房压力下降，卵圆孔在胎儿出生后数分钟开始闭合，大多数在生后 6～8 周完全闭锁。肺循环建立后，肺动脉血不再流入动脉导管，动脉导管闭锁为动脉韧带。脐静脉闭锁为静脉韧带，脐动脉闭锁，与相连的闭锁的腹下动脉形成腹下韧带。

2. 血液系统　血液系统特点如下。

（1）红细胞　红细胞生成在妊娠早期主要是来自卵黄囊，妊娠 10 周时在肝脏，以后在脾、骨髓，妊娠足月时至少 90% 的红细胞是由骨髓产生的。红细胞总数无论是早产儿或是足月儿均较高，约为 6.0×10^{12}/L，在整个胎儿期红细胞体积较大，红细胞的生命周期短，约为成人的 2/3，需不断生成红细胞。

（2）血红蛋白　胎儿血红蛋白以其结构和生理功能可分为三种，即胎儿血红蛋白和成人血红蛋白，还有原始血红蛋白。随着妊娠的进展，血红蛋白的合成不只是数量的增加，其种类也从原始类型向成人类型过渡。

（3）白细胞　妊娠 8 周后，胎儿循环中即出现白细胞，形成防止细菌感染的第一道防线，妊娠足月时白细胞总数可达 $(15\sim20) \times 10^9$/L。白细胞出现不久，胸腺及脾脏发育，两者均产生淋巴细胞，成为机体内抗体的主要来源，构成了对抗外来抗原的第二道防线。

3. 呼吸系统　胎儿的呼吸功能是由母体、胎儿血液在胎盘进行气体交换完成的。但胎儿在出生前必须完成呼吸道（包括气管及肺泡）、肺循环及呼吸肌的发育，而且在中枢神经系统支配下能协调活动才能生存。在妊娠 11 周时可观察到胎儿的胸壁运动。妊娠 16 周时可见胎儿的呼吸运动，其强度能使羊水进入呼吸道，使肺泡扩张及生长。呼吸运动频率为 30～70 次/

分,时快时慢,有时也很平稳。但当发生胎儿窘迫时,则正常呼吸运动可暂时停止或出现大喘息样呼吸。

4. 消化系统 早在妊娠 11 周时小肠即有蠕动,妊娠 16 周时肠胃功能即已基本建立。胎儿可吞咽羊水,同时能排出尿液以控制羊水量。

胎儿肝功能不够健全,特别是酶的缺乏,如葡萄糖醛酸转移酶、尿苷二磷酸葡萄糖脱氢酶,以致不能结合因红细胞破坏后产生的大量间接胆红素。胆红素主要是经过胎盘由母体肝脏代谢后排出体外,仅有小部分是在胎儿肝内结合,通过胆道氧化成胆绿素排出肠道。胆绿素的降解产物使胎粪呈黑绿色。

5. 泌尿系统 胎儿肾脏在妊娠 11～14 周时有排泄功能,妊娠 14 周的胎儿膀胱内已有尿液。妊娠后半期胎尿成为羊水的重要来源之一。

6. 内分泌系统 胎儿甲状腺是胎儿期发育的第一个内分泌腺。早在受精后第 4 周甲状腺即能合成甲状腺素。胎儿肾上腺的发育最为突出,其重量与胎儿体重之比远超过成年人,且胎儿肾上腺皮质主要由胎儿带组成,占肾上腺的 85% 以上。胎儿肾上腺皮质是活跃的内分泌器官,产生大量的甾体激素尤其是脱氢表雄酮,与胎儿肝脏、胎盘、母体共同完成雌三醇的合成与排泄,因此,孕妇测定血、尿雌三醇值已成为临床上了解胎儿、胎盘功能最常见的有效方法。

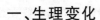

任务二 妊娠期母体变化

一、生理变化

在激素作用下,妊娠期母体各系统发生了一系列适应性的解剖和生理变化,并调整其功能,来满足胎儿生长发育和分娩的需求,同时为产后的哺乳做好准备。

(一) 生殖系统

1. 子宫 子宫可分为子宫体、子宫峡部及子宫颈。

(1) 子宫体 明显增大变软,早期子宫呈球形且不对称,妊娠 12 周时,子宫增大均匀并超出盆腔。妊娠晚期子宫多呈不同程度的右旋,与盆腔左侧有乙状结肠占据有关。宫腔容积由非妊娠时的 5 mL 增加至妊娠足月时约 5000 mL,子宫壁厚度非妊娠时约 1 cm,妊娠中期逐渐增厚,妊娠末期又渐薄,妊娠足月时为 0.5～1.0 cm。

子宫各部的增长速度不一。宫底部于妊娠后期增长速度最快,宫底部含肌纤维最多,其次为子宫下段,子宫颈部最少。此特点适应临产后子宫阵缩向下依次递减,促使胎儿娩出。

随着子宫增大和胎儿、胎盘的发育,子宫的循环血量逐渐增加。子宫动脉逐渐由非妊娠时的屈曲至妊娠足月时变直,以适应胎盘内绒毛间隙血流量增加的需要。妊娠足月时,子宫血流量为 500～700 mL/min,较非妊娠时增加 4～6 倍,其中 5% 供应肌层,10%～15% 供应子宫蜕膜层,80%～85% 供应胎盘。宫缩时,肌壁间血管受压,子宫血流量明显减少。

自妊娠 12～14 周起,子宫出现无规则的无痛性收缩,由腹部可以触及。其特点为稀发,不对称。因宫缩时宫腔内压力不超过 1.3～2.0 kPa,故无疼痛感觉。

（2）**子宫峡部**　子宫峡部是子宫体与子宫颈之间最狭窄的部分。非妊娠期长约 1 cm，随着妊娠的进展，峡部逐渐被拉长变薄，变成宫腔的一部分，形成子宫下段，临产时长 7～10 cm。

（3）**子宫颈**　妊娠早期因出血，组织水肿，子宫颈外观肥大、着色、质地软，宫颈管内腺体肥大，宫颈黏液分泌增多，形成黏稠的黏液栓，保护宫腔不受感染，宫颈鳞-柱状上皮交界部外移，子宫颈表面假性糜烂。

2. 卵巢　略增大，停止排卵。一侧卵巢可见妊娠黄体，其分泌雌、孕激素以维持妊娠。妊娠 10 周后黄体功能由胎盘取代。妊娠 3～4 个月，黄体开始萎缩。

3. 输卵管　妊娠期输卵管伸长，但肌层无明显肥厚，黏膜上皮细胞变扁平，在基质中可见蜕膜细胞，有时黏膜可见到蜕膜反应。

4. 阴道　黏膜着色、增厚，皱襞增多，黏膜结缔组织变松软，伸展性增加，阴道脱落细胞增多，分泌物增多呈糊状。阴道上皮细胞含糖原增加，乳酸含量增加，使阴道的 pH 降低，不利于一般致病菌生长，有利于防止感染。

5. 外阴　局部充血，皮肤增厚，大、小阴唇色素沉着；大阴唇结缔组织松软，伸展性增加。

（二）乳房

妊娠早期乳房开始增大，充血明显，孕妇自觉乳房发胀。乳头增大，着色，易勃起；乳晕明显着色，乳晕上的皮脂腺肥大形成散在的小隆起，称蒙氏结节。雌激素刺激乳腺管的发育，孕激素刺激乳腺腺泡的发育，垂体催乳素、胎盘催乳素等多种激素参与乳腺发育，为泌乳做准备，但妊娠期间并无乳汁分泌，可能与大量雌、孕激素抑制乳汁生成有关。在妊娠后期，尤其近分娩时，挤压乳房时有稀薄、黄色液体逸出，称初乳。分娩后，新生儿吸吮乳头时，乳汁正式分泌。

（三）循环及血液系统

1. 心脏　妊娠后期由于膈肌升高，心脏向左、向上、向前移位，更贴近胸壁，心尖部左移，心浊音界稍扩大。心脏容量从妊娠早期至妊娠末期约增加 10%，心率增加 10～15 次/分。由于血流量增加，血流加速和心脏移位使大血管扭曲，多数孕妇的心尖区及肺动脉区可闻及柔和的吹风样收缩期杂音，产后逐渐消失。

2. 心搏出量和血容量　心搏出量约自妊娠 10 周即开始增加，至妊娠 32～34 周时达高峰，维持此水平直至分娩。临产后，尤其是第二产程期间，心搏出量显著增加。

血容量自妊娠 6～8 周起开始增加，至妊娠 32～34 周时达高峰，增加 40%～45%，平均约增加 1450 mL，维持此水平直至分娩。血浆的增加多于红细胞的增加，血浆约增加 1000 mL，红细胞约增加 450 mL，使血液稀薄，出现生理性贫血。

如孕妇合并心脏病，在妊娠 32～34 周、分娩期（尤其是第二产程）及产褥期最初 3 天之内，因心脏负荷较重，需密切观察病情，防止心力衰竭。

3. 血压　妊娠早期及中期，血压偏低。妊娠晚期，血压轻度升高。收缩压无明显变化，舒张压因外周血管扩张，血液稀释以及胎盘形成动静脉短路而有轻度降低，脉压略增大。孕妇血压受体位影响，坐位时血压略高于仰卧位。

4. 静脉压　妊娠期盆腔血液回流至下肢静脉的血量增加，右旋增大的子宫压迫下腔静脉使血液回流受阻，使孕妇下肢、外阴及直肠的静脉压增高，加之妊娠期静脉壁扩张，孕妇易发生痔疮、外阴及下肢静脉曲张。如孕妇长时间仰卧位，可引起回心血量减少，心搏出量降低，血压下降，称仰卧位低血压综合征。

5. 血液成分　血液成分如下。

（1）红细胞　妊娠期骨髓不断产生红细胞，网织红细胞轻度增加。妊娠后，由于血液稀释，红细胞计数约为 $3.6×10^{12}/L$，血红蛋白值为 $110\ g/L$，血细胞比容降为 $0.31\sim0.34$。为适应红细胞增生、胎儿生长和孕妇各器官生理变化的需要，应在妊娠中、晚期补充铁剂，以防缺铁性贫血。

（2）白细胞　妊娠期白细胞稍增多，为 $(5\sim12)×10^9/L$，有时可达 $15×10^9/L$，主要为中性粒细胞增加，淋巴细胞增加不多，单核细胞和嗜酸性粒细胞均无明显变化。

（3）凝血因子　妊娠期凝血因子Ⅱ、Ⅶ、Ⅷ、Ⅸ、Ⅹ均增加，仅凝血因子Ⅺ、ⅩⅢ降低，使血液处于高凝状态，对预防产后出血有利。血小板数无明显改变，妊娠期红细胞沉降率加快，可达 $100\ mm/h$。

（4）血浆蛋白　由于血液稀释，血浆蛋白在妊娠早期即开始降低，妊娠中期时血浆蛋白为 $60\sim65\ g/L$，维持此水平直至分娩。

（四）泌尿系统

由于孕妇及胎儿代谢产物增多，肾脏负荷加重。肾血浆流量（RPF）及肾小球滤过率（GFR）于妊娠早期均增加，并在整个妊娠期维持高水平。GFR 比非妊娠时增加 50%，RPF 则增加 35%，由于 GFR 增加，而肾小管对葡萄糖再吸收能力不能相应增加，故约 15% 的孕妇饭后可出现糖尿，应注意与真性糖尿病相鉴别。RPF 和 GFR 均受体位影响，孕妇仰卧时尿量增加，故夜尿量多于日尿量。

妊娠早期，由于增大的子宫压迫膀胱，引起尿频；妊娠 12 周以后子宫体高出盆腔，压迫膀胱的症状消失。妊娠末期，由于胎先露进入盆腔，孕妇再次出现尿频，甚至腹压稍增加即出现尿液外溢现象。此现象产后可逐渐消失，孕妇无须通过减少液体摄入量来缓解症状。

受孕激素影响，泌尿系统平滑肌张力下降。自妊娠中期肾盂增大及输尿管增粗，蠕动减弱，尿流缓慢，且右侧输尿管受右旋子宫压迫，孕妇易发生肾盂肾炎，且以右侧多见，可取左侧卧位预防。

（五）呼吸系统

妊娠期孕妇的胸廓表现为胸廓横径加宽、周径加大、横膈上升。呼吸时膈肌活动幅度增加。妊娠中期肺通气量大于耗氧量，孕妇有过度通气现象，这有利于提供孕妇和胎儿所需的氧气。妊娠后期因子宫增大，腹肌活动幅度减少，使孕妇以胸式呼吸为主，气体交换保持不减。呼吸频率在妊娠期间变化不大，每分钟不超过 20 次，但呼吸较深。呼吸道黏膜充血、水肿，易发生上呼吸道感染；妊娠后期因横膈上升，平卧后有呼吸困难感，睡眠时稍垫高头部可减轻症状。

（六）消化系统

妊娠早期（停经 6 周左右），约有半数妇女出现不同程度的恶心，或伴呕吐，尤其于清晨起床时更为明显。食欲与饮食习惯也有改变，如食欲不振，喜食酸、咸食物，厌油腻，甚至偏食等，称早孕反应，一般于妊娠 12 周左右自行消失。

受雌激素的影响，牙龈出血、水肿、增生，晨间刷牙时易有牙龈出血。孕妇常有唾液增多，时常有流涎。

受孕激素的影响，胃肠平滑肌张力下降使蠕动减少、减弱，胃排空时间延长，易有上腹部饱胀感。妊娠中、晚期，由于胃部受压及幽门括约肌松弛，胃内容物可回流至食管下部，产生"灼热"感。肠蠕动减弱,易便秘。

(七)内分泌系统

妊娠期垂体增大 1～2 倍,于产后 10 天左右恢复。产后有失血性休克者,可使增生、肥大的垂体缺血、坏死,导致希恩综合征。由于妊娠黄体和胎盘分泌大量雌、孕激素,对下丘脑及垂体起负反馈作用,使促性腺激素分泌减少,故孕期无卵泡发育成熟,也无排卵。垂体催乳素随妊娠进展而增多,至分娩前达高峰,为非妊娠期的 20 倍,与其他激素协同作用,促使乳腺发育,为产后泌乳做准备。促甲状腺激素(TSH)、促肾上腺皮质激素(ACTH)分泌增多,但因游离的甲状腺素及皮质醇不多,故孕妇没有甲状腺、肾上腺皮质功能亢进的表现。

(八)皮肤

妊娠期垂体分泌促黑素细胞激素增加,使黑色素增加,加之雌激素明显增多,使孕妇面颊、乳头、乳晕、腹白线、外阴等处出现色素沉着。面颊呈蝶形分布的褐色斑,称妊娠斑,产后逐渐消退。

随着妊娠子宫增大,孕妇腹壁皮肤弹力纤维过度伸展而断裂,使腹壁皮肤出现紫色或淡红色、不规则的裂纹,称妊娠纹。产后变为银白色,持久不退。

(九)新陈代谢

1. 基础代谢 妊娠早期略下降,妊娠中期略增高,妊娠晚期可增高 15%～20%。

2. 体重 体重于妊娠 12 周前无明显变化,以后体重平均每周增加 350 g,正常不超过 500 g,至妊娠足月时,体重平均约增加 12.5 kg,包括胎儿、胎盘、羊水、子宫、乳房、血液、组织间液和脂肪沉积等。

3. 糖类代谢 妊娠期胰岛功能旺盛,胰岛素分泌增加,血液中胰岛素增加,故孕妇空腹血糖略低于非孕妇女,糖耐量试验显示血糖增幅大且恢复延迟。

4. 脂肪代谢 妊娠期肠道吸收脂肪能力强,血脂增高,脂肪较多存积。妊娠期能量消耗多,糖原储备少。当能量消耗过多时,体内动用大量脂肪,血中酮体增加,容易发生酮血症。孕妇尿中出现酮体,多见于妊娠剧吐或产程过长、能量消耗过大使糖原储备能量相对减少时。

5. 蛋白质代谢 孕妇妊娠期间对蛋白质需求增加,呈正氮平衡。孕妇体内储备的氮,除供给胎儿生长发育、子宫增大、乳房发育的需要外,还要为分娩期的消耗做准备。

6. 水代谢 妊娠期间,机体水分平均增加约 7 L,水钠潴留与排泄形成适当的比例而不致水肿。但妊娠末期因组织间液增加 1～2 L 可导致水肿发生。

7. 矿物质代谢 胎儿生长发育需要大量的钙、磷、铁。胎儿骨骼及胎盘形成,需要较多的钙,近足月妊娠的胎儿体内约含钙 25 g、磷 24 g,绝大部分是在妊娠末期 2 个月内积累的,故至少应于妊娠后 3 个月补充维生素及钙,以提高血钙含量。胎儿造血及酶的合成需要较多的铁,孕妇体内储存铁量不够,需要补充铁剂,以免因血清铁值下降而发生缺铁性贫血。

(十)骨骼、关节及韧带

妊娠期间,骨质通常无变化。部分孕妇自觉腰骶部及肢体疼痛不适,可能与松弛素使骨盆韧带及椎骨间的关节、韧带松弛有关。妊娠晚期,孕妇身体重心前移,为保持身体平衡,孕妇腰部向前挺出,头部、肩部向后仰,形成孕妇特有的姿势。

二、心理-社会调适

妊娠期,孕妇及家庭成员的心理会随着妊娠的进展而有不同的变化。虽然妊娠是一种自然的生理现象,但对孕妇而言,仍是一生中一件独特的事情,是一种挑战,是家庭生活的转折点,因此会伴随不同程度的压力和焦虑。随着新生命的来临,家庭中角色发生重新定位和认同,原有的生活型态和互动情形也发生改变,因此,准父母的心理及社会方面需要重新适应和调整。一个妇女对妊娠的态度取决于她成长的环境,成年时所处的社会和文化环境,另外影响妇女及其丈夫对妊娠的态度的因素还有文化背景、个人经历、朋友和亲属的态度。

孕妇常见的心理反应有以下几种。

1. 惊讶和震惊　在妊娠早期,不管是否是计划中妊娠,几乎所有的孕妇都会产生惊讶和震惊的反应。

2. 矛盾心理　在惊讶和震惊的同时部分孕妇可能会出现爱恨交加的矛盾心理,尤其是原先未计划怀孕的孕妇,此时即享受怀孕的欢愉,又觉得怀孕不是时候。可能是因为工作、学习等原因暂时不想要孩子或因计划生育等原因所致;也有可能是由于初为人母,缺乏抚养孩子的知识和技能,又缺乏可以利用的社会支持系统;或是由于经济负担过重,或工作和家庭条件不许可,或第一次妊娠,对恶心、呕吐等生理性变化无所适应导致。而当孕妇自觉胎动后,多数孕妇会改变当初对怀孕的态度。

3. 接受　妊娠早期,孕妇对妊娠的感受仅仅是停经后的各种不适反应,并未真正感受到"胎儿"的存在。随着妊娠进展,尤其是胎动的出现,孕妇真正感受到孩子的存在,出现筑巢反应,计划为孩子购买衣服、婴儿床等,关心孩子喂养和生活护理等方面的知识,给未出生的孩子起名字、猜测性别等,有些孕妇甚至在计划着孩子未来的职业。

妊娠晚期,子宫明显增大,导致孕妇行动不便,甚至出现了睡眠障碍、腰背痛等症状,大多数孕妇都期盼着分娩期的到来。随着预产期的临近,孕妇常因婴儿将要出生感到愉快,又因为可能产生的分娩痛苦而焦虑,担心能否顺利分娩、分娩过程中母女安危及胎儿有无畸形,也有的孕妇担心婴儿的性别能否为家人接受等。

4. 情绪波动　孕妇的情绪波动起伏较大,可能是由于体内激素的作用。往往表现为易激动,为一点极小的事而生气、哭泣。可能是这星期能接受的事情,下星期会觉得忍受不了,常使配偶觉得茫然不知所措,严重者会影响夫妻感情。

5. 内省　表现为妊娠期孕妇以自我为中心,变得专注于自己的身体,注重穿着、体重和一日三餐,同时也关心自己的休息,喜欢独处,这种专注使孕妇能计划、调节、适应,以迎接新生儿的来临。内省行为可能会使配偶及其他家庭成员感受到冷落而影响相互之间的关系。

任务三　妊娠诊断

临床上根据妊娠不同阶段的特点,将妊娠分为三个时期:妊娠12周末以前称为早期妊娠,妊娠13周开始至妊娠27周末称为中期妊娠,妊娠28周及以后称为晚期妊娠。

一、早期妊娠诊断

(一)临床表现

1. 乳房　自妊娠8周起,在雌、孕激素作用下,乳房逐渐增大。孕妇自觉乳房轻度胀痛、乳头刺痛、乳房增大、乳头及周围乳晕着色,有深褐色蒙氏结节出现。

2. 妇科检查　子宫增大、变软,妊娠6～8周时,阴道黏膜及子宫颈充血,呈紫蓝色。阴道检查:子宫随停经月份而逐渐增大,子宫峡部极软,子宫体与子宫颈似不相连,称黑加征。随着妊娠进展至8周,子宫约为非妊娠子宫的2倍;妊娠12周时,子宫约为非妊娠子宫的3倍,在耻骨联合上方可触及。

3. 停经　处于生育年龄且月经规律的妇女,有性生活史,一旦月经过期10天,应首先考虑妊娠。停经是妊娠最早、最可靠、最重要的症状,但并非所有的停经都是妊娠。哺乳期妇女的月经虽未恢复,但仍可能再次妊娠。

4. 尿频　妊娠早期增大的子宫在盆腔内压迫膀胱可引起尿频,约在12周以后,增大的子宫升入腹腔,尿频症状自行消失。

5. 早孕反应　约60%以上的妇女,在停经6周左右出现恶心、呕吐、食欲减退、偏食、乏力、嗜睡等症状,称早孕反应。可能与体内出现HCG、胃酸分泌减少及胃排空时间延长有关。一般于妊娠12周左右自行消失。

（二）相关检查

如停经时间短、症状体征不明显,可以借助辅助检查确诊,常用方法如下。

1. 妊娠试验　利用孕卵着床后滋养细胞分泌HCG,并经孕妇尿中排出的原理,用免疫学的方法测定受检查者血或尿中HCG含量,协助诊断早期妊娠。

2. 超声检查　超声检查是检查早期妊娠快速、准确的方法。阴道B超较腹部超声可提前1周诊断早孕,最早在停经4～5周时,宫腔内可见圆形或椭圆形妊娠囊。停经5周时,妊娠囊内可见胚芽和原始心管搏动,可诊断为宫内妊娠、活胎。用超声多普勒仪在子宫区域,能听到有节律、单一、高调的胎心音,胎心率为110～160次/分。

3. 宫颈黏液检查　宫颈黏液量少、黏稠,拉丝度差,图片干燥后光镜下仅见排列成行的椭圆体,不见羊齿植物叶状结晶,则早期妊娠的可能性较大。

4. 基础体温测定　每天清晨醒来后,尚未进行起床、进食、谈话等任何活动之前,量体温(多测口腔体温),并记录于基础体温单上,将每天所测体温连成曲线。如有感冒、发热或用药治疗等情况,在体温单上标明。有双相型体温的妇女,停经后高温持续18天不见下降者,早孕可能性大;如高温持续3周以上,则早孕可能性更大。

如就诊时停经时间尚短,根据病史、体征和辅助检查难以确定早孕时,可嘱1周后复诊。避免将妊娠试验阳性作为唯一的诊断依据,因可出现假阳性,导致误诊。

二、中、晚期妊娠诊断

（一）病史

有早期妊娠的经过,且子宫明显增大,可感觉到胎动,触及胎体,听诊有胎心音,容易确诊。

（二）临床表现

1. 子宫增大　随着妊娠进展,子宫逐渐增大。手测子宫底高度,可以判断子宫大小与妊娠周期是否相符。增长过快或过缓均可能为异常。不同妊娠周数的子宫底高度及子宫高度见表2-1。

表 2-1　不同妊娠周数的子宫底高度及子宫高度

妊娠周数	妊娠月份	手测子宫底高度	尺测耻上子宫底高度
满 12 周	3 个月末	耻骨联合上 2～3 横指	
满 16 周	4 个月末	脐耻之间	
满 20 周	5 个月末	脐下 1 横指	18(15.3～21.4)cm
满 24 周	6 个月末	脐上 1 横指	24(22.0～25.1)cm
满 28 周	7 个月末	脐上 3 横指	26(22.4～29.0)cm
满 32 周	8 个月末	脐与剑突之间	29(25.3～32.0)cm
满 36 周	9 个月末	剑突下 2 横指	32(29.8～34.5)cm
满 40 周	10 个月末	脐与剑突之间或略高	33(30.0～35.3)cm

2. 胎动　胎儿在子宫内冲击子宫壁的活动称胎动。孕妇于妊娠 18～20 周时开始自觉有胎动,胎动每小时 3～5 次。妊娠周数越长,胎动越活跃,但至妊娠末期胎动逐渐减少。腹壁薄而松弛的孕妇,经腹壁可见胎动。

3. 胎心音　妊娠 12 周,用多普勒胎心听诊仪经孕妇腹壁能探测到胎心音,妊娠 18～20 周时用多普勒胎心听诊仪经孕妇腹壁上能听到胎心音。胎心音呈双音,第一音与第二音相接近,如钟表的"滴答"声,速度较快,每分钟 110～160 次。妊娠 24 周以前,胎心音多在脐下正中或稍偏左或右听到。妊娠 24 周后,胎心音多在胎儿背侧听得最清楚。注意须与子宫杂音、腹主动脉音及脐带杂音相鉴别。

4. 胎体　妊娠 20 周后,经腹壁可以触及子宫内的胎体;妊娠 24 周后,运用四步触诊法可以区分胎头、胎臀、胎背及胎儿四肢,从而判断胎产式、胎先露和胎方位。胎头圆而硬,用手经阴道轻触胎头并轻推,感到胎儿浮动又回弹,称之为浮球感。

（三）相关检查

1. 超声检查　B 超显像法不仅能显示胎儿数目、胎方位、胎心搏动和胎盘位置,而且能测胎头双顶径,观察胎儿有无体表畸形。超声多普勒法可探测胎心音、胎动音、脐带血流音及胎盘血流音。

2. 胎儿心电图　目前国内常用间接法监测胎儿心电图,通常于妊娠 12 周以后显示较规律的图形,于妊娠 20 周后的成功率更高。

三、胎产式、胎先露、胎方位

妊娠 28 周以前,羊水较多、胎体较小,因此胎儿在子宫内的活动范围较大,胎儿在宫内的位置和姿势易于改变。妊娠 32 周以后,胎儿由于生长发育迅速、羊水相对减少,胎儿与子宫壁贴近,因此,胎儿在宫内的位置和姿势相对固定。胎儿在子宫内的姿势,简称胎势。正常为胎头俯屈,颏部贴近胸壁,脊柱略前弯,四肢屈曲交叉弯曲于胸腹部前方。其整个体积和体表面积均明显缩小,整个胎体成为头端小、臀端大的椭圆形,适应妊娠晚期椭圆形子宫腔的形状。

胎儿在子宫内位置和姿势不同,因此有不同的胎产式、胎先露和胎方位。

（一）胎产式

胎儿身体纵轴与母体身体纵轴之间的关系称胎产式(图 2-3)。两轴平行者称纵产式,占妊娠足月分娩总数的 99.75%。两轴垂直者称横产式,仅占妊娠足月分娩总数的 0.25%。两轴交叉者称斜产式,属暂时的,在分娩过程中转为纵产式,偶尔转为横产式。

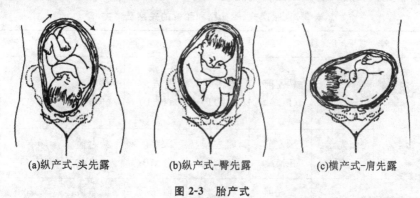

(a)纵产式-头先露　　　　(b)纵产式-臀先露　　　　(c)横产式-肩先露

图 2-3　胎产式

(二)胎先露

最先进入骨盆入口的胎儿部分称为胎先露。纵产式有头先露、臀先露,横产式有肩先露。

头先露又可因胎头屈伸程度不同分为枕先露、前囟先露、额先露、面先露(图 2-4)。臀先露又可因入盆先露不同分为混合臀先露、单臀先露和足臀先露(图 2-5)。偶见头先露或臀先露与胎手或胎足同时入盆,称之为复合先露。

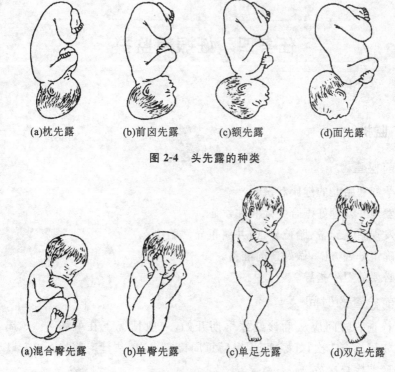

(a)枕先露　　　(b)前囟先露　　　(c)额先露　　　(d)面先露

图 2-4　头先露的种类

(a)混合臀先露　　　(b)单臀先露　　　(c)单足先露　　　(d)双足先露

图 2-5　臀先露的种类

(三)胎方位

胎儿先露部指示点与母体骨盆的关系称胎方位,简称胎位。枕先露以枕骨、面先露以颏骨、臀先露以骶骨、肩先露以肩胛骨为指示点。根据指示点与母体骨盆左、右、前、后、横的关系而有不同的胎位。

胎产式、胎先露和胎位的关系及种类见表2-2。

表 2-2 胎产式、胎先露和胎位的关系及种类

胎产式	胎先露		胎位					
纵产式	头先露 (95.75% ～ 97.75%)	枕先露 (95.55%～ 97.55%)	枕左前 (LOA)	枕左横 (LOT)	枕左后 (LOP)	枕右前 (ROA)	枕右横 (ROT)	枕右后 (ROP)
		面先露 (0.2%)	颏左前 (LMA)	颏左横 (LMT)	颏左后 (LMP)	颏右前 (RMA)	颏右横 (RMT)	颏右后 (RMP)
	臀先露(2%～4%)		骶左前 (LSA)	骶左横 (LST)	骶左后 (LSP)	骶右前 (RSA)	骶右横 (RST)	骶右后 (RSP)
横产式	肩先露(0.25%)		肩左前 (LScA)	肩左后 (LScP)	肩右前 (RScA)	肩右后 (RScP)		

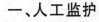

任务四　妊娠期监护

一、人工监护

(一) 产前检查

(1) 明确孕妇和胎儿的健康状况。

(2) 及时发现并处理妊娠合并症和并发症。

(3) 及时发现胎儿异常、胎位异常,并纠正异常胎位。

(4) 初步确定分娩方案,做好产前准备。

(5) 进行必要的卫生指导。

(二) 产前检查的时间

首次产前检查的时间应从确诊妊娠早期开始,一般情况下在妊娠6～8周为宜。妊娠20～36周时每4周检查1次,妊娠37周以后每周检查1次,共行产前检查9～11次。高危孕妇应酌情增加产前检查次数。

(三) 首次产前检查的内容和方法

1. 询问病史

1) 健康史

(1) 一般情况　询问孕妇姓名、年龄、籍贯、职业、地址、结婚年龄、丈夫姓名等一般情况。

（2）本次妊娠情况　了解有无早孕反应、病毒感染及用药史；首次胎动时间，有无阴道出血、流液，有无头痛、气短、心悸、下肢水肿等症状。

（3）月经史及孕产史　询问初潮年龄及以往月经情况。了解既往妊娠、分娩及产后情况，有无流产、难产史，死胎、死产史，分娩方式以及有无产后出血史，询问末次分娩或流产时间及处理情况。

（4）既往史及手术史　着重了解与妊娠有关的重要脏器疾病，如心脏病、高血压、糖尿病、血液病、肝肾疾病、传染病等，注意其发病时间及治疗情况，并了解有无手术史。

（5）家族史　了解家族中有无高血压、糖尿病、传染病、双胎及其他遗传性疾病。

（6）丈夫健康状况　询问有无烟酒嗜好及遗传性疾病等。

2）预产期的推算　问清末次月经的日期以推算预产期（EDC）。计算方法：末次月经第一天起，月份加9或减3，日期加7。如孕妇只知农历日期，应先换算成公历再推算预产期。算出预产期为妊娠40周，但在妊娠满37周至不满42周之间分娩均为正常。

预产期的推算关键是末次月经日期的准确，应反复核实，向孕妇讲清是最后一次月经的第一天。如孕妇月经不规律或记不清末次月经的日期，则可根据早孕反应出现的时间、早孕检查子宫大小、B超检查、胎动开始时间以及子宫底高度等加以估算。

2. 全身检查

（1）观察发育与营养，注意身高及步态，身材矮小（145 cm以下）者常伴有骨盆狭窄。

（2）检查心、肺有无病变，注意乳房发育情况，乳头大小有无凹陷，检查脊柱及下肢有无畸形。

（3）测量血压，正常孕妇血压不应超过140/90 mmHg，或与基础血压相比不超过30/15 mmHg。

（4）测量体重，妊娠晚期孕妇体重每周增加不应超过0.5 kg，超过者应考虑水肿（显性或隐性）、双胎或羊水过多。

3. 产科检查　包括腹部检查、骨盆测量、阴道检查、直肠指诊和绘制妊娠图。

1）腹部检查　孕妇排尿后仰卧于检查床上，头部稍垫高，露出腹部，双腿屈曲分开，使腹肌放松。检查者站于孕妇右侧进行检查。

（1）视诊　注意腹形和大小，腹部有无手术瘢痕、妊娠纹和水肿等。腹部过大者有双胎妊娠、巨大胎儿（巨大儿）、羊水过多的可能；腹部过小可能为胎儿生长受限、妊娠周数推算错误等。腹部向前突出（尖腹，多见于初产妇）或腹部向下悬垂（悬垂腹，多见于经产妇），可能伴有骨盆狭窄。

（2）触诊　注意腹肌紧张度、羊水多少及子宫肌敏感程度。用手或尺测子宫长度及腹围值。并用四步触诊法（图2-6）了解子宫大小、胎产式、胎先露及胎先露是否衔接。在完成前三步手法时，检查者面向孕妇；完成第四步手法时，检查者面向孕妇足端。

①第一步：检查者两手置于子宫底部，判断子宫底高度，了解宫外形，评估胎儿大小与妊娠周数是否相符。同时判断子宫底处是胎儿何部，胎头硬而圆、有浮球感，胎臀则软而宽且形状不规则。

②第二步：检查者两手分别置于两侧，一手固定，另一手轻轻深按触摸，两手交替。平坦饱满者是胎背，高低不平、大小不等、可变形的部分是胎儿肢体。

③第三步：检查者右手拇指与其余四指分开，置于耻骨联合上方握住胎先露部，查清先露是胎头还是胎臀，并左右推动以确定是否入盆。若先露浮动，表示未入盆；若先露不能被推动，

表示已入盆。

④第四步:检查者两手分别置于胎先露部的两侧,向下深按,进一步核对先露部的诊断是否正确及先露部入盆程度。

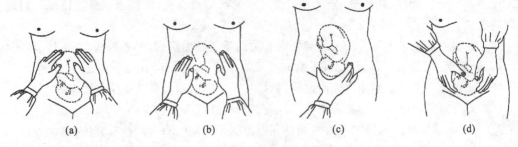

图 2-6　四步触诊法

(3) 听诊　在近胎背上方腹壁听取胎心音最为清楚。妊娠后期,枕先露时,胎心在脐下左右两侧;臀先露时,胎心在脐上两侧;肩先露时,胎心在靠近脐部下方听得最清。胎心音应与子宫动脉血流杂音、腹主动脉音、胎动音及脐带杂音相鉴别。子宫动脉血流杂音为吹风样低音响;腹主动脉音为单音调的咚咚样强音响;两种杂音均与孕妇的脉搏一致,胎动音为强弱不一的无节律音响,脐带杂音为脐带血流受阻时出现的与胎心音一致的吹风样低音响。

2) 骨盆测量　可了解骨产道情况,以判断胎儿能否经阴道分娩。包括骨盆外测量和骨盆内测量两种。

(1) 骨盆外测量

①髂棘间径:孕妇取伸腿仰卧位,测量两髂前上棘外缘间的距离(图 2-7),正常值为 23～26 cm。

②髂嵴间径:孕妇取伸腿仰卧位,测量两髂嵴外缘间最宽的距离,正常值为 25～28 cm。

③骶耻外径:孕妇取左侧卧位,右腿伸直,左腿屈曲,测量第五腰椎棘突下(相当于米氏菱形窝的上角或相当于两髂嵴后连线中点下 1.5 cm)至耻骨联合上缘中点的距离(图 2-8),正常值为 18～20 cm。

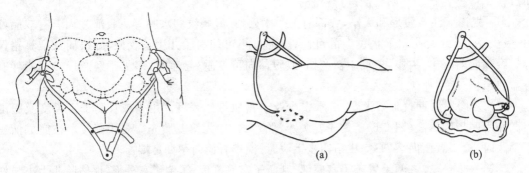

图 2-7　测量髂棘间径　　　　　图 2-8　测量骶耻外径

④坐骨结节间径:即出口横径。孕妇取仰卧位,双手紧抱双膝,测量两坐骨结节内缘间的距离,正常值为 8.5～9.5 cm。也可用拳头测量,若其间能容纳成人横置手拳,一般胎头可通过。如出口横径小于 8 cm 时,应测量后矢状径(坐骨结节间径中点至骶骨尖端的长度),其正常值为 8～9 cm。

⑤耻骨弓角度:用双手拇指尖斜着对拢,置于耻骨联合下缘,双手拇指平放在耻骨降肢上,

测量两拇指尖的角度,即为耻骨弓角度,正常值为90°,小于80°为异常。

上述测量数据中,髂棘间径、髂嵴间径可间接推测骨盆入口横径长度,骶耻外径可间接推测骨盆入口前后径长度,因此,用以判断骨盆入口平面大小,其中,骶耻外径测量中最重要的是径线。坐骨结节间径、耻骨弓角度则用以判断骨盆出口平面的大小。

（2）骨盆内测量　适用于骨盆外测量有狭窄者,宜在妊娠24～36周时进行。测量时孕妇取仰卧截石位,消毒外阴,检查者戴消毒手套并涂润滑油。主要检查下列径线。

①对角径:即骶耻内径。为耻骨联合下缘至骶岬上缘中点的距离（图2-9）,正常值为12.5～13 cm,此值减去1.5～2 cm为真结合径,即骨盘入口前后径长度。

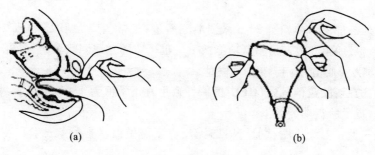

(a)　　　　　　　　　　　(b)

图2-9　测量对角径

②坐骨棘间径:测量两侧坐骨棘间的距离,正常值为10 cm。

③坐骨切迹宽度:为坐骨棘与骶骨下部间的距离,即骶棘韧带宽度,正常值为5～5.5 cm。

3）阴道检查　孕妇在孕早期均应行阴道双合诊检查,了解产道、子宫、附件有无异常。妊娠最后1个月及临产后,应避免不必要的阴道检查,如确实需要,则需外阴消毒及戴手套消毒,以防感染。

4）直肠指诊检查　多用于分娩期。可了解胎先露、胎位、宫口扩张及胎先露下降程度、骶尾骨弧度、坐骨棘间径、坐骨切迹宽度及骶尾关节活动度等。

5）绘制妊娠图　将检查结果,包括血压、体重、宫底高度、腹围、胎位、胎心率等,填于妊娠图中,绘制成曲线,观察其变化,可及早发现孕妇和胎儿的异常情况。

（四）辅助检查

根据医院设备检查条件不同及孕妇的情况,可选择不同的检查,但应包括以下检查项目。

（1）血常规、血小板、血型　血常规重点了解血红蛋白和红细胞计数值。

（2）尿常规　重点检查尿蛋白、尿糖和尿沉渣镜检。

（3）肝功能检查和乙肝五项指标检查。

（4）B超检查。

二、仪器监护

（一）胎儿宫内情况的监护

1. 胎动计数　随着妊娠时间增加,胎动逐渐由弱变强,至妊娠足月时,胎动又因羊水量减少和空间减少而逐渐减弱。若2 h胎动计数不少于6次为正常,2 h胎动计数少于6次或减少50%者提示胎儿缺氧可能。

2. B超检查　能测得胎头双顶径（BPD）值、股骨长度等,了解胎儿大小和发育情况、有无明显畸形,且能判断胎位、羊水量、胎盘位置及胎盘成熟度。

3. 胎儿电子监护　能连续观察并记录胎心率的动态变化,并能反应胎心、宫缩、胎动间的关系。

4. 胎儿心电图　多用经腹壁外监护法,对母儿无损伤,可多次监测。对诊断胎心异常有一定的价值。

(二) 胎盘功能检查

了解胎盘功能可间接判断胎儿状况,以便早期发现隐性胎儿窘迫,及时采取相应措施,尤其是妊娠期高血压疾病、过期妊娠等,容易发生胎盘功能减退。主要有以下几种检查方法。

1. 查尿中雌三醇值　孕妇留 24 h 尿测雌三醇值,正常值应大于 15 mg,10～15 mg 为警戒值,小于 10 mg 为危险值,表示胎盘功能低下。也可留随意尿测雌激素/肌酐(E/C)值,正常大于 15,10～15 为警戒值,小于 10 为危险值。

2. 测定孕妇血清胎盘催乳素(HPL)值　妊娠足月正常值为 4～11 mg/L,小于 4 mg/L 或突然降低 50%,提示胎盘功能低下。

3. 胎儿电子监护　无应激试验(NST)无反应型需做缩宫素激惹试验(OCT),OCT 阳性提示胎盘功能减退。

(三) 胎儿成熟度检查

1. B 超检查　测胎头双顶径值大于 8.5 cm,胎盘成熟度为三级胎盘,均提示胎儿已成熟。

2. 羊水检查　测卵磷脂/鞘磷脂(L/S)值、肌酐值、胆红素类物质等,可分别了解胎儿肺、肝、肾成熟度。重点是了解肺成熟度情况,所以临床上应用较多的是测卵磷脂/鞘磷脂(L/S)值。

(四) 胎儿先天畸形及遗传性疾病的宫内诊断

对于有遗传病史或家族史,以往有先天性畸形儿或遗传病儿妊娠史,或本次妊娠胎儿疑有染色体异常或遗传病者等,可选择以下方法进行检查。

1. 染色体检查　妊娠早期取绒毛或妊娠中期抽取羊水行染色体核型分析,了解染色体数目及结构有无异常。

2. B 超检查　检查无脑儿、脊柱裂及脑积水等胎儿畸形。

3. 羊水检查　抽取羊水测定某些酶可诊断胎儿代谢缺陷病;测定羊水中甲胎蛋白(AFP),可诊断开放性神经管缺陷畸形。

任务五　妊娠期的护理管理

围生医学(perinatology)又称围产医学,是研究在围生期内加强围生儿及孕产妇的卫生保健,也是研究胚胎的发育、胎儿的生理病理以及新生儿和孕产妇疾病的诊断与防治的科学,因此,围生期是指产前、产时和产后的一段时间。对孕产妇而言,要经历妊娠、分娩和产褥期三个阶段。对胎儿而言,要经历受精、细胞分裂、繁殖、发育,从不成熟到成熟和出生后开始独立生活的复杂变化过程。

国际上对围生期的定义有四种:①从妊娠满 28 周(即胎儿体重≥1000 g 或身长≥35 cm)至产后 1 周。②从妊娠满 20 周(即胎儿体重≥500 g 或身长≥25 cm)至产后 4 周。③从妊娠满 28 周至产后 4 周。④从胚胎形成至产后 1 周。我国采取第①种来计算围生期死亡率。

【护理评估】

(一)病史

1. 健康史

1)一般情况

(1)年龄　年龄过小者容易发生难产;年龄过大,尤其是 35 岁以上的高龄初产妇,容易并发妊娠期高血压疾病、产力异常,应予以重视。

(2)职业　放射线能诱发基因突变,造成染色体异常,因此,妊娠早期接触放射线者可造成流产、胎儿畸形。如铅、汞、苯及有机磷农药、一氧化碳中毒等,均可引起胎儿畸形。

(3)其他　孕妇的受教育程度、宗教信仰、婚姻状况、经济状况以及电话等资料。

2)目前健康状况　询问孕妇过去的饮食习惯,包括饮食内容和摄入量;怀孕后饮食习惯有无改变,有何改变,早孕反应对孕妇饮食的影响程度等。询问孕妇的休息与睡眠情况、排泄情况、日常活动与自理情况和有无特殊嗜好。

3)过去史　重点了解有无高血压、心脏病、糖尿病、肝肾疾病、血液病、传染病(如结核病)等,注意发病时间和治疗情况,有无手术史及手术名称;既往有无胃肠道疾病史;有无甲状腺功能亢进症或糖尿病等内分泌疾病史;有无食物过敏史。

4)月经史　询问月经初潮的年龄、月经周期和月经持续时间。月经周期的长短因人而异,了解月经周期有助于准确推算预产期。

5)家族史　询问家族有无高血压、糖尿病、双胎、结核病等病史。

6)丈夫健康状况　了解孕妇的丈夫有无烟酒嗜好及遗传性疾病等。

2. 孕产史

(1)既往孕产史　了解既往的孕产史及其分娩方式,有无流产、早产、难产、死胎、产后出血史。

(2)本次妊娠经过　了解本次妊娠早孕反应出现的时间、严重程度,有无病毒感染史及用药情况,胎动开始时间,妊娠过程中有无阴道出血、头痛、心悸、气短、下肢水肿等症状。现已证实:风疹、疱疹巨细胞病毒可通过胎盘进入胎儿血液,导致先天性心脏病、小头畸形、脑积水、眼耳等发育畸形;流感病毒引起胎死宫内的概率较未感染者高;另外,妊娠期很多药物可通过胎盘进入胚胎体内,故在妊娠期,尤其是在妊娠早期,用药前必须慎重考虑是否会影响胚胎发育。

(二)身体评估

(1)全身检查　观察发育情况、营养状况、精神状态。

(2)身高　身材矮小者(145 cm 以下)常伴有骨盆狭窄。

(3)检查心肺有无异常、乳房发育情况、脊柱及下肢有无畸形。

(4)测量血压和体质指数,计算 BMI。正常孕妇血压不应超过 140/90 mmHg,或与基础血压相比,升高不超过 30/15 mmHg,超过者属病理状态。

(5)妊娠晚期体重每周增加不应超过 500 g,超过者应注意水肿或隐性水肿的发生。

（三）心理-社会评估

1. 妊娠早期

（1）评估孕妇对妊娠的态度是积极的还是消极的,有哪些影响因素。当孕妇自觉胎动时,多数孕妇会改变当初对妊娠的态度。

（2）评估孕妇对妊娠的接受程度。孕妇接受妊娠的程度,可从以下几个方面来评估:①孕妇遵守产前指导的能力;②筑巢行为;③能否主动地或在鼓励下谈论怀孕的不适、感受和困惑;④怀孕过程中与丈夫和家人的关系等。

2. 妊娠中、晚期 评估孕妇对妊娠有无不良的情绪反应,对即将为人母和分娩有无焦虑和恐惧心理。孕妇到妊娠中、晚期,强烈意识到将要有一个小孩,同时,妊娠晚期子宫明显增大,导致孕妇行动不便,甚至出现了睡眠障碍、腰背痛等症状,日趋加重,使大多数孕妇都急切盼望分娩日期的到来。随着预产期的临近,孕妇常因婴儿将要出生而感到愉快,但又因对分娩将产生的痛苦而焦虑,担心能否顺利分娩、分娩过程中母儿安危、胎儿有无畸形,也有孕妇担心婴儿的性别能否为家人接受等。

评估支持系统,尤其是丈夫对此次妊娠的态度。怀孕对准父亲而言,也是一项心理压力,因为初为人父,准父亲会经历与准母亲同样的情感和冲突。他可能会为自己有生育能力而感到骄傲,也会为即将来临的责任和生活型态的改变而感到焦虑。他会为妻子在怀孕过程中的身心变化而感到惊讶与迷惑,更因要时常适应妻子怀孕时多变的情绪而不知所措。因此,评估准父亲对怀孕的感受和态度,才能有针对性地协助他承担父亲角色,继而成为孕妇强有力的支持者。

评估孕妇的家庭经济情况、居住环境、宗教信仰以及孕妇在家庭中的角色等。

（四）高危因素评估

重点评估孕妇是否存在下列高危因素:年龄小于 18 岁或大于 35 岁,残疾,遗传性疾病史,既往有流产、异位妊娠、早产、死产、死胎、难产、畸胎史,有妊娠合并症如心脏病、肾病、肝病、高血压、糖尿病等;有妊娠并发症如妊娠期高血压疾病、前置胎盘、胎盘早剥、羊水异常、胎儿生长受限、过期妊娠、母儿血型不合等。

（五）相关检查

1. 常规检查 血常规、尿常规、血型（ABO 和 Rh）、肝功能、肾功能、空腹血糖、HBsAg、梅毒螺旋体、HIV 筛查等。

2. 超声检查 妊娠 18～24 周时进行胎儿系统超声检查,筛查胎儿有无严重畸形,超声检查可以观察胎儿生长发育情况、羊水量、胎方位、胎盘位置、胎盘成熟度等。

3. 妊娠糖尿病（GDM）筛查 先行 50 g 葡萄糖筛查（GCT）,如 7.2 mmol/L≤血糖≤11.1 mmol/L,则进行 75 g 葡萄糖耐量试验（OGTT）;若血糖不低于 11.1 mmol/L,则测定空腹血糖。国际最近推荐的方法是可不必先行 50 g GCT,有条件者可直接行 75 g OGTT,其正常上限为空腹血糖 5.1 mmol/L,1 h 血糖为 10.0 mmol/L,2 h 血糖为 8.5 mmol/L。或者检测空腹血糖作为筛查标准。

【护理诊断】

1. 孕妇

（1）便秘 与肠蠕动减弱有关。

（2）知识缺乏 缺乏有关妊娠期保健知识。

2. 胎儿

有受伤的危险 与遗传、感染、中毒、胎盘功能障碍有关。

【护理目标】

1. 孕妇获得孕期保健知识,维持母婴处于健康状态。

2. 孕妇掌握相关育儿知识,适应母亲角色。

【护理措施】

(一) 一般护理

告知孕妇产前检查的意义和重要性,预约下次产前检查的时间和产前检查的内容。一般情况下产前检查从确诊早孕开始,妊娠20~36周为每4周查1次,妊娠37周后每周查1次,直至分娩。《孕前和孕期保健指南(第1版)》推荐的产前检查孕周分别为妊娠6~13周、14~19周、20~23周、24~28周、30~32周、33~36周、37~41周。凡属高危妊娠者,应酌情增加产前检查次数。

(二) 心理护理

了解孕妇对妊娠的心理适应程度,可在每一次产前检查接触孕妇时进行。鼓励孕妇抒发内心感受和想法,针对其需要解决问题。如孕妇一味抱怨身体不适,需判断是否有其他潜在的心理问题,找出症结所在。

妊娠后随着胎儿的发育,子宫逐渐增大,孕妇体型也随之改变,这是正常的生理现象,产后体型将逐渐恢复。给孕妇提供心理支持,帮助孕妇清除因体型改变而产生的不良情绪。

告诉孕妇,母体是胎儿生活的环境,孕妇的心理和生理活动都会波及胎儿,要保持心情愉快、轻松。孕妇的情绪变化可通过血液和内分泌调节的改变对胎儿产生影响,如孕妇经常心境不佳、焦虑、恐惧、紧张或悲伤等,会使胎儿脑血管收缩,减少脑部供血量,影响脑部发育。过度的紧张、恐惧甚至可以造成胎儿大脑发育畸形。大量研究资料证明,受情绪困扰的孕妇易发生妊娠期、分娩期并发症。如严重焦虑症的孕妇往往伴有恶心、呕吐,易导致早产、流产、产程延长或难产。

(三) 症状及护理

妊娠期由于身体发生一系列变化,孕妇可能出现各种症状,其中有些属于生理性的,而有些则属于异常情况。了解这些症状的原因和表现,可给予孕妇正确的指导和护理,使其顺利度过妊娠期。

1. 恶心、呕吐 约半数妇女在妊娠6周左右出现早孕反应,12周左右消失。在此期间应避免空腹,清晨起床时先吃几块饼干或面包,起床时宜缓慢,避免突然起身;每天进食5~6餐,少食多餐,避免空腹状态;两餐之间进食液体;食用清淡食物,避免油炸、难以消化或者引起不舒服气味的食物;给予精神鼓励和支持,以减少心理的困扰和困惑。如妊娠12周以后仍继续呕吐,甚至影响孕妇营养时,应考虑妊娠剧吐的可能,需住院治疗,纠正水、电解质紊乱。对偏食者,在不影响饮食平衡的情况下,可不做特殊处理。

2. 尿频、尿急 常发生在妊娠初3个月及末3个月。若因妊娠子宫压迫所致,且无任何感染征象,可给予解释,不必处理。孕妇无须通过减少液体摄入量的方式来缓解症状,有尿意时应及时排空,不可强忍。此现象产后可逐渐消失。

3. 白带增多 妊娠期间因雌激素水平升高、盆腔充血,可使宫颈腺体分泌增多。于妊娠初3个月及末3个月明显,是妊娠期正常的生理变化。但应排除假丝酵母菌、滴虫、淋菌、衣原体等感染。嘱孕妇每天清洗外阴或经常洗澡,以避免分泌物刺激外阴部,保持外阴部清洁,但严禁阴道冲洗。指导穿透气性好的棉质内裤,经常更换。分泌物过多的孕妇,可用卫生巾并经常更换,增加舒适感。

4. 水肿 孕妇在妊娠后期易发生下肢水肿,经休息后可消退,属正常。如下肢明显凹陷性水肿或经休息后不消退者,应及时诊治,警惕妊娠期高血压疾病的发生。嘱孕妇左侧卧位,解除右旋增大的子宫对下腔静脉的压迫,下肢稍垫高,避免长时间站或坐,以免加重水肿的发生。长时间站立的孕妇,应两侧下肢轮流休息,收缩下肢肌肉,以利血液回流。适当限制孕妇对盐的摄入,但不必限制水分。

5. 下肢、外阴静脉曲张 静脉曲张由妊娠子宫压迫下腔静脉引起,表现为下肢、外阴静脉曲张,还常发生痔疮。除按水肿的指导外,还可告知孕妇穿弹力裤或弹力袜,以促进血液回流,避免穿妨碍血液回流的紧身衣裤;会阴部有静脉曲张者,可于臀下垫枕,抬高臀部休息;痔疮明显者,应少吃辛辣食物,并保持大便畅通。

6. 便秘 便秘是妊娠期常见的症状之一,尤其是妊娠前即有便秘者。嘱孕妇养成每天定时排便的习惯,多吃水果、蔬菜等含维生素多的食物,同时增加每天的饮水量,注意适当的活动。未经医师允许不可随便使用大便软化剂或轻泻剂。

7. 腰背痛 妊娠期韧带松弛,加之孕晚期重心前移,为保持平衡使身体后倾、腰椎向前突,孕妇常感到腰部酸痛。可嘱孕妇穿低跟鞋,避免长时间站立、行走,在俯拾或抬举物品时,保持上身直立,弯曲膝部,靠两下肢的力量来俯拾或抬举。如工作要求长时间弯腰,妊娠期间应适当给予调整。疼痛严重者,必须卧床休息。

8. 下肢痉挛 下肢痉挛由孕妇缺钙所引起,孕晚期多见,发生在小腿腓肠肌,常夜间发作。应指导孕妇饮食中增加钙的摄入,如钙、磷不平衡,则限制牛奶的摄入量或服用氢氧化铝乳胶,以吸收体内磷质来平衡钙、磷的浓度。告诫孕妇避免腿部疲劳、受凉,伸腿时避免脚趾尖伸向前,走路时脚跟先着地。发生下肢肌肉痉挛时,嘱孕妇背屈肢体或站直前倾以伸展痉挛的肌肉,或局部热敷按摩,直至痉挛消失。必要时遵医嘱口服钙剂和维生素 D。

9. 仰卧位低血压综合征 妊娠末期,孕妇较长时间取仰卧位休息,由于巨大的子宫压迫下腔静脉,使回心血量和心搏出量减少,孕妇可出现心慌、面色苍白、出冷汗、血压下降等症状体征。此时应立即改为侧卧位,症状可自然消失,不必紧张。告知孕妇休息时宜采取侧卧位,以左侧卧位为好,避免长时间平卧位。

10. 失眠 每天坚持户外活动,如散步等。睡前用梳子梳头,温水洗脚,或喝热牛奶等方式均有助于入眠。

11. 贫血 孕期由于胎儿生长发育的需要,孕妇对铁的需要量增加,容易发生缺铁性贫血(血红蛋白低于 100 g/L),尤其在妊娠后半期。应指导孕妇适当增加含铁食物的摄入,如动物肝脏、瘦肉、蛋黄、豆类等,以防贫血的发生。如已出现贫血,需遵医嘱补充铁剂,如富马酸亚铁、硫酸亚铁,并同时服用维生素 C,以促进铁的吸收,且应在餐中或餐后 20 min 服用,以减轻对肠道的刺激。服用铁剂后大便可能会变黑,或可能导致便秘或轻度腹泻,应向孕妇说明,不必担心。

(四)健康教育

1. 异常症状的判断 孕妇出现下列症状应立即就诊:阴道出血,妊娠 3 个月后仍持续呕吐,寒战,发热,腹部疼痛,头痛,眼花,胸闷,心悸,气短,阴道流液,胎动计数突然减少等。

2. 营养指导 母体中婴儿成长的环境、孕妇的营养状况直接或间接地影响自身和胎儿的健康。妊娠期间孕妇必须增加营养的摄入以满足自身及胎儿双方的需要。

（1）帮助孕妇制订合理的饮食计划，以满足自身和胎儿双方的需要，并为分娩和哺乳做准备。

（2）定期测量体重，监测体重增长情况。

（3）饮食符合均衡、自然的原则，采用正确的烹饪方法，避免破坏营养素。选择易消化、无刺激性的食物，避免烟、酒、咖啡及辛辣食品等。

（4）孕妇的饮食宜重质不重量，即尽量摄取高蛋白质、高维生素、高矿物质、适量脂肪及碳水化合物的低盐饮食。

3. 清洁和舒适　孕期养成良好的刷牙习惯，进食后均应刷牙，注意用软毛牙刷；怀孕后排汗量增多，要勤淋浴、勤换内衣。孕妇衣服应宽松、柔软、舒适、冷暖适宜。不宜穿紧身衣或袜，以免影响血液循环和胎儿发育、活动。乳罩的选择宜以舒适、合身、足以支托增大的乳房为标准，以减轻不适感。孕期宜穿轻便舒适的鞋子，鞋跟宜低，但不应完全平跟，以能支撑体重且舒适为宜。

4. 活动与休息　一般孕妇可坚持工作到 28 周，28 周后宜适当减轻工作量，避免长时间站立或重体力劳动。坐时可抬高下肢，减轻下肢水肿。接触放射线或有毒物质的工作人员，妊娠期应予以调理。

妊娠期孕妇因身心负荷加重，易感疲惫，需要充足的休息和睡眠。每天应有 8 h 的睡眠，午休 1～2 h。卧床时宜左侧卧位，以增加胎盘血供。居室内保持安静、空气流畅。

运动可促进孕妇的血液循环，增进食欲和睡眠，而且可以强化肌肉并为其分娩做准备，因此，孕期要保证适量运动。孕期适宜活动，注意不要攀高举重，散步是孕妇最适宜的活动，但要注意不要到人群拥挤、空气不佳的公共场所。

5. 胎教　胎教是有目的、有计划地为胎儿的生长发育实施最佳措施。现代科学技术对胎儿的研究发现，胎儿的眼睛能随送入的光亮而活动，触其手足可产生收缩反应，外界音响可传入胎儿听觉器官，并能引起心率的改变，因此，有人提出两种胎教方法。一种是对胎儿进行抚摸训练，提高胎儿的活动积极性；另一种是对胎儿进行音乐训练。

6. 孕期自我监护　胎心音计数和胎动计数是孕妇自我监护胎儿宫内情况的一种重要手段。教会家庭成员听胎心音并做记录，不仅可以了解胎儿宫内情况，而且可以和谐孕妇和家庭成员之间的亲情关系。嘱孕妇每天早、中、晚各数 1 h 胎动，每小时胎动数应不少于 3 次，12 h 内胎动累计数不得小于 10 次。凡 12 h 内胎动累计数小于 10 次，或逐日下降大于 50% 而不能恢复者，均应视为子宫胎盘功能不足，胎儿有宫内缺氧，应及时就诊，做进一步诊断并处理。

7. 药物使用　许多药物可通过胎盘进入胚胎内，影响胚胎发育。尤其是妊娠最初 2 个月，是胚胎器官发育形成时期，此时用药更应注意。孕妇合理用药的原则：能用一种药时，避免联合用药；选用疗效肯定的药物，避免用尚难确定对胎儿有无不良反应的药物；能用小剂量药物时，避免用大剂量药物；严格掌握用药剂量和持续时间，注意及时停药。若病情需要，选用了对胚胎、胎儿有害的致畸药物，应先终止妊娠，然后用药。

8. 性生活指导　妊娠前 3 个月及末 3 个月，均应避免性生活，以防流产、早产及感染。

9. 识别先兆临产　临近预产期的孕妇，如出现阴道血性分泌物或规律宫缩（间歇 5～6 min，持续 30 s）则为临产期，应尽快到医院就诊。如阴道突然有大量液体流出，嘱孕妇平卧，由家属送往医院，以防脐带脱垂而危及胎儿生命。

【护理评价】

(1) 母婴健康,感觉舒适,无并发症发生。

(2) 产妇能正确演示育儿技能。

直通护考

一、选择题

(一) A1/A2 型题(以下每一道考题下面有 A、B、C、D、E 五个备选答案,请从中选择一个最佳答案)

1. 关于胎儿附属物的结构叙述正确的是(　　)。

A.胎膜由真蜕膜、平滑绒毛膜、羊膜组成　　B.胎膜由包蜕膜、真蜕膜、羊膜组成

C.脐带含 2 条脐静脉、1 条脐动脉　　D.胎盘由真蜕膜、羊膜、叶状绒毛膜组成

E.胎盘由底蜕膜、羊膜、叶状绒毛膜组成

2. 下列哪项是孕妇的正常生理变化?(　　)

A.孕 20 周后血压开始升高　　　　　　B.子宫增大变硬

C.血容量增加在 28 周达高峰　　　　　D.孕妇血液呈现高凝状态

E.红细胞不增加所以出现贫血

3. 某孕妇 LMP 为 2016 年 9 月 13 日,其 EDC 为(　　)。

A.2017 年 7 月 20 日　　　　B.2017 年 6 月 30 日　　　　C.2017 年 6 月 20 日

D.2017 年 4 月 20 日　　　　E.2017 年 12 月 21 日

4. 关于胎盘功能的叙述,下述哪项是错误的?(　　)

A.供给营养　　　　　B.合成多种激素和酶　　　C.排泄胎儿代谢的废物

D.气体交换　　　　　E.防御细菌、病毒进入胎儿体内

5. 关于骨盆测量的叙述,下列哪项是不正确的?(　　)

A.髂棘与髂嵴间径——间接了解入口横径宽度

B.对角径——了解中骨盆前后径长度

C.坐骨结节间径——了解出口横径的宽度

D.骶耻外径——间接了解骨盆入口前后径长度

E.坐骨棘间径——了解中骨盆横径宽度

6. 下列哪项可以确诊早孕?(　　)

A.子宫增大　　　　　　　B.有停经史　　　　　　C.恶心、呕吐

D.给黄体酮后停药 7 天无出血　　E.B 超显示宫内妊娠囊并有胎心

7. 下列关于孕期保健指导的叙述错误的是(　　)。

A.避免用药　　　　　　　　　　B.孕 24 周起,每天擦洗乳头

C.防止病毒感染　　　　　　　　D.合理的营养

E.避免 X 线照射

8. 正常胎动次数每小时为(　　)。

A.3~5 次　　　B.6~8 次　　　C.20~30 次　　　D.9~10 次　　　E.大于 30 次

9. 我国采用的围生期的标准是(　　)。

A.妊娠满 20 周至产后 1 周　　　　　　　B.妊娠满 28 周至产后 1 周

C. 妊娠满 20 周至产后 4 周　　　　　　　　D. 妊娠满 28 周至产后 4 周

E. 从胚胎形成至产后 1 周

10. 四步触诊法:宫底触及宽而不规则的臀部,腹部右侧偏前能触及平坦而硬的胎背部分,先露大而圆,似胎头,胎位是(　　)。

A. LOA　　　　B. LOT　　　　C. LOP　　　　D. ROA　　　　E. ROP

二、病例分析题

某孕妇,38 岁,G_3P_1,曾分娩一畸形儿,出生后死亡。LMP:2017 年 6 月 27 日,停经 28 周,近来有小腿抽筋,有时踝关节水肿,休息后好转。产前检查:血压 140/95 mmHg,宫底高度在耻骨联合上 28 cm,四步触诊法:宫底部的胎儿部分圆而硬、有浮球感,腹部右侧平坦饱满,左侧大小不等、易变形,胎心音在脐右上方最清楚,心率 146 次/分。骨盆测量:髂棘间径 24 cm,髂嵴间径 26 cm,骶耻外径 18 cm,坐骨棘间径 9 cm,坐骨结节间径 8 cm。化验:血红蛋白 105 g/L。问题:

(1) 该孕妇的 EDC 时间。

(2) 说出该孕妇的胎产式、胎先露、胎位。

(3) 该孕妇的检查结果中哪些为异常?

(4) 请对该孕妇进行护理和健康指导。

项目三 正常分娩产妇的护理

 学习目标

1. 掌握影响分娩的四个因素,子宫收缩力的特点,骨盆各平面及其径线,胎头的组成和胎头径线,临产的诊断和产程分期,分娩期各产程产妇的护理评估、护理诊断和护理措施。

2. 熟悉枕左前位的分娩机制。

3. 运用所学知识叙述三个产程的护理,进行产程的护理指导;叙述分娩及疼痛和焦虑,进行分娩期疼痛和焦虑的护理指导。

案例引导

初产妇,33 岁,妊娠 40 周,规律性阵发腹痛 10 h,于 2:00 时入院,宫口开大 1.5 cm,胎心 140 次/分,骨盆外测量各径线值未见异常。9:00 时宫口开大 3 cm,12:00 时宫口开全,13:30 时胎儿娩出,13:50 时胎盘娩出。问题:

1. 该产妇的产程是否正常?

2. 如何对该产妇进行诊断、治疗与护理?

任务一 影响分娩的因素

妊娠满 28 周(196 天)及以上,胎儿及其附属物从母体全部娩出的过程称分娩。妊娠满 28 周至不满 37 足周分娩称早产;妊娠满 37 周至不满 42 足周分娩称足月产;妊娠满 42 周及其后分娩称过期产。

影响分娩的因素主要有四个:产力,产道,胎儿及产妇的精神、心理因素。各个因素均正常并能相互适应,胎儿能顺利经阴道自然娩出即为正常分娩。

一、产力

产力指将胎儿及其附属物从子宫内逼出的力量。包括主力和辅力,主力即子宫收缩力(简称宫缩,CTX),辅力是腹壁肌、膈肌和肛提肌收缩力。

(一) 子宫收缩力

子宫收缩力为临产后的主要产力,贯穿于分娩的全过程。可使宫颈管变短而逐渐消失,宫口扩张,胎先露下降和胎盘、胎膜娩出。临产后正常宫缩有以下三个特点。

1. 节律性　节律性是临产的重要标志。正常宫缩是伴有疼痛的宫体部不随意、有规律的阵发性收缩,故有阵痛之称。每次宫缩均是由弱渐强(进行期),维持一段时间(极期)后由强渐弱(退行期),直至消失放松进入间歇期(图 3-1)。宫缩如此反复交替,直至分娩结束。

临产开始时宫缩约持续 30 s,间歇期 5～6 min,随着产程的进展宫缩期持续时间逐渐延长,宫缩强度也逐渐增加,间歇逐渐缩短。当宫口开全(10 cm)之后,宫缩期持续时间可长达 60 s 及以上,间歇期缩短至 1～2 min。

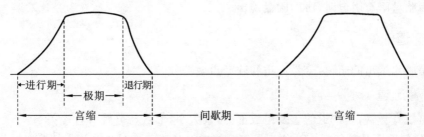

图 3-1　临产后正常宫缩节律性示意图

> **知识链接**
>
> 　　宫缩时子宫肌壁血管及胎盘受压,子宫血流量减少。宫缩间歇期子宫血流量又恢复到原来水平,胎盘绒毛间隙的血流量重新充盈。宫缩节律性对胎儿有利。若子宫发生强制性宫缩,子宫血流骤然减少,胎盘血流得不到充盈,可导致胎儿窘迫。

2. 对称性和极性　正常宫缩起自双侧子宫角部,向宫底中线集中后左右对称,再以每秒 2 cm 的速度向下扩散,约 15 s 扩展至整个子宫,称宫缩的对称性;宫缩以宫底部最强最持久,向下逐渐减弱,宫体部次之,子宫下段最弱,子宫下段收缩力的强度仅为宫底部的一半,称为宫缩的极性(图 3-2)。

3. 缩复作用　宫缩时宫体部肌纤维缩短变粗,间歇期肌纤维松弛,但不能恢复到原来的长度,反复收缩后肌纤维越来越短,称缩复作用。随着产程进展,缩复作用使宫腔容积逐渐缩小,迫使胎先露部不断下降,子宫下段被拉长,颈管逐渐短缩直至开大消失。

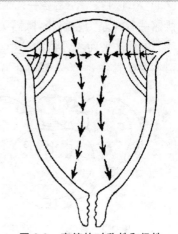

图 3-2　宫缩的对称性和极性

（二）腹壁肌及膈肌收缩力

腹壁肌及膈肌收缩力（简称腹压）为第二产程胎儿娩出的重要辅助力量。宫口开全后胎先露部已降至阴道。宫缩时前羊水囊或胎先露部压迫骨盆底组织及直肠，使产妇反射性地引起排便感，主动屏气用力，用腹压促使胎儿娩出，以及之后已剥离的胎盘娩出。

知识链接

> 腹压在第二产程宫口开全后，特别是第二产程末期配以宫缩时运用最有效，如用于宫口未开全时，会引起胎先露压迫子宫下段过久，导致产妇疲劳，造成宫颈水肿，致使产程延长，甚至导致生殖道瘘的发生，因此不能过早运用腹压。

（三）肛提肌收缩力

协助胎先露部在骨盆腔进行内旋转。当胎头枕部露于耻骨弓下时协助胎头仰伸和娩出。胎儿娩出后胎盘降至阴道时，协助胎盘娩出。

二、产道

产道是胎儿娩出的通道，分骨产道和软产道两部分。

（一）骨产道

骨产道指真骨盆，是产道的重要组成部分，其大小、形状与分娩有直接关系。

1. 骨盆各平面及其径线　为便于了解分娩时胎先露部通过骨产道的过程，人为将骨盆腔分为三个假想的平面。

1）骨盆入口平面　真假骨盆的交界面，呈横椭圆形。前方为耻骨联合上缘，两侧为髂耻缘，后方为骶岬上缘。共有 4 条径线（图 3-3）。

（1）入口前后径　也称真结合径，为胎先露部衔接的径线。为耻骨联合上缘中点至骶岬上缘中点的距离，平均值为 11 cm。

（2）入口横径　两髂耻缘间最大的距离，平均值为 13 cm。

（3）入口斜径　左右各一。骶髂关节至对侧髂耻隆突间的距离，左右斜径以骶髂关节为准，骶髂关节在左为左斜径，骶髂关节在右为右斜径，平均值为 12.75 cm。

2）中骨盆平面　骨盆的最小平面，最影响胎儿的娩出，呈纵椭圆形。前方为耻骨联合下缘，两侧为坐骨棘，后方为骶骨下端。有 2 条径线（图 3-4）。

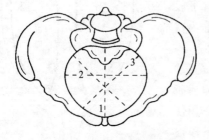

图 3-3　骨盆入口平面及其径线

（1—前后径为 11 cm；2—横径为 13 cm；3—斜径为 12.75 cm）

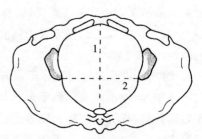

图 3-4　中骨盆平面及其径线

（1—前后径为 11.5 cm；2—横径为 10 cm）

（1）中骨盆前后径　　耻骨联合下缘中点通过两侧坐骨棘连线中点至骶骨下端的距离,平均值为 11.5 cm。

（2）中骨盆横径　　即坐骨棘间径。两侧坐骨棘间的距离,平均值为 10 cm,其长短与分娩有重要关系。

3）骨盆出口平面　　呈不在同一平面的两个三角形。前三角平面顶端为耻骨联合下缘,两侧为耻骨降支;后三角平面顶为骶尾关节,两侧为骶结节韧带。有4 条径线(图 3-5)。

（1）出口前后径　　耻骨联合下缘至骶尾关节间的距离,平均值为 11.5 cm。

（2）出口横径　　即坐骨结节间径。两侧坐骨结节内侧缘间的距离,平均值为 9 cm,其长短与分娩机制关系密切。

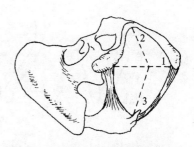

图 3-5　骨盆出口平面及其径线

（1—出口横径为 9 cm;

2—出口前矢状径为 6 cm;

3—出口后矢状径为 8.5 cm)

（3）出口前矢状径　　耻骨联合下缘至坐骨结节间径中点的距离,平均值为 6 cm。

（4）出口后矢状径　　骶尾关节至坐骨结节间径中点的距离,平均值为 8.5 cm。若出口横径较正常短,而出口后矢状径较长,两径之和大于 15 cm 时,正常大小的妊娠足月胎头可通过后三角区经阴道娩出。

2. 骨盆轴和骨盆倾斜度

（1）骨盆轴　　为连接骨盆各假想平面中点的曲线。此轴上段向下向后,中段向下,下段向下向前(图 3-6)。胎儿沿此轴分娩,助产时应按此轴方向协助胎儿娩出。

（2）骨盆倾斜度　　为妇女直立时骨盆入口平面与地平面所夹的角度,一般为 60°(图 3-7)。若倾斜度过大常影响胎头衔接。

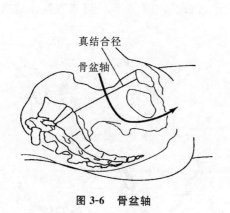

图 3-6　骨盆轴

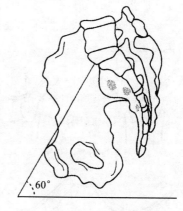

图 3-7　骨盆倾斜度

（二）软产道

由子宫下段、宫颈、阴道及骨盆底软组织构成。

1. 子宫下段　　由子宫峡部形成,非孕期长约 1 cm,妊娠 12 周后逐渐扩展,至妊娠末期逐渐被拉长形成子宫下段。临产后的规律宫缩使之进一步拉长,子宫下段达 7～10 cm,肌壁变薄成为软产道的一部分。由于子宫肌纤维的缩复作用,子宫上段肌壁越来越厚,子宫下段肌壁被牵拉越来越薄(图 3-8)。子宫上、下段的肌壁厚薄不同,两者间的子宫内面形成一环状隆起,称为生理性缩复环,正常情况下此环不易自腹部见到。

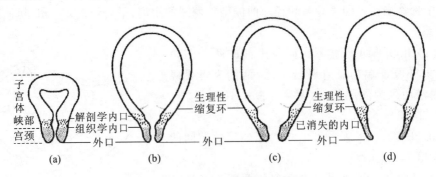

图 3-8 宫口扩张及子宫下段形成

知识链接

子宫强制性收缩时,子宫下段肌壁极度拉长变薄,上、下段之间出现病理性缩复环,并上升达平脐或以上,子宫外形如葫芦状,压痛明显,是先兆子宫破裂的征象。应与生理性缩复环区分。生理性缩复环从子宫外部看不出。

2. 宫颈

(1)宫颈管消失　临产前宫颈管长 2~3 cm,初产妇稍比经产妇长。临产后规律宫缩牵拉宫颈内口的肌纤维及周围韧带,胎先露部又支撑前羊水囊呈楔状,致使宫颈内口向上向外扩张成漏斗形,此时宫口变化不大,随后宫颈管逐渐短缩最后消失。初产妇多是宫颈管先消失,宫口后扩张;经产妇宫颈管消失与宫口扩张同时进行(图 3-9)。

(2)宫口扩张　临产前,初产妇的宫颈外口仅容一指尖,经产妇能容一指。临产后,宫缩及缩复向上牵拉使宫口扩张。前羊水囊也协助扩张宫口。破膜后,胎先露部直接压迫宫颈,扩张宫口的作用更明显。

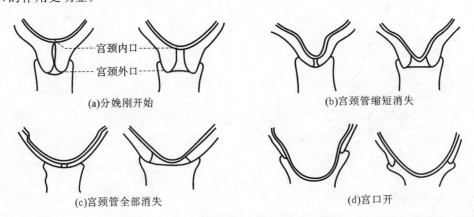

图 3-9 宫颈管消失与宫口扩张步骤
(图(a)(b)(c)(d)中,左图为初产妇,右图为经产妇)

3. 骨盆底软组织、阴道

前羊水囊及胎先露部先将阴道上部撑开,破膜后胎先露部下降直接压迫骨盆底,使软产道下段形成一个向前弯的长筒形通道,前壁短后壁长,阴道黏膜皱襞展平使腔道加宽。肛提肌扩展,肌纤维拉长,使 5 cm 厚的会阴体变成 2～4 mm,以利于胎儿通过,同时由于肛提肌的扩展,肛门也明显扩张,可能有粪便排出,污染产道。

知识链接

分娩时会阴体能承受一定压力,由厚变薄虽利于胎儿通过,但分娩时若保护会阴不当,也容易引起会阴裂伤,会阴Ⅲ度裂伤时,可损伤患者的肛提肌,造成不自主的排气排便。

三、胎儿

胎儿能否顺利通过产道,除产力和产道因素外,还取决于胎儿大小、胎位及有无畸形。

(一) 胎儿大小

胎儿的大小决定分娩顺利与否。胎头作为胎体的最大部分,径线大或胎儿过度成熟致颅骨较硬时,可因相对性骨盆狭窄造成难产。

1. 胎头颅骨　由额骨、顶骨、颞骨各两块及一块枕骨构成。颅骨间缝隙称颅缝,两顶骨间缝隙称矢状缝,顶骨与额骨间缝隙称冠状缝,枕骨与顶骨间缝隙称人字缝。颅缝交界空隙较大处称囟门(图 3-10),胎头前方呈菱形的称前囟,空隙较大,又称大囟门,于出生后一岁半左右闭合。胎头后方呈三角形的称后囟,空隙较小,又称小囟门,出生时已闭合。颅缝与囟门均有软组织覆盖,分娩过程中颅缝轻度重叠可略使头颅变形,头颅体积缩小,有利于胎头娩出。

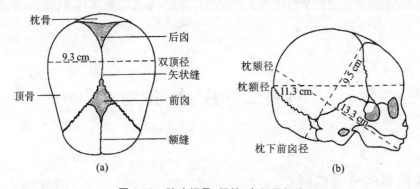

图 3-10　胎头颅骨、颅缝、囟门及径线

2. 胎头径线

(1) 双顶径(BPD)　BPD 是胎头最大横径,为两顶骨隆突间的距离,妊娠足月时平均值为 9.3 cm,临床用 B 超测此值来判断胎儿成熟度,如 BPD>8.5 cm 代表胎儿成熟。

(2) 枕额径　胎头以此径与骨盆衔接,为鼻根至枕骨隆突的距离,妊娠足月时平均值为 11.3 cm。

(3) 枕下前囟径　又称小斜径,胎头俯屈后以此径通过产道,为前囟中央至枕骨隆突下方的距离,妊娠足月时平均值为 9.5 cm。

(4) 枕颏径　又称大斜径,为颏骨下方中央至后囟顶部的距离,妊娠足月时平均值为 13.3 cm。

（二）胎位

若为纵产式（头先露或臀先露），胎体纵轴与骨盆轴相一致，容易通过。矢状缝和囟门是确定胎位的重要标志，可触清矢状缝及前、后囟，以便确定胎位。头先露时颅骨重叠，使胎头变形、周径变小，有利于胎头娩出。臀先露时胎臀先娩出，周径小且软，不能充分扩张产道，后出胎头因无变形机会而娩出困难。肩先露时胎体纵轴与骨盆轴垂直，妊娠足月活胎不能通过产道，对母儿威胁极大。

（三）胎儿畸形

胎儿某一部分发育异常，如脑积水、联体儿等，由于胎头或胎体过大，通过产道常发生困难。

四、精神、心理因素

分娩对于产妇是一种持久而强烈的应激源，虽是生理现象，但既可导致生理上的应激，也可产生精神、心理上的应激。产妇精神、心理因素能影响机体内部的平衡、适应力和健康。产科医生必须认识到产妇精神、心理因素在分娩过程中的重要性。现已证实，产妇的焦虑等负面情绪改变会使机体产生一系列变化，致使子宫缺氧、收缩乏力、宫口扩张缓慢，胎先露部下降受阻，产程延长，致使产妇体力消耗过多，胎儿缺血、缺氧，出现胎儿窘迫。在分娩过程中，产科医生和助产士应该耐心安慰产妇，讲解分娩是生理过程，尽可能消除产妇不应有的焦虑和恐惧心理，告知掌握分娩时必要的呼吸技术和躯体放松的技术，开展家庭式产房，允许丈夫或家人陪伴，以便顺利度过分娩全过程。

总之，只有影响分娩的四个因素均正常或相互适应，胎儿才能顺利地经阴道娩出。

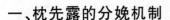

任务二 分娩机制

一、枕先露的分娩机制

分娩机制指胎儿先露部随着骨盆各平面的不同形态，被动地进行一系列适应性转动，以最小径线通过产道的全过程。临床上枕先露占 $95.55\%\sim97.55\%$，枕先露又以枕左前位最多见，故以枕左前位的分娩机制（图 3-11）为例。

（一）衔接

胎头双顶径进入骨盆入口平面，颅骨最低点接近或达到坐骨棘水平称胎头衔接（图 3-12）。由于枕额径大于骨盆入口前后径，胎头以半俯屈状态进入骨盆入口后，就以枕额径衔接在骨盆入口平面的右斜径上（胎头矢状缝坐落在骨盆入口右斜径上）。经产妇胎头多在分娩开始后衔接，初产妇则在预产期前 1~2 周内衔接。若初产妇已临产胎头仍未衔接，应警惕有头盆不称。

（二）下降

胎头沿骨盆轴前进的动作称下降，下降间歇性贯穿分娩全过程。初产妇胎头下降速度较

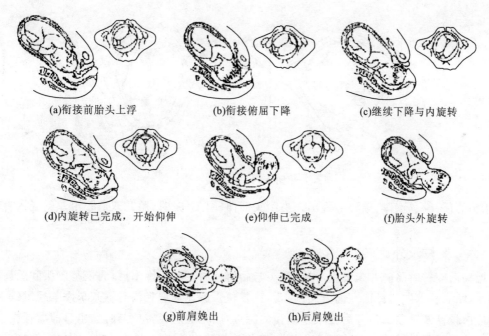

(a)衔接前胎头上浮　　　　(b)衔接俯屈下降　　　　(c)继续下降与内旋转

(d)内旋转已完成，开始仰伸　　　(e)仰伸已完成　　　　(f)胎头外旋转

(g)前肩娩出　　　　(h)后肩娩出

图 3-11 枕左前位分娩机制示意图

经产妇慢。临床上胎头下降程度已成为判断产程进展的重要标志之一。

（三）俯屈

胎头下降至骨盆底时遇到肛提肌阻力进一步俯屈（图 3-13），为适应骨盆的狭窄由原来的枕额径转变为枕下前囟径，使下颏贴近胸部，以最小径线娩出产道。

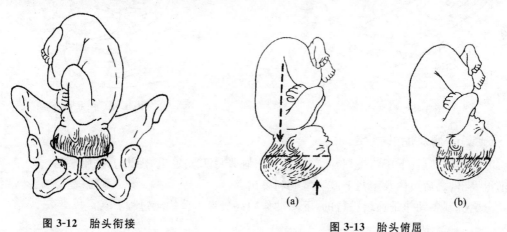

图 3-12 胎头衔接　　　　(a)　　　　(b)

图 3-13 胎头俯屈

（四）内旋转

胎头到达中骨盆时为适应骨盆纵轴长、横径短的特点，枕左前位的胎头向前逆时针旋转45°，后囟转至耻骨弓下，使其矢状缝与中骨盆及骨盆出口前后径相一致的动作称内旋转（图 3-14），胎头于第一产程末完成此动作。

（五）仰伸

胎头下降达阴道外口时，宫缩和腹压继续迫使胎头下降，肛提肌收缩力又将胎头向前推进。两者合力使胎头沿骨盆轴下段向下向前，胎头枕骨下部达耻骨联合下缘时，以耻骨弓为支

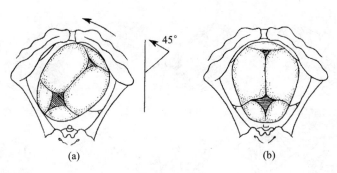

图 3-14　内旋转

点,胎头的顶、额、鼻、口、颏相继娩出。当胎头仰伸(图 3-15)时,胎儿双肩径沿左斜径入骨盆入口。

(六) 复位及外旋转

胎头内旋转时胎肩并未发生旋转,胎头与胎肩扭曲。胎头娩出后,为恢复胎头和胎肩的正常关系,胎头枕部顺时针向左前方回旋 45°,称复位。胎儿双肩径沿骨盆入口左斜径继续下降,为适应中骨盆及骨盆出口前后径大于横径的特点,胎儿双肩径转成与骨盆出口前后径相一致,带动胎头枕部在外继续向左旋转 45°,以保持胎头与胎肩的正常关系,称胎头外旋转(图3-16)。

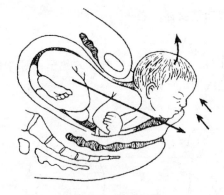

图 3-15　胎头仰伸

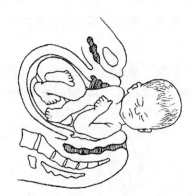

图 3-16　胎头外旋转

(七) 胎肩及胎儿娩出

完成外旋转后,下压胎头,胎儿前(右)肩于耻骨弓下先娩出,随即上托胎头后(左)肩于会阴前缘娩出,之后胎体及胎儿下肢随之顺利娩出。

分娩机制各动作是连续进行的,下降动作始终贯穿于分娩全过程。

二、先兆临产

1. 假临产(不规律宫缩)　其特点是宫缩持续时间短且不恒定,间歇时间长且不规律,常在夜间出现、清晨消失,宫缩强度不增加,可引起下腹部轻微胀痛,但不能使宫口扩张和胎先露下降,予镇静剂能抑制假临产,多在临产前 1～2 周出现。

2. 胎儿下降感　多数孕妇感到上腹部比之前舒适,呼吸较轻快,进食量增多,为胎先露部下降进入骨盆入口使宫底下降所致。而胎先露下降压迫膀胱常有尿频症状。

3. 见红　分娩发动前 24～48 h 内,宫颈内口附近的胎膜与该处的子宫壁分离,毛细血管破裂导致少量出血,与宫颈管内的黏液相混排出,称见红,是分娩即将开始比较可靠的征象。若阴道出血量较多超过平时月经量,不应认为是先兆临产,应考虑妊娠晚期出血的出血性疾病。

三、临产的诊断

临产开始的标志是规律且逐渐增强的宫缩,宫缩持续 30 s 或以上,间歇 5～6 min,伴有进行性宫颈管消失、宫口扩张和胎先露部下降。用强镇静药物不能抑制宫缩。

四、总产程及产程分期

分娩全过程称总产程,指从规律宫缩开始直到胎儿、胎盘娩出。临床上分为三个产程。

1. 第一产程(宫颈扩张期)　从规律宫缩开始到宫口开全为止,又称宫颈扩张期。初产妇需 11～12 h;经产妇需 6～8 h。

2. 第二产程(胎儿娩出期)　从宫口开全到胎儿娩出为止,又称胎儿娩出期。初产妇需 1～2 h;经产妇常数分钟即可完成,但也有部分可长达 1 h,但一般不超过 1 h。

3. 第三产程(胎盘娩出期)　从胎儿娩出到胎盘娩出为止,又称胎盘娩出期。需 5～15 min,一般不超过 30 min。

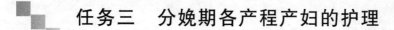

任务三　分娩期各产程产妇的护理

案例引导

张女士,29 岁,已婚,G_1P_0,孕 39^{+3} 周,阴道少量血性分泌物 12 h,阵发性腹痛 3 h 来院。检查宫缩 30 s/5～6 min,胎位 LOA,胎心 136 次/分,胎先露 S^{-2},宫口容纳 1 指尖,未破膜。该女士非常紧张,询问能否顺产,并希望母子平安。问题:

1. 你作为责任护士,怎样判断患者是否临产?

2. 患者现在处于分娩的哪一阶段?

3. 如何对患者进行现阶段系统化的整体护理?

一、第一产程产妇的护理

【护理评估】

1. 健康史　查询产前检查记录,了解妊娠期有无异常;询问规律宫缩出现时间,临产后有无阴道出血或流水,了解产程进展情况。

2. 身体评估　评估第一产程的临床经过。

（1）**规律宫缩** 临产时,宫缩持续时间约 30 s,间歇时间 5～6 min。随产程进展,宫缩持续时间延长(50～60 s),间歇时间缩短(2～3 min),强度逐渐增加。宫口开全时,宫缩持续时间可长达 1 min,间歇时间 1～2 min。

（2）**宫口扩张** 宫口扩张是临产后规律宫缩的结果。宫缩逐渐增强,宫颈管消失展平,宫口扩张直至开全(10 cm),子宫下段及阴道形成宽阔筒腔。

（3）**胎先露下降** 临产后渐强的宫缩及宫口扩张迫使胎先露逐渐下降,胎先露下降程度是判断产程进展的重要标志。

（4）**胎膜破裂** 简称破膜。胎先露入盆后将羊水阻断成前后两部分,胎先露之前的羊水称前羊水,约 100 mL,形成的前羊水囊有利于扩张宫颈。当羊膜腔内压力升高到一定程度时,胎膜自然破裂,称为破膜。正常破膜多发生在宫口近开全时。

3. 心理-社会评估 第一产程,产妇因宫缩疼痛表现出痛苦面容;因担心难产情绪紧张、焦虑;家庭的支持、亲人的关心对产妇情绪影响较大。

4. 辅助检查 B超检查可了解胎位、胎盘及羊水,判断胎儿大小;胎儿监护仪(多用外监护)连续观察并记录胎心率的动态变化,同时了解胎心、胎动与宫缩三者的关系,评估胎儿宫内安危情况。

【护理诊断】

1. 疼痛 与宫缩有关。

2. 舒适改变 与宫缩、破膜及膀胱充盈有关。

3. 焦虑 与担心难产及新生儿健康有关。

【护理目标】

（1）产妇掌握缓解疼痛的技巧。

（2）产妇自诉舒适感增加。

（3）产妇情绪平稳,保持良好体力。

【护理措施】

1. 基础护理

（1）**饮食** 第一产程时间长,出汗多,体力消耗大,应特别强调补充水分和热量。鼓励产妇宫缩间歇时多喝水或饮料,少量多次进食高热量、易消化食物。不能进食者,遵医嘱静脉输液,保持体力。

（2）**休息** 临产后宫缩不强、未破膜的产妇可在室内适当活动,有助于加速产程进展。

（3）**卫生** 帮助产妇擦汗,更换被污染的床单、衣裤。大、小便后给予会阴冲洗或擦洗,保持会阴部的清洁和干燥,以增加舒适度,预防感染。

2. 产程监护

（1）**观察体温及血压** 每8 h测量体温1次,有胎膜早破或感染征象的产妇,每4 h测量体温1次。每4～6 h于宫缩间歇时测量血压1次,若有血压升高,应增加测量次数。

（2）**观察宫缩** 最常用方法是将手掌放在产妇腹壁,感觉产妇宫体部变硬隆起时间及松弛变软时间。也可用胎儿监护仪监护。

（3）**监测胎心**

① 听取胎心:用听诊器、木制胎心听筒或电子胎心听诊器,在宫缩间歇时听取。潜伏期每隔1～2 h听胎心1次,活跃期每隔15～30 min听胎心1次,每次听诊1 min。

② 使用胎儿监护仪:多用外监护描记胎心曲线。观察时,每隔15 min对胎心率监护曲线

进行评估;宫缩频繁时,每隔 5 min 评估 1 次。

（4）观察宫口扩张及胎先露下降　临床常用绘制产程图方法。产程图横坐标为临产时间（h），左侧纵坐标为宫口扩张程度（cm），右侧纵坐标为胎先露下降程度（cm）（图 3-17）。

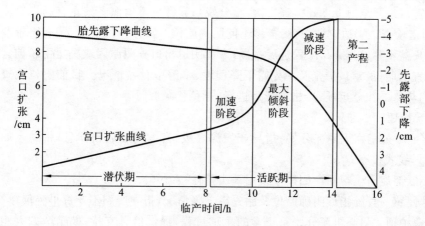

图 3-17　产程图

① 宫口扩张曲线:潜伏期是指从规律宫缩至宫口扩张 3 cm。此期扩张速度慢,平均 2～3 h 扩张 1 cm,约需 8 h,最大时限 16 h。活跃期是指宫口扩张 3～10 cm。此期扩张速度快,约需 4 h,最大时限 8 h。活跃期分三个阶段。a. 加速期:指宫口扩张 3～4 cm,约需 1.5 h;b. 最大加速期:为宫口扩张 4～9 cm,约需 2 h;c. 减速期:指宫口扩张 9～10 cm,约需 30 min。

② 胎先露下降曲线:坐骨棘平面是判断胎先露下降程度的标志。胎头颅骨最低点平坐骨棘平面以"0"表示;在坐骨棘平面以上 1 cm 以"−1"表示;在坐骨棘平面以下 1 cm 以"＋1"表示;依此类推（图 3-18）。潜伏期胎先露下降不明显,活跃期平均每小时下降 0.86 cm。

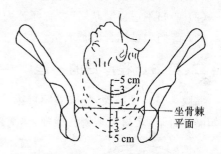

图 3-18　胎先露下降程度

（5）观察破膜及羊水　一旦破膜,应立即听胎心,观察羊水性状、颜色和流出量,记录破膜时间。如胎心异常,应做阴道检查,判断有无脐带脱垂。

3. 执行医嘱

1）指导排尿和排便

（1）排尿　为防止膀胱充盈影响宫缩和胎先露下降,临产后,鼓励产妇 2～4 h 排尿 1 次。排尿困难者,必要时导尿。

（2）排便　灌肠既能清除粪便,避免分娩时污染,又能反射性加强宫缩。初产妇宫口扩张小于 4 cm、经产妇宫口扩张小于 2 cm 且无禁忌证者,应行温肥皂水灌肠。但胎膜破裂、异常阴道出血、胎位异常、心脏病、妊娠期高血压疾病、剖宫产史、胎头未衔接及胎儿窘迫等禁止灌肠。灌肠液为 0.2% 肥皂水 500～1000 mL,温度为 39～42 ℃。注意灌肠前解释并保护隐私,宫缩间歇期插管,产妇有便意时陪伴上厕所。

2）直肠指诊和阴道检查

（1）直肠指诊　①方法:产妇仰卧,两腿屈曲分开,检查者站在产妇右侧,先用消毒纸巾覆盖阴道口,避免粪便污染。右手示指戴指套蘸润滑剂伸入直肠内进行指诊。②检查内容:了解宫颈长短、厚薄及软硬度,宫口扩张情况,胎先露下降程度,是否破膜,胎位,骨盆腔情况,骶骨弯曲度,骶尾关节活动度,坐骨棘间径和坐骨切迹宽度。③注意事项:适时在宫缩时进行;防止污染外阴;总次数不应超过 10 次(第一产程初期 2～4 h 检查 1 次,宫口扩张＞4 cm 应 1～2 h 检查 1 次,宫口近开全时 0.5 h 检查 1 次,至分娩);异常阴道出血者禁止直肠指诊。

(2) 阴道检查 ①适应证:直肠指诊不能明确胎位及宫口扩张情况;疑有脐带脱垂或脐带先露;轻度头盆不称试产 4 h 产程进展缓慢;产前阴道出血查明原因或决定手术前。②检查内容:能直接查清胎位、宫口扩张及胎先露下降程度、了解中骨盆情况。目前阴道检查有取代直肠指诊的趋势。③注意事项:严格消毒后进行,避免接触肛门。

4. 症状护理

(1) 疼痛 鼓励家人陪伴分娩;指导产妇深呼吸、宫缩间歇放松休息;帮助产妇轻抚下腹部,做腹部划线式按摩。

(2) 腰骶部疼痛 帮助产妇按摩或用拳头抵住腰骶部。

(3) 排便感 直肠指诊明确胎位及胎先露下降情况,指导产妇不要过早屏气。

5. 心理护理 耐心讲解分娩是正常的生理过程,提供信息支持;鼓励产妇大胆表达焦虑或不适,安慰产妇,增强信心,提供心理支持;及时解决产妇院内生活遇到的困难,提供护理支持;鼓励家属陪伴,发挥家庭支持系统作用。

6. 健康教育 指导产妇保持愉悦的心情,积极配合医护人员的护理,促进产程正常进展。

【护理评价】

(1) 产妇保持正常摄入和排泄。

(2) 产妇不适程度减轻,没有痛苦面容。

(3) 产妇积极配合医护人员,保持适当休息、活动。

二、第二产程产妇的护理

胎膜多已自然破裂,仍未破膜可影响胎头下降,应行人工破膜。破膜后宫缩常暂时停止,产妇略感舒适,之后宫缩较前增强,每次持续 1 min 或以上,间歇期仅 1～2 min。当胎头降至

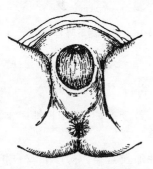

图 3-19 胎头着冠

骨盆出口压迫骨盆底组织时,产妇有排便感,会不自主地向下屏气。随着产程进展,会阴变薄,逐渐膨隆,肛门括约肌松弛。宫缩时胎头露出阴道口,间歇期胎头又缩回阴道内,称胎头拨露(head visible on vulval gapping)。胎头双顶径越过骨盆出口时,宫缩间歇期胎头也不再缩回阴道,称胎头着冠(crowing of head)(图 3-19)。此时会阴极度扩张,产程继续进展,胎头枕骨于耻骨弓下露出,开始仰伸,接着胎头复位及外旋转,前肩和后肩、胎体相继娩出,后羊水随之涌出。经产妇的第二产程短,有时仅需几次宫缩,即可完成胎头的娩出。

【护理评估】

1. 现病史 了解产程进展情况和胎儿宫内情况。

2. 身体评估

(1) 了解宫缩持续和间歇的时间、强度及胎心情况,产妇有无排便感。

(2) 观察胎头拨露和着冠的情况,评估会阴部情况,结合胎头预测大小,判断是否需要行会阴切开术。

（3）辅助检查　胎儿监护仪可监测胎心率及其基线变化,及时发现异常情况并处理。

3. 心理-社会评估　评估产妇目前的心理状态,有无焦虑、急躁、恐惧等情绪及对正常分娩有无信心。

【护理诊断】

1. 焦虑　与缺乏顺利分娩的信心和担心胎儿安危有关。

2. 疼痛　与宫缩和会阴部伤口有关。

3. 有受伤的危险　与分娩中可能出现的产伤等有关。

【护理目标】

（1）产妇情绪稳定,有信心正常分娩。

（2）产妇及新生儿无产伤。

（3）产妇能正确应用腹压,积极参与分娩过程。

【护理措施】

1. 观察产程进展　此期宫缩频而强,需密切监测胎儿有无急性缺氧,应勤听胎心,每5～10 min听一次,必要时用胎儿监护仪。若发现胎心的确有异常,应立即做阴道检查,尽快结束分娩。

2. 指导产妇屏气　指导产妇在宫口开全后正确运用腹压,方法是让产妇双足蹬在产床上,两手紧握产床上的把手,宫缩时先行深吸气屏住呼吸,然后如解大便样向下屏气用力以增加腹压。宫缩间歇时产妇全身肌肉放松、安静休息,如此反复以加速产程进展。若发现第二产程延长,应及时查找原因,尽量采取措施结束分娩,避免胎头长时间受压。

3. 接产准备　初产妇宫口开全,经产妇宫口扩张4 cm且宫缩规律有力时,应将产妇送至产室做好接产准备。让产妇仰卧于产床（或坐于特制产椅上行坐位分娩）,两腿屈曲分开露出外阴部,臀下放一便盆或塑料布,用消毒纱布球蘸肥皂水擦洗外阴部,顺序是大阴唇、小阴唇、阴阜、大腿内上1/3、会阴及肛门周围。然后用温开水冲掉肥皂水,为防止冲洗液流入阴道,用消毒干纱布球盖住阴道口,最后用聚维酮碘消毒,随后取下阴道口的纱布球和臀下的便盆或塑料布,铺消毒巾于臀下。接产者按无菌操作常规洗手、戴手套及穿手术衣后,打开产包,铺好消毒巾准备接产。

4. 接产

（1）评估会阴情况　会阴水肿、会阴过紧缺乏弹力、耻骨弓过低、胎儿过大、胎儿娩出过快等,均易造成会阴撕裂,接产者在接产前应做出正确判断。会阴过紧或胎儿过大,估计分娩时会阴撕裂不可避免者,或母儿有病理情况急需结束分娩者,应行会阴切开术。

（2）接产要领　保护会阴的同时,协助胎头俯屈,让胎头以最小径线在宫缩间歇期缓慢通过阴道口,这是预防会阴撕裂的关键。接产者协助胎肩娩出时也要注意保护会阴。

（3）接产步骤　接产者站在产妇右侧,当胎头拨露使阴唇后联合紧张时开始保护会阴。方法是会阴部盖消毒巾,接产者右肘支于产床上,右手拇指与其余四指分开,用手掌大鱼际肌顶住会阴部。每当宫缩时向上内方托压会阴部,同时左手轻轻下压胎头枕部,协助胎头俯屈并使其缓慢下降。宫缩间歇时保护会阴的右手稍放松,以免压迫过久导致会阴水肿。当胎头枕部于耻骨弓下露出时,左手应按分娩机制协助胎头仰伸（若宫缩强,应嘱产妇张口哈气以消除腹压作用,让产妇在宫缩间歇时稍向下屏气,使胎头缓慢娩出）。胎头娩出后,应先以左手自鼻根向下颏挤压口鼻内的黏液和羊水,然后协助胎头复位及外旋转,接产者左手轻下压胎儿颈部,使前肩从耻骨弓下先娩出,再上托胎颈向上使后肩从会阴前缘缓慢娩出。双肩娩出后,保护会阴的右手方可放松,然后双手协助胎体及下肢相继娩出(图3-20),并记录胎儿娩出时间。胎儿娩出后1~2 min内断扎脐带,在距脐带根部15~20 cm处,用两把血管钳钳夹,在两钳之间剪断脐带。胎儿娩出后,在产妇臀下放一弯盘接血,以测量出血量。

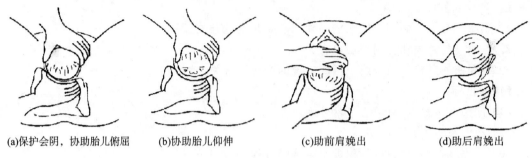

   (a)保护会阴,协助胎儿俯屈   (b)协助胎儿仰伸   (c)助前肩娩出   (d)助后肩娩出

图3-20　接产步骤

> **知识链接**
>
> 　　当胎头娩出见有脐带绕颈一周且较松时,可用手将脐带顺胎肩推下或从胎头滑下。若脐带绕颈过紧或绕颈两周及以上,可先用两把血管钳将其一段夹住从中剪断脐带,注意勿伤及胎儿颈部。

【护理评价】

(1)产妇情绪稳定,有信心正常分娩。

(2)产妇无产伤,新生儿无头颅血肿、锁骨骨折等。

(3)产妇能正确应用腹压,积极参与分娩过程。

三、第三产程产妇的护理

胎儿娩出后宫底降至平脐,产妇感到轻松,宫缩暂停数分钟后又重现。宫腔容积明显缩小,胎盘不能相应缩小而与宫壁发生剥离。子宫继续收缩,增加剥离面积,直至胎盘完全剥离而排出。

胎盘剥离征象:①宫体变硬呈球形,宫底升高达脐上;②阴道口外露的脐带自行延长;③阴道少量出血;④用手掌尺侧轻压产妇耻骨联合上方子宫下段时,宫体上升而外露的脐带不回缩。

胎盘娩出方式有两种:①胎儿面娩出式:多见,胎儿面先娩出。胎盘从中央向周围剥离,特点是胎盘先娩出,随后见少量阴道出血。②母体面娩出式:少见,母体面先娩出。胎盘从边缘开始剥离,特点是先有较多量阴道出血,胎盘后娩出。

【护理评估】

1. 疾病史　了解第一、第二产程的经过及处理。

2. 身体评估

(1)母亲　胎盘娩出前了解宫缩强度、频率,有无胎盘剥离征象,阴道出血的量和颜色。胎盘和胎膜是否完整,有无胎盘小叶、胎膜残留或副胎盘等。评估会阴伤口情况,有无切口延伸或软产道裂伤。产后在产房观察2 h,评估宫缩、宫底高度、膀胱是否充盈、阴道出血情况等。

（2）新生儿　评估新生儿的健康状况，评估新生儿身高、体重，体表有无畸形等。对新生儿进行 Apgar 评分（表 3-1）。Apgar 评分用于判断新生儿有无窒息及窒息的程度，是以出生后 1 min 内的心率、呼吸、肌张力、喉反射及皮肤颜色五项体征为依据，每项为 0～2 分，满分为 10 分。

表 3-1　新生儿 Apgar 评分法

体征	0 分	1 分	2 分
心率	0	<100 次/分	≥100 次/分
呼吸	0	浅慢且不规则	规则、啼哭
肌张力	松弛	四肢稍屈曲	四肢屈曲活动好
喉反射	无反射	有些动作	咳嗽、恶心
皮肤颜色	全身苍白	躯干红、四肢紫	全身红润

（3）辅助检查　根据产妇和新生儿情况选择必要的检查。

3. 心理-社会评估　评估产妇的情绪状态，有无进入母亲角色，能否接受新生儿，对新生儿健康、性别及外形是否满意。

【护理诊断】

1. 外周组织灌注无效　与产后出血有关。

2. 有父母不称职的危险　与新生儿性别不理想、有畸形等有关。

【护理目标】

（1）产妇未发生产后出血，外周组织灌注正常。

（2）产妇接受新生儿，开始进行亲子互动。

【护理措施】

1. 新生儿护理

（1）清理呼吸道　清理呼吸道是新生儿窒息的首选护理措施，断脐后继续清理呼吸道黏液和羊水，用新生儿吸痰管或导尿管轻轻吸除新生儿咽部及鼻腔黏液和羊水，以免发生吸入性肺炎。新生儿大声啼哭表示呼吸道已通畅。当确认呼吸道黏液和羊水已吸净而仍未啼哭时，可用手轻拍新生儿足底。

（2）Apgar 评分及其意义　如新生儿满 10 分属正常新生儿。7 分以上只需进行一般处理；4～7 分为轻度窒息，缺氧较严重，需清理呼吸道、人工呼吸、吸氧、用药等措施才能恢复；0～3 分为重度窒息，缺氧严重，需紧急抢救，行喉镜在直视下气管内插管并给氧。缺氧较严重和严重的新生儿，应在出生后 5 min、10 min 时分别评分，直至连续两次均不少于 8 分为止。1 min 评分反映在宫内的情况，是出生当时的情况，而 5 min 及以后评分则反映复苏效果，与预后关系密切。

知识链接

　　Apgar 评分以呼吸为基础，皮肤颜色最灵敏，心率是最终消失的指标。临床恶化顺序为皮肤颜色—呼吸—肌张力—反射—心率。复苏有效顺序为心率—反射—皮肤颜色—呼吸—肌张力。肌张力恢复越快，预后越好。

（3）处理脐带　处理脐带时，应注意新生儿保暖。用 75％乙醇消毒脐带根部周围，于距脐根 0.5 cm 处用粗丝线结扎第一道,结扎线外 0.5 cm 处结扎第二道(既要扎紧防止脐出血,又要避免用力过猛造成脐带断裂)。在第二道结扎线外 0.5 cm 处剪断脐带,挤出残余血液,用 20%高锰酸钾溶液消毒脐带断面,药液切不可接触新生儿皮肤,以免发生皮肤灼伤。待脐带断面干后,以无菌纱布包盖好,再用脐带布包扎。目前还有用气门芯、脐带夹、血管钳等方法取代双重结扎脐带法的。

(4)处理新生儿 擦净新生儿足底胎脂,打足印及拇指印于新生儿病历上,详细体格检查后,系以标明新生儿性别、体重、出生时间、母亲姓名和床号的手腕带。用包被包裹新生儿,将新生儿抱给母亲,让母亲将新生儿抱在怀中进行首次吸吮乳头。

2. 协助胎盘娩出 接产者切忌在胎盘尚未完全剥离时用手按揉、下压宫底或牵拉脐带,以免引起胎盘部分剥离而出血或拉断脐带,甚至造成子宫内翻。当确认胎盘已完全剥离,于宫缩时以左手握住宫底(拇指置于子宫前壁,其余 4 指置于子宫后壁)并按压,同时右手轻轻牵拉脐带,协助胎盘娩出。当胎盘娩出至阴道口时,接产者用双手捧住胎盘向一个方向旋转娩出。若在胎膜排出过程中,发现部分断裂,可用血管钳夹住断裂上端继续旋转,直至完全娩出。

3. 检查胎盘胎膜 将胎盘铺平,先检查胎盘母体面胎盘小叶有无缺损,再将胎盘提起,检查胎膜是否完整,然后检查胎盘胎儿面边缘有无血管断裂,及时发现副胎盘。若有副胎盘、部分胎盘残留或大部分胎膜残留时,应在无菌操作下伸手入宫腔取出残留组织。若确认仅有少许胎膜残留,可给予子宫收缩剂待其自然排出。此外还应检查胎盘、胎膜有无其他异常。

4. 检查软产道 胎盘娩出后应仔细检查会阴、小阴唇内侧、尿道口周围、阴道及宫颈有无裂伤。若有裂伤,应立即缝合。

5. 预防产后出血 正常分娩出血量多数不超过 300 mL。遇有产后出血史或易发生宫缩乏力的产妇,可于胎儿前肩娩出时静注缩宫素 10~20 U,也可在胎儿前肩娩出后立即肌注缩宫素 10 U 或缩宫素 10 U 加于 0.9%氯化钠注射液 20 mL 内静脉快速注入,均能促使胎盘迅速剥离,减少出血。若胎盘未完全剥离而出血多时,应行手取胎盘术。若胎儿已娩出 30 min,胎盘仍未排出,但出血不多时,应注意排空膀胱,在轻轻按压子宫及静注子宫收缩剂后仍不能使胎盘排出时,再行手取胎盘术。若检查发现宫颈内口较紧者,应肌注阿托品 0.5 mg 及哌替啶 100 mg。

知识链接

手取胎盘术

术者更换手术衣及手套,外阴再次消毒后,将一手手指并拢呈圆锥状直接伸入宫腔,手掌面向着胎盘母体面,手指并拢以手掌尺侧缘缓慢将胎盘从边缘开始逐渐自子宫壁分离,另一手在腹部按压宫底。待确认胎盘已全部剥离方可取出胎盘。取出后立即肌注子宫收缩剂。注意操作必须轻柔,避免暴力强行剥离或用手抓挖子宫壁导致穿破子宫。若找不到疏松的剥离面不能分离者,则可能是植入性胎盘,不应强行剥离。取出的胎盘需立即检查是否完整,若有缺损应再次以手伸入宫腔清除残留胎盘及胎膜,但应尽量减少进入宫腔的次数。

6. 一般护理 为产妇擦汗更衣,更换床单及会阴垫,提供易消化的清淡饮食,帮助产妇恢复体力。帮助产妇接受新生儿,协助产妇和新生儿及早进行皮肤接触和早吸吮,建立母子感情。

【护理评价】

(1) 产妇出血不多,小于 500 mL。

(2) 产妇接受新生儿,进行亲子互动和早吸吮。

知识链接

分娩镇痛护理

1. 导乐分娩 "导乐"是希腊语"Doula"的音译,原意为"女性照顾女性"。导乐分娩是指一位有爱心、有生育经验的妇女在产前、产时及产后陪伴孕产妇,特别是在整个分娩过程中持续地给予孕产妇生理上的支持、帮助及精神上的安慰和鼓励,使产妇感到舒适、安全,并顺利完成分娩过程。导乐分娩的特点:一对一的服务,以产妇为主体,比传统分娩产妇更安全、舒适。助产士和护士均可担任导乐。

2. 拉梅兹分娩镇痛法 又称"精神预防法",由法国医师拉梅兹提出。助产士和护士指导产妇呼吸和放松技巧并帮助产妇划线式按摩。

(1) 廓清式呼吸 为减少因快速呼吸造成的过度换气,以保证胎儿氧气供应,所有呼吸在开始和结束前均深吸一口气后再完全吐出。

(2) 放松技巧 ①有意识地放松:首先有意识地刻意放松某些肌肉,然后逐渐放松全身肌肉;②触摸放松:触摸产妇肌肉紧张部位并指导其放松;③意念放松:指导产妇想象某些美好的事物或听轻音乐等,使全身肌肉放松。

(3) 意志控制呼吸 轻轻吸满气后,稍用力吐出,控制呼吸节奏。产程早期,用缓慢而有节奏的胸式呼吸,频率为正常呼吸的 1/2;随产程进展,宫缩加强,可用浅式呼吸,频率为正常呼吸的 2 倍;当宫口开大 7~8 cm 时,选择喘息-吹气式呼吸,方法是先快速呼吸 4 次后用力吹气 1 次,并维持此节奏。也可提升节奏为 6:1 或 8:1,视产妇情况调整,注意不要造成过度换气。

(4) 划线式按摩 产妇用双手指腹在腹部做环形按摩或用单手指腹在腹部做横"8"字形按摩,力度适宜,太重引起疼痛,太轻引起酥痒感。

直通护考

一、选择题

(一) A1/A2 型题(以下每一道考题下面有 A、B、C、D、E 五个备选答案,请从中选择一个最佳答案)

1. 正常分娩胎膜破裂时,需立即进行的操作不包括(   )。

A. 阴道检查   B. 听胎心音   C. 记录破膜时间

D. 观察羊水颜色、形状和流出量   E. 胎心音改变,行阴道检查

2. 初产妇,妊娠 40 周临产,检查宫缩规律,胎位 LOA,胎心 140 次/分,宫口开大 1 cm,此期护理正确的是(   )。

A. 宫缩时进食   B. 左侧卧位休息   C. 每隔 15 min 听 1 次胎心

D. 宫缩时哈气,间歇时屏气   E. 鼓励 2~4 min 排尿 1 次

3. 护士评估产程有无进展,最重要的标志是(   )。

A. 胎心音是否正常   B. 宫缩强弱   C. 胎先露下降程度

D. 宫颈管消失程度   E. 胎膜是否破裂

（二）A3/A4 型题（以下提供若干个案例，每个案例下设若干个考题。请根据各考题题干所提供的信息，在每道题下面的 A、B、C、D、E 五个备选答案中，选择一个最佳答案）

（4～7 题共用题干）

初产妇，25 岁，G_3P_0，妊娠 40 周临产，骨盆外测量正常，胎位 LOA，胎心 140 次／分，宫口开大 2 cm，S^0，胎膜未破。B 超估算胎儿体重 3100 g。产程进展顺利。

4. 此时护士进行的护理，应除外的是（   ）。

A. 鼓励宫缩间歇时进食   B. 指导室内适当活动   C. 剃净阴毛

D. 行温肥皂水灌肠   E. 宫缩时每 2 h 测量血压 1 次

5. 入院 11 h，肛门检查宫口开大 8 cm，胎膜已破，S^{+1}，胎心音 140 次/分。此时护士应考虑的是（   ）。

A. 送产妇进分娩室   B. 消毒外阴   C. 洗手准备接生

D. 鼓励产妇宫缩间歇时喝水   E. 观察胎头是否已达阴道口

6. 接产时嘱产妇宫缩时张口哈气、间歇时屏气的时机是（   ）。

A. 胎头着冠   B. 胎头俯屈   C. 胎头拨露   D. 胎头衔接   E. 胎头内旋转

7. 接产保护会阴最关键的时刻是（   ）。

A. 胎头俯屈   B. 胎头拨露   C. 胎头仰伸   D. 胎头着冠   E. 胎头衔接

二、简答题

1. 简述决定分娩的四个因素。

2. 子宫收缩力的特点和作用。

3. 枕左前位分娩机制的要点。

4. 详述临产诊断、产程的分期。

5. 第一产程、第二产程和第三产程产妇的护理。

6. 说明分娩疼痛和焦虑的护理措施。

项目四　产褥期妇女的护理

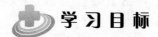
学习目标

1. 掌握正常产褥的相关知识。
2. 熟悉产褥期妇女的护理措施。
3. 了解正常新生儿的生理特点及护理措施。

案例引导

　　徐女士,25岁,2011年7月6日经阴道自然分娩一男婴,单胎。产后第3天,T 36.6℃,P 68次/分,开始泌乳,量不多,阴道有较多血性黏液流出,有血腥味,子宫脐下三横指,无压痛。问题:

　　1. 徐女士的产后表现是否正常?

　　2. 你如何对徐女士进行母乳喂养及产后保健的指导?

任务一　正常产褥

　　从胎盘娩出至产妇全身器官(除乳腺外)恢复至正常未孕状态所需的时期,称为产褥期,一般为6周。在正常产褥期内,产妇全身各系统尤其是生殖系统发生了较大的生理变化,同时,伴随新生儿的出生,产妇及家庭经历着心理和社会的适应过程。

一、产褥期妇女的生理调适

(一)生殖系统

1. 子宫　变化最大。子宫自胎盘娩出后逐渐恢复至未孕状态的过程称子宫修复,主要表现为子宫体肌纤维的缩复、子宫内膜的再生、子宫颈和子宫下段变化。

（1）子宫体肌纤维缩复　子宫体肌纤维不断缩复，子宫体逐渐缩小，胎盘娩出后，宫底在脐下一横指，产后1日宫底上升平脐，以后每日下降1～2 cm，产后1周缩小至约孕12周大小，在耻骨联合上方可扪及，产后10日降至骨盆腔内，在腹部检查摸不到宫底；产后6周子宫恢复至正常非孕大小。

（2）子宫内膜再生　胎盘、胎膜排出后，残存的蜕膜分化为两层，表层蜕膜逐渐变性、坏死、脱落，随恶露自阴道排出；基层的子宫内膜逐渐再生新的功能层，形成新的子宫内膜。产后第3周，除胎盘附着部位以外的子宫内膜基本修复，胎盘附着的内膜修复约需至产后6周。

（3）子宫颈和子宫下段变化　产后1周子宫颈内口关闭，宫颈管复原，子宫颈口仅一指宽。产后4周子宫颈恢复至非孕时形态。子宫颈外口在分娩时发生轻度裂伤，且多在子宫颈3点及9点处，使初产妇的子宫颈外口由产前的圆形（未产型），变为产后的"一"字形横裂（经阴道分娩型）。分娩后子宫下段收缩，逐渐恢复至非孕时的子宫峡部。

2. 阴道　产褥期阴道腔逐渐缩小，阴道壁肌张力逐渐恢复，黏膜皱襞约在产后3周重新出现，但阴道在产褥期结束时不能完全恢复至未孕时的紧张度。

3. 外阴　分娩后的外阴可有轻度水肿，产后2～3日自行消退。会阴部如有轻度撕裂或会阴切口缝合，均能在产后3～4日愈合。处女膜因在分娩时撕裂形成残缺痕迹，称处女膜痕。

4. 盆底组织　由于分娩时过度扩张，盆底肌及其筋膜弹性减弱，且常伴有肌纤维部分断裂。盆底组织充血水肿可于产后1周消失，组织张力也逐渐恢复。若能于产褥期做产后健身操，盆底肌有可能会恢复，接近未孕状态。

（二）乳房

乳房的主要变化是泌乳，包括乳汁的分泌与射乳。分娩后，雌激素、孕激素急剧下降，解除了对垂体催乳素的抑制，乳汁开始分泌。吸吮动作可刺激垂体释放更多的催乳素及缩宫素，因此，吸吮是保持不断泌乳的关键。

产后7日内分泌的乳汁称初乳，呈淡黄色，质稠。初乳中含有丰富的蛋白质，尤其是免疫球蛋白G（IgG）和分泌型免疫球蛋白A（IgA），脂肪和乳糖含量较成熟乳少，极易消化，是新生儿早期的天然食物。产后7～14日分泌的乳汁为过渡乳，蛋白质含量逐渐减少，脂肪和乳糖含量逐渐增多。产后14日以后分泌的乳汁为成熟乳，蛋白质占2%～3%，脂肪约占4%，糖类占8%～9%，无机盐占0.4%～0.5%，还有维生素等。初乳和成熟乳均含有大量的免疫物质，特别是IgA，可以保护新生儿的胃肠系统。

（三）血液及其循环系统

产褥早期红细胞计数及血红蛋白逐渐增多，白细胞总数增加可达$(15～30)×10^9$/L，中性粒细胞和血小板数增多，淋巴细胞稍减少，一般于产后1～2周恢复至正常水平。红细胞沉降率于产后3～4周降至正常。产妇血液于产后仍处于高凝状态，有利于胎盘剥离面形成血栓，减少产后出血量。纤维蛋白原、凝血酶、凝血酶原于产后2～3周降至正常。

妊娠期血容量增加，于产后2～3周恢复至未孕状态。但产后最初3日内，由于子宫缩复和胎盘循环的停止，大量血液从子宫流入体循环，妊娠期过多的组织间液回吸收，使体循环血容量增加15%～25%。特别是产后24 h，心脏负担过重，患有心脏病的产妇此时易发生心力衰竭。

（四）消化系统

妊娠期胃肠肌张力及蠕动均减弱，胃液中盐酸分泌量减少，产后1～2周逐渐恢复。产妇因分娩时能量的消耗以及体液的大量流失,产后1~2日内常口渴,喜进流食或半流食,但食欲差,以后逐渐好转。产妇因卧床时间较长,缺乏运动,腹肌及盆底肌松弛,加之肠蠕动减弱,容易发生便秘和肠胀气。

(五)泌尿系统

妊娠期体内潴留大量的水分,在产褥早期主要由肾脏排出,故产后1周尿量增多。妊娠期发生的肾盂及输尿管扩张,产后2~8周恢复正常。分娩过程中,因膀胱受压导致黏膜水肿、充血及肌张力降低,会阴伤口疼痛及不习惯卧床排尿等原因,产妇容易发生尿潴留。

(六)内分泌系统

妊娠期腺垂体、甲状腺及肾上腺增大,发生内分泌变化,于产褥期逐渐恢复至未孕状态。产后雌激素和孕激素水平急剧下降,至产后1周恢复正常。胎盘催乳素于产后6 h已测不出。垂体催乳素因哺乳于产后数日降至60 μg/L,但仍高于非孕时水平;不哺乳者则于产后2周降至非孕时水平。

月经复潮及排卵时间受哺乳影响,不哺乳孕妇一般在产后6~10周月经复潮,产后10周左右恢复排卵。哺乳期产妇一般在产后4~6个月恢复排卵,哺乳期产妇月经复潮前多有排卵,故哺乳期产妇月经未来潮前仍有怀孕的可能,需注意避孕。

(七)腹壁的变化

腹部皮肤受妊娠子宫增大的影响,部分弹力纤维断裂,腹直肌呈不同程度的分离,使产后腹壁明显松弛,恢复紧张度需6~8周。妊娠期出现下腹的正中线色素沉着,产褥期内逐渐消退。初产妇腹部紫红色妊娠纹变为银白色妊娠纹。

二、产褥期妇女的心理调适

产褥期妇女的心理调适主要表现在两方面:确立家长与孩子的关系和承担母亲的责任。根据鲁宾研究结果,产褥期妇女的心理调适过程一般需经历以下三个时期。

1. 依赖期 产后3日内。表现为产妇很多需要是通过别人来满足的,如对孩子的关心、喂奶、沐浴等,喜欢用语言表达对孩子的关心,较多谈论自己妊娠和分娩时的感受。较好的妊娠和分娩经历、充足的产后休息、丰富的营养和较早较多地与孩子间的目视及身体接触将有助于产妇较快进入第二期。在此期,丈夫及家人的关心帮助、医护人员的悉心指导非常重要。

2. 依赖-独立期 产后3~14日。产妇表现较为独立的行为,开始主动参与活动,学习和练习护理自己的孩子,亲自喂奶而不需要帮助。但这一时期容易产生压抑感,可能因分娩后产妇感情脆弱、太多的母亲责任、痛苦的妊娠和分娩过程、母乳喂养导致的疲劳,加之内分泌系统的改变等因素造成。医护人员应及时提供护理、指导和帮助,促使产妇纠正这种消极情绪。关心产妇,让其家人参与关心;提供婴儿喂养和护理知识;鼓励产妇表达自己的心情,鼓励她与其他产妇交流等,均能提高产妇的自信心和自尊感,促进其接纳孩子、接纳自己。

3. 独立期 产后2~4周。此期,新家庭形成并正常运作,产妇、家人和婴儿已成为一个完整的系统,形成新的生活型态。夫妇两人甚至加上孩子共同分享快乐与责任,开始恢复分娩前的家庭生活。在这一时期产妇及其丈夫承受更多的压力,如兴趣与需要、事业与家庭间的矛盾,哺育孩子、承担家务及维持夫妻关系中各种角色的矛盾等。

任务二　产褥期妇女的护理

【临床表现】

1. 发热　有些产妇产后 24 h 内体温稍升高,但不超过 38 ℃,可能与产程中过度疲劳、产程延长或机体脱水有关。产后 3～4 日因乳房血管、淋巴管极度充盈,乳房胀大,可有发热(37.8～39 ℃),称为泌乳热,一般维持 4～16 h 降至正常。

2. 恶露　产后随子宫蜕膜的脱落,含有血液及坏死蜕膜组织的液体经阴道排出。

3. 会阴伤口水肿或疼痛　分娩时因会阴部撕裂或侧切缝合后,可出现局部水肿、疼痛,3～4 日症状自然消失。

4. 产后宫缩痛　产褥早期因宫缩引起的下腹部阵发性剧烈疼痛。经产妇宫缩痛较初产妇明显,哺乳者较不哺乳者明显。于产后 1～2 日出现,持续 2～3 日自然消失。

5. 褥汗　产后 1 周内,潴留的水分通过皮肤排泄,在睡眠时最为明显,产妇常常醒来满头大汗。

6. 排尿困难及便秘　产后 2～3 日内产妇容易发生排尿困难、尿潴留及泌尿系感染。产妇因卧床休息、食物中缺乏维生素以及肠蠕动减弱,常发生便秘。

7. 乳房胀痛及乳头皲裂　产后 1～3 日如没有及时哺乳或排空乳房,产妇可有乳房胀痛。哺乳产妇尤其是初产妇,因哺乳姿势不正确等容易出现乳头皲裂,表现为乳头红、裂开,有时出血,哺乳时疼痛明显。

8. 乳腺炎　当产妇乳房出现局部红、肿、热、痛,或有痛性结节,提示患有乳腺炎。

9. 产后抑郁　主要表现为易哭、易激惹、忧虑、不安,有时喜怒无常,一般 2～3 日后自然消失,有时可持续 10 日。

【处理原则】

为产妇提供指导和帮助,促进舒适,促进产后生理功能恢复,预防产后出血、感染等并发症的发生,促进母乳喂养。

【护理评估】

1. 健康史

(1)妊娠前　产妇的身体健康状况,有无慢性疾病。

(2)妊娠期　有无妊娠期的并发症病史。

(3)分娩期　分娩过程、产后出血量、会阴撕裂程度、新生儿出生后的 Apgar 评分等内容。

2. 身体评估

1)躯体状态

(1)生命体征

①体温:多在正常范围,产后 3～4 日内出现的发热可能与泌乳热有关,但需要排除其他原因尤其是感染引起的发热。

②脉搏:60～70 次/分。脉搏过快应考虑感染、产后出血引起休克的早期症状。

③呼吸:14～16 次/分。

④血压:平稳,和产前一致,妊娠期高血压疾病孕妇产后血压明显降低或恢复正常。

(2)产后出血量　产后出血总量一般不超过 300 mL。如阴道出血量多或血块大于 1 cm,最好将弯盆放于产妇臀下,以准确评估出血量;如阴道出血量不多,宫缩不良,宫底上升者,提示宫腔内有积血;如产妇自觉肛门坠胀感,提示有阴道后壁血肿;如宫缩好,但有鲜红恶露持续流出,提示有软产道损伤。

(3)生殖系统

①子宫:每日应在同一时间评估产妇的宫底高度。评估前,嘱产妇排尿后平卧,双膝稍屈曲,腹部放松,注意遮挡及保暖。按摩子宫使其收缩后,再测耻骨联合上缘至宫底的距离。正常子宫圆而硬,位于腹部中央。如子宫软应考虑是否有产后宫缩乏力;如子宫偏向一侧应考虑是否有尿潴留。子宫不能如期复原常提示异常。

②恶露:每日应观察恶露的量、颜色及气味。在按压宫底的同时观察恶露的情况。正常恶露有血腥味,但无臭味,一般持续 4～6 周,总量可达 250～500 mL。如子宫复旧不全,胎盘或胎膜残留,或感染,可使恶露时间延长,并有臭味。正常恶露性状和持续时间见表 4-1。

表 4-1　正常恶露性状和持续时间

项目	血性恶露	浆液性恶露	白色恶露
持续时间	3～4 日	约 10 日	2～3 周
颜色	红色	淡红色	白色
内容物	大量血液、少量胎膜、坏死蜕膜组织	少量血液、坏死蜕膜、宫腔渗出液、细菌	坏死退化蜕膜、表皮细胞、大量白细胞和细菌

③会阴:阴道分娩者产后会阴部有轻度水肿,一般在产后 2～3 日自行消退。会阴部有缝线者,出现疼痛加重、局部红肿、硬结及分泌物,提示会阴伤口感染。

④宫缩痛:评估产妇疼痛反应程度。

(4)排泄

①排尿:产后 4 h 是否排尿。第 1 次排尿后需评估尿量,如尿量少,应再次评估膀胱的充盈情况,预防尿潴留。此外充盈的膀胱可影响有效的宫缩,引起宫缩乏力,导致产后出血。

②排便:产妇在产后 1～2 日多不排大便,但也要评估是否有产后便秘的症状。

(5)乳房

①乳房的外形:评估有无乳头平坦、内陷。

②乳汁的质和量:产后 3 日每次哺乳可吸出初乳 2～20 mL。乳量是否充足主要评估两次喂奶之间的时间间隔,婴儿是否满足、安静,婴儿尿布 24 h 湿 6 次以上,大便次数,体重增长等内容。

③乳房胀痛及乳头皲裂:评估乳房出现胀痛的原因,当接触乳房时有坚硬感,并有明显触痛,提示产后哺乳延迟或没有及时排空乳房。

④评估乳头皲裂的原因:初产妇因孕期哺乳方法不当,或在乳头上使用肥皂等,容易发生乳头皲裂。

2)心理状态　产妇在产后 2～3 日内发生轻度或中度的情绪反应称产后抑郁。产后抑郁的发生可能与产妇体内的雌、孕激素水平的急剧下降,产后的心理抑郁及疲劳等因素有关,因此,要注意评估产妇对分娩的感受、产妇的自我形象、母亲的行为、对孩子行为的看法,以及年龄、经济状况、性格特征等因素的影响。

3. 相关检查 产后常规体检,必要时进行血、尿常规检查,药物敏感试验等。

【护理诊断】

1. 舒适改变 与产后宫缩、会阴部伤口、褥汗等有关。

2. 知识缺乏 与缺乏护理婴儿的知识和技能有关。

3. 母乳喂养无效 与母乳供给不足或喂养技巧不熟有关。

【护理目标】

(1)产妇舒适感增加。

(2)产妇护理婴儿自信熟练。

(3)产妇住院期间母乳喂养成功。

【护理措施】

1. 一般护理 为产妇提供空气清新,通风良好,安静,舒适的病室环境;保持床单位的清洁、整齐;保证产妇有足够的营养和睡眠,护理活动应尽量不打扰产妇的休息。

(1)生命体征 每日测体温、脉搏、呼吸和血压两次,如体温超过 38 ℃,应加强观察,查找原因,并向医师汇报。

(2)饮食 产后 1 h 可让产妇进流质饮食或清淡半流质饮食,以后可普通饮食。食物应富有营养、含充足的热量和水分。若哺乳,应多进蛋白质和汤汁食物,适当补充维生素和铁剂,推荐补充铁剂 3 个月。

(3)排尿与排便 鼓励产妇产后 4 h 内及时排尿。如排尿困难,可采取以下方法:①温开水冲洗尿道外口周围诱导排尿。②热敷下腹部刺激膀胱肌收缩。③针灸关元、中极等穴位。④肌内注射新斯的明 1 mg。以上均无效者,在无菌的条件下导尿。鼓励产妇早期下床活动,做产后操,多饮水,多吃含纤维素的食物,以保持大便通畅。如便秘,可服用缓泻剂,或开塞露塞肛,或温肥皂水灌肠。

2. 症状护理

1)产后 2 h 的护理 产后 2 h 应严密观察生命体征、宫缩情况、阴道出血量、宫底高度及膀胱是否充盈。

2)会阴及会阴伤口的护理

(1)会阴及会阴伤口的冲洗 用 0.05%聚维酮碘液擦洗外阴,每日 2～3 次;或用 0.2%苯扎溴铵(新洁尔灭)冲洗或擦洗外阴。擦洗原则为由上到下,从内到外,会阴切口单独擦洗。大便后,用水冲洗会阴,保持会阴部清洁。

(2)会阴伤口异常的护理 ①会阴或会阴伤口水肿的患者,可以用 50%硫酸镁或 95%乙醇湿热敷,产后 24 h 后可用红外线照射外阴。会阴部有侧切伤口者应取健侧卧位。②会阴切口疼痛剧烈或有肛门坠胀感,应及时报告医生,以排除外阴壁及会阴部血肿。③会阴伤口感染者,应提前拆线引流,并定时换药。

3)乳房护理

(1)一般护理 哺乳期建议产妇使用棉质乳罩,大小适中,避免过松或过紧。每次哺乳前,产妇清洗双手,用清水将自己的乳头洗净。乳头处有痂垢,应先用油脂浸软后再用温水冲洗,切忌用乙醇、肥皂之类的擦洗,以免引起局部皮肤干燥、皲裂。

(2)乳头平坦及凹陷 可指导产妇做以下几种练习。

①乳头伸展练习:将两示指平行放在乳头的两侧,慢慢地将乳头向两侧外方拉开,牵拉乳

晕皮肤及皮下组织,使乳头向外突出。接着将两示指分别放在乳房上侧和下侧,将乳头向上、向下纵向拉开。此练习重复多次,每次 15 min,每日 2 次。

②乳头牵拉练习:用一只手托乳房,另一只手的拇指和中指、示指抓住乳头,向外牵拉(图4-1),重复 10～20 次,每日 2 次。

③戴乳头罩:从妊娠 7 个月起佩戴,对乳头周围组织起到稳定作用。柔和、重复的压力可使内陷的乳头外翻,乳头经中央小孔保持持续突起。

④婴儿饥饿时可先吸吮平坦一侧,婴儿此时吸吮力强,容易吸住乳头及大部分乳晕。

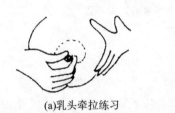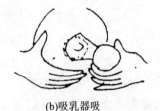

　　　　(a)乳头牵拉练习　　　　　　　　(b)吸乳器吸

图 4-1　纠正乳头凹陷

(3) 乳房胀痛护理　①尽早哺乳:于产后半小时内开始哺乳,促进乳汁流畅。②热敷乳房:每次哺乳前热敷乳房,可促使乳腺管通畅,在两次哺乳间则冷敷乳房,可减少局部充血、肿胀。③按摩乳房:哺乳前按摩乳房。方法:用掌根从乳房边缘向乳头中心推按,可促进乳腺管通畅,减少疼痛。④服用药物:可服用维生素 B_6 或散结通乳的中药,常用方剂为柴胡(炒)、当归、王不留行、木通、漏芦各 15 g,水煎服。

(4) 乳腺炎护理　轻度乳腺炎时,在哺乳前湿热敷乳房 3～5 min,并按摩乳房,轻轻拍打和抖动乳房,哺乳时先喂患侧乳房。每次哺乳时应充分吸空乳汁,增加哺乳的次数,每次哺乳至少 20 min。哺乳后充分休息,饮食要清淡。

(5) 乳头皲裂护理　轻者可继续哺乳。哺乳时让产妇采用舒适的姿势,哺乳前湿热敷乳房 3～5 min,哺乳后挤出少许乳汁涂在乳头和乳晕上,暂时暴露使乳头干燥。疼痛严重者,可用吸乳器吸出喂给新生儿或用乳头罩间接哺乳,在皲裂处涂抗生素软膏或 10% 复方安息香酸酊,于下次喂奶前洗净。

(6) 退乳护理　产妇因疾病或其他原因不能哺乳时,应尽早退乳。最简单的退乳方法是停止哺乳,不排空乳房,少进汤汁,如感到乳房胀痛,可口服镇痛药物,2～3 日后疼痛减轻。目前不推荐雌激素或溴隐亭退乳。其他退乳方法:①可用生麦芽 60～90 g,水煎服,每日一剂,连服 3～5 日,配合退乳。②芒硝 250 g,分装于两个布袋内,敷于两侧乳房并包扎固定,湿硬后及时更换,直至乳房不胀为止。③维生素 B_6 200 g 口服,3 次/日,共 5～7 日。

3. 母乳喂养指导　世界卫生组织提倡母乳喂养,近年来国内外大力提倡母乳喂养,母乳喂养有利于母婴的健康,因此,对能够进行母乳喂养的产妇进行正确的喂养指导具有重要的意义。

(1) 哺乳方法　哺乳时,先挤压乳晕周围组织,挤出少量乳汁以刺激婴儿吸吮,然后把乳头和大部分乳晕放在婴儿口中(图4-2),用一只手托住乳房,防止乳房堵住婴儿鼻孔。哺乳结束时,用示指轻轻向下按压婴儿下颌,避免在口腔负压情况下拉出乳头而引起局部疼痛或皮肤损伤。哺乳后,挤出少许乳汁涂在乳头和乳晕上。

(2) 哺乳时间　原则是按需哺乳。一般产后半小时内开始哺乳。产后 1 周内,是母亲泌乳的过程,哺乳次数应频繁些,每 1～3 h 哺乳 1 次,开始每次吮吸时间 3～5 min,以后逐渐延

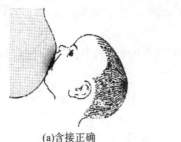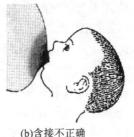

(a)含接正确　　　　　　　(b)含接不正确

图 4-2　含接乳头姿势的正确与否

长,但不要超过 15～20 min,以免乳头皲裂等。

（3）注意事项　①每次哺乳时都应该在吸空一侧乳房后,再吮吸另一侧乳房;②每次哺乳后,应将婴儿竖抱,头置母亲的肩头,轻拍其背部 1～2 min 至排出胃内空气,以防溢奶;③哺乳后产妇佩戴合适的棉质乳罩;④乳汁确定不足时,应及时补充按比例稀释的牛奶;⑤哺乳期以 10 个月至 1 年为宜。

4. 健康教育

1）一般指导　产妇病室应清洁、通风,合理饮食保证充足的营养。注意休息,合理安排家务及婴儿护理,注意个人卫生和会阴部的清洁,保持良好的心境,适应新的家庭生活方式。

2）适当活动　经阴道自然分娩的产妇,产后 6～12 h 内即可下床轻微活动,于产后第 2 日可在室内随意活动,按时做产后健身操。行会阴后侧切开或剖宫产的产妇,可适当推迟活动时间,鼓励产妇床上适当活动,预防下肢静脉血栓形成。待拆线后伤口不感疼痛时,也应做产后健身操。由于产妇产后盆底肌肉松弛,应避免负重或蹲位活动,以防止子宫脱垂。产后 2 周时开始做膝胸卧位,可预防或纠正子宫后倾。

3）出院后喂养指导　①强调母乳喂养的重要性,评估产妇母乳喂养的知识技能,并对有关知识缺乏的产妇进行宣教;②保证合理的睡眠和休息,保持精神愉快并注意乳房的卫生,特别是哺乳母亲上班期间应注意摄取足够的水分和营养;③上班的母亲可于上班前挤出乳汁存放于冰箱内,婴儿需要时由他人哺喂,下班后及节假日坚持自己喂养;④告知产妇及家属如遇到喂养问题时可选用的咨询方法(医院的热线电话,保健人员、社区支持组织的联系方法等)。

4）产后健身操　根据产妇的情况,产后健身操的运动量由小到大、由弱到强,循序渐进地练习。一般在产后第 2 日开始,每 1～2 日增加一节,每节做 8～16 次(图 4-3)。出院后继续做直至产后第 6 周。

5）计划生育指导　产后 42 日之内禁止性交。根据产后检查情况,恢复正常性生活,并指导产妇选择适当的避孕措施,一般哺乳者宜选用工具避孕,不哺乳者可选用药物避孕。

6）产后检查

（1）产后访视　由社区医疗保健人员在产妇出院后 3 日内、产后第 14 日、产后第 28 日分别做 3 次产后访视,通过访视可了解产妇及新生儿的健康状况。内容包括:①了解产妇饮食、睡眠及心理状况;②观察子宫复旧及恶露;③检查乳房,了解哺乳情况;④观察会阴伤口或剖宫产腹部伤口情况,发现异常及时给予指导。

（2）产后健康检查　告知产妇于产后 42 日带孩子一起来医院进行一次全面检查。产后健康检查包括全身检查和妇科检查。全身检查主要是测血压、脉搏,查血、尿常规等;妇科检查主要了解生殖器官的恢复情况。

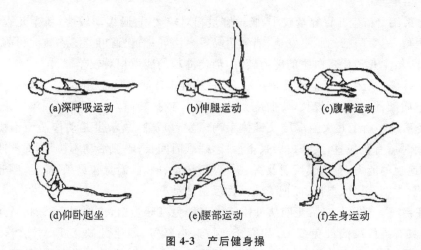

(a)深呼吸运动　　(b)伸腿运动　　(c)腹臀运动

(d)仰卧起坐　　(e)腰部运动　　(f)全身运动

图 4-3　产后健身操

【护理评价】
(1) 产妇诉身体舒适。
(2) 产妇喂养婴儿方法正确,新生儿体重增长正常。
(3) 产妇在护士的指导下积极参与新生儿的护理及自我护理,表现出自信和满足。

任务三　正常新生儿的护理

足月新生儿指孕龄满 37 周至不足 42 周,出生体重≥2500 g 的新生儿。新生儿期指胎儿出生后断脐到满 28 日之间的时间。

【正常新生儿的生理特点】

1. 体温　新生儿体温调节中枢发育不完善,皮下脂肪少,体表面积相对较大,因此,体温易随外界环境温度的变化而波动。

2. 皮肤黏膜　新生儿出生时体表覆盖一层白色乳酪状胎脂,它具有保护皮肤、减少散热的作用。新生儿皮肤薄嫩,易受损伤而发生感染。新生儿口腔黏膜血管丰富,两面颊部有较厚的脂肪层,称颊脂体,可帮助吸吮,硬腭中线两旁有黄白色小点称上皮珠,齿龈上有白色韧性小颗粒称牙龈粟粒点。上皮珠和牙龈粟粒点是上皮细胞堆积或黏液腺分泌物蓄积形成的,出生数周后自然消失,切勿挑破,以免感染。

3. 呼吸系统　新生儿出生后约 10 s 发生呼吸运动;因新生儿肋间肌较弱,故主要以腹式呼吸为主;新生儿代谢快,需氧量多,呼吸浅而快,为 40～60 次/分,2 日后降至 20～40 次/分;可有呼吸节律不齐。

4. 循环系统　新生儿耗氧量大,故心率较快,睡眠时平均心率为 120 次/分,醒时可增至 140～160 次/分,易受啼哭、吸乳等因素影响而发生波动。新生儿血流多集中分布于躯干及内脏,因此,可触及肝、脾,四肢容易发冷、发绀;新生儿红、白细胞计数较高,以后逐渐下降至婴儿正常值。

5. 消化系统 新生儿胃容量较小,肠道容量相对较大,胃肠蠕动较快;新生儿吞咽功能完善,胃呈水平位,胃贲门括约肌不发达,哺乳后易发生溢乳;消化道可分泌除胰淀粉酶外的其他消化酶,因此,新生儿消化蛋白质的能力较好,消化淀粉的能力相对较差。

6. 泌尿系统 新生儿肾单位数量与成人相似,肾小球滤过功能、浓缩功能较成人低,容易发生水、电解质紊乱;输尿管较长,弯曲度大,容易受压或扭转而发生尿潴留或泌尿系感染。

7. 神经系统 新生儿大脑皮层及锥体束尚未发育成熟,故新生儿动作慢而不协调,肌张力稍高,哭闹时可有肌强直;大脑皮层兴奋性低,睡眠时间长,眼肌活动不协调,对明暗有感觉,具有凝视和追视的能力,有角膜反射及视、听反射;味觉、触觉、温觉较灵敏,痛觉、嗅觉、听觉较迟钝;有吸吮、吞咽、觅食、握持、拥抱等先天性反射活动。

8. 免疫系统 新生儿在胎儿期从母体获得多种免疫球蛋白,主要是 IgG、IgM、IgA,故出生 6 个月内具有抗传染病的免疫力,如麻疹、风疹、白喉等;新生儿缺乏 IgA 抗体,易患消化道、呼吸道感染;新生儿主动免疫发育不完整,巨噬细胞对抗原的识别能力差,免疫反应迟钝;新生儿自身产生的 IgM 不足,缺少补体及备解素,对革兰氏阴性菌及真菌的杀灭能力差,易引起败血症。

【临床表现】

1. 体温改变 正常腋下体温为 36~37.2 ℃,体温超过 37.5 ℃者见于室温高、保温过度或脱水;体温低于 36 ℃者见于室温较低、早产等。

2. 皮肤、巩膜发黄 新生儿出生 2~3 日出现皮肤、巩膜发黄,持续 4~10 日后自然消退,称生理性黄疸。

3. 体重减轻 新生儿出生后 2~4 日体重下降,下降范围一般不超过 10%,4 日后回升,7~10 日恢复到出生时水平,属生理现象。

4. 乳腺肿大及假月经 由于受胎盘分泌的雌、孕激素影响,新生儿出生后 3~4 日可出现乳腺肿胀,2~3 周后自行消失。女婴出生后 1 周内,阴道可有白带及少量血性分泌物,持续1~2 日后自然消失。

【处理原则】

维持新生儿正常生理状态,满足生理需求,防止合并症的发生。

【护理评估】

(一) 出生时评估

评估新生儿的健康状况,评估新生儿身高、体重,体表有无畸形等。对新生儿进行 Apgar评分(表 3-1)。Apgar 评分用于判断新生儿有无窒息及窒息的程度,是以出生后 1 min 内的心率、呼吸、肌张力、喉反射及皮肤颜色五项体征为依据,每项为 0~2 分,满分为 10 分。

(二) 母婴同室时评估

一般在出生 24 h 内进行。

1. 健康史

(1) 既往史 了解家属的特殊病史,母亲既往妊娠史。

(2) 本次孕产史 本次妊娠的经过,胎儿生长发育及其监测结果,分娩经过,产程中胎儿情况。

(3) 新生儿出生史 出生体重、性别、Apgar 评分及出生后检查结果等。

(4) 新生儿记录 检查出生记录是否完整,包括床号、住院号、母亲姓名、性别、出生时间,新生儿脚印、母亲手印是否清晰,并与新生儿身上的手腕带核对。

2. 身体评估 评估时注意保暖,可让母亲在场以便指导。分为一般检查和局部检查。一般检查包括新生儿的体重、身高、体温、呼吸、心率、大小便等;局部检查包括头面部、颈部、胸部、腹部、脐部、脊柱、四肢、肛门、肌张力及反射等。

(三)日常评估

如母婴同室时评估新生儿有无异常,以后改为每 8 h 评估 1 次或每日评估 1 次,同时做好评估记录,如有异常应增加评估次数。

【护理诊断】

1. 有窒息的危险 与溢奶、喂养姿势不当等有关。

2. 有体温改变的危险 与体温调节系统不成熟、缺乏体脂、环境寒冷等有关。

3. 有感染的危险 与新生儿免疫机制发育不完善和其特殊生理状况有关。

【护理目标】

(1)住院期间新生儿生命体征正常。

(2)新生儿住院期间不发生感染。

【护理措施】

1. 一般护理

(1)环境 新生儿房间宜向阳,光线充足、空气流通,室温保持在 24~26 ℃,相对湿度在 50%~60% 为宜。

(2)生命体征 定时测新生儿体温,体温过低应加强保暖,过高者采取降温措施。观察呼吸道通畅情况,保持新生儿取侧卧位,预防窒息。

(3)预防感染

① 房间内应配有手消毒液,以备医护人员或探视者接触新生儿前消毒双手用。

② 医护人员必须身体健康,定期体检。如患有呼吸道、皮肤黏膜、肠道传染性疾病者应暂调离新生儿室。

③ 新生儿患有脓疱疮、脐部感染等感染性疾病时,应及时采取消毒隔离措施。

2. 喂养护理 世界卫生组织提倡母乳喂养,实施母婴同室。母乳喂养对母婴均有益,是近年来大力提倡的一种喂养方法。

(1)优点 对婴儿:①提供营养、促进发育。母乳中所含的各种营养物质最有利于婴儿的消化吸收,而且随着婴儿生长发育,母乳的质和量发生相应的改变。②提高免疫力、预防疾病:母乳中含有多种免疫活性细胞和丰富的免疫球蛋白。免疫活性细胞有巨噬细胞、淋巴细胞等;免疫球蛋白包括分泌型免疫球蛋白、乳铁蛋白、溶菌酶、纤维结合蛋白、双歧因子等。通过母乳喂养可以预防婴儿腹泻、呼吸道和皮肤感染。③保护牙齿:吸吮时肌肉运动可促进面部肌肉正常发育,预防奶瓶喂养引起的龋齿。④有利于心理健康:通过母乳喂养增加婴儿与母亲皮肤接触的机会,有助于母婴间的情感联系,对婴儿建立健康的心理具有重要的作用。对母亲:①预防产后出血:吸吮刺激促进缩宫素分泌,导致宫缩,减少产后出血。②避孕:哺乳期推迟月经复潮及排卵,有利于计划生育。③降低女性患癌的危险性:母乳喂养还可能减少哺乳母亲患乳腺癌、卵巢肿瘤的可能性。

(2)母乳喂养方法 详见本项目的任务二。

3. 日常护理

1)沐浴 沐浴可以清洁皮肤、评估身体状况、促进舒适。其主要方法有淋浴、盆浴。医院以淋浴为主,家里以盆浴为主。淋浴时应注意以下几点。

(1) 温度　室温 26～28 ℃,水温 38～42 ℃,用手腕测试较暖即可。

(2) 沐浴前不要喂奶,新生儿出生后体温未稳定前不宜沐浴。

(3) 预防交叉感染　每个婴儿用一套沐浴用品,所有用物在婴儿沐浴后用消毒液浸泡消毒。

(4) 防止损伤　护士的动作宜轻而敏捷,沐浴过程中手始终接触并保护婴儿。

2) 脐部护理　保持脐部清洁、干燥。每次沐浴后用 75％乙醇消毒脐带残端及脐轮周围,然后用无菌纱布覆盖包扎。脐带脱落处如有红色肉芽组织增生,轻者可用乙醇局部擦拭,重者可用硝酸银烧灼局部。如脐部有分泌物则用乙醇消毒后涂 2.5％碘酊使其干燥。使用尿布时,注意勿超过脐部,以防尿粪污染脐部。

知识链接

抚触手法

(1) 头面部　两拇指指腹从新生儿眉间向两侧推;两拇指从下颌部中央向两侧以上滑行,让上、下唇形成微笑状;一手托头,用另一只手的指腹从前额发际抚向脑后,最后示指、中指分别在耳后乳突部轻压一下;换手,同法抚触另半部。(图 4-4(a))

(2) 胸部　两手分别从新生儿胸部的外下方(两侧肋下缘)向对侧上方交叉推进,至两侧肩部,在胸部划一个大的交叉,避开新生儿的乳腺。

(3) 腹部　示指、中指依次从新生儿的右下腹至上腹再向下腹移动,呈顺时针方向划半圆,避开新生儿的脐部和膀胱。

(4) 四肢　一手抓住新生儿的一侧上肢,另一手从上臂至手腕轻轻滑行,在滑行的过程中从近端向远端分段挤捏。对侧及双下肢抚触方法相同。

(5) 手和足　用拇指指腹从婴儿掌面向手指或从脚跟向脚趾方向推进,并抚触每个手指、脚趾。

(6) 背部　以脊柱正中为中分线,双手分别平行放在新生儿脊椎两侧,往相反方向重复移动双手;从背部上端开始逐步向下渐至臀部,最后由头顶沿脊椎摸至骶部、臀部。(图 4-4(b))

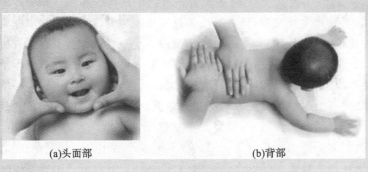

(a)头面部　　　　　　　　　　(b)背部

图 4-4　抚触手法

3) 皮肤护理　新生儿娩出后用温软毛巾擦净皮肤羊水、血迹,产后 6 h 内除去胎脂,剪去过长的指(趾)甲。

4) 臀部护理　尿布松紧适中,及时更换尿布。大便后用温水清洗臀部,揩干后涂上软膏,预防红臀、皮疹或溃疡。如发生红臀,可用红外线照射,每次 10～20 min,每日 2～3 次。

4. 免疫接种

(1) 卡介苗　正常足月新生儿出生后 12～24 h,难产或异常儿出生后 3 日,无异常需接种卡介苗。将卡介苗 0.1 mL 注射于左臂三角肌下端偏外侧皮内。禁忌证:①体温高于 37.5 ℃者;②早产儿;③低体重儿;④产伤或其他疾病者。

(2) 乙肝疫苗　正常新生儿出生后 1 日、1 个月、6 个月各注射乙肝疫苗 1 次。

【护理评价】

(1) 新生儿哭声洪亮、无发绀,呼吸平稳。

(2) 新生儿体温维持正常。

(3) 新生儿脐部、皮肤无红肿。

直通护考

一、选择题

(一) A1/A2 型题(以下每一道考题下面有 A、B、C、D、E 五个备选答案,请从中选择一个最佳答案)

1. 产褥期的持续时间为(　　)。

A.4 周　　　　　B.6 周　　　　　C.8 周　　　　　D.10 周　　　　　E.12 周

2. 关于正常新生儿出生后 24 h 内的护理的叙述,以下哪项是错的?(　　)

A. 入室后了解 Apgar 评分情况　　　　　　　B. 重度窒息者应重点护理

C. 必须采取保暖措施　　　　　　　　　　　D. 密切观察呼吸和面色

E. 以仰卧位较好

3. 给予产褥感染产妇的具有特殊性的护理措施为(　　)。

A. 安置半坐卧位　　　　　　B. 增加高热量、高蛋白质、富含维生素的饮食

C. 鼓励产妇多饮水　　　　　　D. 观察恶露量、色及气味

E. 保持会阴清洁

4. 有关产褥期护理,下述哪项不对?(　　)

A. 测体温、脉搏、呼吸,每日 2 次　　　　　　B. 产后适宜取蹲位

C. 产后 24 h 鼓励产妇下床活动　　　　　　　D. 饮食应富含营养

E. 产妇应多吃蔬菜、水果

5. 胎盘娩出后,宫底每天下降(　　)。

A.5～6 cm　　　B.4～5 cm　　　C.3～4 cm　　　D.2～3 cm　　　E.1～2 cm

6. 产后 3 日,产妇自觉下腹部阵发性疼痛,T 36.7 ℃,恶露正常,考虑是什么情况?(　　)

A. 产褥感染　　　　　　　B. 急性胃肠炎　　　　　　　C. 急性子宫内膜炎

D. 宫缩痛　　　　　　　　E. 尿道炎

7. 新生儿早吸吮的时间为出生后(　　)。

A.1 日　　　　　　　　B.2 日　　　　　　　　C.20 min

D.30 min　　　　　　　E.4 h

8. 下述产褥期的临床表现和护理,哪项是错误的?(　　)

A.产后 24 h 体温上升,但不超过 38 ℃

B.产后半个月,耻骨联合上可触到宫底,说明子宫复旧不良

C.产后尽早哺乳可防止乳胀

D.正常情况下,血性恶露持续 2 周左右

E.产后 4 h,应督促产妇排尿

项目五 妊娠期并发症妇女的护理

学习目标

1. 掌握流产、异位妊娠、早产、过期妊娠、妊娠期高血压疾病、前置胎盘、胎盘早期剥离、羊水过多及多胎妊娠妇女的护理评估、护理诊断及护理措施。

2. 熟悉流产、异位妊娠、早产、过期妊娠、妊娠期高血压疾病、前置胎盘、胎盘早期剥离等的疾病概述。

3. 了解流产、异位妊娠、早产、过期妊娠、妊娠期高血压疾病、前置胎盘、胎盘早期剥离等疾病的健康教育。

任务一 流 产

案例引导

某孕妇,27 岁,现停经 45 日,外出散步时不慎跌倒后,突感右下腹剧烈疼痛伴阴道点滴出血半日。查体:BP 90/50 mmHg,WBC $7.5×10^9/L$,妇科检查见阴道内少许暗红色血,宫颈举痛明显,后穹隆饱满。问题:

1. 请写出孕妇最可能的临床诊断。

2. 分别针对上述所列的护理诊断给出主要护理措施。

【疾病概述】

凡妊娠不足 28 周、胎儿体重不足 1000 g 而终止者,称为流产。发生于妊娠 12 周以前的流产者称为早期流产,晚期流产是指发生在妊娠 12 周至不足 28 周者。流产分为自然流产和人工流产,自然流产的发生率占全部妊娠的 10%~15%,其中自然流产中早期流产占 80%。本任务仅阐述自然流产。

【护理评估】

（一）健康史

详细询问月经史、停经及早孕反应情况，评估孕妇有无以下引起流产的因素。

1. 胚胎因素 染色体异常是导致早期流产的主要原因，在早期自然流产中有 50%～60% 的妊娠产物存在染色体的异常。染色体异常多为数目异常，如 X 单体、某些染色体出现 3 条等；部分染色体异常为结构异常，如染色体断裂、缺失或易位。

2. 母体因素

（1）全身性疾病 妊娠期急性高热可引起宫缩而发生流产；细菌毒素或病毒通过胎盘进入胎儿血液循环，导致胎儿死亡而发生流产；孕妇患严重贫血或心力衰竭可致胎儿缺氧，也可引起流产；另外，内分泌功能失调、身体或精神的创伤也可导致流产。

（2）免疫因素 母体妊娠后母儿双方免疫相斥，导致母体排斥胎儿发生流产；母体内有抗精子抗体存在也常导致早期流产。

（3）生殖器官异常 子宫畸形、子宫发育不良、子宫肌瘤、宫腔粘连等会影响胎儿的生长发育而导致流产；宫颈内口松弛、宫颈重度裂伤易引起胎膜早破而导致流产。

3. 环境因素 有害的化学物质（如镉、铅、有机汞等）和物理因素（如放射性物质、噪音及高温等）可直接或间接对胚胎或胎儿造成损害，引起流产；另外，妊娠期特别是妊娠早期行腹部手术、劳动过度、性交、或有吸烟、酗酒、吸毒等不良习惯的诱因，均可刺激宫缩而引起流产。

4. 胎盘因素 滋养细胞的发育和功能不全是引起胚胎早期死亡的重要因素；此外，胎盘内巨大梗塞、前置胎盘、胎盘早期剥离而致胎盘血液循环障碍、胎儿死亡等，可致流产。

（二）身体评估

停经、腹痛及阴道出血是流产的主要临床症状。在流产发展的各个阶段，其症状发生的时间、程度不同，相应的处理原则亦不同。一般流产可分为以下六种类型。

1. 先兆流产 表现为停经后先出现少量阴道出血，量少于月经量，有时伴有轻微下腹痛、腰痛、腰坠。妇科检查：子宫大小与停经周数相符，宫颈口未开，胎膜未破，妊娠产物未排出。经卧床休息及治疗后，若出血停止或腹痛消失，妊娠可继续进行；若出血增多或腹痛加剧，则可能发展为难免流产。

2. 难免流产 由先兆流产发展而来，流产已不可避免。表现为阴道出血量增多，阵发性腹痛加重。妇科检查：子宫大小与停经周数相符或略小，宫颈口已扩张，但组织尚未排出；晚期难免流产还可有羊水流出或见胚胎组织堵于宫颈口。B超检查胎心音消失。

3. 不全流产 由难免流产发展而来，妊娠产物已部分排出体外，尚有部分残留于宫腔内，从而影响宫缩，致使阴道出血持续不止，严重时引起失血性休克，下腹痛减轻。妇科检查：一般子宫小于停经周数，宫颈口已扩张，不断有血液自宫颈口内流出，有时尚可见胎盘组织堵塞于宫颈口或部分妊娠产物已排出于阴道内，而部分仍留在宫腔内，有时宫颈口已关闭。

4. 完全流产 妊娠产物已完全排出，阴道出血逐渐停止，腹痛随之消失。妇科检查：子宫接近正常大小或略大，宫颈口已关闭。

5. 稽留流产 又称过期流产，指胚胎或胎儿已死亡滞留在宫腔内尚未自然排出者。胚胎或胎儿死亡后，子宫不再增大反而缩小，早孕反应消失，若已至妊娠中期，孕妇感胎动消失。妇科检查：子宫小于妊娠周数，质地不软，宫颈口关闭。听诊不能闻及胎心音。尿妊娠试验多为阴性。B超检查胎心音消失。妊娠组织常机化，与子宫壁紧密连接不易剥离，若稽留时间长，坏死组织可释放凝血活酶,引起弥散性血管内凝血(DIC)。

6.复发性流产 复发性流产指同一性伴侣连续发生 3 次及 3 次以上的自然流产。复发性流产大多数为早期流产,少数为晚期流产。早期复发性流产常见原因为胚胎染色体异常、免疫功能异常、黄体功能不全、甲状腺功能低下等;晚期复发性流产常见原因为子宫解剖异常、自身免疫异常、血栓前状态等。

如表 5-1 所示,对五种类型流产的特点进行比较。

表 5-1 五种类型流产的特点比较

类型	阴道出血	腹痛	组织排出	宫颈口	子宫大小
先兆流产	少量	轻或无	无	关闭	与孕周相符
难免流产	增多	加剧	无或因破膜而使羊水流出	已扩张或见堵塞物	与孕周相符或缩小
不全流产	少量、持续或大量、休克	减轻	部分	已扩张	小于孕周
完全流产	少或停止	消失	全部	关闭	接近正常
稽留流产	少或无	轻或无	无	关闭	小于孕周

(三)心理-社会状况评估

流产可使孕妇恐慌、焦虑、抑郁和烦躁,应及时了解孕妇及家属的心理反应,评估家庭及社会资源的心理支持程度。

(四)辅助检查

1.妇科检查 消毒后进行妇科检查,进一步了解宫颈口是否扩张,羊膜是否破裂,有无妊娠产物堵塞宫颈口,子宫大小是否与停经周数相符,有无压痛,双侧附件有无肿块、增厚及压痛等。

2.B超检查 可显示有无胎囊、胎动、胎心音等,做出诊断并鉴别流产类型,指导正确处理。

3.实验室检查 连续测定人绒毛膜促性腺激素(β-HCG)、胎盘催乳素、雌激素和孕激素等,如测定的结果低于正常值,提示有流产可能;了解凝血功能、有无贫血及感染。

【护理诊断】

1.有感染的危险 与阴道出血时间过长、宫腔内有残留组织等因素有关。

2.焦虑 与担心胎儿健康等因素有关。

【护理措施】

1.基础护理

(1)饮食 指导合理饮食,加强营养,防止发生贫血。

(2)休息 指导卧床休息,提供生活护理。

(3)卫生 保持会阴清洁,每日会阴擦洗 2 次,大便后及时清洗会阴。

2.病情监测

(1)监测生命体征、阴道出血量及腹痛情况。

(2)监测体温,定期检查血常规,如有体温升高或白细胞异常,及时报告医生。

(3)先兆流产患者,B超监测胚胎发育情况,同时密切监测 HCG 水平。

3. 执行医嘱

(1) 解释治疗原则。先兆流产孕妇需卧床休息,禁止性生活,禁用肥皂水灌肠,以减少各种刺激。妊娠不能再继续者及时做好终止妊娠的准备,预防感染及严重并发症的发生。

(2) 遵医嘱用药,配合治疗。先兆流产患者应做到以下五点。①卧床休息:嘱患者绝对卧床休息,禁止性生活;不做阴道检查,提供生活护理。②黄体支持:黄体功能不足者,遵医嘱每日肌注黄体酮 20 mg。治疗 2 周后,若症状加重,B 超提示胚胎发育不良、HCG 下降,应终止妊娠。③口服维生素 E:每次 10～20 mg,每日 3 次。④镇静药物:精神过度紧张者,遵医嘱给予苯巴比妥 0.03 g 口服,每日 2～3 次。⑤甲状腺片:甲状腺功能减退者,遵医嘱给予小剂量甲状腺片口服。

4. 急救护理 大量阴道出血患者:①立即测量血压、脉搏,正确估算出血量;②迅速建立静脉通道,立即交叉配血,做好输血输液准备;③ 遵医嘱使用缩宫素,促进宫缩。

5. 手术患者护理 及时做好术前准备;术中配合,密切观察生命体征;术后观察阴道出血及宫缩情况;刮出组织常规送病理检查。

(1) 难免流产 ①早期流产:配合医生及时行刮宫术。②晚期流产:若出血较多,遵医嘱将缩宫素 10～20 U 加入葡萄糖注射液 500 mL 静滴。胎儿、胎盘排出后检查是否完整,必要时清宫。③遵医嘱用抗生素预防感染。

(2) 不全流产 配合医生清除宫腔内残留组织。阴道大量出血伴休克者,清宫同时遵医嘱输血输液,给予抗生素预防感染。

(3) 稽留流产 ①术前检查凝血功能,做好输血准备。②凝血功能正常或纠正者,遵医嘱口服炔雌醇 1 mg,每日 2 次,连用 5 日,以提高子宫肌对缩宫素的敏感性;或口服米非司醇 25 mg,每日 2 次,连用 3 日。③子宫大小小于孕 12 周,配合医生行刮宫术,术中肌注缩宫素,操作谨慎,避免子宫穿孔,如 1 次不能刮净,5～7 日后再次刮宫。④子宫大小大于孕 12 周,遵医嘱静滴缩宫素,促使胎儿、胎盘排出。

(4) 复发性流产 ①孕前对因治疗。②已怀孕者,妊娠早期遵医嘱按先兆流产治疗至孕 10 周或超过以往流产周数。③宫颈内口松弛者,嘱妊娠前行宫颈内口修补术,或孕 14～18 周行宫颈内口环扎术。定期随诊,提前住院,分娩发动前拆除缝线。④不明原因的复发性流产,嘱患者行主动免疫治疗。

(5) 流产合并感染 ①阴道出血不多,遵医嘱用抗生素 2～3 日,待感染控制后再行刮宫。②大量阴道出血者,遵医嘱输血、静滴抗生素,同时用卵圆钳将宫腔内大块残留组织夹出,减少出血,切不可用刮匙刮宫,以免感染扩散。术后遵医嘱继续使用抗生素,待感染控制后再彻底刮宫。③发生盆腔脓肿应采取手术引流。

6. 心理护理 治疗期间多与患者沟通,缓解患者焦虑、恐慌心理。

7. 健康教育 指导孕妇避免流产,避免性生活,禁止重体力劳动,加强营养;介绍流产相关知识以应对下次妊娠;有复发性流产者,告知积极采取预防措施进行干预。

【护理评价】

(1) 护理对象在出院时无感染征象。

(2) 先兆流产孕妇能积极配合保胎措施,继续妊娠,加强营养。

(3) 有复发性流产者应积极采取预防措施进行干预。

【考点提示】

流产的分型及各型流产的护理措施。

知识链接

　　早期流产时胚胎多数先死亡,继之底蜕膜出血,造成胚胎的绒毛与蜕膜层剥离,已剥离的胚胎组织如同异物,引起宫缩而被排出。在妊娠 8 周内发生的流产,胎盘绒毛发育尚不成熟,与子宫蜕膜联系尚不牢固,因此,妊娠产物多数可以完全从子宫壁剥离而排出,故出血不多。在妊娠 8～12 周时,胎盘虽未完全形成,但胎盘绒毛发育茂盛,与蜕膜层联系牢固,此时若发生流产,妊娠产物往往不易完全从子宫壁剥离而排出,常有部分组织残留于子宫腔内,影响宫缩,故出血较多。妊娠 12 周后,胎盘已完全形成,流产过程与足月分娩相似,往往先有腹痛,继之排出胎儿及胎盘。

任务二　异位妊娠

案例引导

　　29 岁经产妇,停经 50 日后出现阴道少量出血伴左下腹隐痛。今晨起床时突然右下腹剧痛来院就诊。面色苍白,下腹稍膨隆,右下腹压痛明显,肌紧张不明显,叩诊移动性浊音(＋)。妇科检查:子宫稍大、稍软,右附件区触及有压痛包块,境界不清,阴道后穹隆稍饱满,有触痛。查体:BP 95/60 mmHg,Hb 75 g/L。问题:
　　该妇女最可能的诊断是什么? 护理措施有哪些?

【疾病概述】

　　受精卵在子宫腔以外部位着床称异位妊娠(ectopic pregnancy),俗称宫外孕。异位妊娠与宫外孕的含义稍有区别。异位妊娠包括输卵管妊娠、卵巢妊娠、腹腔妊娠、宫颈妊娠及阔韧带妊娠;宫外孕仅指子宫以外的妊娠,不包括宫颈妊娠。异位妊娠发生的部位(图 5-1)根据受精卵在子宫腔外种植部位不同而不同。异位妊娠是妇产科常见的急腹症之一,其中输卵管妊娠最为常见,占异位妊娠的 95％左右。本任务主要介绍输卵管妊娠。

　　输卵管妊娠因其发生部位不同可分为间质部、峡部、壶腹部和伞部妊娠,其中以壶腹部妊娠多见,约占 78％,其次为峡部、伞部妊娠,间质部妊娠较少见。

　　异位妊娠的处理应以手术治疗为主,药物治疗为辅。严重内出血甚至休克的患者,应在积极纠正休克的同时尽快行患侧输卵管切除术或保守性手术;而对于尚未破裂或流产的早期患者,尤其是有生育要求的年轻患者,可行中医中药治疗或化学药物(如甲氨蝶呤、米非司酮等)治疗。

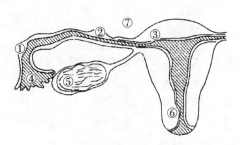

图 5-1　异位妊娠发生的部位

（①输卵管壶腹部妊娠；

②输卵管峡部妊娠；

③输卵管间质部妊娠；

④输卵管伞部妊娠；

⑤卵巢妊娠；⑥宫颈妊娠；

⑦腹腔妊娠）

【护理评估】

（一）健康史

仔细询问月经史，准确推断停经时间，评估有无诱发输卵管妊娠（图 5-2）的因素。

（1）输卵管炎症　包括输卵管黏膜炎和输卵管周围炎，是输卵管妊娠的主要原因。慢性炎症可引起输卵管管腔黏膜粘连、管腔变窄，或纤毛缺损，或输卵管扭曲、管腔狭窄等，导致受精卵在输卵管内运行受阻而于该处着床。

（2）输卵管手术史　输卵管绝育术及手术史使输卵管妊娠的发生率为 $10\% \sim 20\%$。辅助生育技术的运用也可引起异位妊娠，如曾因不孕接受输卵管粘连分离术、输卵管成形术者，在妊娠时易发生输

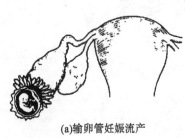

(a)输卵管妊娠流产

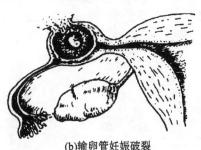

(b)输卵管妊娠破裂

图 5-2　输卵管妊娠

卵管妊娠。

（3）输卵管发育不良或功能异常　输卵管过长、肌层发育差和黏膜纤毛缺乏等因素，均影响受精卵正常运行而致输卵管妊娠。

（4）受精卵游走　卵子在一侧输卵管受精，受精卵经过子宫腔或腹腔进入对侧输卵管称为受精卵游走。移行时间过长或受精卵发育增大，可在对侧输卵管内着床而形成输卵管妊娠。

（5）其他　内分泌失调、神经精神功能紊乱等都可影响输卵管管腔通畅，使受精卵运行受阻。此外，宫内节育器的使用与异位妊娠发生的关系已经引起国内外重视。最近相关调查研究表明，宫内节育器本身并不增加异位妊娠的发生率，但若宫内节育器避孕失败而受孕时，发生异位妊娠的概率较大。

（二）身体评估

输卵管妊娠的临床表现与受精卵着床部位、有无流产或破裂及出血量的多少和时间长短等有关，典型表现为停经后腹痛及阴道出血。

1. 症状

（1）停经　多数患者停经 $6 \sim 8$ 周后出现不规律阴道出血，有 $20\% \sim 30\%$ 的患者无停经史，易误将不规律阴道出血当成月经。

（2）腹痛　腹痛是输卵管妊娠患者就诊的主要症状。输卵管妊娠未发生流产或破裂前，常表现为一侧下腹隐痛或酸胀感；输卵管妊娠流产或破裂时，患者突感一侧下腹撕裂样疼痛，

常伴恶心、呕吐。当血液积聚于直肠子宫陷凹处,可出现肛门坠胀感;而当血液由下腹局部流向全腹时,疼痛亦遍及全腹,甚至可引起肩胛部放射性疼痛。

(3) 阴道出血　胚胎死亡后导致血 HCG 下降,卵巢黄体分泌的激素不能维持蜕膜生长继而发生剥离出血,常有不规律阴道出血,色暗红或深褐,量少呈点滴状,一般不超过月经量。少数患者阴道出血量较多,类似月经。

(4) 晕厥与休克　急性大量内出血及剧烈腹痛可引起患者晕厥或休克,失血症状与阴道出血量不成比例。

(5) 腹部包块　输卵管妊娠流产或破裂后形成的血肿时间较长,可因血液凝固,逐渐机化变硬并与周围器官(如子宫、卵巢、输卵管、肠管等)发生粘连而形成包块。

2. 体征　由于内出血,患者可呈贫血貌或休克征象。腹部检查:下腹压痛、反跳痛明显,出血多者,叩诊有移动性浊音。盆腔检查:阴道后穹隆饱满、触痛;宫颈举痛;宫旁肿块触痛明显。

(三) 心理-社会评估

身体不适加之妊娠终止的现实易导致孕妇出现较为激烈的情绪反应,如哭泣、自责、无助、抑郁和恐惧等行为。家属往往表现对出血的恐惧,担心孕妇的生命安全,产生焦虑情绪。患者不仅要承受失去胎儿的悲伤,还存在着自尊问题,担心未来的受孕能力等。

(四) 辅助检查

(1) 妊娠试验　妊娠试验是早期诊断异位妊娠的重要方法,此方法灵敏度高,阳性率一般可达到 80%~90%,有助于诊断,但阴性者仍不能完全排除异位妊娠。

(2) 超声诊断　B 超显像子宫稍大,宫腔内无物,宫旁出现低回声区,其内探及胚芽或原始心管搏动,可确诊为异位妊娠。

(3) 阴道后穹隆穿刺　阴道后穹隆穿刺是一种简单可靠的诊断方法,适用于疑有腹腔内出血的患者。如果抽出暗红色不凝血液,说明有血腹症存在。

(4) 腹腔镜检查　目前该检查不仅可确诊异位妊娠,而且可在确诊的情况下起到治疗作用,是异位妊娠诊断的金标准。适用于原因不明的急腹症鉴别及输卵管妊娠尚未破裂或流产的早期患者。大量内出血或伴有失血性休克者,禁行腹腔镜检查。

(5) 子宫内膜病理检查　目前此方法的运用明显减少,诊断性刮宫仅适用于阴道出血较多的患者,目的在于排除宫内妊娠流产。将宫腔排出物或刮出物送病理检查,如仅为蜕膜不见绒毛有助于诊断异位妊娠。

【护理诊断】

1. 失血性休克　与内出血有关。

2. 疼痛　与输卵管妊娠流产或破裂时的内出血刺激有关。

3. 恐惧　与担心生命安危及接受手术治疗有关。

【护理目标】

(1) 患者休克症状能及时发现,并及时处理。

(2) 患者以正常心态接受此次妊娠失败的现实。

【护理措施】

1. 药物治疗患者的护理　药物治疗主要适用于早期输卵管妊娠且要求保留生育能力者。化疗一般采用全身用药,也可采取局部用药。治疗期间严密观察病情变化及药物毒副反应。

局部用药即在 B 超指引下穿刺或腹腔镜将药物直接注入输卵管的妊娠囊内。

2. 手术治疗患者的护理

(1) 严密监测患者生命体征的同时,配合医生积极纠正休克症状,做好术前准备。

(2) 严重内出血并发休克者,应立即开放静脉,交叉配血,做好输血输液的准备,积极纠正休克。

3. 配合医生 配合医生做好围手术期的护理。

4. 心理护理 此类疾病的患者及家属心理比较紧张,须对他们进行心理安慰。同时维护患者的自尊,鼓励患者正视事实,帮助其度过此时期。

5. 健康教育 输卵管妊娠的预后在于防止输卵管的损伤及感染,护士应做好妇女保健指导工作,告知患者出院后保持良好的卫生习惯,预防盆腔感染。发生盆腔炎后须立即彻底治疗。嘱患者术后注意休息、加强营养、纠正贫血、提高机体抵抗力;禁性生活 1 个月后采取有效的避孕措施;嘱患者下次妊娠时要及时就医,不应轻易终止妊娠。

【护理评价】

(1) 患者休克症状得以及时发现并纠正。

(2) 患者消除恐惧心理,愿意接受手术治疗。

【考点提示】

(1) 异位妊娠的定义及发生部位。

(2) 异位妊娠常见病因及症状体征。

知识链接

　　输卵管妊娠时,由于输卵管管腔狭窄、管壁薄、蜕膜变化不完全,不能适应孕卵的生长发育,因此当输卵管妊娠发展到一定程度时,可出现以下结果:输卵管妊娠流产,输卵管妊娠破裂,陈旧性宫外孕,继发性腹腔妊娠。

任务三　早　产

【疾病概述】

妊娠满 28 周至不满 37 周之间分娩者称为早产(premature delivery)。此时娩出的新生儿称早产儿,体重一般不足 2500 g。此时各器官发育尚不成熟,抵抗力低,是围生儿死亡的主要原因。据统计,围生儿死亡中与早产有关者占 75%,故防止早产是降低围生儿死亡率的重要环节之一。

早产发生时,若胎儿存活,无胎儿窘迫、胎膜未破,可通过休息和药物治疗控制宫缩,尽量维持妊娠至足月;若胎膜已破,早产已不可避免,应尽可能地预防新生儿合并症以提高早产儿的存活率。

【护理评估】

（一）健康史

详细评估有无引起早产的高危因素；了解有无停经史，停经时间的长短；评估孕妇有无诱发早产的因素。

1. 自发性早产　早产中自发性早产占 45%。发生的机制主要为孕酮撤退、缩宫素作用、蜕膜活化。高危因素有早产史、妊娠间隔不足 18 个月或超过 5 年、早孕期有先兆流产、宫内感染、细菌性阴道病、不良生活习惯、孕期高强度劳动、子宫过度膨胀及胎盘因素等。

2. 未足月胎膜早破（PPROM）早产　病因及高危因素包括：PPROM 史、体质指数（BMI）小于 19.8、营养不良、吸烟、宫颈机能不全、子宫畸形、宫内感染、细菌性阴道病、子宫过度膨胀、辅助生殖技术受孕等。

3. 治疗性早产　因母体或胎儿的健康原因不允许继续妊娠，在未足 37 周时采取引产或剖宫产终止妊娠，称治疗性早产。常见病因有子痫前期（先兆子痫）、胎儿窘迫、胎儿生长受限、羊水过少或过多、胎盘早剥、妊娠合并症（如慢性高血压、糖尿病、肾病等）、前置胎盘出血、其他不明原因产前出血、血型不合溶血以及胎儿先天缺陷等。

（二）身体评估

早产的临床表现主要是宫缩，开始是不规律宫缩，常伴有少量阴道出血或血性分泌物，以后可发展为规律宫缩，其过程与足月临产相似，胎膜破裂较足月临产多。宫颈管先逐渐消退，然后扩张。临床上，可分为先兆早产和早产临产两个阶段。先兆早产指有规则或不规律宫缩，伴有宫颈管的进行性缩短。早产临产的表现：出现规律宫缩（20 min 内不小于 4 次，或 60 min 内不小于 8 次），伴有宫颈管的进行性改变；宫口扩张 1 cm 以上；宫颈展平不小于 80%。注意与妊娠晚期生理性宫缩相区别。生理性宫缩一般不规律、无痛感，且不伴有宫颈管缩短和宫口扩张等改变。

（三）心理-社会评估

患者及家属表现出对早产的恐惧，担心婴儿健康，产生紧张、自责等情绪；由于提前分娩，产妇及家属没有做好相应准备，表现出焦躁不安的情绪。

【护理诊断】

1. 焦虑　与担心早产儿预后有关。

2. 有围生儿受伤的危险　与早产儿发育不成熟、抵抗力低下有关。

【护理目标】

（1）新生儿不存在因护理不当而发生的并发症。

（2）患者能理智面对现实，接受治疗及护理。

【护理措施】

1. 预防早产

（1）休息　卧床休息，取左侧卧位。

（2）孕妇保持良好身心状况，减少刺激；慎做肛门检查和阴道检查，避免诱发宫缩；宫颈内口松弛者应于孕 14～18 周行预防性宫颈环扎术，防止早产的发生。

2. 药物治疗的护理　先兆早产可保胎治疗者，应遵医嘱及时给予抑制宫缩的药物，精神高度紧张者可遵医嘱给予地西泮、苯巴比妥等镇静药。与此同时，要积极控制感染、治疗合并症和并发症。临床常用的药物有以下几类。

（1）β-肾上腺受体激动剂 常用药物有沙丁胺醇、利托君等。

（2）硫酸镁 镁离子可直接作用于肌细胞，使平滑肌松弛，抑制宫缩。首次计量为 5 g，加至 25％葡萄糖注射液 20 mL 中，在 5～10 min 内缓慢注入静脉（或在稀释后半小时内静脉滴入），之后以每小时 2 g 静脉滴注，宫缩抑制后持续维持 4～6 h 后改为每小时 1 g，直到宫缩停止后 12 h。使用硫酸镁时，要密切观察患者有无中毒迹象。

（3）钙通道阻滞剂 常用硝苯地平 10 mg 舌下含服，每 6～8 h 一次。

3. 早产不可避免 遵医嘱给予地塞米松以促进胎儿肺成熟度，以尽量提高早产儿存活率；给孕妇吸氧，密切观察宫缩及胎心情况，慎用镇静剂；停用抑制宫缩的药物；协助做好会阴切开及助产的准备，缩短第二产程，预防新生儿颅内出血；做好新生儿窒息的抢救准备；加强对早产儿的护理。

4. 心理护理 多陪伴产妇，向产妇及家属解释早产相关知识，让产妇及家属接受早产儿的事实，减轻焦虑。

5. 健康教育 加强孕期指导，增加营养，保证休息，尽量采取左侧卧位。积极防治妊娠合并症及并发症。告知孕妇早产的征象，一旦出现先兆早产症状应及时就诊。向家属及产妇传授早产儿的喂养知识及护理方法。

【护理评价】

（1）患者能积极配合医护措施。

（2）母婴顺利经历全过程。

【考点提示】

早产的护理措施。

任务四 过期妊娠

【疾病概述】

凡平时月经周期规律，妊娠达到或超过 42 周尚未分娩者，称过期妊娠。发生率占妊娠总数的 3％～15％。过期妊娠是胎儿窘迫、新生儿窒息、围生儿死亡及难产的重要原因。

过期妊娠一经确诊，应根据胎盘功能、胎儿大小、宫颈成熟度等综合分析，选择适当的分娩方式。对无胎儿窘迫及明显头盆不称者可采取引产；有胎盘功能不良、巨大儿、胎位异常、胎儿窘迫、引产失败其中一项者应采取剖宫产术。

知识链接

1. 引起过期妊娠的原因 可能与雌、孕激素比例失调，宫缩刺激减弱，胎儿畸形及遗传因素有关。

2. 对胎儿发育的影响 如胎盘功能正常，胎儿继续发育可形成巨大儿，造成分娩困难；胎盘功能减退，可致胎儿发育停滞，成熟障碍，出生后形似"小老人"，严重者会引起胎儿窘迫甚至死亡。

【护理评估】

（一）健康史

了解孕妇月经周期情况，核实末次月经日期，根据早孕反应及胎动出现的时间，进一步确定妊娠周数。了解家族史及本人有无过期妊娠史。

（二）身体评估

详细进行孕期检查，评估妊娠周数是否与孕期相符。检查胎位、先露部衔接情况，监测胎心，了解胎儿宫内情况。若子宫符合足月妊娠，孕妇体重不再有明显变化，胎先露已衔接，羊水量渐减少，应视为过期妊娠。

（三）心理-社会评估

担心胎儿安危而焦虑、烦躁。少数孕妇及家属不配合医生治疗方案，拒绝引产而产生矛盾。

（四）辅助检查

B超监测羊水量、胎头双顶径、股骨长度、胎盘成熟度等协助诊断。对胎动计数、尿雌三醇值进行测定，用胎儿电子监护仪等了解胎盘功能及胎儿宫内情况。

【护理诊断】

1. 知识缺乏　与不了解过期妊娠相关知识有关。

2. 有围生儿受伤的危险　与巨大儿或胎盘功能减退有关。

【护理措施】

1. 防治围生儿受伤，促进围生儿健康

（1）嘱孕妇左侧卧位，勤听胎心，吸氧。

（2）协助医生终止妊娠。根据实际情况，遵医嘱做好剖宫产术前准备工作或协助医生对引产术者进行人工破膜，静滴缩宫素严密观察；临产后严密观察产程进展及胎儿情况，发现胎心异常或羊水混浊及时报告。

（3）过期儿按高危儿加强护理。

2. 健康教育　加强产前检查，核准预产期，避免过期妊娠。指导孕妇自我监护胎儿方法，加强新生儿护理。围生儿死亡者，给予心理安慰，指导避孕，至少半年后再妊娠。

任务五　妊娠期高血压疾病

案例引导

王女士，38岁，以"停经30周，下肢水肿1个月，头痛、眼花、恶心3日"入院。

病史：G_1P_0，平时月经规律，停经35日出现恶心、呕吐，未治疗，持续近2个月自然好转。停经 5 个月自觉胎动至今。近 1 个月余下肢出现水肿至大腿,3 日前感觉头痛、眼花、恶心。既往无高血压和肾病史。

查体:发育正常,营养中等,T 37 ℃、P 96 次/分、R 25 次/分、BP 170/110 mmHg,心肺(—)、肝脾(—)、水肿(++)。腹部检查:宫高 32 cm,腹围 98 cm,无腹痛,无宫缩,头先露未入盆,胎心音 146 次/分。骨盆外测量:髂棘间径 24 cm,髂嵴间径 27 cm,骶耻外径 20 cm,坐骨结节间径 9 cm。实验室检查:RBC 3.5×10^{12}/L,Hb 110 g/L,PLT 130×10^9/L,尿蛋白(++)。问题:

请做出对王女士的初步诊断及治疗。

【疾病概述】

妊娠期高血压疾病是指在妊娠期出现一过性高血压、水肿、蛋白尿三大症候群,严重时可出现抽搐、昏迷、心肾功能衰竭,甚至引起母婴死亡。妊娠期高血压疾病是妊娠期特有的疾病,包括妊娠期高血压、子痫前期、子痫、慢性高血压并发子痫前期及妊娠合并慢性高血压。我国发病率为 5%~12%,是孕产妇及围生儿死亡的重要原因之一。

妊娠期高血压患者可到门诊治疗,患者应注意休息,调节饮食,加强孕期检查,密切监测母儿情况,必要时给予镇静剂如地西泮治疗,防止病情加重。子痫前期及子痫患者则需住院治疗,治疗以解痉、镇静、降压、扩容及利尿,适时终止妊娠,防止并发症为原则。解痉首选药物为硫酸镁。子痫前期患者经积极治疗 24~48 h 病情无好转者应及时终止妊娠。子痫患者则应迅速控制抽搐,控制血压,纠正酸中毒和缺氧,抽搐控制后 2 h 终止妊娠。

【护理评估】

(一) 健康史

询问既往有无高血压病史,妊娠后血压变化情况,是否伴有蛋白尿、水肿。家族中有无高血压病史。是否存在妊高征(妊娠期高血压综合征)的易患因素,如年轻或高龄的初产妇;体型矮胖者;合并有羊水过多、糖尿病、严重贫血等患者。

(二) 身体评估

1. 分类及临床表现 妊娠期高血压疾病分类及临床表现见表 5-2。

表 5-2 妊娠期高血压疾病分类及临床表现

分 类	临 床 表 现
妊娠期高血压	妊娠期首次出现 BP≥140/90 mmHg,并于产后 12 周恢复;尿蛋白(—);患者可伴有上腹部不适或血小板减少,产后方可确诊
子痫前期	
轻度	妊娠 20 周后 BP≥140/90 mmHg;尿蛋白≥0.3 g/24 h 或随机尿蛋白(+);可伴有上腹不适、头痛、视力模糊等症状
重度	BP≥160/110 mmHg;尿蛋白≥2.0 g/24 h 或随机尿蛋白(++);血清肌酐 >106 μmol/L,血小板<100×10⁹/L;血清 LDH 升高;血清 ALT 或 AST 升高;持续头痛或视觉障碍;持续性上腹不适
子痫	子痫前期孕妇抽搐无法用其他原因解释

续表

分　　类	临床表现
慢性高血压并发子痫前期	高血压孕妇妊娠 20 周后出现尿蛋白≥0.3 g/24 h 或血压进一步升高或血小板＜100×10⁹/L
妊娠合并慢性高血压	妊娠前或妊娠 20 周前舒张压≥90 mmHg,妊娠期无明显加重;或妊娠 20 周后首次诊断高血压并持续至产后 12 周

注:通常正常妊娠、贫血及低蛋白血症均可发生水肿,妊娠期高血压患者水肿无特异性,因此不能作为妊娠期高血压疾病的诊断标准及分类依据。

2. 子痫的临床症状 在子痫前期的基础上进而出现抽搐或伴昏迷。子痫多发生于妊娠晚期或临产前,称产前子痫;少数发生于分娩过程中,称产时子痫;个别发生在产后 24 h 内,称产后子痫。

典型子痫发作表现为眼球固定,瞳孔放大,瞬间头歪向一侧,牙关紧闭,继而口角及面部肌肉颤动,数秒后全身及四肢肌肉强直。抽搐时呼吸暂停,面色青紫,持续 1 min 左右抽搐停止,意识恢复。在抽搐过程中易发生唇舌咬伤、摔伤甚至骨折等多种创伤,昏迷时呕吐可造成窒息或吸入性肺炎。

3. 水肿 体重异常增加是多数患者的首发症状,体重每周增加不少于 0.9 kg。水肿多由踝部开始,渐延至小腿、大腿、外阴部、腹部的凹陷性水肿。水肿局限于踝部和小腿,为"＋";水肿延至大腿,为"＋＋";水肿延至外阴部和腹部,为"＋＋＋";全身水肿或伴腹水,为"＋＋＋＋"。

重度妊娠高血压疾病患者往往可发生肾功能障碍、胎盘早剥、胎儿宫内发育迟缓、胎儿窘迫等母儿并发症。

（三）心理-社会评估

部分孕妇因担心胎儿和自身安危而焦虑,同时也存在部分孕妇及家属因对本病的不了解而忽视孕妇的不适表现,不按时产前检查和及时治疗。

（四）辅助检查

1. 血液检查 查血常规、血细胞比容、血浆黏度、全血黏度、出凝血时间、凝血酶原时间、血小板计数、电解质等,了解有无凝血功能异常等。

2. 尿液检查 查尿蛋白含量,测定尿比重。

3. 肝、肾功能检查 测定谷丙转氨酶、尿素氮、肌酐及尿酸。

4. 眼底检查 眼底的主要改变为视网膜小动脉痉挛,动静脉管径比由 2∶3 变为 1∶2,甚至 1∶4,严重时出现视网膜水肿、剥离或渗出及出血,出现视力模糊或突然失明。

5. 其他 胎儿心电监护、胎儿成熟度和心电图的检查等。

【护理诊断】

1. 体液过多 与水钠潴留、低蛋白血症有关。

2. 有受伤的危险 与子痫抽搐、昏迷,胎儿宫内缺氧有关。

3. 焦虑 与母儿健康受威胁有关。

4. 潜在并发症 胎盘早剥、凝血功能障碍、脑出血、急性肾功能衰竭等。

【护理目标】

(1) 妊娠期高血压疾病孕妇病情缓解,未发生子痫及并发症。

(2) 妊娠期高血压疾病孕妇了解孕期保健的重要性并能积极配合产前检查和治疗。

【护理措施】

1. 基础护理

(1) 饮食指导　指导孕妇进食富含蛋白质,维生素,铁、钙、锌等微量元素的食品,除全身水肿者,一般不限盐。

(2) 休息　嘱孕妇多卧床休息,以左侧卧位为宜,抬高下肢。

2. 病情监测

(1) 增加产前检查的次数,嘱患者每日测体重及血压,每2日复查尿蛋白。

(2) 观察水肿变化,必要时遵医嘱用药。

(3) 定期监测血液、胎儿发育情况及胎盘功能,指导孕妇胎动计数,必要时行胎儿电子监护。

3. 执行医嘱,控制病情

(1) 解痉药物　首选硫酸镁。

用药方法:①静脉给药:首次负荷剂量 2.5~5 g 硫酸镁溶于 10% 葡萄糖注射液 20 mL 中静脉注射(15~20 min 推完)或者 5% 葡萄糖注射液 100 mL 快速静脉滴注,继而 1~2 g/h 静脉滴注维持。②肌内注射:25% 硫酸镁 20 mL 加 2% 利多卡因 2 mL 臀部肌肉深部注射,24 h 总量为 25~30 g,疗程 24~48 h。肌内注射的缺点是血中浓度不稳定,并有局部疼痛及坐骨神经影响,常不为患者接受。用药过程中可监测血清镁离子浓度。

毒性反应:硫酸镁过量会引起呼吸停止和心搏骤停甚至死亡。血清镁离子浓度超过 5 mmol/L 将出现镁中毒,首先表现为膝反射消失,进一步出现肌张力减退及呼吸抑制,严重的可出现呼吸停止、心搏骤停。

注意事项:每次用药及维持静脉滴注期间,应定时检查。要求:①膝反射必须存在。②每分钟呼吸不少于 16 次。③每小时尿量不少于 17 mL 或 24 h 尿量不少于 400 mL。④备用解毒剂:当发现镁离子中毒时,遵医嘱用 10% 葡萄糖酸钙 10 mL 静脉注射。

(2) 镇静药物　地西泮具有较强的镇静、抗惊厥、肌肉松弛作用,对胎儿及新生儿的影响较小。对于硫酸镁治疗效果不佳者可选用冬眠合剂 1 号(含氯丙嗪 50 mg、异丙嗪 50 mg、哌替啶 100 mg)加于 10% 葡萄糖注射液 500 mL 内静脉滴注;紧急情况下将 1/3 量的冬眠合剂 1 号加于 25% 葡萄糖注射液 20 mL 中缓慢静脉注射,继以 2/3 量加于 10% 葡萄糖注射液 250 mL 中静脉滴注。使用时应防止体位性低血压。

(3) 降压药物　适用于血压不超过 160/110 mmHg 者,首选药物为肼屈嗪 10~20 mg 口服,每日 2~3 次,或将 40 mg 肼屈嗪加于 5% 葡萄糖注射液 500 mL 静脉滴注,其他如硝苯地平、甲基多巴、硝普钠等亦可起到降压作用。应用时须严密监测血压,如血压大幅升降应及时报告医生。

(4) 利尿剂　仅用于全身水肿、急性心力衰竭、肺水肿等。常用 20% 甘露醇或山梨醇 250 mL 于 30 min 内静脉滴注。使用利尿剂时应监测水、电解质。

(5) 扩容治疗　仅用于严重的低蛋白血症、贫血。可用人血清白蛋白、血浆、全血、右旋糖酐及平衡液。扩容治疗时应严密观察脉搏、呼吸、血压及尿量,防止肺水肿及心力衰竭的发生。

(6) 及时终止妊娠　终止妊娠的指征:①子痫前期患者积极治疗 24~48 h 无明显好转

者;②子痫前期患者孕龄超过 34 周;③子痫前期患者,孕龄不足 34 周,胎盘功能减退、胎儿已成熟者;④子痫控制后 2 h 的患者。

4.子痫患者的护理

(1)专人护理　监测子痫,观察并详细记录病情、检查结果和治疗过程。

(2)避免刺激　子痫患者应安排单人病房,暗室布置,避免声、光刺激。保持室内空气新鲜,必要时给予吸氧。各项护理操作要相对集中,动作轻柔,防止诱发抽搐。

(3)防止受伤　加用床档,床头备好抢救物品如开口器、拉舌器、压舌板、电动吸痰器等。

(4)保持呼吸道通畅　患者昏迷或未清醒时,将头偏向一侧,防止呕吐物误吸。

(5)抽搐发作时　首选硫酸镁静脉注射或静脉滴注,必要时加用镇静剂。

(6)纠正缺氧和酸中毒　间断面罩吸氧。

5.心理护理　指导孕妇保持心情愉快,有助于减缓妊娠期高血压疾病的发展。向患者解释治疗的重要性,减轻其负面情绪,增强信心,使其积极配合治疗。

6.健康教育　加强孕妇的孕期健康教育,定期产前检查。指导孕妇合理饮食,增加蛋白质,维生素及富含铁、钙、锌的食物,尤其是钙的补充。

【护理评价】

(1)妊娠期高血压疾病的孕妇精神状况良好,病情得到缓解。

(2)妊娠期高血压疾病的孕妇在重度子痫前期病情得以控制,未出现子痫及其并发症。

(3)妊娠期高血压疾病的孕妇分娩过程顺利。

(4)治疗过程中,患者未出现硫酸镁中毒反应。

【考点提示】

(1)妊娠期高血压疾病的分类及临床表现。

(2)硫酸镁的毒性反应及处理要点。

(3)妊娠期高血压疾病的治疗及护理措施。

知识链接

　　妊娠期高血压疾病的基本病理生理变化是全身小血管痉挛,内皮损伤及局部缺血。由于全身小动脉痉挛,造成周围血管阻力增大,血压增高。肾小球血管痉挛,管腔狭窄,血管壁组织缺氧,通透性增加,蛋白渗出,形成蛋白尿。同时,肾小球滤过率降低,钠的排泄减少并潴留于细胞外而导致水肿。

任务六　前置胎盘

【疾病概述】

　　妊娠 28 周后,胎盘附着在子宫下段,甚至胎盘下缘达到或覆盖宫颈内口,其位置低于胎儿先露部,称为前置胎盘。前置胎盘是妊娠晚期出血的主要病因之一,是严重威胁母儿生命安全的并发症,多见于经产妇及多产妇。

根据胎盘下缘与宫颈内口的关系,可将前置胎盘分为三种类型(图5-3)。①边缘性前置胎盘:胎盘下缘附着于子宫下段,边缘到达宫颈内口,但未覆盖宫颈内口;②部分性前置胎盘:胎盘组织部分覆盖宫颈内口;③完全性前置胎盘:又称中央性前置胎盘,胎盘组织完全覆盖宫颈内口。

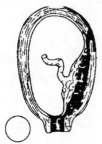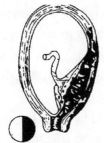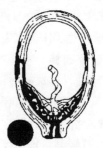

(a)边缘性前置胎盘　　　　(b)部分性前置胎盘　　　　(c)完全性前置胎盘

图5-3　前置胎盘的类型

前置胎盘的处理原则是抑制宫缩、止血、纠正贫血和预防感染。根据前置胎盘类型、阴道出血量、有无休克、妊娠周数、胎儿是否存活及产道条件等综合分析,制订处理方案。对于一般情况良好、出血量不多、妊娠不足34周、胎儿体重<2000 g、胎儿存活者,可在确保孕妇安全的前提下行期待疗法,待胎儿达到或接近足月,以提高胎儿存活率;而对于大量出血甚至休克者、出血少但妊娠近足月或已临产者,应终止妊娠。剖宫产术是目前处理前置胎盘的主要急救措施及分娩方式。

【护理评估】

(一) 健康史

了解孕妇健康状况,有无引起前置胎盘的易发因素;妊娠过程中尤其妊娠28周后,是否出现无痛性、无诱因、反复阴道出血的症状。

(二) 身体评估

1. 症状　前置胎盘的典型症状是妊娠晚期或临产时,发生无诱因、无痛性反复阴道出血。完全性前置胎盘初次出血时间早,多在妊娠28周左右,出血次数频繁,量较多,严重时可使患者陷入休克状态;边缘性前置胎盘出血多发生在妊娠晚期,多在妊娠37～40周或临产后,出血量较少;部分性前置胎盘的初次出血时间、出血量及反复出血次数介于两者之间。

2. 体征　患者一般情况与出血量有关,大量出血呈现面色苍白、脉搏增快、血压下降等休克表现。腹部检查:①子宫软,无压痛,大小与妊娠周数相符;②胎位、胎心清楚,因子宫下段有胎盘占据,影响胎先露部入盆,故先露部高浮,易并发胎位异常;③耻骨联合上可听到胎盘杂音。

(三) 心理-社会评估

突发无诱因的阴道出血,孕产妇及家属产生焦虑、恐惧情绪,担心胎儿的安危和孕妇的健康情况。

(四) 辅助检查

1. 超声波检查　B超是目前检查前置胎盘最安全、可靠的方法,可作为首选。B超可显示子宫壁、胎盘、胎先露部及宫颈的位置,根据胎盘边缘与宫颈内口的关系可确定前置胎盘的类型。

2. 产科检查　子宫大小与停经月份相符,胎位清楚,先露高浮,胎心音可正常;如果失血过多可致胎心音异常或消失。胎盘位于子宫下段前壁时,可于耻骨联合上方听到胎盘血管杂音。

3. 产后检查胎盘和胎膜　若前置部位的胎盘母体面有陈旧性黑紫色血块附着,或胎膜破口距胎盘边缘距离<7 cm,则可诊断为前置胎盘。

【护理诊断】

1. 组织灌注量不足　与前置胎盘所致的失血有关。

2. 有感染的危险　与失血、机体抵抗力下降、胎盘剥离面接近宫颈外口有关。

3. 恐惧　与出血、危及母儿生命有关。

4. 潜在并发症　胎儿窘迫。

【护理措施】

1. 一般护理

(1) 饮食指导　建议孕妇多食含铁丰富的食物,如动物肝脏、绿叶蔬菜及豆类等。一方面有助于纠正贫血;另一方面可增加机体抵抗力,促进胎儿发育。

(2) 休息　孕妇绝对卧床休息,左侧卧位,定期吸氧,禁性生活。

(3) 卫生　保持外阴清洁,勤换卫生巾,用消毒液擦洗会阴,每日 2 次。

(4) 病情告知　向患者及家属说明情况,提供心理安慰,取得配合。

(5) 避免各种刺激,防止出血　医护人员进行腹部检查时动作要轻柔,禁止做阴道检查及肛查。

2. 执行医嘱　治疗原则为制止出血,抑制宫缩,纠正贫血及预防感染。

(1) 期待疗法者　应绝对卧床休息;定时吸氧,每日 3 次,每次 20 min;禁止阴道检查及肛查;纠正贫血;监护胎儿宫内情况。

(2) 终止妊娠者　①剖宫产术:处理前置胎盘的主要手段。术前建立静脉通道,积极纠正贫血,预防感染,备血,做好产后出血和抢救新生儿的准备。②阴道分娩:适用于边缘性前置胎盘、枕先露、阴道出血不多,估计在短时间内能结束分娩者可试产。

3. 病情监测　严密监测患者血压、脉搏,尤其是大出血时,观察休克的症状及体征。严密观察阴道出血量及阴道出血的时间和颜色。监测胎儿情况。选择最佳终止妊娠时机,积极做好终止妊娠的准备。

4. 产后护理

(1) 产后注意观察宫缩情况,防止产后出血。

(2) 产后指导产妇加强营养,补充铁剂,及时纠正贫血。

(3) 加强会阴护理,密切观察恶露性状、气味,遵医嘱应用抗生素,预防感染。

5. 健康教育　指导患者加强营养,避免吸烟、酗酒等不良行为,避免多次刮宫、引产或宫内感染,防止多产,减少子宫内膜损伤或子宫内膜炎。对妊娠期出血,无论量的多少均应就医,做到及时诊断,正确处理。产褥期禁止盆浴、性交,以防止感染。

【护理评价】

(1) 接受期待疗法的孕妇胎龄接近或达到足月时终止妊娠。

(2) 产妇产后未出现产后出血和感染。

【考点提示】

前置胎盘的分类及辅助检查。

知识链接

　　发生前置胎盘的病因目前尚不明确,可能与子宫内膜病变、宫腔异常、胎盘面积过大、胎盘异常或受精卵发育迟缓等因素有关。如产褥感染、多产、剖宫产或多次刮宫、吸烟或滥用麻醉药物等因素引起的子宫内膜炎或子宫内膜损伤,致使胎盘为摄取足够的营养而扩大面积,伸展到子宫下段,形成前置胎盘;还可能由于多胎妊娠形成过大面积的胎盘,伸展至子宫下段或遮盖了宫颈内口;或有副胎盘延伸至子宫下段;也可由于受精卵发育迟缓,到达子宫下段方具备植入能力,在该处生长发育而形成前置胎盘。

任务七　胎盘早期剥离

【疾病概述】

　　妊娠 20 周后或分娩期,正常位置的胎盘在胎儿娩出前部分或全部从子宫壁剥离,称胎盘早期剥离,简称胎盘早剥。胎盘早剥是妊娠晚期的严重并发症,可危及母儿生命。

　　胎盘早剥的主要病理变化是底蜕膜出血,形成血肿,致使胎盘剥离。按病理生理变化特点可分为以下三种类型(图 5-4)。

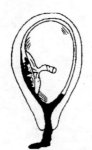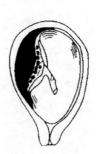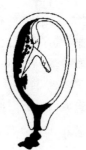

(a)显性剥离或外出血　　(b)隐性剥离或内出血　　(c)混合性出血

图 5-4　胎盘早剥的分类

　　1. 显性剥离或外出血　胎盘剥离面小,出血量少,出血很快停止,多无明显的临床表现。如果胎盘剥离面扩大,血液冲开胎盘边缘,沿着胎膜与子宫壁之间经宫颈口向外流出,称显性剥离或外出血。

　　2. 隐性剥离或内出血　当血肿不断增大,如果胎盘仍附着于子宫壁上,或胎先露固定于骨盆入口,血液积聚于胎盘与子宫壁之间,称隐性剥离或内出血。

　　3. 混合性出血　当内出血量过多时,血液最终冲开胎盘边缘及胎膜而外流,称混合性出血。有时出血可穿破羊膜溢入羊水中,形成血性羊水。

严重的胎盘早剥可以发生一系列病理改变，可导致凝血功能障碍。剥离处的胎盘绒毛释放大量组织凝血活酶，进入母体血液循环，激活凝血系统导致弥散性血管内凝血（DTC），引起产后大出血。

胎盘早剥以纠正休克、及时终止妊娠、防止并发症为处理原则。并根据病情的严重程度、胎儿宫内状况及宫口开大情况等决定分娩方式。

【护理评估】

（一）健康史

了解此次妊娠情况，评估有无诱发胎盘早剥的因素。

（二）身体评估

胎盘剥离的严重程度与剥离面的大小及剥离部位的位置有关，其中，剥离面小于1/3，以外出血为主者属轻型；剥离面超过1/3，伴有较大胎盘后血肿，常为内出血或混合性出血者属于重型。临床上主要有以下四种表现。

1. 腹痛　主要表现为妊娠晚期或临产后，突然发生持续性腹痛，伴或不伴阴道出血。轻型胎盘早剥患者多无腹痛或腹痛较轻；重度胎盘早剥为突然发生的持续性腹痛、腰酸或腰背痛，其程度与胎盘后积血量成正相关。严重时患者可出现恶心、呕吐、面色苍白、四肢湿冷、脉搏细速、血压下降等休克症状。

2. 阴道出血　轻型胎盘早剥患者阴道出血量一般较多，色暗红，贫血体征不明显；重型胎盘早剥患者可无阴道出血或少量阴道出血及血性羊水，贫血程度与外出血量不相符。

3. 子宫强制性收缩　轻型胎盘早剥患者子宫软，大小与妊娠周数相符，无压痛或轻压痛（胎盘剥离处），胎位清楚，胎心率正常；重型胎盘早剥患者偶见宫缩，子宫硬如板状，压痛明显，于宫缩间歇时不能松弛，胎位扪不清。

4. 皮肤、黏膜有出血倾向　重型胎盘早剥患者，特别是胎死宫内的患者可能发生DIC与凝血功能障碍。表现为皮下、黏膜或注射部位出血，子宫出血不凝或仅有较软的凝血块，亦可出现血尿、咯血及呕血等现象。

（三）心理-社会评估

因起病急，病情变化快，有剧烈腹痛和出血，孕妇及家属的心理极度恐慌、焦虑甚至悲哀，担心孕妇及胎儿的安危。

（四）辅助检查

1. B超检查　若超声声像图显示胎盘与子宫壁之间有界限不清的液性暗区，提示胎盘后血肿形成。同时检查胎动及胎心搏动，以了解胎儿宫内情况。

2. 产科检查　通过四步触诊判定胎位、胎心情况、宫高变化、腹部压痛范围和程度等。

3. 实验室检查　主要包括全血细胞检查和凝血功能检查。严重的胎盘早剥患者应做DIC的检查（血小板计数、凝血酶原时间、纤维蛋白原测定）和纤溶确诊试验（凝血酶时间、优球蛋白溶解时间、血浆鱼精蛋白副凝试验）。

【护理诊断】

1. 潜在并发症　失血性休克、凝血功能障碍、肾功能衰竭、子宫胎盘卒中、羊水栓塞。

2. 有威胁胎儿健康的危险　与胎盘剥离、胎盘功能障碍有关。

3. 焦虑　与大出血，担心胎儿及自身安危有关。

【护理目标】

（1）孕妇失血性休克症状得到控制。

（2）患者未出现凝血功能障碍、产后出血和急性肾功能衰竭等并发症。

【护理措施】

1. 一般护理 增加营养，嘱患者绝对卧床休息，采取左侧卧位，加强个人卫生。

2. 病情观察

（1）严密监测生命体征及尿量，并做好记录。

（2）观察阴道出血情况、腹痛情况及伴随症状。

（3）监测胎儿情况，为终止妊娠做好准备。

3. 执行医嘱

（1）治疗原则 胎盘早剥一旦确诊，为抢救母儿生命应及时终止妊娠。

（2）遵医嘱用药 对休克患者，应迅速建立静脉通道，补充血容量。

（3）配合医生处理并发症 胎儿娩出后及时应用缩宫素，并配合按摩子宫，防止产后出血，必要时遵医嘱做子宫切除的术前准备，积极纠正凝血功能障碍，补充血容量，防止肾功能衰竭。

4. 终止妊娠孕妇的护理

（1）阴道分娩 适用于孕妇一般情况好、剥离面小、估计短时间内能从阴道分娩者。分娩时应严密观察母儿情况，先破膜，让羊水缓慢流出，腹带包裹腹部，防止胎盘继续剥离，同时遵医嘱滴注缩宫素，缩短产程，做好新生儿抢救的准备，产后仔细检查胎盘胎膜。

（2）剖宫产术 适用于短时间内不能结束分娩者；轻度胎盘早剥、胎儿窘迫需抢救胎儿者；阴道分娩无进展者。

（3）给予抗生素，预防感染 严密观察产后产妇情况并积极护理，防止产褥感染。

5. 心理护理 提供心理支持，鼓励孕妇和家属表达心理感受，消除出血引起的恐慌，争取患者及家属的积极配合。对失去孩子的产妇应多加安慰，使产妇接受现实，平稳地度过悲伤期。

6. 健康教育 加强孕期保健，指导孕妇妊娠期取左侧卧位，改善胎盘供血。加强产前检查，防治妊娠期高血压疾病等妊娠期并发症。出院后注意休息，加强营养，补充铁剂，纠正贫血，增强抵抗力。产褥期禁止盆浴、性交，防止感染，产后42日来院检查。做好计划生育指导工作，剖宫产术后若有再孕要求，需间隔2年。

【护理评价】

（1）入院后孕妇失血性休克症状得到控制。

（2）患者未出现凝血功能障碍、产后出血和急性肾功能衰竭等并发症。

【考点提示】

胎盘早剥的病理分型及临床表现。

知识链接

　　胎盘早剥有许多诱因，孕妇患有妊娠期高血压疾病、慢性高血压、慢性肾脏疾病或全身血管病变、机械性因素（腹部外伤）；脐带过短或脐带绕颈，分娩过程中胎儿下降过度牵拉脐带造成胎盘早剥；宫腔内压力骤降，子宫突然收缩，导致胎盘自子宫壁剥离。

　　胎盘早剥发生内出血，血液积聚在胎盘与子宫壁之间，局部压力增大，血液侵入子宫肌层，引起肌纤维分离、断裂，侵及子宫浆膜层，甚至变性，子宫表面出现紫色淤斑，称子宫胎盘卒中。

任务八 羊水过多

【疾病概述】

妊娠期间羊水量超过 2000 mL 者称羊水过多（polyhydramnios）。羊水量在数日内急剧增多，称为急性羊水过多；羊水量在数周内缓慢增多，称为慢性羊水过多，大多数孕妇以此型多见。其发生率为 0.5%～1%，妊娠合并糖尿病者可达 20%。妊娠足月时羊水量少于 300 mL 者称为羊水过少。本任务主要讨论羊水过多。

羊水过多的处理取决于胎儿有无畸形及孕妇自觉症状的严重程度。若合并胎儿畸形，应立即终止妊娠；无胎儿畸形，根据孕妇实际情况采取相应措施，尽量提高胎儿存活率。

【护理评估】

（一）健康史

详细询问病史，了解孕妇有无糖尿病、妊娠期高血压疾病及生育史等。

（二）身体评估

1. 急性羊水过多 较少见，多发生在妊娠 20～24 周。患者出现呼吸困难，不能平卧，甚至出现发绀，腹壁皮肤因张力过大出现疼痛，严重者可见皮下静脉，行走不便。

2. 慢性羊水过多 较多见，多发生在妊娠晚期。症状多不明显。孕妇子宫大于妊娠月份，腹部膨隆，触诊时感到皮肤张力大，胎位不清，胎心音遥远或听不到。患者破膜后因子宫骤然缩小，可引起胎盘早剥。产后因子宫过大引起宫缩乏力而导致产后出血。

（三）心理-社会评估

孕妇因子宫迅速增大，出现明显压迫症状及活动受限而表现出烦躁不安，同时因担心胎儿是否健康而焦虑。

（四）辅助检查

1. B超检查 B超检查是羊水过多的重要辅助检查方法。B超诊断羊水过多的标准有两个：①测量羊水最大暗区垂直深度（AFV），不少于 8 cm 诊断为羊水过多。②计算羊水指数（AFI）：将孕妇腹部经脐横线与腹白线作为标志线分为 4 个区，4 个区羊水最大暗区垂直深度之和，即为羊水指数。AFI≥25 cm 诊断为羊水过多。

2. 甲胎蛋白（AFP）检测 筛查胎儿神经管缺陷畸形。

3. 孕妇血型及血糖检查 检查孕妇 Rh、ABO 血型，检测母儿血型是否相符。必要时做葡萄糖耐量试验，检查孕妇是否有妊娠期糖尿病。

【护理诊断】

1. 舒适改变 与子宫增大引起的呼吸困难、腹部胀痛、下肢水肿、不能平卧有关。

2. 潜在并发症 胎盘早剥、胎膜早破、脐带脱垂、早产。

3. 焦虑 与担心母儿安全与胎儿畸形有关。

【护理目标】

(1) 羊水过多但胎儿正常者,母儿健康平安。

(2) 羊水过多合并胎儿畸形者,孕妇能终止妊娠,顺利度过产褥期。

【护理措施】

1. 一般护理

(1) 嘱孕妇低盐饮食,卧床休息,防止发生胎膜早破。

(2) 取半坐卧位,尽量抬高下肢,以增加孕妇的舒适感。

2. 病情监测

(1) 加强产前检查,及早发现引起羊水过多的因素并及早处理。

(2) 定期测宫高、腹围、体重,配合B超检查,监测羊水量变化及胎儿发育情况。

(3) 分娩期严密观察胎心、羊水、宫缩及产程进展情况。

3. 执行医嘱

(1) 羊水过多而胎儿正常者　可在B超监测下进行羊膜腔穿刺放水,严格无菌操作,防止感染。穿刺放水时,速度不宜过快,一次不得超过1500 mL,放水过程中应注意观察孕妇的自觉症状和生命体征,监测胎心,可酌情给予镇静剂,防止胎盘早剥及早产的发生。放羊水后腹部放置沙袋或加腹带包扎以防止血压骤降发生休克。

(2) 羊水过多而胎儿畸形者　可人工破膜引产及时终止妊娠,人工破膜中应当注意血压、脉搏及阴道出血情况,严格消毒,防止感染。放羊水时不宜过快、过多,防止宫腔内压力骤降引起胎盘早剥。放羊水时应从腹部固定胎儿为纵产式,严密观察胎心及宫缩情况。

4. 健康教育　指导孕妇出院后注意休息,防止产后出血,加强营养,防止感染。再次妊娠应进行遗传咨询和产前检查,进行高危监护。

【护理评价】

(1) 母儿安全,无并发症发生。

(2) 孕妇积极参与治理与护理过程。

(3) 孕妇产后无出血和感染。

【考点提示】

(1) 羊水过多的定义及表现。

(2) 羊水过多的护理措施。

知识链接

目前羊水过多病因不清,可能与下列因素有关。

1. 胎儿畸形　以中枢神经系统和消化系统畸形最为常见。

2. 多胎妊娠及巨大儿　多胎妊娠羊水过多的发生率为单胎的10倍。

3. 孕妇患病　糖尿病。

4. 胎盘脐带病变　胎盘绒毛血管瘤、脐带帆状附着等有时也可引起羊水过多。

任务九　双胎妊娠

【疾病概述】

一次妊娠有两个或两个以上胎儿时称多胎妊娠,其中以双胎妊娠最为多见。本任务重点讨论双胎妊娠。

双胎妊娠可分为双卵双胎和单卵双胎。由两个卵子分别受精形成的双胎妊娠,称双卵双胎,约占双胎妊娠的 2/3;由一个受精卵分裂形成的双胎妊娠,称单卵双胎,约占双胎妊娠的1/3。

双胎妊娠应及早确诊,加强产前检查及母儿监护,提前入院待产,合理选择分娩方式,预防并发症。

【护理评估】

（一）健康史

了解孕妇家族中有无多胎史,孕妇的年龄、胎次,孕前是否使用促排卵药。

（二）身体评估

1. 症状　早孕反应较重,子宫增大速度比单胎快,尤其是妊娠 24 周以后,羊水量也较多。妊娠晚期可出现呼吸困难、胃部饱满、行走不便、下肢静脉曲张、水肿等压迫症状。

2. 体征　子宫大于停经月份,妊娠中晚期腹部可触及多个小肢体或两个胎头,不同部位可听到两个胎心音。

3. 并发症

（1）孕妇　可出现妊娠期高血压疾病、妊娠期肝内胆汁淤积症、贫血、羊水过多、胎膜早破、宫缩乏力、胎盘早剥、产后出血、流产等情况。

（2）围产儿　可出现早产、脐带异常、胎头交锁、胎头碰撞及胎儿畸形等情况。

（三）心理-社会评估

孕妇及家属因孕育双胎而兴奋,又因担心母儿的安危及胎儿发育情况而担忧。

（四）辅助检查

B超检查对于诊断及监护双胎有较大帮助。

【护理诊断】

1. 舒适改变　与双胎妊娠引起的呼吸困难、食欲下降、下肢水肿、腰背痛有关。

2. 潜在并发症　早产、脐带脱垂、胎盘早剥、产后出血等。

【护理目标】

（1）孕妇营养摄取足够,能保证母儿需要。

（2）孕妇及胎儿、婴儿的并发症被及时发现,保证母儿安全。

【护理措施】

1. 一般护理

（1）加强营养,尤其注意补铁、钙、叶酸等,以满足妊娠需要。

(2) 注意休息,要求卧床休息,最好左侧卧位。

2. 症状护理

(1) 减轻水肿 嘱孕妇注意休息,左侧卧位,避免长时间站立。

(2) 减轻压迫 指导孕妇穿戴托腹带或侧卧位时腹下垫一个枕头,可减轻过度膨大的子宫引起的压迫症状。

3. 分娩期护理

(1) 阴道分娩者 多数双胎妊娠能经阴道分娩。但产程中应注意以下几点。

①第一产程:产妇保持良好体力,保证足够营养摄入及睡眠,密切观察宫缩、胎心及产程进展。

②第二产程:第一个胎儿娩出不宜过快,以防发生胎盘早剥;第一个胎儿娩出后应立即断脐,以防第二个胎儿失血;协助固定腹部使第二个胎儿保持纵产式;通常第二个胎儿在 20 min 左右娩出,若有异常可行助产手术助其娩出。

③第三产程:第二个胎儿娩出后,遵医嘱给予缩宫素,腹部放置沙袋 24 h,以防产后出血和休克。

(2) 剖宫产者 当有胎位不正、胎儿窘迫、宫缩乏力或有严重妊娠并发症等情况存在时,应采取剖宫产手术尽快终止妊娠。胎儿娩出前建立静脉通道,交叉配血,做好输血输液的准备,严密监测患者生命体征的同时,做好术前准备。

4. 心理护理 为孕妇提供双胎妊娠的相关知识,减少孕妇对母儿安危的担心,以便更好地配合治疗和护理。

5. 健康教育 产后指导孕妇注意休息,加强营养。观察阴道出血及子宫复旧情况,防止产后出血。指导产妇正确进行母乳喂养,产褥期注意卫生及避孕。

【护理评价】

(1) 产后指导孕妇注意休息,加强营养。

(2) 观察阴道出血及子宫复旧情况,防止产后出血。

(3) 产妇能进行母乳喂养,产褥期注意卫生及避孕。

(4) 孕产妇、胎儿或新生儿安全。

知识链接

引起双胎妊娠的原因如下。

1. 遗传 夫妻双方家族中有多胎妊娠史者,多胎的发生率增加。

2. 年龄和胎次 多胎妊娠的发生率随着孕妇年龄增大而增加,尤其是 35～39 岁的发生率最大。孕妇胎次越多,发生多胎妊娠的机会越多。

3. 药物 因不孕症而使用了促排卵药物,导致多胎妊娠的发生率增加。

直通护考

一、选择题

(一) A1/A2 型题(以下每一道考题下面有 A、B、C、D、E 五个备选答案,请从中选择一个最佳答案)

1. 下列关于双胎妊娠孕妇临产表现的叙述,错误的是(　　)。

A. 子宫增大速度快　　　　　　　　　　　　　B. 早孕反应重

C. 易并发妊娠期高血压疾病　　　　　　　　D. 孕妇易出现贫血

E. 以上说法均错误

2. 输卵管妊娠患者就诊的最主要症状是（　　　）。

A. 腹痛　　　　　B. 阴道出血　　　　C. 停经　　　　　D. 附件压痛　　　　E. 晕厥和休克

3. 某孕妇 33 岁，G_3P_0，头晕眼花 7 日。入院查血压 150/100 mmHg，尿蛋白 2 g/24 h，水肿（＋＋＋），诊断为轻度子痫前期。该病最基本的病变是（　　　）。

A. DIC　　　　　　　　　B. 胎盘绒毛退行性变　　　　　　C. 水钠潴留

D. 全身小血管痉挛　　　　E. 肝包膜下出血形成血肿

4. 疑似前置胎盘患者，一般禁做哪项检查？（　　　）

A. 腹部检查　　　　　　　B. 肛门检查　　　　　　　　　C. 阴道 B 超检查

D. 腹部 B 超检查　　　　E. 产后胎盘、胎膜检查

5. 以下关于先兆流产患者的护理措施，正确的是（　　　）。

A. 使用雌激素保胎　　　　B. 勤做妇科检查　　　　　　　C. 禁用镇静剂

D. 多运动，保持愉快心情　　E. 及时进行超声检查，了解胎儿情况

6. 下列对重型胎盘早剥患者进行的护理评估，正确的是（　　　）。

A. 并发急性肾功能衰竭　　B. 胎儿无异常　　　　　　　　C. 子宫软，无压痛

D. 胎盘剥离面超过 1/3　　E. 阴道出血量多

7. 以下关于输卵管妊娠破裂，错误的是（　　　）。

A. 多见于输卵管峡部妊娠 6 周左右　　　　　　B. 休克程度与阴道出血量成正比

C. 宫颈举痛　　　　　　　　　　　　　　　　　D. 阴道后穹隆穿刺抽出不凝血

E. 可引起晕厥、休克

8. 前置胎盘患者进行产科检查，哪项体征不符？（　　　）

A. 子宫软，无压痛　　　　B. 胎位异常　　　　　　　　　C. 先露入盆

D. 胎位、胎心清楚　　　　E. 子宫大小与停经时间相符

9. 先兆流产与难免流产的主要鉴别点是（　　　）。

A. 阴道出血时间长短　　　B. 下腹疼痛程度　　　　　　　C. 宫颈口开大与否

D. 子宫大小是否与孕周相符　　E. 妊娠反应轻重

10. 某孕妇，妊娠 32 周，临床诊断妊娠期高血压疾病伴慢性胎儿窘迫，胎位 ROA，入院治疗。患者自诉担心治疗会影响胎儿发育。护士向孕妇强调最佳的卧位是（　　　）。

A. 左侧卧位　　　B. 平卧位　　　C. 坐位　　　　D. 右侧卧位　　　E. 仰卧屈膝位

11. 某孕妇，25 岁，妊娠 33 周，突然出现阴道出血，量少，无宫缩，胎心 140 次/分，宫口未开。以下护理措施不正确的是（　　　）。

A. 观察生命体征及阴道出血　　　　　　　　B. 休息，取中凹位

C. 取左侧卧位或胎盘同侧卧位　　　　　　　D. 定时监测胎心音

E. 遵医嘱给予止血药或镇静剂

12. 对子痫患者实施的护理措施，下列哪项不对？（　　　）

A. 病室通风明亮　　　　　B. 专人特护，密切观察　　　　C. 加用床档

D. 床边备好抢救物品　　　E. 配合检查，及时送检

13. 妊娠期高血压疾病的解痉首选药物是（　　　）。

A. 地西泮　　　　B. 呋塞米　　　C. 硫酸镁　　　　D. 肼屈嗪　　　E. 硝苯地平

14. 前置胎盘与胎盘早剥的相同点是（　　　）。

A. 并发症　　　　　　　　B. 腹部体征　　　　　　　　C. 症状

D. 阴道出血量　　　　　　E. 出血多,输血、输液纠正休克

15. 子痫患者发生抽搐时,首要的护理措施是（　　　）。

A. 加床栏,防止受伤　　　　　　　　B. 取头低足高位,保持呼吸道通畅

C. 观察病情,详细记录　　　　　　　D. 提供安静、暗光的病室环境

E. 用舌钳固定舌头,防止咬伤及舌后坠

16. 患者,女,23岁,妊娠11周,阵发性腹痛,阴道出血不止。检查:宫口开大3 cm,部分妊娠组织堵塞。首选的护理措施是（　　　）。

A. 嘱孕妇休息　　　　　　B. 减少刺激　　　　　　C. 监测胚胎发育

D. 加强心理护理,增强保胎信心　　E. 及时做好清除宫腔内残留组织的准备

17. 输卵管妊娠的常见部位是（　　　）。

A. 间质部　　　B. 峡部　　　C. 伞部　　　D. 壶腹部　　　E. 以上都不正确

18. 引起输卵管妊娠的常见原因是（　　　）。

A. 输卵管发育不良　　　　B. 内分泌失调　　　　C. 输卵管炎

D. 输卵管功能异常　　　　E. 输卵管水肿

19. 诊断前置胎盘较安全可靠的方法是（　　　）。

A. 阴道检查　　　　　　　B. 肛门检查　　　　　　　C. 放射线检查

D. B超检查　　　　　　　E. 血β-HCG测定

20. 下列不是重度胎盘早剥临床表现的是（　　　）。

A. 阴道出血、腹痛剧烈　　　　　　　B. 外出血量与全身症状不相符

C. 宫底升高　　　　　　　　　　　　D. 子宫硬如板状

E. 胎位、胎心清楚

21. 24 h内尿蛋白定量为多少属于子痫前期（重度）患者?（　　　）

A. 超过300 mg　　　　　　B. 超过500 mg　　　　　　C. 超过1000 mg

D. 超过2 g　　　　　　　　E. 超过5 g

22. 子痫前期（重度）患者已近临产,较好地处理是（　　　）。

A. 立即引产,尽快终止妊娠　　　　　　B. 立即剖宫产以终止妊娠

C. 积极治疗好转24～48 h后引产终止妊娠　　D. 积极治疗恢复正常后引产终止妊娠

E. 积极治疗好转1周后引产终止妊娠

23. 关于硫酸镁的应用,下列哪项是错误的?（　　　）

A. 能较好地预防、控制子痫的发作

B. 24 h用量不得超过10 g

C. 尿量小于25 mL/h,呼吸不足16次/分时停用

D. 发现中毒现象,用葡萄糖酸钙缓慢推注

E. 膝反射消失时禁用

24. 羊水过多合并胎儿畸形的处理原则为（　　　）。

A. 终止妊娠　　B. 抽取羊水　　C. 保胎治疗　　D. 期待疗法　　E. 观察

25. 羊水量超过多少为羊水过多?（　　　）

A. 600 mL　　　B. 700 mL　　　C. 800 mL　　　D. 1000 mL　　　E. 2000 mL

26. 下列哪项不是治疗早产的药物?(　　　)

　　A. 沙丁胺醇　　　　　　　　　B. 吲哚美辛　　　　　　　　　C. 地西泮

　　D. 地巴唑　　　　　　　　　　E. 利托君

(二) A3/A4 型题(以下提供若干个案例,每个案例下设若干个考题。请根据各考题题干所提供的信息,在每道题下面的 A、B、C、D、E 五个备选答案中,选择一个最佳答案)

(27～30 题共用题干)

某孕妇,妊娠 20 周时诊断为妊娠期高血压疾病。现妊娠 36 周,突然出现持续性腹痛。查体:子宫硬如板状,有压痛,宫底高于妊娠周数,阴道少量出血,胎心、胎动消失。

27. 该患者首选的检查方法是(　　　)。

　　A. 阴道检查　　　　　　　　　B. X 线检查　　　　　　　　　C. B 超检查

　　D. CT 检查　　　　　　　　　E. 宫腔镜检查

28. 诊断明确后检查宫口未开,护士应马上(　　　)。

　　A. 加强监护　　　　　　　　　　　　　B. 开放静脉,做好术前准备

　　C. 做好生活护理　　　　　　　　　　　D. 遵医嘱静滴缩宫素引产

　　E. 配合医生止血处理

29. 护士告知家属该产妇的正确处理方法是(　　　)。

　　A. 水囊引产　　　　　　　　　B. 产钳助产　　　　　　　　　C. 缩宫素引产

　　D. 等待自然分娩　　　　　　　E. 纠正休克,剖宫产终止妊娠

30. 该孕妇最易出现的并发症是(　　　)。

　　A. 弥散性血管内凝血　　　　　B. 羊水过多　　　　　　　　　C. 胎膜早破

　　D. 心力衰竭　　　　　　　　　E. 呼吸窘迫综合征

(31～33 题共用题干)

某孕妇,30 岁,G_5P_0,妊娠 35 周,曾行人工流产 5 次,近 7 日出现少量阴道出血 2 次,自愈,无腹痛。入院检查血压 90/70 mmHg,宫缩弱,7～15 min 宫缩 20 s,胎方位 LSP,胎心 134次/分。

31. 最有助于诊断的病史是(　　　)。

　　A. 初次阴道出血出现较晚　　　　　　　B. 高龄初产妇

　　C. 胎位异常　　　　　　　　　　　　　D. 无痛性阴道出血

　　E. 人工流产史

32. 最有助于诊断的辅助检查方法是(　　　)。

　　A. 腹部 B 超　　　　　　　　　B. 腹部 X 线片　　　　　　　　C. 阴道检查

　　D. 羊膜腔造影　　　　　　　　E. 产后检查胎膜破口

33. 住院治疗 3 日,忽然阴道出血 400 mL,血压 90/60 mmHg,宫缩增强,胎心 150 次/分,护士告知家属对该产妇最佳的处理方法为(　　　)。

　　A. 立即剖宫产　　　　　　　　B. 继续期待疗法　　　　　　　C. 应用缩宫素

　　D. 阴道检查后决定处理方案　　E. 应用地塞米松促胎儿肺成熟

(34～36 题共用题干)

某孕妇,36 岁,G_4P_0,妊娠 34 周,头晕、头痛 1 个月,加重 7 日,视物不清 1 日。入院检查血压 180/110 mmHg,尿蛋白 5 g/24 h,水肿(＋＋＋)。

34. 该患者临床诊断最可能是(　　　)。

A. 妊娠合并贫血　　　　　　　B. 重度子痫前期　　　　　C. 妊娠水肿

D. 高血压病　　　　　　　　　E. 妊娠期高血压疾病

35. 该患者用硫酸镁治疗,最早出现的中毒反应是(　　　)。

A. 心率减慢　　　　　　　　　B. 尿量减少　　　　　　　C. 血压下降

D. 膝反射减弱或消失　　　　　E. 呼吸减慢

36. 在治疗过程中出现膝反射消失,呼吸浅而慢,12次/分,此患者除立即停药外还应给下列哪种药?(　　　)

A. 5％葡萄糖注射液静脉滴注　　　　　　　B. 肌注山莨菪碱

C. 静注 50％葡萄糖注射液　　　　　　　　D. 静注 10％葡萄糖酸钙

E. 静滴右旋糖酐

项目六　妊娠合并症妇女的护理

学习目标

1. 掌握妊娠合并心脏病最易出现心力衰竭的三个时期和妊娠合并心脏病、糖尿病、贫血的护理诊断及护理措施。

2. 熟悉妊娠合并糖尿病的饮食指导原则和妊娠合并心脏病、糖尿病、贫血的护理评估及处理原则。

3. 了解妊娠合并心脏病、糖尿病、贫血与母儿之间的相互影响。

4. 初步识别妊娠合并心脏病、糖尿病、贫血，并配合医生处理及监护。能运用护理程序对上述患者进行整体护理。学会正确执行各种妊娠合并症孕妇产时、产后的检测护理工作。配合医生做好各种妊娠合并症的产前宣教、关爱母儿健康。

任务一　心　脏　病

案例引导

刘女士，28岁，现妊娠 33^{+3} 周，G_1P_0。因咳嗽、气促 2 天就诊。咳白色泡沫痰，夜间为甚。近 3 天轻微活动后感心悸、气急，休息时无不适，无发热。孕妇和家属非常着急来院就诊。问题：

1. 刘女士最可能发生了什么情况？

2. 为确诊应指导刘女士做哪些检查？

3. 确诊后，应给予刘女士哪些护理措施？

【疾病概述】

妊娠合并心脏病是围生期严重的产科合并症，因为妊娠、分娩及产褥期孕妇的心脏及血流动力学的改变，均可加重心脏病孕产妇的心脏负担而诱发心力衰竭。妊娠合并心脏病在我国孕产妇死因中高居第二位,占非直接产科死因的首位。据我国资料显示,本病发生率为1.06%,死亡率为0.73%,多因心力衰竭或严重感染而死亡。随着先天性心脏病(先心病)诊断治疗技术的提高,先心病女性生存至育龄且妊娠者逐渐增多。在妊娠合并心脏病的孕妇中,先心病居首位,其次是风湿性心脏病、妊娠期高血压疾病性心脏病、围生期心脏病、病毒性心肌炎等。

【妊娠、分娩与心脏病的相互影响】

1. 妊娠、分娩对心脏病的影响

(1)妊娠期 血容量于妊娠第 6 周开始增加,至 32～34 周达高峰,较妊娠前增加 30%～45%,表现为心率加快及心排出量增加,至分娩前 1～2 个月,心率平均每分钟增加 10～15 次,使心脏负担加重。妊娠晚期子宫增大、膈肌上升使心脏向上、向左前移位,导致大血管轻度扭曲,心脏负担进一步加重。

(2)分娩期 分娩期为心脏负担最重的时期。第一产程:每次宫缩有 250～500 mL 血液被挤入体循环,使回心血量增加;同时血压稍升高,幅度为 5～10 mmHg。第二产程:除宫缩外,产妇用力屏气,腹肌及骨骼肌收缩,使肺循环阻力及周围循环阻力均增加;同时腹压增加使内脏血液涌向心脏,因此第二产程心脏负担最重,最易发生心力衰竭。第三产程:胎儿娩出后腹压骤降,大量循环血液向内脏器官灌注,回心血量急剧减少;继之,胎盘娩出后胎盘循环停止,子宫血窦内大量血液进入体循环,回心血量骤增,造成血流动力学急剧变化,使患心脏病的孕妇极易发生心力衰竭。

(3)产褥期 产后 3 天,尤其 24 h 内,除宫缩使部分血液进入体循环外,孕期组织间潴留的液体也回流至体循环,使血容量再度增加,仍有发生心力衰竭的可能。

综上所述,妊娠 32～34 周、分娩期及产后 3 天内是全身血液循环变化最大、心脏负担最重的时期,有器质性心脏病者易发心力衰竭,临床上应给予高度重视和密切监护。

2. 心脏病对妊娠、分娩的影响 心脏病不影响受孕。心脏病孕妇心功能良好者,胎儿相对安全,孕妇能顺利度过妊娠期,但是剖宫产的概率增加。如妊娠后心功能不良,则可因慢性缺氧导致流产、早产、胎儿生长受限、胎儿宫内窘迫、新生儿窒息,甚至死胎。

【护理评估】

1. 健康史 评估一般产科病史,评估与心脏病诊治有关的既往史。详细询问有无心脏病史、心力衰竭史、风湿热病史及既往心功能状态。评估是否存在增加心脏负荷的因素,如感染、便秘、贫血、心理感受、日常工作状态等。

2. 身体评估

(1)评估与心脏病有关的症状和体征 如患者劳累后感心悸、气短、疲乏无力、进行性呼吸困难、夜间憋醒、端坐呼吸、胸闷、胸痛及咳嗽、咯血、发绀等;心脏听诊有Ⅱ级以上舒张期杂音或Ⅲ级以上粗糙的全收缩期杂音,严重心律失常,心界扩大等。

(2)评估心功能状态 根据心功能分级指标,确定孕产妇心功能分级。纽约心脏病协会(NYHA)依据患者对一般体力活动的耐受程度,将心功能按如下分级。

Ⅰ级:一般体力活动不受限(无症状)。

Ⅱ级:一般体力活动轻度受限(心悸、轻度气短),休息时无症状。

Ⅲ级:一般体力活动显著受限,休息后无不适,或既往有心力衰竭史者。

Ⅳ级:不能进行任何体力活动,休息时仍有心悸、呼吸困难等心力衰竭表现。

(3)评估是否出现了心力衰竭表现 心力衰竭表现如下:①轻微活动后即出现胸闷、心悸、气短;②休息时心率>110 次/分,呼吸频率>20 次/分;③夜间常因胸闷而坐起呼吸,或需到窗口呼吸新鲜空气;④肺底部出现少量持续性湿啰音,咳嗽后不消失。

3. 心理-社会评估　重点评估孕妇对自己的心功能状况是否了解,对妊娠、分娩所能承受的心理反应,对该病自我护理知识的掌握情况;社会支持系统是否给力。评估孕产妇及其家属相关知识掌握情况。评估是否存在孕妇因自身患病影响胎儿健康而有自责、自卑感。

4. 辅助检查　评估患者心电图是否有严重的心律失常;X 线检查是否显示心脏扩大;超声心动图检查是否显示心腔扩大、心肌肥厚、瓣膜运动异常和心脏结构畸形等。

5. 治疗要点　根据心脏病的种类、病变的程度、心功能分级等程度来分析患者是否能承受妊娠、分娩。如心脏病变较轻、心功能Ⅰ~Ⅱ级、既往无心力衰竭史和其他并发症者可以妊娠,但必须加强围生期保健,严密监护,积极预防心力衰竭,控制感染。但若心脏病变较重、心功能Ⅲ~Ⅳ级、既往有心力衰竭史者不宜妊娠,如已妊娠,应在妊娠 12 周以前行人工流产术。若已发生心力衰竭应待病情控制后再终止妊娠。

【护理诊断】

1. 知识缺乏　缺乏妊娠合并心脏病的自我护理知识。

2. 活动无耐力　与心脏负荷增加、心功能不全有关。

3. 焦虑　与担心自己无法承担分娩、哺乳有关。

4. 潜在并发症　心力衰竭、感染。

【护理目标】

(1) 孕产妇能叙述妊娠合并心脏病的自我护理知识。

(2) 孕产妇活动耐力增加,能调整日常生活以适应妊娠、分娩。

(3) 孕产妇情绪稳定,焦虑减轻或消失。

(4) 孕产妇心力衰竭、感染等并发症能得到及时发现和处理。

【护理措施】

1. 孕前咨询　心脏病患者进行孕前咨询十分重要。

(1) 可以妊娠　心脏病变较轻、心功能Ⅰ~Ⅱ级、既往无心力衰竭史,也无其他并发症者可以妊娠。

(2) 不宜妊娠　心脏病变较重、心功能Ⅲ~Ⅳ级、既往有心力衰竭史、有肺动脉高压、右向左分流型心脏病、严重心律失常、风湿热活动期、心脏病并发感染性心内膜炎等患者不宜妊娠。年龄在 35 岁以上、心脏病病程较长者,发生心力衰竭的可能性极大,不宜妊娠。

2. 妊娠期护理

(1) 加强孕期保健和产前检查　妊娠 20 周前每 2 周检查 1 次,20 周后每周检查 1 次,了解心脏代偿功能的情况,有无心力衰竭的早期表现,发现异常应立即入院治疗。注意监测生命体征变化,监护胎儿宫内状况,及早发现心力衰竭和胎儿窘迫征象。孕期经过顺利者,也应于妊娠 36~38 周提前入院待产。

(2) 减轻心脏负担　①充分休息:避免过度劳累及情绪激动,睡眠应充足,每天至少 10 h 的睡眠。夜间有 9 h 睡眠,中午至少休息 1 h,早晚餐后各休息半小时。②合理营养:指导孕妇摄取高蛋白质、高维生素、低盐、低脂肪且富含铁、锌、钙的饮食,少食多餐,多食蔬菜、水果,防止便秘。从妊娠 4 个月开始,限制食盐摄入,每天不超过 5 g。防止体重增加过多,每月不超过 0.5 kg,整个孕期不宜超过 12 kg。③积极防治并消除诱发心力衰竭的因素:如贫血、感染(尤其是上呼吸道感染)、发热、妊娠期高血压疾病等,如有感染征象,及时给予有效的抗感染治疗。

(3) 加强心理护理 防止情绪激动及精神紧张。

(4) 指导孕妇及家属掌握自我监护技巧 如每天测量心率、呼吸、血压,称体重,记出入量以及胎动计数等。

(5) 配合医生 积极治疗心力衰竭。

3. 分娩期护理

1) 剖宫产者的护理 主张放宽剖宫产指征。对胎儿偏大、产道条件不佳及心功能Ⅲ~Ⅳ级,不能经阴道分娩者,做好剖宫产的术前准备、术中配合及抢救新生儿窒息的准备。

2) 经阴道分娩者的护理

(1) 第一产程 ①专人护理,鼓励产妇多休息,避免精神紧张。临产后安慰并鼓励产妇,消除紧张情绪,必要时遵医嘱肌注地西泮、哌替啶等镇静剂。②严密观察产程进展和胎儿情况,常规吸氧,随时评估心功能状态,正确识别早期心力衰竭征象。③产程开始即应用抗生素预防感染性心内膜炎。④凡产程进展不顺利或心功能不全加重者,应及时做好剖宫产准备。

(2) 第二产程 ①尽量缩短第二产程,避免产妇过早屏气用力,待宫口开全行会阴侧切,协助医生行阴道手术助产缩短产程,但胎儿娩出不宜过快,做好抢救新生儿窒息的各种准备。②分娩时采取半坐卧位,下肢尽量低于心脏水平,以免回心血量过多加重心脏负担。③继续观察心功能变化,遵医嘱用药。

(3) 第三产程 ①胎儿娩出后,产妇腹部放置沙袋,并持续24 h,以防腹压骤降诱发心力衰竭。②产后宫缩乏力、出血较多者可静脉注射或肌注缩宫素10~20 U加强宫缩,但禁用麦角新碱,以防静脉压增高诱发心力衰竭。③按医嘱产后立即给产妇肌注吗啡5~10 mg或哌替啶100 mg,使产妇保持安静。遵医嘱输血、输液时应减慢速度。

4. 产褥期护理

(1) 产后3天内,尤其是产后24 h内,需绝对卧床休息,必要时遵医嘱给予镇静剂;密切监护生命体征,正确识别心力衰竭征象。

(2) 心功能Ⅲ级或以上者不宜哺乳,指导产妇退乳及人工喂养新生儿的方法。

(3) 有便秘者按医嘱给缓泻剂,防止用力排便诱发心力衰竭。

(4) 不宜再妊娠者于产后1周行绝育术。

(5) 做好会阴护理,每天测体温4次,注意观察伤口、子宫复旧、恶露、乳房等情况,发现感染征象及时报告;遵医嘱预防性应用抗生素至产后1周左右。

(6) 新生儿按高危儿加强护理。

5. 心理护理 消除焦虑,提供安静、舒适的休息和分娩环境,多与孕产妇及家属沟通,耐心听取孕产妇的诉说,及时提供信息,安慰并鼓励孕产妇,消除其思想顾虑和紧张心理,增强信心,鼓励其积极配合治疗,保障母儿健康。

6. 健康指导

(1) 详细制订出院计划,确保产妇和新生儿得到良好的照顾,根据其病情及时复诊。

(2) 帮助孕妇及其家庭成员掌握妊娠合并心脏病的相关知识,积极治疗心脏病。

(3) 不宜妊娠者,嘱其严格避孕或采取绝育措施,并指导避孕方法;可以妊娠者,告知加强产前检查的必要性及检查时间,教会孕妇自我监测心功能和胎儿的方法,出现心力衰竭或胎儿窘迫征象及时就诊。

(4) 合理饮食及休息,避免便秘、劳累、情绪激动,预防感冒,以免诱发心力衰竭。

【护理评价】

（1）孕产妇能叙述妊娠合并心脏病的自我护理知识。

（2）孕产妇活动耐力增加，调整日常生活以适应妊娠和分娩。

（3）孕产妇情绪稳定，焦虑减轻或消失。

（4）孕产妇未发生心力衰竭、感染等并发症。

【考点提示】

心脏病孕产妇的护理措施。

知识链接

　　心脏病孕产妇最危险的时期：妊娠 32～34 周、分娩期及产褥期的最初 3 天内。此期心脏负荷最重，最易发生心力衰竭。

任务二　糖　尿　病

案例引导

　　李女士，30 岁，现宫内妊娠 28^{+3} 周，G_3P_0。近 2 周来饭量明显增加，并出现多饮（每天饮水 3500～5000 mL），尿量比平常明显增加。今来院就诊行产前检查，葡萄糖筛查试验结果：9.5 mmol/L。既往体健，否认糖尿病、心脏病、肺部疾病等病史，其母亲有糖尿病。问题：

　　1. 李女士最可能发生了什么情况？

　　2. 为确诊应指导李女士做哪些检查？

　　3. 确诊后，应给予李女士哪些主要的护理措施？

【疾病概述】

糖尿病是一组以慢性血糖水平升高为特征的全身性代谢性疾病，因胰岛素绝对或相对不足而引起糖、脂肪和蛋白质代谢紊乱。

妊娠合并糖尿病包括两种类型。

1. 糖尿病合并妊娠（PGDM）　又称孕前糖尿病。妊娠前已被确诊的糖尿病患者合并妊娠，或者妊娠前糖耐量异常，妊娠后发展为糖尿病，分娩后仍为糖尿病的患者，该类型不足 20%。

2. 妊娠期糖尿病（GDM）　妊娠过程中初次发生的任何程度的糖耐量异常，不论是否需要胰岛素治疗、分娩后糖耐量异常是否继续存在,均可诊断为 GDM,占妊娠合并糖尿病总数的 80%。

妊娠合并糖尿病属高危妊娠,可增加相关疾病的患病率和病死率。由于胰岛素的应用,糖尿病得到了有效的控制,围生儿死亡率降至 3%,但糖尿病孕妇的临床经过复杂,对母儿均有较大危害,必须予以重视。

【糖尿病与妊娠的相互影响】

1. 妊娠对糖尿病的影响

(1)妊娠期 由于血液稀释,胰岛素相对不足。妊娠可使患有糖尿病的孕妇病情加重,既往无糖尿病的孕妇发生妊娠期糖尿病,糖尿病并发症的发生率增加。这与妊娠期糖代谢的特点及胰岛素需要量的变化有关。妊娠早期,孕妇空腹血糖水平低于非孕妇,孕妇长时间空腹易发生低血糖和酮症酸中毒;妊娠中晚期,孕妇体内抗胰岛素样物质增加,如胎盘催乳素、雌激素、黄体酮等,使得孕妇对胰岛素敏感性随孕周增加而降低,所以为了维持正常糖代谢水平,胰岛素需求量须相应增加。

(2)分娩期 宫缩导致体内消耗大量糖原,而产妇进食减少,大量糖原被消耗;临产后剧烈的宫缩痛和精神紧张均可使血糖水平下降,如不及时调整胰岛素用量,更易发生低血糖和酮症酸中毒。

(3)产褥期 由于胎盘排出以及全身内分泌激素逐渐恢复至非孕状态,胎盘生成的抗胰岛素样物质迅速消失,胰岛素用药量应相应下降,如不及时调整胰岛素用量,极易发生低血糖。

2. 糖尿病对母儿的影响

(1)对母体的影响 糖尿病妇女代谢紊乱,卵巢功能障碍,月经不调及各种急慢性并发症的影响,使得不孕症的发生率为 2%;高血糖使胚胎发育异常,最终导致胚胎死亡,自然流产发生率可达 15%～30%,多发生在妊娠早期,主要见于血糖未能控制的病情严重者;糖尿病孕妇妊娠期高血压疾病发生率是正常孕妇的 4 倍以上;糖尿病孕妇抵抗力下降,易合并感染,最常见于泌尿系感染,且感染后易引发酮症酸中毒;羊水过多发生率为正常孕妇的 7～10 倍;巨大儿发生率高,头盆不称、难产、产后出血发生率均明显增高,剖宫产率增加。

(2)对胎儿、新生儿的影响 巨大儿、胎儿生长受限、早产、胎儿畸形发生率均明显增高。新生儿易发生呼吸窘迫综合征、低血糖,严重时危及新生儿生命。

【护理评估】

1. 健康史 了解孕妇有无糖尿病病史及糖尿病家族史,特别是母系家族史、既往病史与治疗经过。询问过去生育史中有无复发性流产、胎死宫内、胎儿畸形、巨大儿、胎儿生长受限、新生儿死亡等情况。

2. 身体评估

(1)症状与体征 评估孕妇有无糖代谢紊乱;评估孕妇有无"三多一少"症状,即多饮、多食、多尿、体重下降;评估孕妇有无外阴瘙痒、毛囊炎、皮肤疖痈等;评估孕妇有无产科并发症,确定胎儿宫内发育情况,注意有无巨大儿或胎儿生长发育受限;分娩期重点评估有无低血糖及酮症酸中毒症状;评估静脉输液的速度与性质;产褥期主要评估有无低血糖或高血糖症状,有无产后出血及感染症状。

(2)评估糖尿病的严重程度及预后 采用 White 分类法,具体分期及标准见表 6-1。

表 6-1　White **分类法**

分期	标　　准
A 级	妊娠期糖尿病
A1 级	单纯膳食治疗即可控制血糖水平
A2 级	需用胰岛素控制血糖水平
B 级	20 岁以后发病,病程小于 10 年
C 级	10～19 岁发病或病程长达 10～19 年
D 级	10 岁以前发病,或病程不小于 20 年,或眼底单纯性视网膜病变
F 级	糖尿病性肾病
R 级	眼底有增生性视网膜病变或玻璃体积血
H 级	冠状动脉粥样硬化性心脏病
T 级	有肾移植史

3. 心理-社会评估　由于缺乏对疾病知识的了解,担心妊娠合并糖尿病对母儿影响较大,孕妇及家属多有焦虑、自责等情绪反应,应评估社会及家庭支持系统是否完善等。如不幸新生儿有畸形或生命危险甚至死亡,应评估产妇及家属对此事件的反应。

4. 辅助检查

1) 实验室检查　糖尿病合并妊娠者多在妊娠前已确诊。由于 GDM 孕妇空腹血糖大多正常,尿糖不能反映机体血糖水平,因此孕期不能仅依靠空腹血糖或尿糖来筛查和诊断 GDM。GDM 只能依靠孕期糖筛查试验,异常者需进行葡萄糖耐量试验确诊。

(1) 糖筛查试验　用于妊娠期糖尿病的筛查,美国糖尿病学会(ADA)建议首次进行产前检查时进行糖筛查试验,并同时应对所有孕妇进行发病风险评估。方法:目前多采用 50 g 糖筛查。50 g 葡萄糖溶入 200 mL 温水中,5 min 内服完,服后 1 h 抽静脉血测血糖。

(2) 葡萄糖耐量试验(OGTT)　有条件的医疗机构,在妊娠 24～28 周及以后,应对所有尚未被诊断为糖尿病的孕妇进行 75 g OGTT 试验。

知识链接

　　禁食 12 h 后,5 min 内口服含 75 g 葡萄糖的溶液 300 mL,测空腹及服糖后 1 h、2 h 的静脉血糖。

(3) 诊断标准

75 g OGTT 诊断标准:空腹及服糖后 1 h、2 h 的血糖值分别为 5.1 mmol/L、10.0 mmol/L、8.5 mmol/L。其中任何一项血糖值达到或超过上述标准即诊断为 GDM。

PGDM 的标准:①采用 75 g 葡萄糖耐量试验,空腹血糖≥7.0 mmol/L 和(或)2 h 血糖≥11.2 mmol/L;②有"三多一少"症状,同时随机血糖≥11.2 mmol/L。

2) 并发症的检查　包括眼底检查、24 h 尿蛋白定量测定、尿酮体、肝肾功能检查等。

3) 胎儿监护　可通过产科检查、B 超检查、胎儿成熟度、羊水检查及胎儿电子监护等了解胎儿发育情况及胎儿成熟度,注意有无巨大儿、胎儿生长受限、胎儿畸形等。

5. 处理原则　以维持血糖正常范围、减少母儿并发症、降低围生儿死亡率为原则。妊娠合并糖尿病孕妇主要治疗方法为饮食疗法,饮食疗法不能控制者,胰岛素为主要治疗药物,其他则按产科治疗原则处理。糖尿病妇女于妊娠前即应确定病情的严重程度及妊娠的可能性。病情严重者应严格避孕,不宜妊娠,若已妊娠应及早终止。允许妊娠者,须在内科、产科医师的

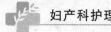

密切监护下将孕妇的血糖控制在正常或接近正常范围内,并选择终止妊娠的最佳时机和方式。

【护理诊断】

1. 营养失调:低于或高于机体需要量 与糖代谢异常有关。

2. 有胎儿受伤的危险 与糖尿病引起的胎儿生长受限、巨大儿、胎儿畸形、新生儿低血糖等有关。

3. 知识缺乏 缺乏糖尿病饮食控制及胰岛素使用的相关知识。

4. 焦虑 与担心身体状况、胎儿预后有关。

5. 有感染的危险 与糖尿病患者白细胞多功能缺陷有关。

6. 潜在并发症 低血糖、产后出血。

【护理目标】

(1) 孕妇营养正常。

(2) 胎儿顺利娩出,未发生并发症。

(3) 孕妇能说出饮食控制的重要性并执行,学会尿糖测定及胰岛素使用方法。

(4) 孕产妇焦虑程度减轻或消失。

(5) 孕妇体温正常,无感染灶的出现。

(6) 孕产妇无低血糖和产后出血。

【护理措施】

1. 严格控制血糖,纠正营养失调

(1) 控制饮食 糖尿病孕妇饮食控制非常重要,部分妊娠期糖尿病孕妇仅用饮食控制即可维持血糖在正常范围。理想的饮食控制目标:既能保证和提供妊娠期间孕妇所需热量和营养素,又能避免餐后高血糖或饥饿性酮症出现,保证胎儿正常发育。最好少食多餐,让孕妇血糖控制在正常范围内且无饥饿感。孕早期需要热量与孕前相同,孕中期以后每周热量增加3%~8%。

(2) 适度运动 适度的运动可提高胰岛素的敏感性,降低血糖。方式:可以选择散步,每天至少1次,每次20~40 min,于餐后1 h进行。适度运动使体重增加不至于过高,有利于糖尿病病情的控制和正常分娩。整个妊娠期体重增加控制在10~12 kg范围内较为理想。

(3) 遵医嘱用药 对饮食、运动治疗不能控制的糖尿病孕妇,遵医嘱应用药物控制血糖,以避免低血糖、酮症酸中毒的发生,胰岛素是主要的治疗药物。因磺脲类及双胍类降糖药均能通过胎盘对胎儿产生毒性反应,故孕妇忌用口服降糖药物治疗。一般妊娠20周时胰岛素的需要量开始增加,需及时进行调整。临床上常用血糖值和糖化血红蛋白作为监测指标。

2. 加强监护,防止围生儿受伤

(1) 妊娠期 ①定期B超检查,检测胎儿生长发育情况;确定有无胎儿畸形,监测胎头双顶径、羊水量、胎盘成熟度等。②指导孕妇进行胎动计数,如12 h胎动少于10次,表示胎儿宫内缺氧,应及时告知医护人员。③胎盘功能检查。④胎儿电子监护,妊娠32周起,每周进行1次无应激试验(NST),36周后每周2次,了解胎儿宫内储备能力。如胎儿宫内情况良好,应等待至妊娠38~39周终止妊娠。

(2) 分娩期 产程中应随时监测血糖、尿糖和尿酮体,防止发生低血糖。密切监测宫缩、胎心变化,避免产程延长,应在12 h内结束分娩,产程超过16 h易发生酮症酸中毒。选择恰当分娩方式。

(3) 产褥期 胎盘娩出后,产妇体内抗胰岛素样物质迅速下降,根据产妇血糖情况及时调整胰岛素用量。一般情况下,分娩后 24 h 内胰岛素减至原用量的 1/2,48 h 减少到原用量的 1/3,产后 1～2 周胰岛素用量逐渐恢复到妊娠前水平。

（4）新生儿期　①新生儿出生时应取脐血检测血糖;②新生儿无论体重大小均按早产儿护理,注意保暖、吸氧、早吸吮;③提早喂糖水,娩出后 30 min 开始定时喂 25% 葡萄糖溶液,防止低血糖发生。多数新生儿出生后 6 h 内血糖恢复至正常值。

3. 加强相关知识教育　向孕妇及家属介绍妊娠合并糖尿病的有关知识,妊娠合并糖尿病对母儿的影响及影响程度取决于糖尿病病情及血糖控制水平,只要病情稳定,血糖水平控制良好,不会对母儿造成较大危害,鼓励孕妇及家属以积极的心态面对压力,帮助澄清错误的观念和行为。嘱孕妇加强产前检查,遵医嘱控制饮食、适度运动和正确用药,尽量将血糖控制在正常或接近正常范围内,以促进母儿健康。

4. 健康指导

（1）制订康复计划　指导患者坚持进行饮食控制及运动治疗。定期检测血糖,指导孕妇定期进行产科和内科检查。保持会阴清洁、干燥,注意观察恶露情况,预防产褥感染及泌尿系感染。

（2）喂养护理指导　鼓励母乳喂养,向接受胰岛素治疗的母亲说明哺乳不会对新生儿产生不利影响。

（3）指导避孕　产后应长期避孕,不宜采用药物避孕及宫内避孕器具,宜选择避孕套或行绝育术。

【护理评价】

（1）孕妇营养正常。

（2）胎儿顺利娩出,未发生并发症。

（3）孕妇能说出饮食控制的重要性并执行,学会尿糖测定及胰岛素使用方法。

（4）孕产妇焦虑程度减轻或消失。

（5）孕妇体温正常,无感染灶的出现。

（6）孕产妇无低血糖、产后出血发生。

【考点提示】

（1）妊娠期糖尿病的筛查及诊断。

（2）妊娠期糖尿病患者的护理措施。

任务三　贫　　血

【疾病概述】

贫血是妊娠期最常见的合并症,属于高危妊娠范畴。再生障碍性贫血少见,但对母儿危害严重。由于妊娠期血容量增加,且血浆增加多于红细胞增加,血液呈稀释状态,又称"生理性贫血"。在某些贫血严重的国家和地区,贫血是孕产妇死亡的重要原因之一。在妊娠合并贫血中,以缺铁性贫血最为常见。

【妊娠期贫血对母儿的危害】

1. 对孕妇的影响 贫血孕妇的抵抗力低下,对分娩、手术和麻醉的耐受能力降低,即使是轻度或中度贫血,孕妇在妊娠和分娩期间的风险也会增加。重度贫血可导致贫血性心脏病、妊娠期高血压疾病性心脏病、产后出血、失血性休克、产褥感染等并发症,危及孕产妇生命。

2. 贫血对胎儿的影响 因孕妇骨髓和胎儿在竞争摄取孕妇血清铁的过程中,胎儿组织占优势。而铁通过胎盘转运是单向的,因此胎儿缺铁程度不会太严重。若孕妇患重度贫血时,经胎盘供氧和营养物质不足,容易造成胎儿生长受限、胎儿窘迫、早产或死胎等不良后果。叶酸缺乏也可导致胎儿神经管缺陷等畸形。一般认为,孕期血红蛋白＞60 g/L,对胎儿影响不大,分娩后能存活的新生儿一般血象正常,极少发生再生障碍性贫血。

【护理评估】

1. 健康史 评估孕妇既往是否存在月经过多等慢性失血性疾病史,或长期偏食、孕早期呕吐、胃肠功能紊乱导致的营养不良病史。

2. 身体评估 评估缺铁性贫血患者是否存在乏力、头晕、心悸、气短、食欲不振、腹胀、水肿等表现。评估皮肤、黏膜是否苍白,皮肤毛发是否干燥并脱发,指甲是否脆薄等,是否存在口腔炎、舌炎等。

3. 心理-社会评估 评估孕妇及家人对妊娠合并贫血的认知情况,以及家庭、社会支持系统是否完善。

4. 辅助检查 血象检查及血清铁浓度测定是诊断贫血并判定其程度的主要依据。孕妇血红蛋白＜110 g/L,红细胞＜$3.5×10^{12}$/L,血细胞比容＜0.33,可诊断为妊娠期贫血;血清铁＜6.5 μmol/L(35 μg/dL),可诊断为缺铁性贫血。

5. 治疗原则 治疗依病因不同而异。补充铁剂、去除病因,治疗并发症。如血红蛋白＜60 g/L,接近预产期或短期内需剖宫产者,应少量多次输血,以浓缩红细胞最好,每次以不超过200 mL为宜,避免因加重心脏负担诱发急性左侧心力衰竭。同时积极预防产后出血和产褥感染。再生障碍性贫血一般以阴道分娩为宜,注意预防用力过度造成重要脏器出血,助产要防止产道血肿形成。

【护理诊断】

1. 活动无耐力 与红细胞减少导致携氧能力受损有关。

2. 有感染的危险 与组织低氧血症、白细胞计数异常导致机体抵抗力下降有关。

3. 有受伤的危险 与贫血引起的头晕、眼花有关。

【护理目标】

(1)孕妇基本生活需求得到满足,无明显不适。

(2)孕妇能够认识到抵抗力下降带来的危害,主动避免各种有害因素侵袭。

(3)孕妇避免因头晕、乏力而晕倒发生意外。

【护理措施】

1. 孕前 孕妇应积极预防贫血,治疗易引起贫血的疾病,如月经过多、消化不良、寄生虫病等,增加铁的储备。适当增加营养,多吃含铁和维生素丰富的食物,必要时补充铁剂。

2. 妊娠期

（1）饮食指导 鼓励孕妇进食高蛋白质及富含铁的食物，如黑木耳、海带、紫菜、动物肝脏、蛋类、芝麻酱、绿叶蔬菜、红枣、豆制品等。

（2）休息 妊娠合并贫血者，应减轻工作量，血红蛋白在 70 g/L 以下者应完全休息，以减轻机体对氧的消耗，同时应注意安全，避免患者在体位突然改变时因头晕、乏力而晕倒发生意外。合理安排活动与休息：保证充足睡眠，左侧卧位，根据身体状况进行适当体力活动，避免劳累。

（3）补充所缺乏的物质 一般 20 周以后，对孕妇常规补铁，以口服铁剂为主，硫酸亚铁 0.3 g，每天 3 次，同时服维生素 C 300 mg 或 10％稀盐酸 0.5～2 mL 以促进铁的吸收；铁剂应饭后服用；重度贫血、严重胃肠道反应不能口服铁剂者，可给予右旋糖酐铁或山梨醇铁深部肌内注射。用药期间忌饮茶水。

（4）产前检查 检测血红蛋白及全身情况，积极预防孕期并发症，注意胎儿生长发育情况，预防上呼吸道感染、消化系统及泌尿系感染。

3. 分娩期

（1）防止产后出血 临产前遵医嘱给予维生素 K_1、卡巴克络及维生素 C 等药物，配新鲜血备用。产后仔细检查并缝合会阴、阴道伤口。

（2）临产后密切观察产程进展情况 避免产程过长或急产；加强胎心监护，低流量持续吸氧。缩短第二产程，必要时给予阴道助产，减少孕妇体力消耗。做好新生儿抢救准备。

（3）严格无菌操作 产程中遵医嘱使用抗生素预防感染。

4. 产褥期

（1）产后遵医嘱应用抗生素，观察宫缩及恶露情况，密切观察体温，如有发热，及时通知医生。

（2）保证足够的休息及营养，避免疲劳。

（3）严重贫血者不宜母乳喂养，向产妇及家属解释不宜母乳喂养的原因，使得其理解和配合，并指导其人工喂养。产妇应注意避孕，以免再度受孕，影响身体健康。

5. 健康指导

（1）孕前应积极治疗慢性失血性疾病如月经过多等。

（2）加强孕期营养，摄取高铁、高蛋白质、富含维生素 C 的食物，如动物肝脏、瘦肉、豆类、蛋类、菠菜、甘蓝、葡萄干、胡萝卜等，纠正偏食、挑食等不良习惯。

（3）妊娠 4 个月起应常规补充铁剂，每天口服硫酸亚铁 0.3 g，预防妊娠期贫血；定期产前检查，及早发现贫血并纠正，指导正确服用铁剂的方法。

【护理评价】

（1）孕妇基本生活需求得到满足，无明显不适。

（2）孕妇能够认识到抵抗力下降带来的危害，能主动避免各种有害因素侵袭。

（3）孕妇未发生晕倒意外。

【考点提示】

贫血的诊断标准及护理措施。

任务四　病毒性肝炎

【疾病概述】

妊娠合并病毒性肝炎严重威胁孕产妇生命安全,死亡率占孕产妇间接死因的第二位,仅次于妊娠合并心脏病。病毒性肝炎是由肝炎病毒感染引起的传染性疾病,目前已明确的肝炎病毒有七种:甲型(HAV)、乙型(HBV)、丙型(HCV)、丁型(HDV)、戊型(HEV)、庚型(HGV)和输血传播病毒(TTV)。以乙型肝炎最常见。孕期肝炎的发病率为非孕期的 6 倍,重型肝炎为非孕期的 66 倍,严重威胁孕产妇及胎儿的生命安全。

【妊娠与病毒性肝炎的相互影响】

1. 妊娠、分娩对病毒性肝炎的影响　由于孕产妇特殊的生理变化,可使肝脏负担加重或使原有肝脏疾病的病情复杂化,易发展为重型肝炎,诱发肝性脑病,对孕产妇健康危害极大,是我国孕产妇死亡的主要原因之一。

2. 病毒性肝炎对妊娠、分娩的影响　肝炎发生在妊娠早期可使早孕反应加重,晚期则使妊娠期高血压疾病发病率增高;因肝功能受损,凝血因子合成不足,易发生产后出血;重型肝炎常并发 DIC,威胁孕产妇生命。

病毒性肝炎的孕产妇,其流产、早产、死胎、死产和新生儿死亡率均明显增高,胎儿畸形发病率增加约 2 倍。母婴传播,增加了围生儿感染的概率。

【护理评估】

1. 健康史　评估是否有病毒性肝炎患者接触史,半年内是否有接受输血、注射血制品史等。同时了解孕妇接受治疗经过、治疗效果以及掌握相关知识的程度,评估家属对肝炎相关知识的了解程度。

2. 身体评估　孕妇有不能用妊娠反应或其他原因解释的消化系统症状,如食欲减退、厌油、恶心、呕吐、腹胀,伴有肝区痛、乏力、畏寒、发热、皮肤瘙痒等症状。观察全身皮肤及巩膜有无黄染现象,检查肝脏大小,有无触痛、叩击痛等。

3. 心理-社会评估　评估孕妇及家人对疾病的认知程度,以及社会、家庭支持系统是否完善。孕妇因害怕病毒会传染给孩子,导致胎儿畸形、死胎,从而产生焦虑心理。同时因需要隔离治疗,病程较长,自尊受到影响,而有自卑、郁闷、情绪低落等表现。

4. 辅助检查

（1）肝功能检查　血清丙氨酸氨基转移酶（ALT）增高、血清总胆红素增高至 17 μmol/L 以上、尿胆红素阳性，对病毒性肝炎有诊断意义。

（2）血清病原学检测　肝炎病毒抗原、抗体检测对明确病原体种类和病情判断有很大帮助。乙型肝炎病毒血清学抗原、抗体及其临床意义见表 6-2。

表 6-2　乙型肝炎病毒血清学抗原、抗体及其临床意义

项　目	临　床　意　义
HBsAg	HBV 感染标志，见于乙肝患者或乙肝病毒携带者
HBsAb	曾感染 HBV 或接种乙肝疫苗后，已产生自动免疫
HBeAg	血中有大量 HBV 存在，传染性较强
HBeAb	恢复期，传染性较弱
HBcAb-IgM	乙肝病毒复制阶段，出现于肝炎急性期
HBcAb-IgG	慢性持续性肝炎或既往感染

（3）其他检查　血常规、尿液分析；凝血功能及胎盘功能检查，重型肝炎患者可有异常。

5. 治疗原则　肝炎患者原则上不宜妊娠，处理原则与非妊娠期肝炎患者基本相同。

1）妊娠期

（1）轻型肝炎　①妊娠早期：积极治疗，待病情稳定后行人工流产术。②妊娠中、晚期：注意休息，积极治疗，加强监护，避免应用可能损伤肝脏的药物（如雌激素、镇静麻醉药等），并预防感染，有黄疸者立即住院，按重型肝炎处理。

（2）重型肝炎　保护肝脏，积极预防及治疗肝性脑病。如改善氨异常代谢，限制蛋白质的摄入，保持大便通畅，预防 DIC 及肾功能衰竭。妊娠末期重型肝炎患者，经积极治疗 24 h 后以剖宫产终止妊娠为宜。

2）分娩期　分娩前配好新鲜血液备用；宫口开全后可行胎头吸引术或产钳助产术，缩短第二产程；防止产道损伤和胎盘残留；胎肩娩出后立即静脉注射缩宫素减少产后出血。

3）产褥期　选用对肝脏损害较小的广谱抗生素预防感染；注意新生儿隔离；免疫接种防止母婴传播。

【护理诊断】

1. 活动无耐力　与感染病毒后机体的基础代谢率增高有关。

2. 营养失调：低于机体需要量　与肝炎所致的恶心、厌食、营养摄入不足等有关。

3. 潜在并发症　肝性脑病、产后出血。

4. 有胎儿感染的危险　与病毒性肝炎具有传染性及存在母婴传播有关。

5. 有受伤的危险　母体与重型肝炎、死亡有关；胎儿与早产、死胎、死产有关。

【护理目标】

（1）孕产妇活动耐力增加。

（2）孕妇能摄入足够营养，满足自身和胎儿的需要。

（3）孕产妇肝性脑病被及时预防或有效控制，产后出血量在正常范围。

（4）新生儿未感染肝炎病毒。

（5）孕产妇病情稳定，能顺利度过妊娠、分娩期。

【护理措施】

1. 积极防治并发症

（1）防治肝性脑病　注意休息和加强营养，遵医嘱给予各种保肝药物治疗，严格限制蛋白质摄入，每天应小于 0.5 g/kg；增加碳水化合物，每天热量维持在 7431.2 kJ 以上。保持大便通畅，减少氨及毒素的吸收，遵医嘱口服新霉素或甲硝唑抑制大肠杆菌，减少游离氨及其他毒素的产生。及时预防和纠正 DIC。严密观察有无性格改变、行为异常、扑翼样震颤等肝性脑病的前驱症状。

（2）防治产后出血　①产前：遵医嘱给予维生素 K_1 20～40 mg 肌内注射，每天 1 次；查血型及凝血功能，配新鲜血液、纤维蛋白原或血浆等，以备大出血时急用。②产时：保护产力，防止滞产及产道损伤；胎儿娩出后立即给予缩宫素并按摩子宫减少出血。③产后：严密观察阴道出血、宫缩、血压、脉搏、神志、尿量等情况，发现异常及时报告医生并配合处理。

2. 改善营养状况　向患者讲解摄取足够营养对身体康复及胎儿发育的重要性，给予高维生素、高蛋白质、足量碳水化合物、低脂肪饮食，预防和纠正贫血。

3. 防止感染

（1）防止交叉感染　肝炎孕产妇检查及分娩宜在专设的诊室和隔离产房，所用物品、器械应单独使用，用后及时用过氧乙酸消毒。孕妇在家休养也应做好隔离，注意用物、排泄物的消毒处理。对孕早期需终止妊娠者做好严格消毒、手术配合及隔离护理。

（2）阻断母婴传播　①乙肝病毒阳性孕妇于妊娠 28 周起每 4 周进行 1 次乙肝免疫球蛋白（HBIG）肌内注射（200 U），直至分娩。②分娩期严格执行消毒隔离制度，防止产程延长、软产道裂伤、羊水吸入和新生儿产伤。③胎儿娩出后，留脐带血做血清病原学检查。④新生儿隔离 4 周，母血 HBsAg、HBeAg 及抗-HBc 抗体三项阳性及后两项阳性产妇均不宜哺乳。⑤新生儿免疫接种：主动免疫为出生后 24 h 内注射乙肝疫苗 30 μg，生后 1 个月、6 个月再分别注射 10 μg；被动免疫为出生后立即注射乙肝免疫球蛋白 0.5 mL，生后 1 个月、3 个月再各注射 0.16 mL/kg；联合免疫为出生后 6 h 内和 1 个月时各肌注 HBIG 1 mL，乙肝疫苗仍按上述方法进行。联合免疫有效保护率可达 95%。

4. 指导新生儿喂养　目前主张只要新生儿接受免疫，仅 HBsAg 阳性的母亲可为婴儿哺乳。对不宜哺乳者，应教会产妇及家属人工喂养的知识和技能。

5. 健康指导　①有病毒性肝炎接触史者，甲肝注射丙种球蛋白，乙肝注射乙肝免疫球蛋白，可起预防作用。②急性期应卧床休息，以免增加肝脏负担，随病情好转可适当活动，以不感疲乏为度。③指导孕妇及家属做好预防隔离，孕妇用过的物品用过氧乙酸、漂白粉等消毒液擦拭或浸泡。④不宜哺乳者应及早退乳，退乳不能用对肝脏有损害的药物如雌激素，可口服生麦芽或乳房外敷芒硝。⑤继续为产妇提供保肝治疗指导，加强休息和营养，促进康复。指导避孕措施，禁用避孕药，痊愈后至少半年，最好 2 年再生育。

【护理评价】

（1）孕产妇活动耐力增加。

（2）孕妇能摄入足够营养，满足自身和胎儿的需要。

（3）孕产妇肝性脑病被及时预防或有效控制，产后出血量控制在正常范围。

（4）新生儿未感染肝炎病毒。

（5）孕产妇病情稳定，顺利度过妊娠、分娩期。

【考点提示】

病毒性肝炎的身体评估及护理措施。

知识链接

母婴传播

　　甲型肝炎不能通过胎盘感染胎儿,但分娩过程中接触母体血液或受粪便污染可使新生儿感染。乙型肝炎的母婴传播途径:①垂直传播:HBV通过胎盘引起宫内传播。②产时传播:主要途径,占40%~60%,胎儿通过产道时接触含HBsAg的母体血液、羊水、阴道分泌物,或宫缩使胎盘绒毛破裂,母体血液漏入胎儿血液循环使胎儿感染。③产后传播:母乳喂养及接触母亲唾液传播。丙型和丁型肝炎也存在母婴传播。戊型肝炎目前已有母婴间传播的病例报告。

直通护考

一、选择题

(一)A1/A2型题(以下每一道考题下面有 A、B、C、D、E 五个备选答案,请从中选择一个最佳答案)

1. 妊娠合并心脏病最常见的是(　　)。

A. 风湿性心脏病　　　　　　　　B. 先天性心脏病　　　　　　　　C. 围生期心脏病

D. 贫血性心脏病　　　　　　　　E. 高血压性心脏病

2. 下列关于妊娠合并心脏病的叙述哪项不正确?(　　)

A. 心功能不全可以发生早产、胎儿宫内窘迫等

B. 妊娠 32~34 周时血容量达到最高峰

C. 产后 2~3 天心脏负担减轻

D. 是孕产妇死亡的主要原因之一

E. 产后 2~6 周逐渐恢复正常

3. 妊娠时期心脏负担最重的是(　　)。

A. 妊娠 20 周　　　　　　　　　B. 妊娠 32~34 周　　　　　　　　C. 第一产程

D. 第二产程　　　　　　　　　　E. 妊娠 28~32 周

4. 下列关于妊娠合并心脏病患者的分娩期处理,不正确的是(　　)。

A. 配合医生行会阴切开　　　　　　　　B. 避免产妇屏气用力

C. 产后出血时,立即静脉注射麦角新碱　　D. 间歇吸氧

E. 胎儿娩出后,产妇腹部放置沙袋

5. 妊娠合并心脏病,心功能Ⅲ级的诊断依据是(　　)。

A. 一般体力活动不受限制　　　　　　　　B. 一般体力活动略受限制

C. 一般体力活动显著受限制　　　　　　　D. 能从事强体力活动

E. 不能从事任何体力活动

6. 妊娠合并心脏病,产褥期的健康指导正确的是(　　)。

A. 产后 12 h 内绝对卧床休息　　　　　　　B. 产后 24 h 内应下床活动

C.心功能Ⅲ级以上可以母乳喂养　　　　　D.产后72 h内严密观察生命体征

E.一般不用抗生素预防感染

7. 妊娠合并心脏病患者,下列哪种情况不宜妊娠?(　　　)

A.活动时有心悸、轻微气短　　　　　　　B.一般体力活动不受限制

C.心功能Ⅲ级者　　　　　　　　　　　　D.轻微活动感心悸

E.心脏病变较轻,心功能Ⅰ级

8. 心脏病患者,在第一产程处理操作中不当的是(　　　)。

A.间歇吸氧　　　　　　　　　　　　　　B.灌肠,促进产程进展

C.严密观察生命体征　　　　　　　　　　D.抗生素预防感染

E.适当应用地西泮

9. 下列哪项不是病毒性肝炎对妊娠的影响?(　　　)

A.早孕反应减轻　　　　　　　　　　　　B.可引起流产、早产、死产

C.分娩期易发生产后出血　　　　　　　　D.容易并发妊娠期高血压综合征

E.分娩后易发生DIC

10. 妊娠合并肝炎正确的处理为(　　　)。

A.妊娠早期行人工流产　　　　　　　　　B.妊娠中、晚期应终止妊娠

C.分娩前灌肠,刺激宫缩　　　　　　　　D.高蛋白质、低脂肪饮食

E.回乳可用已烯雌酚

11. 促使心脏病孕妇死亡的主要因素是(　　　)。

A.心脏病病程长　　　　　B.产程中用力过度致心力衰竭　　　C.孕妇年龄大

D.心力衰竭与感染　　　　E.产后哺乳致心力衰竭

(二) A3/A4型题(以下提供若干个案例,每个案例下设若干个考题。请根据各考题题干所提供的信息,在每道题下面的A、B、C、D、E五个备选答案中,选择一个最佳答案)

(12~13题共用题干)

患者,女,G_1P_0,孕32周,感头晕、乏力及食欲差半月余。胎位、胎心及骨盆测量均正常,血红蛋白80 g/L,血细胞比容25%。

12. 该患者最可能的临床诊断是(　　　)。

A.巨幼红细胞性贫血　　　　B.缺铁性贫血　　　　　　　C.地中海贫血

D.再生障碍性贫血　　　　　E.以上都不是

13. 治疗药物应首选(　　　)。

A.叶酸　　　　　　　　　　B.硫酸亚铁　　　　　　　　C.少量多次输血

D.维生素B_{12}肌注　　　　E.右旋糖酐铁

二、病例分析题

张女士,38岁,以往有心脏病史。妊娠30周被确定为心功能Ⅱ级,目前妊娠39周,自然分娩一女婴,胎儿已经娩出。问题:

胎盘娩出时的护理措施有哪些?

项目七　异常分娩妇女的护理

学习目标

1. 掌握宫缩乏力最常见的原因,缩宫素的用药护理,人工破膜的护理措施。

2. 熟悉产力异常、产道异常及胎儿异常的分类、护理评估及护理措施。

3. 了解产力、产道、胎儿异常对母儿的影响。学会观察产程,及早发现难产,及时给予系统护理。

4. 运用所学知识对异常分娩的妇女进行整体护理,具有配合医生处理异常分娩的能力。

异常分娩俗称难产,指影响分娩的主要因素(产力、产道、胎儿及产妇精神心理因素)在分娩过程中,其中任何一个或一个以上的因素发生异常或四个因素间相互不能适应,而使产程受阻,危及产妇及胎儿健康甚至生命。

分娩是个动态变化的过程,在一定条件下,难产与顺产可以相互转化,因此,当出现异常分娩时,要仔细分析四个因素及其相互关系,找出主要异常因素,给予及时、恰当处理及护理,使分娩顺利进行。

任务一　产力异常

案例引导

刘女士,34 岁,初产妇,孕 39 周,规律宫缩 10 h,检查:LOA,宫缩持续 30~40 s,间歇 5~6 min,强度弱,胎心 130 次/分,宫口开大 4 cm,S^{-1},B超双顶径 9.1 cm,羊水深度 2.5 cm,骨产道正常。问题:

1. 请问刘女士产程出现了什么问题?

2. 针对刘女士的护理措施主要有哪些?

【疾病概述】

宫缩是产力的主要部分,产力异常即宫缩异常,指在分娩过程中,宫缩的节律性、对称性及极性不正常或强度、频率有改变。分为宫缩乏力和宫缩过强两类,每类又分为协调性和不协调性,详见图7-1。临床上最常见的是协调性宫缩乏力。

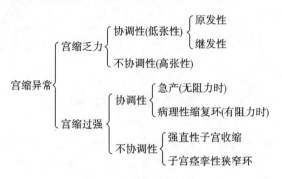

图 7-1　宫缩异常的分类

一、宫缩乏力

【护理评估】

1. 健康史

(1) 了解产前检查的一般资料,包括产妇的身高、身体发育状况、骨盆测量值、胎儿大小、头盆关系等。

(2) 了解产程进展情况及胎心,重点评估宫缩的节律性、对称性和极性是否正常。

(3) 了解产妇是否存在引起宫缩乏力的常见原因,如头盆不称或胎位异常(最常见)、子宫因素(子宫发育不良、子宫畸形、子宫壁过度膨胀、子宫肌瘤等)、精神过度紧张、临产后大剂量使用镇静剂与镇痛剂、第一产程末过早增加腹压、膀胱充盈等。

(4) 了解宫缩乏力出现的时间。

① 原发性宫缩乏力:产程开始就出现宫缩乏力,宫口不能如期扩张,胎先露部不能如期下降,导致产程延长。不协调性宫缩乏力多属此类。

② 继发性宫缩乏力:产程开始宫缩正常,只是在产程较晚阶段(多在活跃期后期或第二产程),宫缩转弱,产程进展缓慢甚至停滞。协调性宫缩乏力多属此类。

2. 身体评估

(1) 协调性宫缩乏力　其特点为宫缩具有正常的节律性、对称性和极性,但收缩力弱,持续时间短,间歇期长且不规律,10 min 宫缩次数小于 2 次。当宫缩高峰时,宫体隆起不明显,用手指压宫底部肌壁仍可出现凹陷。由于宫腔内压力低,产妇一般无不适,对胎儿影响不大。

(2) 不协调性宫缩乏力　多见于初产妇,特点为宫缩的极性倒置,宫缩的兴奋点不是起自两侧宫角部,而是来自子宫下段的一处或多处冲动,宫缩波由下向上扩散,宫缩时宫底部不强,子宫下段强,宫缩间歇期子宫壁也不完全松弛,这种宫缩收缩波小而不规律,频率高,节律不协调,宫腔内压力虽高,但不能使宫口如期扩张,胎先露部如期下降,属无效宫缩。产妇自觉下腹部持续疼痛、拒按、烦躁不安,严重者出现脱水、电解质紊乱、肠胀气、尿潴留;由于胎儿-胎盘循环障碍,出现胎儿窘迫。产科检查下腹部有压痛,胎位触不清,胎心不规律,产程延长。

(3) 产程曲线评估　宫缩乏力导致产程曲线出现以下异常(图7-2),这些异常可以单独存在,也可以并存。

① 潜伏期延长:潜伏期超过 16 h。

② 活跃期延长:活跃期超过 8 h。初产妇活跃期宫口扩张小于 1.2 cm/h,经产妇小于1.5 cm/h。

③ 活跃期停滞:活跃期宫口扩张停止超过 4 h。

④ 第二产程延长:初产妇第二产程超过 2 h(硬膜外麻醉无痛分娩时以超过 3 h 为标准),经产妇第二产程超过 1 h。

⑤ 第二产程停滞:第二产程胎头下降无进展达 1 h 以上。

⑥ 胎头下降延缓:在宫颈扩张减速期及第二产程时,初产妇胎头下降速度小于 1.0 cm/h,经产妇小于 2.0 cm/h。

⑦ 胎头下降停滞:减速期后胎头下降停止超过 1 h。

⑧ 滞产:总产程超过 24 h。

临产后应密切注意产程进展,认真绘制产程图。当产程图中出现异常情况,及时汇报医生,积极寻找原因,做出相应处理。

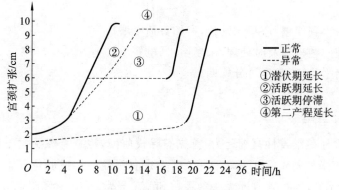

图 7-2　异常的宫颈扩张曲线

(4) 对母儿的影响如下。

①对产妇的影响:由于产程延长,产妇休息不好,进食少,精神与体力消耗大,可出现疲乏无力、肠胀气、排尿困难等,影响宫缩。若第二产程延长,膀胱受压过久可形成膀胱阴道瘘或尿道阴道瘘。手术产率增高,容易引起产后出血、产褥感染等。

②对胎儿的影响:协调性宫缩乏力使产程延长,增加剖宫产概率;不协调性宫缩乏力不能使子宫壁完全放松,对子宫胎盘循环影响大,容易发生胎儿窘迫。

3. 心理-社会评估　无论是协调性还是不协调性宫缩乏力,因产程长,产妇进食少、休息不好而出现情绪烦躁,对阴道分娩失去信心;家属因担心母儿安全,出现焦虑、恐惧,常常要求尽快剖宫产结束分娩,解除产妇痛苦。

4. 辅助检查

(1) 胎儿电子监护仪　连续监护宫缩和胎心。

(2) 实验室检查　尿液检查,可出现尿酮体阳性,血常规检查,出现钾、钠、氯、钙等电解质的改变,二氧化碳结合率可降低。

(3) 宫颈成熟度评分　用 Bishop 宫颈成熟度评分法(表 7-1)评估人工破膜加强宫缩措施的效果,满分为 13 分。若产妇得分≤3 分,人工破膜均失败,应改用其他方法。4~6 分的成功率约为 50%,7~9 分的成功率约为 80%,>9 分均成功。

表 7-1 Bishop 宫颈成熟度评分法

项 目	分 数			
	0	1	2	3
宫口开大/cm	0	1~2	3~4	5~6
宫颈管消退/(%)	0~30	40~50	60~70	80~100
胎先露位置	-3	-2	-1~0	1~2
宫颈硬度	硬	中	软	
宫口位置	后	中	前	

【护理诊断】

1. 舒适度减弱 与宫缩异常、分娩时体位固定有关。

2. 有体液不足的危险 与产程延长、产妇体力消耗、过度疲乏影响摄入有关。

3. 焦虑 与产程异常,担心母儿健康有关。

【护理目标】

(1) 异常产力得到纠正,产程无延长,产妇舒适度增加。

(2) 产妇体液问题得到及时处理,未发生水、电解质失衡。

(3) 产妇情绪平稳,安全度过分娩期。

【护理措施】

(一) 协调性宫缩乏力

不论是原发性还是继发性宫缩乏力,首先应寻找原因,检查有无头盆不称与胎位异常,阴道检查了解宫颈扩张和胎先露部下降情况。若发现有头盆不称或胎位异常,估计不能经阴道分娩者,应及时行剖宫产术;若判断无头盆不称和胎位异常,估计能经阴道分娩者,应采取以下护理措施。

1. 基础护理

(1) 饮食 鼓励进食,注意补充营养与水分,不能进食者静脉补充营养。

(2) 休息 产妇过度疲劳,遵医嘱缓慢静脉推注地西泮 10 mg 或哌替啶 100 mg 肌注,经过一段时间充分休息,可使宫缩力转强。

(3) 及时排空膀胱及直肠 对初产妇宫口开大不足 4 cm、胎膜未破者,应给予温肥皂水灌肠。排尿困难者,先行诱导法,无效时及时导尿。

2. 加强宫缩 经上述基础护理 2~4 h 后,仍为协调性宫缩乏力,再次判断无头盆不称和胎位异常,估计能经阴道分娩者,可选用下列方法加强宫缩。

(1) 针刺合谷、三阴交等穴位。

(2) 刺激乳房,尤其是刺激乳头。

(3) 人工破膜 宫口扩张≥3 cm,胎头已衔接者,排除脐带先露后,可在宫缩间歇期行人工破膜。破膜后宫缩仍不理想,可用缩宫素静脉滴注加强宫缩。

(4) 缩宫素静脉滴注 适用于协调性宫缩乏力、宫口扩张≥3 cm、胎心良好、胎位正常、头盆相称者;于第二产程期间出现宫缩乏力时,若无头盆不称,也应给予缩宫素静脉滴注加强宫缩。一般将缩宫素 2.5 U 加于 0.9%生理盐水 500 mL 内,从 4~5 滴/分开始,根据宫缩强弱调整滴速,最大给药剂量通常不超过 60 滴/分,使宫缩持续 40～60 s,间隔 2～3 min。对于缩宫素不敏感者,可酌情增加缩宫素剂量。

缩宫素静脉滴注过程中,应有专人观察宫缩、胎心及血压。若 10 min 内宫缩≥5 次,或宫缩持续 1 min 以上,或胎心率异常,应立即停止静脉滴注并通知医生。若发现血压升高,应减慢滴注速度。胎儿未娩出前禁用缩宫素肌内注射。

(5)地西泮静脉推注 适用于宫口扩张缓慢及宫颈水肿时。常用剂量为 10 mg,间隔 4～6 h 可重复应用,与缩宫素联合应用效果更佳。

经上述处理,试产 2～4 h 产程仍无进展或出现胎儿窘迫征象时,应及时行剖宫产术。

3. 预防产后出血及感染 当胎儿前肩娩出时,肌注缩宫素 10 U,同时给予缩宫素 10～20 U 静脉滴注预防产后出血。若总产程≥24 h、破膜时间≥12 h,应给予抗生素预防感染。

4. 心理护理 陪伴产妇,鼓励其表达担心和不适,耐心解释,随时将产程进展及治疗护理计划告知产妇,使其知情同意,情绪稳定,增加分娩的信心,并取得良好合作。指导产妇做深呼吸,同时按摩下腹部及腰骶部,以减轻疼痛。

5. 健康教育

(1)加强产前教育,应对孕妇进行产前教育,进入产程后重视消除产妇不必要的思想顾虑和恐惧心理,使孕妇了解分娩是生理过程,增强其对分娩的信心。

(2)陪伴分娩,有助于消除产妇的紧张情绪,预防精神紧张所致的宫缩乏力。

(3)分娩前鼓励多进食,必要时静脉补充营养。

(4)临产后避免过多使用镇静药物。

(二)不协调性宫缩乏力

遵医嘱给予镇静剂,使产妇充分休息,醒后不协调性宫缩多能恢复为协调性宫缩。若经上述处理,仍为不协调性,或伴有胎儿窘迫征象,或伴有头盆不称,均应行剖宫产术。若不协调性宫缩已被控制,但宫缩仍弱时,可用协调性宫缩乏力时加强宫缩的各种方法处理。

【护理评价】

(1)异常产力得到纠正,产妇舒适度增加。

(2)产妇体液问题得到及时处理,不存在水、电解质失衡。

(3)产妇情绪平稳,安全度过分娩期。

【考点提示】

宫缩乏力的身体评估及护理措施。

知识链接

引起宫缩乏力的常见原因

1. 头盆不称或胎位异常 胎儿先露部下降受阻,不能紧贴子宫下段及宫颈内口,因而不能引起反射性宫缩,是导致继发性宫缩乏力的最常见原因。

2. 精神因素 初产妇(尤其 35 岁以上高龄初产妇)精神过度紧张使大脑皮层功能紊乱,睡眠减少,临产后进食不足以及过多地消耗体力,均可导致宫缩乏力。

3. 子宫因素 子宫壁过度膨胀(如双胎妊娠、巨大儿、羊水过多等)、子宫手术史、子宫发育不良、子宫畸形(如双角子宫等)、经产妇子宫肌纤维变性、结缔组织增生或子宫肌瘤等。

4. 内分泌失调 临产后,产妇体内雌激素、缩宫素、前列腺素、乙酰胆碱等分泌不足,孕激素下降缓慢,电解质(钾、钠、钙、镁)异常,均可影响子宫肌纤维收缩能力。

5. 药物影响 临产后大剂量使用镇静剂与镇痛剂(如吗啡、氯丙嗪、硫酸镁、哌替啶等),可使宫缩受到抑制。

6. 其他 于第一产程末过早增加腹压、膀胱充盈影响胎先露部下降,均可导致继发性宫缩乏力。

新产程标准的诊断

1. 潜伏期延长 从规律宫缩到宫口开大 6 cm,初产妇超过 20 h,经产妇超过 14 h。

2. 活跃期停滞 当破膜且宫口扩张至不小于 6 cm 后,如宫缩正常,而宫口停止扩张至不少于 4 h,可诊断为活跃期停滞;如宫缩欠佳,宫口停止扩张至不小于 6 h,可诊断为活跃期停滞。

3. 第二产程延长 初产妇如行硬脊膜外阻滞,第二产程超过 4 h,产程无进展(包括胎头下降、旋转)可诊断为第二产程延长;如无硬脊腹外阻滞,第二产程超过 3 h,产程无进展可诊断。经产妇如行硬脊膜外阻滞,第二产程超过 3 h,产程无进展(包括胎头下降、旋转)可诊断为第二产程延长;如无硬脊腹外阻滞,第二产程超过 2 h,产程无进展可诊断。

二、宫缩过强

【护理评估】

1. 健康史

(1) 查阅产前检查记录(骨盆测量值、胎儿情况、有无妊娠并发症等);了解缩宫素使用情况及有无宫腔内操作;经产妇需了解有无急产史;重点评估临产时间、宫缩频率、强度。

(2) 了解是否存在宫缩过强的常见原因。

① 急产:几乎都发生于经产妇,其主要原因是软产道阻力小。

② 强直性宫缩:常见于缩宫素应用不当(如剂量过大,或误注缩宫素,或个体对缩宫素过于敏感)、分娩中有梗阻或胎盘早剥导致血液浸润子宫肌层等。

③ 子宫痉挛性狭窄环:多因精神紧张,过度疲劳,缩宫素应用不当,粗暴阴道检查等。

2. 身体评估

1) 协调性宫缩过强 宫缩的节律性、对称性和极性均正常,仅宫缩过强、过频(10 min 内宫缩≥5 次,持续时间达 60 s 或更长)。若产道无阻力,宫口迅速开全,产程在短时间内结束,发生急产(总产程不足 3 h);产妇表现痛苦面容,大喊大叫,经产妇多见。若伴有头盆不称、胎位异常或瘢痕子宫,胎位触不清,胎心音听不清。有时可出现病理性缩复环、血尿等先兆子宫破裂征象;产妇表现烦躁不安,持续性腹痛,拒按。

2) 不协调性宫缩过强

(1) 强直性宫缩 子宫强烈收缩,无明显间歇或间歇期极短,失去节律性。胎位触诊不清,胎心音听不清,有时可见先兆子宫破裂征象。产妇烦躁不安,持续腹痛、拒按。

(2) 子宫痉挛性狭窄环 子宫局部肌肉痉挛性、不协调性收缩形成环状狭窄,持续不放松。狭窄环可发生在宫颈、宫体的任何部位,多发生在子宫上下段交界处或胎体的某狭窄部

（如胎颈、胎腰处）（图7-3）。产程进展缓慢或停滞，宫颈扩张延缓，胎先露部不下降，胎心率无规律；产妇表现为持续腹痛，烦躁不安。

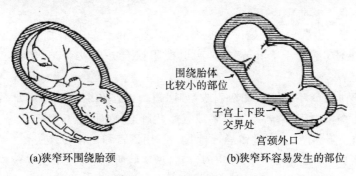

(a)狭窄环围绕胎颈　　　　　　(b)狭窄环容易发生的部位

图7-3　子宫痉挛性狭窄环

3）对母儿的影响

（1）对产妇的影响　宫缩过强、过频，产程过快，可致产妇宫颈、阴道以及会阴撕裂，如胎先露下降受阻可发生子宫破裂。接产时来不及消毒可致产褥感染。胎儿娩出后子宫肌纤维缩复不良，易发生胎盘滞留或产后出血。

（2）对胎儿及新生儿的影响　宫缩过强、过频影响子宫胎盘血液循环，易发生胎儿窘迫、新生儿窒息甚至死亡。胎儿娩出过快，胎头在产道内受到的压力突然解除，可致新生儿颅内出血。接产时来不及消毒，新生儿易发生感染。若坠地可致骨折、外伤。

3. 心理-社会评估　宫缩过频、过强，产妇临产后突感腹部阵痛难忍，产程进展很快或停滞，担心胎儿与自身的安危，产妇及家属出现恐惧和极度无助感。

4. 辅助检查

（1）胎儿电子监护仪　连续监护宫缩和胎心。

（2）阴道检查　判断胎位，评估头盆关系。

【护理诊断】

1. 急性疼痛　与宫缩过频、过强有关。

2. 焦虑　与担心自身及胎儿安危有关。

3. 潜在并发症　子宫破裂、新生儿损伤等。

【护理目标】

（1）产妇疼痛得到缓解。

（2）产妇焦虑减轻。

（3）产妇、新生儿无并发症发生。

【护理措施】

1. 基础护理　临产后注意营养与休息，避免过度疲劳与精神紧张。

2. 配合治疗　合并产道梗阻或胎儿窘迫者，做好剖宫产术前准备及新生儿抢救准备。

1）协调性宫缩过强　阴道分娩者做好以下护理。

（1）产程监护与指导　①临产后不应灌肠，应卧床休息，最好取左侧卧位；提前做好接产及抢救新生儿窒息的准备。待产妇主诉有便意时，先判断宫口大小及胎先露下降情况，以防分娩于厕所造成意外伤害。②胎儿娩出时，勿使产妇向下屏气。

（2）新生儿处理　①新生儿应肌注维生素 K_1 10 mg 预防颅内出血。②并尽早肌注精制破伤风抗毒素 1500 U。

（3）预防产后出血及感染　产后仔细检查宫颈、阴道、外阴，若有撕裂应及时缝合。未消毒接产者，给予抗生素预防感染。

2）强直性宫缩　遵医嘱给予宫缩抑制剂，如 25％硫酸镁 20 mL 加入 5％葡萄糖注射液 20 mL 中缓慢静脉推注（不少于 5 min）。对产道梗阻或合并胎儿窘迫者，应立即做好剖宫产准备。

3）子宫痉挛性狭窄环　停止一切刺激（如阴道内操作和缩宫素等），如无胎儿窘迫，给予镇静剂，多能使宫缩恢复正常；若不能缓解或有胎儿窘迫，立即剖宫产。

3. 心理护理　陪伴产妇，态度镇静，语调柔和，用语言和动作传递关怀。及时提供产程进展和胎儿情况，指导产妇减轻疼痛的方法（宫缩时做深呼吸、腹部按摩及放松技巧）。如新生儿出现意外，需协助产妇及家属顺利度过哀伤期，并为产妇提供出院后指导。

4. 健康教育

（1）有急产史的孕妇在预产期前 1～2 周提前住院待产，以防发生损伤和意外。

（2）正确使用缩宫素，避免剂量过大或误注缩宫素。

（3）禁止粗暴的阴道检查。

（4）临产后注意休息，避免过度疲劳。

【护理评价】

（1）产妇能应用减轻疼痛的技巧增加舒适感。

（2）产妇焦虑减轻，能配合治疗和护理。

（3）产妇、新生儿无并发症发生。

任务二　产 道 异 常

案例引导

张女士，28 岁，因规律宫缩入院。入院检查：LOA，胎心 145 次/分，骶耻内径 11.5 cm，坐骨棘间径 10 cm，坐骨结节间径 9 cm。问题：

1. 检查结果提示张女士存在什么问题？

2. 张女士分娩期护理要点有哪些？

【疾病概述】

产道异常包括骨产道异常及软产道异常，临床上以骨产道异常多见。产道异常可使胎儿娩出受阻。

一、骨产道异常

骨产道异常即狭窄骨盆,表现为骨盆径线过短或形态异常,致使骨盆腔小于胎先露可通过的限度,阻碍胎先露下降,影响产程顺利进展。狭窄骨盆可以为一个径线过短或多个径线同时过短,也可以为一个平面狭窄或多个平面同时狭窄。当一个径线过短时,要观察同一个平面其他径线的长短,再结合整个骨盆腔大小与形态进行综合分析,做出正确判断。

【护理评估】

1. 健康史

1) 病史　询问孕妇幼年有无佝偻病、脊髓灰质炎、脊柱和髋关节结核以及外伤史。若为经产妇,应了解有无难产史及其发生原因,新生儿有无产伤等。

2) 了解狭窄骨盆的类型

(1) 骨盆入口平面狭窄　以入口平面前后径狭窄为主,常见于扁平型骨盆,包括单纯扁平骨盆、佝偻病性扁平骨盆。

可分为三级:Ⅰ级为临界性狭窄,对角径 11.5 cm(入口前后径 10.0 cm),绝大多数可以经阴道分娩。Ⅱ级为相对性狭窄,对角径 10.0~11.0 cm(入口前后径 8.5~9.5 cm),阴道分娩的难度明显增加;Ⅲ级为绝对性狭窄,对角径≤9.5 cm(入口前后径≤8.0 cm),必须以剖宫产术结束分娩。

(2) 中骨盆平面狭窄　较入口平面狭窄更常见。以坐骨棘间径及中骨盆后矢状径狭窄为主,常见于男型骨盆及类人猿型骨盆。

(3) 骨盆出口平面狭窄　常与中骨盆平面狭窄同时存在,以坐骨结节间径及骨盆出口后矢状径狭窄为主,常见于男型骨盆。

(4) 骨盆三个平面狭窄　骨盆外形属女型骨盆,但骨盆三个平面均狭窄,每个平面径线均小于正常值 2 cm 或更多,称均小骨盆,多见于身材矮小、体型匀称的妇女。

(5) 畸形骨盆　畸形骨盆指骨盆失去正常形态及对称性,包括跛行及脊柱侧凸引起的偏斜骨盆和骨盆骨折引起的畸形骨盆。

2. 身体评估

1) 骨盆入口平面狭窄

(1) 胎头衔接受阻　妊娠末期或临产后胎头仍不能入盆,孕妇呈现尖腹或悬垂腹(图 7-4)。

(2) 胎位异常　因骨盆入口平面狭窄,胎头不易入盆,使臀先露、肩先露的发生率是正常骨盆的 3 倍。

(3) 骨盆测量　骶耻外径 < 18 cm,对角径<11.5 cm。

2) 中骨盆平面及骨盆出口平面狭窄

(1) 胎头能正常衔接　潜伏期及活跃期早期进展顺利。当胎头下降达中骨盆时,由于胎头俯屈与内旋转受阻,常出现持续性枕横位或枕后位,同时出现继发性宫缩乏力。

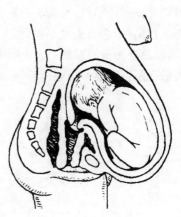

图 7-4　悬垂腹

(2) 胎头受阻于中骨盆　有一定可塑性的胎头开始变形,颅骨重叠,胎头受压,使软组织水肿,产瘤较大,严重时可发生脑组织损伤、颅内出血及胎儿宫内窘迫。若中骨盆狭窄程度严重,宫缩又较强,可发生先兆子宫破裂甚至子宫破裂。强行阴道助产,可导致严重软产道裂伤及新生儿产伤。

(3)骨盆测量　坐骨棘间径<10 cm,坐骨切迹宽度<2横指,坐骨结节间径<8 cm。

3)均小骨盆　多见于身体矮小、体型匀称的妇女,身高常小于145 cm。

4)畸形骨盆　孕妇常有跛行、脊柱侧斜、米氏菱形窝不对称等表现。

5)对母儿的影响

(1)对产妇的影响　若为骨盆入口平面狭窄,影响胎先露衔接,容易发生胎位异常。由于胎先露部被隔在骨盆入口之上,常引起继发性宫缩乏力,导致产程延长或停滞。若为中骨盆平面狭窄,影响胎头内旋转,容易发生持续性枕横位或枕后位。胎头长时间嵌顿于产道内,压迫软组织引起局部缺血、水肿、坏死、脱落,于产后形成生殖道瘘;胎膜早破及手术助产增加感染机会。严重梗阻性难产若不及时处理,可导致先兆子宫破裂甚至子宫破裂,危及产妇生命。

(2)对胎儿及新生儿的影响　头盆不称易发生胎膜早破、脐带脱垂(脐带脱垂发生率是正常产妇的4~6倍),导致胎儿窘迫,甚至胎儿死亡;产程延长,胎头受压,缺血、缺氧容易导致新生儿颅内出血;产道狭窄,手术助产机会增多,易导致新生儿产伤及感染。

3. 心理-社会评估　由于剖宫产概率增加,产妇因不能确定分娩结果,担心自身及胎儿安全而焦虑。

4. 相关检查

(1)全身检查　测量身高,孕妇身高<145 cm应警惕均小骨盆。观察孕妇体型,步态有无跛足,有无脊柱及髋关节畸形,米氏菱形窝是否对称,有无尖腹及悬垂腹等。

(2)腹部检查　观察腹型(尖腹及悬垂腹提示可能骨盆入口平面狭窄);尺测子宫长度及腹围;B超观察胎先露部与骨盆关系,还应测量胎头双顶径、胸径、腹径、股骨长,预测胎儿体重,判断能否通过骨产道。

(3)检查头盆相称程度　若已临产,胎头仍未入盆,则应做胎头跨耻征检查评估头盆关系。具体方法:孕妇排空膀胱,仰卧,两腿伸直。检查者一手放在耻骨联合上方,另一手将胎头向骨盆腔方向推压。若胎头低于耻骨联合平面,称胎头跨耻征阴性,表示头盆相称;若胎头与耻骨联合在同一平面,称胎头跨耻征可疑阳性,表示可疑头盆不称;若胎头高于耻骨联合,称胎头跨耻征阳性,表示头盆不称(图7-5)。对出现跨耻征阳性的孕妇,应让其取两腿屈曲半坐卧位,再次检查胎头跨耻征,若转为阴性,提示为骨盆倾斜度异常,而不是头盆不称。不能单凭胎头跨耻征阳性轻易做出临床诊断,需要观察产程进展或试产后方可做出最终诊断。

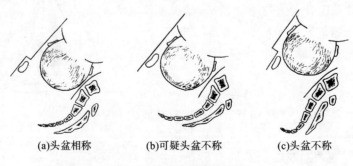

(a)头盆相称　　　　(b)可疑头盆不称　　　　(c)头盆不称

图7-5　检查头盆相称程度

【护理诊断】

1. 有新生儿窒息的危险　与产道异常、产程延长有关。

2. 有感染的危险　与胎膜早破、产程延长、手术操作有关。

3. 潜在并发症　子宫破裂、胎儿窘迫。

【护理目标】

（1）新生儿出生状况良好，Apgar 评分＞7 分。

（2）产妇的感染征象得到预防和控制。

（3）产妇平安分娩，无并发症发生。

【护理措施】

1. 基础护理

（1）饮食　保证营养及水分的摄入，必要时补液。

（2）休息　需适当增加产妇休息，休息时采用左侧卧位。

2. 产程监测　监测宫缩强弱，勤听胎心，检查胎先露部下降及宫口扩张程度。

3. 分娩期护理　明确狭窄骨盆类别和程度，了解胎位、胎儿大小、胎心率、宫缩强弱、宫口扩张程度、破膜与否，结合年龄、产次、既往分娩史等综合判断，决定分娩方式。

（1）试产　骨盆入口平面相对狭窄、胎头跨耻征可疑阳性，可在严密监护下试产 2～4 h。胎头仍迟迟不能入盆，宫口扩张缓慢或伴有胎儿窘迫征象，应及时行剖宫产术结束分娩。若胎膜已破，为了减少感染，应适当缩短试产时间。

（2）阴道分娩　中骨盆平面狭窄，宫口已开全，胎头双顶径达坐骨棘水平或更低时，可经阴道助产，遵医嘱做好阴道助产术术前准备和术后护理以及新生儿抢救的准备。

（3）剖宫产　骨盆入口平面绝对狭窄，胎头跨耻征阳性；中骨盆平面狭窄，胎头双顶径未达坐骨棘水平；出口横径与出口后矢状径之和小于 15 cm；严重畸形骨盆等均应行剖宫产。遵医嘱做好剖宫产术的术前准备和术后护理。

4. 心理护理　试产过程中，向产妇说明阴道分娩的可能性及采取的措施，安慰鼓励产妇，使其精神舒畅，信心倍增；准备剖宫产的产妇向其说明手术的必要性，取得理解和配合。

5. 健康教育　指导孕妇重视产前检查，及早发现骨盆狭窄，并提前入院待产。

【护理评价】

（1）新生儿窒息是否被及时发现并处理。

（2）产妇有无感染征象，产后体温、恶露、白细胞计数是否正常，伤口愈合是否良好。

（3）产妇能否配合实施处理方案，母儿平安度过分娩过程。

二、软产道异常

软产道包括子宫下段、宫颈、阴道及盆底软组织。软产道异常可因先天发育异常或后天疾病引起，应于妊娠早期常规行双合诊检查，以便及早发现软产道异常。临床上由软产道异常所致的难产少见，容易被忽视。

【护理评估】

1. 健康史

1）查阅产妇孕前检查的资料　了解阴道检查结果和既往盆腔疾病史。

2）了解软产道异常的类型

（1）外阴异常

①外阴坚韧、外阴瘢痕：由于组织缺乏弹性，阴道口狭窄，分娩时第二产程易造成严重撕裂伤，若范围不大，分娩时可做会阴后-侧切开。若范围过大，应行剖宫产术。

②外阴水肿:常见于重度子痫前期等引起的全身水肿,临产前及时治疗原发病,局部可用50%硫酸镁湿热敷;临产后可在消毒下多点针刺放液,并行会阴切开术。

（2）阴道异常

①阴道横隔:多位于阴道上、中段。胎先露部下降时,若横隔被撑薄,可在直视下自小孔处将横隔做 X 形切开;若横隔高且坚厚,阻碍胎先露部下降,则需行剖宫产术。

②阴道纵隔:若伴有双子宫、双宫颈,分娩时纵隔被推向对侧,分娩多无阻碍。若为单宫颈,若纵隔薄可自行断裂,分娩无阻碍;若纵隔阻碍胎先露下降,需在纵隔中间剪断,分娩后再处理剩余的纵隔。

③阴道狭窄:多由产伤、手术感染等所致。若狭窄轻、位置低可做会阴切开术;若狭窄重、位置高可行剖宫产术。

④阴道肿瘤:阻碍胎头下降不能经阴道切除者,应行剖宫产术。原有病变待产后再处理。

⑤阴道尖锐湿疣:妊娠期尖锐湿疣生长迅速,早期可治疗。体积大、范围广泛的疣可阻碍分娩,易发生裂伤、血肿及感染。为预防新生儿患喉乳头瘤,应行剖宫产术。

（3）宫颈异常

①宫颈坚韧、水肿:宫颈坚韧多见于高龄初产妇,宫颈组织缺乏弹性不易扩张。宫颈水肿多见于滞产、持续性枕后位、宫口未开全过早用腹压者,影响宫颈扩张。两者均可静脉缓慢推注地西泮 10 mg 或在宫颈两侧注射 0.5%利多卡因 5～10 mL。处理无效应行剖宫产术。

②子宫颈癌:此时宫颈硬而脆,缺乏伸展性,临产后影响宫口扩张,若经阴道分娩,有发生大出血、裂伤、感染及癌扩散等危险,应行剖宫产术。

（4）子宫异常

①子宫畸形:合并妊娠时,临产后应严密观察,适当放宽剖宫产手术指征。

②瘢痕子宫:包括曾经行剖宫产术、穿过子宫内膜的肌瘤挖除术、输卵管间质部及宫角切除术、子宫成形术的孕妇,瘢痕子宫再孕分娩时子宫破裂的风险增加。近年来由于初产妇剖宫产率升高,剖宫产后再孕分娩者增加,但并非所有曾行剖宫产的妇女再孕后均须剖宫产。若只有 1 次剖宫产史、切口为子宫下段横切口、术后再孕间隔时间超过两年且胎儿体重适中时,阴道试产成功率较高。若前次剖宫产为子宫体部纵切口或"T"形切口、术后有感染、剖宫产指征为骨盆狭窄、剖宫产次数≥2 次、巨大儿、本次妊娠有剖宫产指征如胎位异常、前置胎盘等,则不宜阴道分娩。阴道试产过程中发现子宫破裂征象,应紧急剖宫产同时修补子宫破口,必要时需切除子宫。

（5）盆腔肿瘤

①子宫肌瘤:子宫肌瘤对分娩的影响主要取决于肌瘤大小、数量和生长部位。黏膜下肌瘤合并妊娠,容易发生流产及早产;肌壁间肌瘤可引起宫缩乏力;宫颈肌瘤或子宫下段肌瘤或浆膜下肌瘤,可阻碍胎先露衔接及下降,应行剖宫产术。若肌瘤在骨盆入口以上而胎头已入盆,肌瘤未阻塞产道则可经阴道分娩,产后再行处理。

②卵巢肿瘤:妊娠合并卵巢肿瘤时,由于卵巢随子宫提升,宫缩的激惹和胎儿先露部下降的挤压,卵巢肿瘤容易发生蒂扭转、破裂和感染,且卵巢肿瘤位于骨盆入口阻碍胎先露下降,应行剖宫产术。

2. 身体评估 妇科检查了解外阴、阴道、宫颈及子宫有无异常。

3. 心理-社会评估 软产道异常者,多在产前检查发现,能经阴道分娩者,担心病变处理是否会影响自身及胎儿安全;不能经阴道分娩的产妇,表现出对手术的恐惧和紧张。产妇出现焦虑、无助感。

4. 辅助检查　做 B 超检查以了解子宫、卵巢等有无异常。

【护理诊断】

1. 焦虑　与担心自身及胎儿安危有关。

2. 有感染的危险　与手术操作有关。

【护理目标】

(1) 产妇焦虑消除。

(2) 产妇无感染发生。

【护理措施】

1. 消除焦虑　主动与产妇交流沟通,告知软产道异常处理的结果,耐心解答产妇及家属的疑问,消除产妇的焦虑。

2. 防止感染　在进行阴道横隔、阴道纵膈、会阴切开及宫颈水肿注药等操作时,严格遵守无菌原则,预防感染。必要时遵医嘱使用抗生素预防感染。

3. 健康指导　对产妇进行产褥期保健指导,并告知复诊时间。

【护理评价】

(1) 产妇焦虑消除。

(2) 产妇未发生感染。

任务三　胎儿异常

【疾病概述】

胎儿异常包括胎位异常、胎儿发育异常和巨大儿等。胎位异常包括胎头位置异常、肩先露、臀先露等,其中胎头位置异常居多,是造成难产的常见因素之一。

一、持续性枕后位、枕横位

分娩过程中,少数胎头以枕后位或枕横位衔接,在下降过程中,胎头枕部因强有力的宫缩,绝大多数能向前转 135°或 90°,转至枕前位,自然分娩。若胎头枕骨持续不能转向前方,直至分娩后期仍位于母体骨盆后方或侧方,致使分娩发生困难者,称持续性枕后位或持续性枕横位(图 7-6)。在头位难产中发生率最高。

【护理评估】

1. 健康史　评估产妇是否存在影响胎头内旋转的因素,如骨盆狭窄(多见于男型骨盆或类人猿型骨盆)、胎头俯屈不良、宫缩乏力、前壁胎盘和膀胱充盈等。

2. 身体评估

(1) 产程延长　临产后胎头衔接较晚及俯屈不良,先露不易紧贴子宫下段及宫颈内口,致宫缩乏力、宫颈扩张缓慢而使产程延长。持续性枕后位常致活跃期晚期及第二产程延长。

(2) 过早出现肛门坠胀及排便感　枕后位时枕骨持续位于骨盆后方压迫直肠,宫口尚未

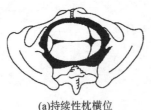
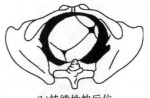

(a)持续性枕横位　　　　　　　　(b)持续性枕后位

图 7-6　持续性枕后位、枕横位

开全时,产妇就出现肛门坠胀及排便感,若过早增加腹压,可使宫颈水肿、产妇疲劳,影响产程进展。若在阴道口已见到胎发,多次宫缩时屏气却不见胎头下降,应考虑持续性枕后位。

(3)腹部检查　在宫底部触及胎臀,胎背偏向母体的后方或侧方不易触及,胎心在脐下偏外方听得最响亮。

(4)肛查或阴道检查　枕后位时盆腔后部空虚,胎头矢状缝位于骨盆斜径,前囟在前,后囟在后。为枕横位时,矢状缝与骨盆横径一致,后囟与前囟分别在骨盆左、右侧方。

3. 心理-社会评估　产妇因产程延长、需阴道助产等,担心危及自身及胎儿健康,出现焦虑、恐惧心理。

4. 辅助检查　行 B 超检查时,根据胎儿枕部位置,可明确诊断胎位,准确率达 90％以上,同时可了解胎头入盆的程度。

【护理诊断】

1. 有新生儿受伤的危险　与产程延长、阴道助产有关。

2. 焦虑　与产程延长、担心自身及胎儿安危有关。

3. 潜在并发症　产妇软产道损伤。

【护理目标】

(1)新生儿未受伤。

(2)产妇情绪稳定,焦虑、恐惧心理减轻,能够配合治疗和护理。

(3)产妇无潜在并发症发生。

【护理措施】

1. 基础护理

(1)饮食　保证产妇充分营养,进食少者可予静脉输液,以补充能量和液体。

(2)休息　保证产妇充分的休息,如产妇精神紧张,睡眠欠佳,宫缩乏力,可予肌注哌替啶或地西泮,使产妇得以充分休息,宫缩常转好。指导产妇朝胎背的对侧方向卧位,以利胎头枕部转向前方。

2. 产程监护　密切观察产程进展,注意胎头下降、宫口扩张及胎心有无改变。及时行阴道检查,尽早发现异常胎位,综合分析骨盆及胎儿大小,及早确定分娩方式。头盆不称者,行剖宫产;若骨盆无异常、胎儿不大,可以试产。

3. 分娩护理

(1)第一产程　若无头盆不称,经过基础护理,宫缩仍欠佳,应遵医嘱尽早静脉滴注缩宫素。宫口开全前指导产妇不要用力屏气,以免宫颈水肿及体力消耗。当宫口开大至 3～4 cm,产程停滞,除外头盆不称可行人工破膜,以增强宫缩,促进胎头内旋转;若宫口开大至大于 1 cm/h,伴胎先露下降,多能经阴道分娩;若宫口开大至小于 1 cm/h,产程无进展或试产出现胎儿窘迫,应行剖宫产。

(2) 第二产程　初产妇已近 2 h,经产妇已近 1 h,行阴道检查:若胎头双顶径已达坐骨棘平面或更低,可手转胎头至枕前位,自然分娩或阴道助产;若胎头双顶径未达坐骨棘平面或出现胎儿窘迫,应行剖宫产。需行阴道助产术或剖宫产术时,护士应积极做好术前准备及手术配合。

(3) 第三产程　预防产后出血及产褥感染,做好新生儿抢救准备。

4. 心理护理　陪伴关心产妇,及时为其补充水分和食物,向产妇及家属解释难产的原因和应对措施,并及时告知产程进展情况,取得理解和配合,增加其安全感和信任感,缓解焦虑。

5. 健康教育　产妇和家属正确认识头位难产,理解手术助产的必要性。指导观察剖宫产新生儿的面色、呼吸和精神状态。指导母乳喂养,协助产妇制订康复计划。

【护理评价】

(1) 新生儿未受伤。

(2) 产妇情绪稳定,配合治疗和护理。

(3) 潜在并发症未发生。

知识链接

影响胎头内旋转的因素

1. 骨盆异常　常发生于男型骨盆或类人猿型骨盆。这两类骨盆的特点是骨盆入口平面前半部较狭窄,不适合胎头枕部衔接,后半部较宽,胎头容易以枕后位或枕横位衔接。这类骨盆常伴有中骨盆平面及骨盆出口平面狭窄,影响胎头在中骨盆平面向前旋转,而成为持续性枕后位或持续性枕横位。

由于扁平骨盆前后径短小,均小骨盆各径线均小,而骨盆入口横径最长,胎头常以枕横位入盆,由于骨盆偏小,胎头旋转困难,胎头呈持续性枕横位。

2. 胎头俯屈不良　若以枕后位衔接,胎儿脊柱与母体脊柱接近,不利于胎头俯屈,胎头前囟成为胎头下降的最低部位,而最低点又常转向骨盆前方,当前囟转至前方或侧方时,胎头枕部转至后方或侧方,形成持续性枕后位或持续性枕横位。

3. 宫缩乏力　影响胎头下降、俯屈及内旋转,容易造成持续性枕后位或枕横位。反过来,持续性枕后位或枕横位使胎先露下降受阻,也容易导致宫缩乏力,两者互为因果。

4. 头盆不称　头盆不称使内旋转受阻,而呈持续性枕后位或枕横位。

5. 其他　前置胎盘、宫颈肌瘤、膀胱充盈均可影响胎头内旋转,形成持续性枕后位或枕横位。

二、臀先露

臀先露是最常见的异常胎位,占妊娠足月分娩总数的 3%～4%,多见于经产妇。臀先露以骶骨为指示点,有骶左前、骶左横、骶左后、骶右前、骶右横、骶右后 6 种胎位。因胎头比胎臀大,分娩时后出胎头无明显变形,往往娩出困难,加之脐带脱垂较多见,使围生儿死亡率是枕先露的 3～8 倍。

【护理评估】

1. 健康史　了解产妇有无羊水量异常、子宫畸形、胎儿畸形、早产、双胎妊娠、骨盆狭窄、前置胎盘、巨大儿等可导致臀先露的因素。

2. 身体评估

（1）症状　妊娠晚期孕妇感觉肋下有圆而硬的胎头，胎动时感觉肋下腹痛。由于胎臀不能紧贴子宫下段及宫颈内口，常导致宫缩乏力，宫口扩张缓慢，致使产程延长。

（2）腹部检查　在宫底部触及圆而硬的胎头；若未衔接，在耻骨联合上，触到不规则、软而宽的胎臀，胎心音在脐上方听得最清楚。

（3）肛查或阴道检查　触及软而不规则的胎臀或胎足。

（4）臀先露的临床分类　根据胎儿双下肢所取的姿势分为以下三类（图7-7）。

① 单臀（腿直臀）先露　双髋关节屈曲，双膝关节直伸，以臀部为先露，最多见。

② 完全（混合）臀先露　双髋关节及双膝关节均屈曲，以臀部和双足为先露。

③ 不完全臀先露　以一足或双足、一膝或双膝，或一足一膝为先露，较少见。

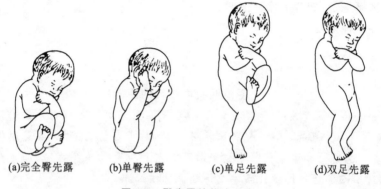

(a)完全臀先露　　(b)单臀先露　　(c)单足先露　　(d)双足先露

图 7-7　臀先露的临床分类

（5）对母儿的影响

① 对产妇的影响：a.胎臀形状不规则，不能紧贴子宫下段及宫颈内口，容易继发性宫缩乏力、产程延长，使剖宫产率升高；产后出血与产褥感染的发生率也增多。b.若宫口未开全而强行牵拉，容易造成宫颈撕裂甚至延及子宫下段。

② 对胎儿及新生儿的影响：围生儿的发病率与死亡率均增高。a.胎臀形状不规则，使前羊膜囊压力不均匀，常致胎膜早破、脐带脱垂。胎膜早破时，早产儿及低体重儿增多；若发生脐带脱垂可致胎儿窘迫甚至死亡。b.后出胎头困难，常发生臂丛神经损伤及颅内出血、新生儿窒息等。

3. 心理-社会评估　若发生胎膜早破、脐带脱垂，产妇因担心胎儿安危而紧张；需剖宫产或阴道助产者，因害怕手术、担心并症而焦虑不安。

4. 辅助检查　B超可准确判断臀先露类型、胎儿大小、胎头姿势等，有助于决定分娩方式。

【护理诊断】

1. 有新生儿受伤的危险　与后出胎头困难、手术助产有关。

2. 焦虑　与产程延长、担心分娩结果有关。

3. 有感染的危险　与胎膜早破、产程延长有关。

【护理目标】

（1）母儿未受伤。

(2) 产妇情绪稳定,焦虑减轻,能够配合治疗和护理。

(3) 产妇未发生感染。

【护理措施】

1. 基础护理

(1) 饮食 选择阴道分娩者,应给予充足的水分和营养,以保持较好的体力。

(2) 休息 临产后不宜站立走动,应左侧卧位休息,防止胎膜早破。

2. 分娩方式的选择

(1) 剖宫产指征 狭窄骨盆、软产道异常、胎儿体重大于 3500 g、胎儿窘迫、高龄初产、有难产史、不完全臀先露等。

(2) 阴道分娩的条件 骨盆大小正常,孕龄≥36 周,单臀先露,胎儿体重为 2500~3500 g,无其他剖宫产指征。

3. 妊娠期护理 妊娠 30 周前,臀先露多能自行转为头先露,若妊娠 30 周后仍为臀先露应予矫正。常用的矫正方法有以下几种。

(1) 胸膝卧位 让孕妇排空膀胱,松解裤带,跪于床上,大腿与床面垂直,身体俯向床面,做胸膝卧位(图 7-8),每天 2 次,每次 15 min,连做 1 周后复查。这种姿势可使胎臀退出盆腔,借助胎儿重心改变,增加胎位矫正的机会。

(2) 激光照射或艾灸至阴穴 多用激光照射两侧至阴穴(足小趾外侧,距趾甲角 0.1 寸);也可用艾灸,每天 1 次,每次 15~20 min,5 次为一疗程。

(3) 外转胎位术 以上方法无效,可于妊娠 32~34 周行外转胎位术。

4. 分娩期护理 有指征者择期行剖宫产术,决定经阴道分娩者加强产程护理。

(1) 第一产程 产妇应侧卧,不宜站立走动。少做阴道检查,不灌肠,尽量避免胎膜破裂。当宫口开大 4~5 cm 时,消毒外阴之后,使用"堵"臀法助宫颈扩张(图 7-9),在"堵"的过程中,应每隔 10~15 min 听胎心 1 次,并注意宫口是否开全。宫口近开全时,要做好接产和抢救新生儿的准备。

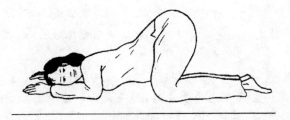 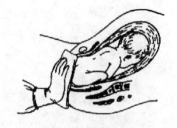

图 7-8 胸膝卧位　　　　　　　　图 7-9 "堵"臀助宫颈扩张

(2) 第二产程 接产前先导尿排空膀胱,对初产妇行会阴侧切术助娩胎儿。臀位分娩有 3 种方式。①自然分娩:胎儿自然娩出,不需任何牵拉,极少见。②臀位助产:最常见的臀位分娩方式。胎臀自然娩出至脐部,胎肩及胎头由接生者协助娩出,从脐部娩出后,一般应在 2~3 min 内娩出胎头,最长不超过 8 min。③臀牵引术:胎儿全部由接产者牵拉娩出。此种分娩方法,对胎儿损伤大,一般情况下禁止使用。

(3) 第三产程 产后检查软产道,如有裂伤及时缝合,遵医嘱用缩宫素与抗菌药物,预防产后出血和感染。

5. 心理护理 因臀先露为异常胎位,许多产妇及家属因担心胎儿安危,主动要求剖宫产终止分娩。对于没有剖宫产指征者,助产人员应耐心解释臀位分娩知识,增强产妇自然分娩的信心,产程中做好陪护。

6. 健康教育

(1) 加强产前检查,妊娠 30 周后发现臀先露应及时矫正。

(2) 解释孕期矫正胎位的必要性,指导矫正胎位的方法。

(3) 对未能矫正的臀位孕妇嘱其孕晚期减少活动,提前预产期 1～2 周入院待产。任何时候一旦阴道流水,应立即平卧到医院就诊。

【护理评价】

(1) 母儿无受伤。

(2) 产妇情绪稳定,焦虑减轻,能够配合治疗和护理。

(3) 产妇未发生感染。

知识链接

臀先露分娩机制

在胎体各部中,胎头最大,胎肩小于胎头,胎臀最小。头先露时,胎头一经娩出,身体其他部位随即娩出。而臀先露时则不同,较小且软的臀部先娩出,最大的胎头却最后娩出。胎臀、胎肩、胎头需按一定机制适应产道条件方能娩出,故需要掌握胎臀、胎肩及胎头 3 部分的分娩机制。下面以骶右前位为例加以阐述。

1. 胎臀娩出　临产后,胎臀以粗隆间径衔接于骨盆入口右斜径,骶骨位于右前方。胎臀逐渐下降,前髋下降稍快,故位置较低;抵达骨盆底遇到阻力后,前髋向母体右侧行 45°内旋转,使前髋位于耻骨联合后方,此时粗隆间径与母体骨盆出口前后径一致。胎臀继续下降,胎体稍侧屈以适应产道弯曲度,后髋先从会阴前缘娩出,随即胎体稍伸直,使前髋从耻骨弓下娩出。继之双腿双足娩出。当胎臀及两下肢娩出后,胎体行外旋转,使胎背转向前方或右前方。

2. 胎肩娩出　当胎体行外旋转的同时,胎儿双肩径衔接于骨盆入口右斜径或横径,并沿此径线逐渐下降,当双肩达骨盆底时,前肩向右旋转 45°。转至耻骨弓下,使双肩径与骨盆出口前后径一致,同时胎体侧屈使后肩及后上肢从会阴前缘娩出,继之前肩及前上肢从耻骨弓下娩出。

3. 胎头娩出　当胎肩通过会阴时,胎头矢状缝衔接于骨盆入口左斜径或横径,并沿此径线逐渐下降,同时胎头俯屈。当枕骨达骨盆底时,胎头向母体左前方旋转 45°,使枕骨朝向耻骨联合。胎头继续下降,当枕骨下凹到达耻骨弓下时,以此处为支点,胎头继续俯屈,使颏、面及额部相继自会阴前缘娩出,随后枕部自耻骨弓下娩出。

外转胎位术

外转胎位术应用于胸膝卧位、激光照射或艾灸至阴穴等矫正方法无效者,于妊娠 32～34 周时,可行外转胎位术,因有发生胎盘早剥、脐带缠绕等严重并发症的可能,应用时要慎重。具体操作:术前半小时口服沙丁胺醇 4.8 mg。行外转胎位术时,最好在 B 超监测下进行。孕妇平卧,两下肢屈曲稍外展,露出腹壁。查清胎位,听胎心率。操作步骤包括松动胎先露部、转胎。动作应轻柔,间断进行。若术中或术后发现胎动频繁而剧烈或胎心率异常,应停止转动并退回原胎位观察半小时。

三、肩先露

胎体纵轴与母体纵轴相垂直,胎儿横卧在骨盆入口之上,称肩先露,又称横位,是对母儿最不利的胎位,除死胎及早产儿胎体折叠娩出外,足月活胎不能经阴道娩出。

【护理评估】

1. 健康史 详细了解有无引起肩先露的常见原因存在:①经产妇腹壁松弛;②早产儿,尚未转至头先露;③前置胎盘;④骨盆狭窄;⑤羊水过多;⑥子宫异常或肿瘤多影响胎头入盆。

2. 身体评估

(1)症状 先露部胎肩不能紧贴子宫下段及宫颈,易发生宫缩乏力;随着宫缩加强,胎肩及胸廓一部分挤入盆腔内,胎体折叠弯曲,胎颈拉长,上肢脱出于阴道口外,胎头和胎臀仍被阻于骨盆入口上方,形成嵌顿性(或称忽略性)肩先露。宫缩继续加强,可形成病理性缩复环,若不及时处理,将发生子宫破裂。

(2)腹部检查 子宫呈横椭圆形。宫底部及耻骨联合上方空虚,在母体腹部一侧触到胎头,另侧触到胎臀。胎心在脐周最清楚。

(3)阴道检查 胎膜未破者,不易触及胎先露部。胎膜已破、宫口已扩张者,阴道检查可触到肩胛骨或肩峰、肋骨及腋窝。腋窝尖端指向胎儿头端,据此决定胎头在母体左(右)侧。肩胛骨朝向母体前(后)方决定肩前(后)位。如胎头在母体右侧,肩胛骨朝向后方,则为肩右后位。胎手若脱出阴道口外,可用握手法,检查者只能与胎儿同侧手相握。例如肩右前位时左手脱出,检查者用左手与胎儿左手相握。

3. 心理-社会评估 产妇及家属当得知横位不能进行阴道分娩时,能理解及配合安排。

4. 辅助检查 B超检查,能确定肩先露具体胎位。

【护理诊断】

1. 有新生儿受伤的危险 与胎位异常有关。

2. 潜在并发症 子宫破裂、产后出血、产褥感染。

【护理目标】

(1)新生儿未受伤。

(2)产妇未发生子宫破裂、产后出血、产褥感染。

【护理措施】

1. 妊娠期护理 妊娠30周后发现肩先露应及时矫正,方法同臀位。若纠正失败,应提前住院决定分娩方式。

2. 分娩期护理 剖宫产是处理肩先露的主要方法。

(1)足月活胎伴产科指征 如狭窄骨盆、前置胎盘、有难产史等,应于临产前剖宫产。

(2)初产妇、足月活胎 应剖宫产。

(3)经产妇、足月活胎 应剖宫产。若宫口开大5 cm以上,破膜不久,羊水未流尽,可在乙醚深麻醉下行内倒转术,转成臀先露,待宫口开全助产娩出。

(4)出现先兆子宫破裂或子宫破裂征象 无论胎儿死活,均应立即剖宫产,术中发现宫腔感染严重,应将子宫一并切除。

(5)胎儿已死 无先兆子宫破裂征象,宫口近开全,在全麻下行断头术或碎胎术,术后应常规检查子宫下段、宫颈及阴道有无裂伤,有裂伤应及时缝合。

3. 产褥期护理 预防产后出血,给抗生素预防感染。

4. 心理护理 解释臀位不能经阴道分娩的原因,指导产妇积极配合,做好剖宫产准备,顺利结束分娩。

5. 健康教育 指导产妇剖宫产后加强营养,保持外阴清洁,预防感染。

【护理评价】

(1)新生儿未受伤。

(2)产妇发生子宫破裂、产后出血、产褥感染。

四、巨大胎儿

胎儿体重达到或超过 4000 g 者,称为巨大胎儿(巨大儿),欧美国家定义为胎儿体重达到或超过 4500 g。近年来因营养过剩致巨大儿呈逐渐上升趋势,发生率约为 7%,男胎多于女胎。

【护理评估】

1. 健康史 详细了解本次妊娠经过,重点评估产妇体重、胎儿大小、羊水量,有无头盆不称、糖尿病、前置胎盘等病史;了解产程进展和胎先露下降等情况。

2. 身体评估 腹部明显膨隆,宫高＞35 cm,触诊胎体大,先露部高浮,胎心率正常有力但位置较高,若为头先露,多数胎头跨耻征阳性。

3. 心理-社会评估 当产妇及家属得知胎儿过大时,常担心能否经阴道分娩。若产程进展顺利,产妇对分娩有信心;若产程进展缓慢,产妇出现疲乏时,往往失去信心,要求尽快剖宫产结束分娩。

4. 辅助检查 B 超检查,测胎头双顶径,当胎头双顶径＞10 cm,需进一步量胸径、肩径,当胸径及肩径明显大于头径,需警惕难产发生。

【护理诊断】

1. 有新生儿受伤的危险 与胎体过大、颅骨不易变形有关。

2. 潜在并发症 胎膜早破,脐带脱垂,胎儿窘迫,产后出血。

【护理措施】

1. 基础护理 妊娠晚期合理安排活动与休息。

2. 分娩期护理

(1)分娩方式的选择 估计胎儿体重超过 4000 g 且合并糖尿病者,应行剖宫产终止妊娠;估计胎儿体重大于 4000 g 而无糖尿病者,可阴道试产。巨大儿阴道分娩易造成软产道损伤,宫缩乏力,导致产后出血,故在分娩前,应综合考虑胎儿、产力、产道、产妇精神因素及妊娠期并发症控制情况谨慎选择分娩方式。

(2)无论剖宫产或阴道分娩,均应提前做好新生儿抢救准备。

3. 心理护理 及时告知产妇检查结果、处理方案及可能出现异常情况的应对措施,解除产妇顾虑,使产妇身心放松,增强信心。

4. 健康指导

(1)加强产前检查,合理营养、控制体重,发现胎儿生长过快或有巨大儿分娩史者应检查排除糖尿病。

(2)根据胎儿成熟度、胎盘功能等因素综合评估、决定住院时间和分娩方式。

(3)糖尿病产妇分娩新生儿后测血糖,及时补充葡萄糖,避免发生低血糖。

【考点提示】

(1) 产程曲线异常的评估。

(2) 宫缩乏力对于母儿的影响。

(3) 协调性宫缩乏力的处理原则。

(4) 协调性宫缩乏力静脉滴注缩宫素的方法及注意事项。

(5) 人工破膜的适应证及破膜时间。

(6) 急产的评估及护理措施。

(7) 骨产道异常的护理评估及护理措施。

(8) 持续性枕横位、枕后位的身体评估及护理措施。

(9) 臀先露纠正胎位的方法及纠正时间。

(10) 臀先露的分娩护理。

直通护考

一、选择题

(一) A1/A2 型题(以下每一道考题下面有 A、B、C、D、E 五个备选答案,请从中选择一个最佳答案)

1. 导致继发性宫缩乏力最常见的原因是(　　)。

A. 双胎妊娠　　　　　　　　B. 羊水过多　　　　　　　　C. 巨大儿

D. 子宫发育不良　　　　　　E. 头盆不称

2. 协调性宫缩乏力的特点是(　　)。

A. 宫缩的持续时间长、间歇时间短

B. 宫缩频繁,但宫口不开大

C. 宫缩仍保持正常的节律性、对称性和极性,但收缩力弱

D. 只保持正常的节律性和对称性,极性倒置

E. 宫口扩张和先露下降不成比例

3. 下列哪项属于不协调性宫缩乏力的特点?(　　)

A. 宫缩的兴奋点来自两侧子宫角部　　　　B. 宫缩极性正常

C. 宫缩具有节律性　　　　　　　　　　　D. 宫缩时间长且规律

E. 宫缩不协调,不能使宫颈口扩张和胎先露下降

4. 下列哪项不是宫缩乏力对母体的影响?(　　)

A. 容易导致生殖道瘘　　　　　　　　　　B. 可引起产后出血

C. 病理性缩复环　　　　　　　　　　　　D. 较易发生胎盘胎膜残留

E. 严重时可引起低钾血症

5. 某孕妇,23 岁,妊娠 38 周,规律宫缩 11 h。阴道检查:宫口开大 8 cm,诊断为(　　)。

A. 正常活跃期　　　　　　　B. 潜伏期延长　　　　　　　C. 活跃期延长

D. 正常第二产程　　　　　　E. 第一产程延长

6. 宫缩乏力,行人工破膜加速产程进展适用于(　　)。

A. 臀位,宫口开大 3 cm 以上　　　　　　B. 头先露,已衔接,宫口开大 4 cm

C. 头先露,已衔接,宫口开大 2 cm　　　　D. 横位,宫口开大 2 cm

E. 头盆不称

7. 某孕妇,26 岁,产程中宫口开大 2 cm,出现协调性宫缩乏力,最恰当的处理措施是(　　)。

A. 镇静剂   B. 催产素静滴   C. 人工破膜

D. 顺其自然,直至分娩   E. 剖宫产

8. 协调性宫缩乏力,宫口开大 5 cm,未破膜,无头盆不称。最佳处理首先为(　　)。

A. 人工破膜后视情况酌情静滴缩宫素   B. 等待产程自然进展

C. 缩宫素加速宫缩   D. 剖宫产

E. 应用地西泮

9. 以下协调性宫缩过强的处理方法,不正确的是(　　)。

A. 有急产史的孕妇,提前入院待产   B. 临产后灌肠

C. 提前做好接生准备   D. 提前做好新生儿窒息抢救准备

E. 已发生产程进展过快的,指导产妇不要向下屏气

10. 关于痉挛性狭窄环,描述正确的是(　　)。

A. 处于子宫上、下段交界处,属于不协调性宫缩过强

B. 环常围绕胎儿较大部位

C. 此环随宫缩而上升

D. 一般不会导致产程停滞

E. 是子宫破裂先兆

11. 处理不协调性宫缩乏力的首选措施是(　　)。

A. 肌注哌替啶 100 mg   B. 温肥皂水灌肠

C. 行人工破膜   D. 静脉滴注缩宫素,加强宫缩

E. 静脉补充能量

12. 下列可以试产的情况是(　　)。

A. 头位,骨盆出口平面狭窄   B. 臀位,骨盆出口平面狭窄

C. 臀位,骨盆入口平面狭窄   D. 头位,骨盆入口平面狭窄

E. 头位,中骨盆平面狭窄

13. 下列哪种情况下可以应用催产素处理?(　　)

A. 子宫痉挛性狭窄环   B. 协调性宫缩乏力

C. 不协调性宫缩乏力   D. 胎心 110 次/分

E. 头盆不称

14. 某产妇,27 岁,因宫缩过强,出现急产,对其新生儿正确的护理措施是(　　)。

A. 早吸吮   B. 出生后半小时内喂葡萄糖水

C. 按医嘱给维生素 K_1 肌注   D. 与母亲皮肤接触

E. 新生儿抚触

15. 关于急产描述正确的是(　　)。

A. 总产程不足 4 h   B. 多见于有宫腔内操作史的初产妇

C. 常发生胎盘早剥   D. 易发生软产道裂伤

E. 不易发生新生儿产伤

16. 可疑头盆不称试产时间为(　　)。

A.1～2 h   B.2～4 h   C.4～6 h   D.6～8 h   E.8～10 h

17. 骨盆的入口平面狭窄,影响胎头的( )。

A.衔接   B.内旋转   C.外旋转   D.复位   E.俯屈

18. 持续性枕横位多见于下列哪种骨盆?( )

A.单纯性扁平骨盆   B.漏斗骨盆   C.均小骨盆

D.佝偻性扁平骨盆   E.偏斜骨盆

19. 均小骨盆是指骨盆的每条径线均小于骨盆正常值多少?( )

A.0.5 cm   B.1 cm   C.1.5 cm   D.2 cm   E.3 cm

20. 妊娠末期发现跨耻征阳性最大的可能为( )。

A.女型骨盆   B.漏斗骨盆   C.中骨盆平面狭窄

D.入口平面狭窄   E.出口平面狭窄

21. 产前检查发现巨大儿,最需考虑的病理情况是( )。

A.孕妇并发糖尿病   B.营养过剩   C.母体身材高大

D.经产妇   E.过期妊娠

22. 矫正臀位最适宜的时间是在妊娠( )。

A.16 周   B.20 周   C.24 周   D.28 周   E.30 周

23. 臀位阴道分娩,胎儿脐部娩出后,结束分娩的时间不得超过( )。

A.6 min   B.7 min   C.8 min   D.9 min   E.12 min

24. 关于臀位,错误的是( )。

A.是最常见的异常胎位   B.易发生产后出血

C.少做阴道检查,不灌肠   D.纠正胎位应在妊娠 30 周后进行

E.胎心在母体脐下方听得最清楚

25. 对母儿最不利的胎位是( )。

A.臀位   B.枕前位   C.枕后位   D.胎头高直位   E.枕横位

26. 体重超过下列哪项的胎儿称巨大儿?( )

A.3000 g   B.4000 g   C.3500 g   D.4500 g   E.5000 g

(二)A3/A4 型题(以下提供若干个案例,每个案例下设若干个考题。请根据各考题题干所提供的信息,在每道题下面的 A、B、C、D、E 五个备选答案中,选择一个最佳答案)

(27～32 题共用题干)

初产妇,28 岁。足月妊娠临产,2 h 前肛查宫口开大至 4 cm,现肛查宫口仍开大至 4 cm。查体:宫缩 7～8 min 一次,持续时间 30 s,胎膜未破,余无异常。

27. 从产程图上可以看出,该产妇存在的问题是( )。

A.潜伏期延长   B.活跃期延长   C.活跃期停滞

D.第二产程延长   E.第二产程停滞

28. 正确的处理措施是( )。

A.静脉滴注催产素   B.人工破膜   C.会阴侧切

D.给予镇静剂   E.产钳助产

29. 若进行人工破膜,应在什么情况下进行?( )

A.宫缩时   B.孕妇屏气时   C.宫缩间歇时

D.孕妇深呼吸时   E.孕妇腹憋时

30. 人工破膜后最重要的观察点是( )。

A. 胎心的变化　B. 面色　　　　C. 体温　　　　D. 脉搏　　　　E. 血压

31. 破膜 1 h 后需观察的重点是( )。

A. 面色　　　　B. 体温　　　　C. 脉搏　　　　D. 血压　　　　E. 宫缩

32. 破膜 1 h 后观察到的宫缩仍为 7～8 min 一次,持续时间为 30 s,应采取的措施是( )。

A. 静脉滴注催产素　　　　B. 嘱孕妇向下用力　　　　C. 会阴侧切

D. 给予镇静剂　　　　E. 产钳助产

二、病例分析题

刘女士,29 岁,初产妇,妊娠 39 周,规律宫缩已 18 h。

查体:一般情况良好,LOA,胎心 140 次/分,宫缩 10～15 min 一次,持续 30 s,宫缩高峰时子宫不硬,经检查无头盆不称。宫口开大 3 cm,胎膜已破。骨盆测量无异常。问题:

(1)该产妇目前主要的问题是什么?

(2)此时首选的护理措施是什么?

(3)首选护理措施的方法及注意事项有哪些?

项目八　分娩期并发症妇女的护理

学习目标

1. 掌握产后出血的概念、病因、临床表现、处理原则及护理措施。
2. 熟悉子宫破裂、羊水栓塞的病因及临床表现。
3. 了解不同原因引起的产后出血的临床特点，能根据产后出血的原因进行有效的健康教育。

任务一　产后出血

案例引导

患者，女，28岁，孕40周，规律宫缩2 h，于2017年6月3日入院。因第二产程延长，在会阴侧切下娩出一男婴，20 min后胎盘自然娩出。在产房观察中出现间歇性多量出血，色暗红，有小血块，检查子宫大而软，轮廓不清，宫底升高，产妇出现眩晕、打哈欠、口渴、呕吐、烦躁不安等，随之有出冷汗、面色苍白、脉搏快而细弱、血压下降、呼吸急促等表现。问题：

1. 产妇最可能的临床诊断是什么？
2. 其依据有哪些？
3. 列出其目前最主要的2个护理诊断。

【疾病概述】

产后出血是指胎儿娩出后24 h内失血量超过500 mL，剖宫产时失血量超过1000 mL，是分娩期的严重并发症，居我国产妇死亡原因的首位。

【护理评估】

（一）健康史

收集病史时要询问产妇既往有无难产史、子宫肌瘤史、血液病史、重型肝炎病史、高血压病

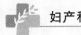

史、贫血史。尤其应注意评估有无诱发产后出血的因素。

1. 宫缩乏力 宫缩乏力是产后出血的最常见原因,妊娠足月时,血液以平均600 mL/min的速度通过胎盘,胎儿娩出后,子宫肌纤维收缩和缩复使胎盘剥离面迅速缩小;同时,其周围的螺旋动脉得到生理性结扎,血窦关闭,出血控制。故任何影响子宫肌收缩和缩复功能的因素,均可引起宫缩乏力性出血,常见因素有以下四种。

(1)全身因素 产妇精神过度紧张,对分娩恐惧;体质虚弱或合并慢性全身性疾病等。

(2)产科因素 产程延长使体力消耗过多;前置胎盘、胎盘早剥、妊娠期高血压疾病、宫腔感染等,可使子宫肌纤维水肿或渗血,影响收缩。

(3)子宫因素 ①子宫肌纤维过分伸展(如多胎妊娠、羊水过多、巨大儿等);②子宫肌壁损伤(剖宫产史、肌瘤剔除术后、产次过多等);③子宫病变(子宫肌瘤、子宫畸形、子宫肌纤维变性等)。

(4)药物因素 临产后过多地使用镇静剂、麻醉剂或宫缩抑制剂等。

2. 胎盘因素

(1)胎盘滞留 胎盘多在胎儿娩出后 15 min 内娩出,若 30 min 后胎盘仍不娩出,将导致出血。

(2)胎盘植入 胎盘植入指胎盘绒毛在其附着部位与子宫肌层紧密连接。

(3)胎盘部分残留 胎盘部分残留指部分胎盘小叶、副胎盘或部分胎膜残留于宫腔,影响宫缩而出血。

3. 软产道裂伤 软产道裂伤后,尤其未及时发现,可导致产后出血。常见原因有阴道手术助产(如产钳助产、臀牵引术等)、急产、巨大儿分娩、外阴水肿、软产道组织弹性差等。

4. 凝血功能障碍 任何原发或继发的凝血功能异常,均能造成产后出血,较少见。包括两种情况。其一为妊娠合并凝血功能障碍性疾病如血小板减少症、白血病、凝血因子减少、再生障碍性贫血、重型肝炎等;其二为产科并发症导致凝血功能障碍如死胎、胎盘早剥、重度子痫前期和羊水栓塞等均可引起弥散性血管内凝血(DIC),导致子宫大量出血。

(二)身体评估

胎儿娩出后阴道出血及出现失血性休克、严重贫血等相应症状,是产后出血的主要临床表现。

1. 阴道出血 胎儿娩出后立即发生阴道出血,色鲜红,应考虑软产道裂伤;胎儿娩出后数分钟出现阴道出血,色暗红,应考虑胎盘因素;胎盘娩出后阴道出血较多,应考虑宫缩乏力或胎盘、胎膜残留;胎儿娩出后阴道持续出血,且血液不凝固,应考虑凝血功能障碍;失血表现明显,伴阴道疼痛而阴道出血不多,应考虑隐匿性软产道损伤,如阴道血肿。剖宫产时主要表现为胎儿胎盘娩出后胎盘剥离面的广泛出血,宫腔不断被血液充满或切开裂伤处持续出血。

2. 低血压症状 患者头晕、面色苍白,出现烦躁、皮肤湿冷、脉搏细速、脉压缩小时,产妇已处于休克早期。

3. 不同原因引起的产后出血体征不完全相同

(1)宫缩乏力引起的产后出血 触诊腹部往往感到子宫轮廓不清,摸不到宫底。

(2)软产道有裂伤伤口。

(3)胎盘因素引起的产后出血 根据不同原因可有子宫下段狭窄环,产后检查胎盘、胎膜不完整等。

(4)凝血功能障碍引起出血 往往身体其他部位有出血。

（三）心理-社会评估

产妇一旦发生产后出血、创面局部针眼出血或阴道出血不凝固时，家属及本人会异常惊慌、恐惧，束手无策，担心产妇生命安危。

（四）辅助检查

血常规、血型及凝血功能等。

【护理诊断】

1. 有组织灌注量不足的危险 与阴道大量出血，不能得到及时补充，体内灌注血量减少有关。

2. 有感染的危险 与失血过多，抵抗力低下，反复检查、操作有关。

3. 疲乏 与失血性贫血、产后体质衰弱有关。

4. 恐惧 与阴道大出血，有死亡逼近的压迫感有关。

【护理目标】

（1）产妇不出现组织灌注量不足的临床表现。

（2）产妇不出现感染症状，体温正常、白细胞计数正常、恶露正常、伤口无脓性分泌物。

（3）产妇主诉疲劳感减轻，生活能够自理，血红蛋白恢复正常。

（4）产妇主诉心理及生理上的舒适感增加，亲子互动增加。

【护理措施】

（一）一般护理

1. 鼓励产妇进营养丰富的饮食 多进富含铁的食物如瘦肉、动物内脏等，少量多餐，进易消化食物。做好会阴护理，保持会阴清洁。产后 24 h 后，仍应注意观察感染症状，如有异常及时配合医生处理。

2. 做好孕前及孕期的保健工作 孕早期即开始产前检查监护，不宜妊娠者及时在早孕时终止妊娠。对高危产妇做好及早处理的准备工作，如多孕、多产及多次宫腔手术者，高龄初产妇或低龄孕妇，合并糖尿病、血液病者，宫缩乏力产程延长者，妊娠期高血压疾病者，死胎者等。

（二）治疗护理

针对出血原因，迅速止血；补充血容量，纠正失血性休克；防止感染。

1. 针对病因止血

（1）宫缩乏力 加强宫缩迅速止血，导尿排空膀胱后可采用以下办法。

①按摩子宫：a. 腹部按摩子宫法。宫底胎盘娩出后，术者一手的拇指在前，其余四指在后，在下腹部按摩并压迫宫底，挤出宫腔内积血，按摩子宫应均匀而有节律（图8-1）。若效果不佳，可选用腹部-阴道双手压迫法。b. 腹部-阴道双手压迫法。一手戴无菌手套伸入阴道，握拳置于阴道前穹隆，顶住子宫前壁，另一手在腹部按压子宫后壁，使宫体前屈，两手相对紧压并均匀有节律地按压子宫（图8-2）。剖宫产时用腹壁按摩宫底的手法直接按摩子宫。注意按摩子宫一定要有效，评价有效的标准是子宫轮廓清楚、收缩有皱襞、阴道或子宫切口出血减少。按压时间以子宫恢复正常收缩并能保持收缩状态为止，有时可长达数小时，按摩时配合使用宫缩剂。

②应用宫缩剂：a. 缩宫素 10 U 加入 0.9% 生理盐水 500 mL 中静脉滴注，必要时缩宫素 10 U 直接宫体注射。b. 前列腺素类药物。缩宫素无效时，尽早使用前列腺素类药物。

③宫腔填塞纱条：应用无菌纱条填塞宫腔，有明显局部止血作用，适用于子宫全部松软无力，经按摩子宫及宫缩剂治疗无效者。方法为术者一手在腹部固定宫底，另一手持卵圆钳将无

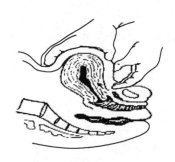

图 8-1 腹部按摩子宫法

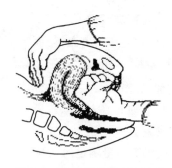

图 8-2 腹部-阴道双手压迫法

菌不脱脂纱条送入宫腔内,自宫底由内向外填紧(图8-3)。24 h后取出纱条。取出前应先肌注宫缩剂。宫腔填塞纱条后应密切观察生命体征及宫底高度和大小,警惕因填塞不紧,宫腔内出血而阴道不出血的止血假象。由于宫腔填塞纱条可增加感染的机会,只有在缺乏输血条件、病情危重时考虑使用。

④结扎盆腔血管:经上述处理无效,出血不止,为抢救产妇生命,先经阴道结扎子宫动脉上行支;如无效应迅速开腹结扎。经上述处理无效,可结扎髂内动脉。有条件的医院可行髂内动脉栓塞术。

⑤切除子宫:经积极抢救无效,危及产妇生命时,应行子宫次全切或子宫全切术,以挽救产妇生命。

(2)胎盘因素 胎儿娩出后,疑有胎盘滞留时,立即做宫腔检查。若胎盘已剥离则应立即取出胎盘;若胎盘粘连,可试行徒手剥离胎盘后取出(图8-4)。若剥离困难疑有胎盘植入,停止剥离,根据患者出血情况及胎盘剥离面积行保守治疗或子宫切除术。

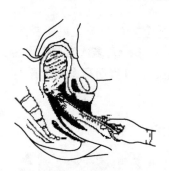

图 8-3 宫腔填塞纱条法

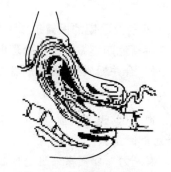

图 8-4 徒手剥离胎盘取出术

(3)软产道损伤 应彻底止血,并按解剖层次缝合裂伤。

(4)凝血功能障碍 应针对不同病因、疾病种类进行治疗。

2. 纠正失血性休克 迅速给予输血、输液,短时间内补充足够血容量,补充电解质及碱性药物,纠正酸中毒。

3. 控制感染 应在纠正失血性休克的同时控制感染。

(三)心理护理

做好产妇及家属的安慰、解释工作,使产妇保持安静,使其与医护人员主动配合。允许家属陪伴,给予产妇关爱及关心,增加安全感。教会产妇一些放松方法,如听音乐等。

（四）健康教育

出院时指导产妇加强营养和适当活动,继续观察子宫复旧及恶露情况,明确产后复查的时间、目的和意义,使产妇能按时接受检查,以了解产妇的恢复情况,及时发现问题,调整产后指导方案,使产妇尽快恢复健康,并接受计划生育指导。同时要嘱产妇产褥期禁止盆浴,禁止性生活。部分产妇分娩24 h后,于产褥期内发生子宫大量出血,被称为晚期产后出血,多于产后1～2周发生,也可推迟至6～8周甚至于10周发生,应予以高度警惕,以免导致严重后果。

【护理评价】

（1）产妇未出现失血性休克,血压、血红蛋白正常,全身状况得以改善。

（2）产妇未出现感染症状,体温正常、白细胞计数正常、恶露正常、伤口愈合好。

（3）产妇疲劳感减轻,子宫复旧好,无压痛,生活能自理。

（4）恐惧感减轻,舒适程度增加。

任务二　子宫破裂

案例引导

王女士,30岁,G₃P₁。一年半前因前置胎盘行子宫体部剖宫产术,现孕37周,8 h前感腹痛,3 h前腹痛剧烈,烦躁不安,大汗淋漓,感胎动停止。查体:血压90/60 mmHg,心率92次/分,腹部压痛,腹肌紧张,胎心未听及,左下腹疑似触及胎儿肢体,移动性浊音（＋）。问题:

1. 说出该患者最可能的临床诊断和主要护理诊断。

2. 该如何制订护理措施?

【疾病概述】

子宫破裂指妊娠晚期或分娩期子宫体部或子宫下段发生裂开,是直接危及产妇及胎儿生命的严重并发症。子宫破裂的发生率随着剖宫产率的增加有上升趋势。

【护理评估】

1. 健康史　评估孕妇有无以下引起子宫破裂的因素。

（1）瘢痕子宫　瘢痕子宫是近年来导致子宫破裂的常见原因。凡子宫曾行过各种手术,包括剖宫产术、子宫肌瘤剔除术、子宫成形术,在妊娠晚期或分娩期因宫腔内压力增高可使瘢痕破裂。

（2）梗阻性难产　主要见于高龄孕妇、骨盆狭窄、头盆不称、软产道阻塞、宫颈瘢痕、胎位异常、胎儿畸形等,均可因胎先露部下降受阻,为克服阻力,子宫强烈收缩,子宫下段过分伸展变薄发生子宫破裂。

（3）产科手术损伤　宫颈口未开全时行产钳助产或臀牵引术，可造成宫颈裂伤延至子宫下段；毁胎术、穿颅术可损伤子宫导致破裂；肩先露无麻醉下行内转胎位术或强行剥离植入性胎盘或严重粘连胎盘，也可引起子宫破裂。

（4）宫缩药物使用不当　胎儿娩出前缩宫素使用指征或剂量不当，前列腺素类制剂使用不正确等，致使宫缩过强，加之瘢痕子宫或产道梗阻可造成子宫破裂。

（5）其他　子宫发育异常或多次宫腔操作，局部肌层菲薄也可导致子宫破裂。

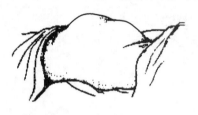

图 8-5　先兆子宫破裂时腹部外形

2. 身体评估　子宫破裂多发生于分娩期，部分发生于妊娠晚期。按其破裂程度，分为完全性破裂和不完全性破裂。子宫破裂发生通常是渐进的，多数由先兆子宫破裂（图 8-5）进展为子宫破裂。

（1）先兆子宫破裂　常见于产程长、有梗阻性难产因素的产妇。表现为：①子宫呈强直性或痉挛性过强收缩，产妇烦躁不安，呼吸、心率加快，下腹剧痛难忍，出现少量阴道出血。②因胎先露部下降受阻，宫缩过强，子宫体部肌肉增厚变短，子宫下段肌肉变薄拉长，在两者间形成环状凹陷，称为病理性缩复环。可见该环逐渐上升达脐平或脐上，压痛明显。③膀胱受压充血，出现排尿困难及血尿。④因宫缩过强、过频，胎儿触不清，胎心率加快或减慢或听不清。

（2）子宫破裂

①不完全性子宫破裂：子宫肌层局部或全层破裂，但浆膜层完整，宫腔与腹腔不相通，胎儿及其附属物仍在宫腔内，称为不完全性子宫破裂。多见于子宫下段剖宫产切口瘢痕破裂，常缺乏先兆破裂症状，仅在不完全破裂处，体征也不明显。若破裂口累及两侧子宫血管可导致急性大出血或形成阔韧带内血肿，查体可在子宫一侧扪及逐渐增大且有压痛的包块，多有胎心率异常。

②完全性子宫破裂：子宫肌壁全层破裂，宫腔与腹腔相通，称为完全性子宫破裂。继先兆子宫破裂症状后，产妇突感下腹一阵撕裂样剧痛，宫缩骤然停止。腹痛稍缓和后，待羊水、血液进入腹腔，又出现全腹持续性疼痛，并伴有低血容量休克的征象。全腹压痛明显、有反跳痛，腹壁下可清楚扪及胎体，子宫位于侧方，胎心、胎动消失。阴道检查可有鲜血流出，胎先露部升高，开大的宫颈口缩小，部分产妇可扪及宫颈及子宫下段裂口。但子宫体部瘢痕破裂多为完全性子宫破裂，多无先兆破裂典型症状。穿透性胎盘植入时，可表现为持续性腹痛数日或数小时。有时伴有贫血、胎儿窘迫或胎死宫内，易误诊为其他急腹症或先兆临产。

3. 心理-社会评估　产妇发生子宫破裂，使产妇及胎儿的生命受到威胁，产妇及家属会觉得震惊、不可能、不肯接受或责怪别人。产妇了解到胎儿已死亡，而且自己不适合再怀孕时，会有愤怒、悲伤，甚至出现罪恶感。

4. 辅助检查　腹腔穿刺或阴道后穹隆穿刺，可明确有无内出血，一般仅用于怀疑子宫破裂者。腹部 B 超也可协助诊断子宫破裂。

【护理诊断】

1. 疼痛　与强直性宫缩或病理性缩复环或子宫破裂后血液刺激腹膜有关。

2. 组织灌注量不足　与子宫破裂后大量出血有关。

3. 预感性悲哀　与子宫破裂后胎儿死亡有关。

4. 恐惧　与疼痛、担心自己和胎儿安危有关。

【护理目标】

（1）强直性宫缩得到抑制，产妇疼痛减轻至可以忍受。

（2）产妇低血容量得到纠正，无休克症状和体征。

（3）产妇悲伤度减低，出院时产妇情绪较为稳定，饮食、睡眠基本恢复正常。

（4）产妇恐惧感减轻，情绪稳定。

【护理措施】

（一）一般护理

加强产前检查，有剖宫产史或子宫切开手术史者，提前住院待产，根据指征及既往史决定分娩方式。严格掌握缩宫素、前列腺素等宫缩剂的使用指征及方法。

（二）执行医嘱

1. 解释治疗原则　先兆子宫破裂者，立即抑制宫缩，如给乙醚麻醉、肌内注射哌替啶。尽快行剖宫产手术。子宫破裂者，在输液、输血、吸氧和抢救休克同时，无论胎儿是否存活均应尽快手术治疗。手术方式应根据产妇的年龄、胎次、一般情况、子宫破裂程度与部位、发生破裂时间以及有无严重感染而决定。严重休克者应尽可能就地抢救，若必须转院，应输血、输液、包扎腹部后方可转送。

2. 遵医嘱配合治疗

（1）先兆子宫破裂阶段

①密切观察产程进展，及时发现导致难产的诱因，注意胎心率的变化。

②在待产时出现宫缩过强，产妇下腹部压痛或腹部出现病理性缩复环，应立即报告医师并停用缩宫素，同时测量产妇的生命体征，给予抑制宫缩、吸氧处理，做好剖宫产的术前准备及输液、输血准备。

③协助医师向家属交代病情，并获得家属签字同意手术的协议书。

（2）子宫破裂阶段　严格执行医嘱，医护密切配合，在抢救休克同时，迅速做好术前准备。

①迅速给予输液、输血，短时间内补足血容量。

②补充电解质及碱性药物，纠正酸中毒。

③保暖、面罩给氧，做好术前准备，并于术中、术后应用大剂量抗生素以防感染。严密观察并记录生命体征、出入液量；急查血红蛋白，评估失血量，指导治疗护理方案。

（三）提供心理支持

向产妇及家属解释子宫破裂的治疗计划和对再次妊娠的影响。对胎儿已死亡的产妇，要帮助其度过悲伤阶段，允许其表现悲伤情绪，甚至哭泣，倾听产妇诉说内心的感受。为产妇提供产褥期的休养计划，帮助产妇尽快调整情绪，接受现实，以适应现实生活。为产妇及其家属提供舒适的环境，给予生活上的护理、更多的陪伴，鼓励其进食，以更好地恢复体力。

（四）健康教育

加强产前检查，有骨盆狭窄、胎位异常或子宫瘢痕者应在预产期前 2 周住院待产。宣传计划生育，减少分娩、流产的次数。对行子宫修补术的患者，指导其 2 年后再孕，可选用药物或避孕套避孕。

【护理评价】

（1）产妇诉说疼痛减轻。

（2）产妇有足够的血液供应，无休克症状和体征。

（3）产妇说出自己的担心与哀伤，心情平静，饮食、睡眠基本恢复正常。

任务三　羊水栓塞

 案例引导

初产妇，27岁，妊娠40周，规律宫缩1 h入院待产，产程进展8 h、宫口扩大9 cm时自然破膜，产妇突然尖叫一声，并出现烦躁不安、寒战、呕吐，随后有呛咳、呼吸困难、发绀，数分钟后出现昏迷。问题：

1. 该患者最可能的临床诊断是什么？

2. 其依据有哪些？

3. 列出2个主要的护理诊断并制订出相应护理计划。

【疾病概述】

羊水栓塞指在分娩过程中羊水突然进入母体血液循环引起急性肺栓塞、过敏性休克、弥散性血管内凝血（DIC）、肾功能衰竭等一系列病理改变的严重分娩期并发症。其发病急，病情凶险，可发生在足月分娩和妊娠10～14周钳刮术时，死亡率高达60％以上，是孕产妇死亡的主要原因之一。

 知识链接

近年研究认为，羊水栓塞主要是过敏反应，建议命名为"妊娠过敏反应综合征"。

【病理生理】

羊水进入母体血液循环后，通过阻塞肺小血管，引起过敏反应（变态反应）和凝血机制异常而导致机体发生一系列病理生理变化。

1. 肺动脉高压　羊水除含有毳毛、胎脂、角化上皮细胞及胎粪等物可直接形成栓子外，羊水本身为一强凝物质，能促使血液凝固而形成纤维蛋白栓，阻塞肺毛细血管。同时由于反射性迷走神经兴奋引起肺血管痉挛、冠状血管痉挛及支气管痉挛，使流入左心血量及左心排出量突然减少，周围循环衰竭；肺动脉压突然升高引起急性肺水肿、急性肺心病及左侧心力衰竭。

2. 过敏性休克　羊水中胎儿有形成分为致敏原，作用于母体，引起过敏反应，所导致过敏性休克多在羊水栓塞后立即出现(血压骤降甚至消失),以后才出现心肺功能衰退表现。

3. 弥散性血管内凝血(DIC) 妊娠时期母血呈高凝状态,羊水中含大量促凝物质可激活外源性凝血系统,在血管内产生大量的微血栓,消耗大量凝血因子及纤维蛋白原,致使 DIC 发生。羊水中亦含有纤溶激活酶,而纤维蛋白原下降同时可激活纤溶系统。由于大量凝血物质的消耗和纤溶系统的激活,产妇血液系统由高凝状态迅速转变为纤溶亢进,血液不凝固,发生严重产后出血及失血性休克。

4. 急性肾功能衰竭 由于休克和 DIC,肾急性缺血导致肾功能障碍和衰竭。

【护理评估】

(一)健康史

羊水栓塞多发生于胎膜早破、宫缩过强、产程短以及高龄初产、多产等产妇,多有产前出血或手术产等情况,产妇有突然呼吸困难、面色青紫及不明原因的休克和出血不凝等病史。

(二)身体评估

羊水栓塞起病急骤、临床表现复杂是其特点。多发生于分娩过程中,尤其是胎儿娩出前后的短时间内,但也有极少数病例发生于羊膜腔穿刺术中、外伤时或羊膜腔灌注等情况下。

1. 典型羊水栓塞 典型羊水栓塞是以骤然的血压下降(血压与失血量不符合)、组织缺氧和消耗性凝血病为特征的急性综合征。一般经过以下三个阶段。

(1)心肺功能衰竭和休克 在分娩过程中,尤其是刚破膜不久,产妇突感寒战,出现呛咳、气急、烦躁不安、恶心、呕吐等前驱症状,继而出现呼吸困难、发绀、抽搐、昏迷,脉搏细速、血压急剧下降、心率加快、肺底部湿啰音。病情严重者,产妇仅惊叫一声或打一个哈欠或抽搐一下后呼吸、心搏骤停,于数分钟内死亡。

(2)出血 患者度过心肺功能衰竭和休克后,进入凝血功能障碍阶段,表现以子宫出血为主的全身出血倾向,如切口渗血、全身皮肤黏膜出血、针眼渗血、血尿、消化道大出血等。

(3)急性肾功能衰竭 本病全身脏器均受损害,除心脏外,肾脏是最常受损器官。存活的患者出现少尿(或无尿)和尿毒症表现。主要因为循环功能衰竭引起的肾缺血及 DIC 前期形成的血栓堵塞肾内小血管,引起缺血、缺氧,导致肾脏器质性损害。

羊水栓塞临床表现的三阶段通常按顺序出现,有时也可不完全出现。

2. 不典型羊水栓塞 有些病情发展缓慢,症状隐匿。缺乏急性呼吸循环系统症状或症状较轻;有些患者羊水破裂时突然一阵呛咳,之后缓解,未在意;也有些仅表现为分娩或剖宫产时的一次寒战,几小时后才出现大量阴道出血,无血凝块,伤口渗血,酱油色血尿等,并出现休克症状。

(三)心理-社会评估

羊水栓塞往往导致产妇死亡甚至胎儿死亡的结局,家属通常无法接受这样的结果,而在情绪上会比较激动,甚至否认、愤怒。

(四)辅助检查

1. 血涂片查找羊水有形物质 采集下腔静脉血,镜检见到羊水有形成分支持诊断。

2. 床旁胸部 X 线摄片 双肺弥散性点片状浸润影,沿肺门周围分布,伴右心扩大。

3. 床旁心电图或心脏彩色多普勒 超声检查提示右心房、右心室扩大,而左心室缩小,ST 段下降。

4. 与 DIC 有关的实验室检查 提示凝血功能障碍。

5. 尸检 可见肺水肿,肺泡出血,主要脏器如肺、胃、心、脑等血管及组织中或心内血液离心后镜检找到羊水有形物质。

【护理诊断】

1. 组织灌注量不足 与 DIC 及失血有关。

2. 气体交换受损 与肺血管阻力增加、肺动脉高压、肺水肿有关。

3. 恐惧 与家属担心母儿安危有关。

4. 潜在并发症 胎儿窘迫、心力衰竭、肾功能衰竭等。

【护理目标】

(1) 产妇能维持体液平衡及最基本的生理功能,血压及尿量正常,阴道出血减少,全身黏膜出血停止。

(2) 产妇胸闷、呼吸困难症状改善。

(3) 恐惧感减轻,情绪平稳。

(4) 胎儿或新生儿安全,无生命危险。产妇出院时无护理不当造成的并发症。

【护理措施】

(一) 一般护理

(1) 人工破膜时不兼行胎膜剥离。因为剥离胎膜时,宫颈管内口或子宫下段由于分离胎膜而损伤血管,当破膜后羊水直接与受损的小静脉接触,在宫缩增强情况下易使羊水进入母体血液循环。

(2) 掌握剖宫产指征,预防子宫或产道裂伤。

(3) 掌握缩宫素使用指征,严格掌握缩宫素引产指征,在使用缩宫素加强宫缩或引产时,必须有专人守候,随时调整缩宫素剂量、速度,避免宫缩过强,切忌盲目滴注,有胎膜早破时更应慎重。

(4) 不能在宫缩时行人工破膜。

(5) 遵医嘱适当应用镇静剂。

(6) 注重中期妊娠,实施中期妊娠钳刮术时,切忌在羊水未流尽或刚破膜后立即使用缩宫素促使宫缩,因有可能诱发羊水进入母体血液循环。

(二) 治疗护理

1. 紧急处理

(1) 吸氧 保持呼吸道通畅,立即行面罩给氧或气管插管正压给氧,必要时行气管切开;保证氧气供给,改善肺泡毛细血管缺氧状况,预防及减轻肺水肿;改善心、脑、肾等重要脏器的缺氧状态。

(2) 抗过敏 立即静脉推注地塞米松 20~40 mg,以后依病情继续静脉滴注维持;也可以用氢化可的松 500 mg 静脉推注,以后静脉滴注 500 mg 维持。

2. 解除痉挛

(1) 阿托品 心率慢时应用 1 mg 加入 10%~25% 葡萄糖注射液 10 mL 中,每 15~30 min 静脉推注 1 次,直至面色潮红症状缓解为止。

(2) 罂粟碱与阿托品合用 扩张肺小动脉效果更佳。30~90 mg 加于 10%~25% 葡萄糖注射液 20 mL 中推注,能解除支气管平滑肌及血管平滑肌痉挛,扩张肺、脑血管及冠状动脉。

(3) 氨茶碱 250 mg 加于 25% 葡萄糖注射液 20 mL 中缓慢推注,可扩张冠状动脉及支气管平滑肌。

(4) 酚妥拉明　5～10 mg,以 0.3 mg/min 速度静脉滴注,有解除肺血管痉挛、降低肺动脉阻力、消除肺动脉高压的作用。

3. 纠正心力衰竭,消除肺水肿

(1) 毛花苷丙　0.2～0.4 mg 加于 10% 葡萄糖注射液 20 mL 静脉缓慢注射;或毒毛花苷0.125～0.25 mg 同法静脉缓慢注射,必要时 4～6 h 重复用药。

(2) 呋塞米　20～40 mg 静脉推注;或依他尼酸 25～50 mg 静脉推注,有利于消除肺水肿,防治急性肾功能衰竭。

4. 抗休克,纠正酸中毒

(1) 用低分子右旋糖酐补足血容量后血压仍不回升,可用多巴胺 20 mg 加于 5% 葡萄糖注射液 250 mL 静脉滴注,以 20 滴/分开始,以后酌情调节滴速。

(2) 5% 碳酸氢钠 250 mL 静脉滴注,早期及时应用能较快纠正休克和代谢失调。

5. 肝素抗纤溶药物的应用及凝血因子的补充　羊水栓塞发生 10 min 内,DIC 高凝阶段应用肝素效果佳;在 DIC 纤溶亢进期可给予抗纤溶药物、凝血因子合并应用,以防止大出血。

(三) 心理护理

提供情绪上的支持,护理人员要接受产妇及其家属的激动、否认和愤怒情绪反应,尽量给予解释并陪伴在旁,帮助其度过哀伤期。

(四) 健康教育

指导患者及家属应按医嘱用药治疗。注意加强营养和适当休息与活动,以助体力恢复。保持会阴部清洁,指导育婴知识。

【护理评价】

(1) 产妇能维持体液平衡及最基本的生理功能。

(2) 产妇胸闷、呼吸困难症状改善。

(3) 母儿平安,无并发症出现或得以纠正,情绪平稳。

【考点提示】

(1) 产后出血是指胎儿娩出后 24 h 内失血量超过 500 mL,剖宫产时失血量超过 1000 mL,其主要原因有宫缩乏力、胎盘因素、软产道裂伤、凝血功能障碍。

(2) 瘢痕子宫是近年来导致子宫破裂的常见原因,先兆子宫破裂,会抑制宫缩,应立即行剖宫产术。

(3) 羊水栓塞指在分娩过程中羊水突然进入母体血液循环引起急性肺栓塞、过敏性休克、弥散性血管内凝血(DIC)、肾功能衰竭等一系列病理改变的严重分娩期并发症,临床表现复杂,一旦怀疑羊水栓塞,应立即抢救。

直通护考

一、选择题

(一) A1/A2 型题(以下每一道考题下面有 A、B、C、D、E 五个备选答案,请从中选择一个最佳答案)

1. 某产妇,宫缩过强,胎儿娩出迅速,新生儿体重 4000 g,产后阴道出血较多,为持续性,色鲜红,能凝固,出血原因最可能是(　　　)。

　　A.胎盘剥离不全　　　　　　　B.胎盘植入　　　　　　　C.软产道裂伤

　　D.产后宫缩乏力　　　　　　　E.凝血功能障碍

　　2.为预防产后出血,静脉滴注缩宫素的时间是(　　　)。

　　A.胎膜破裂时　　B.胎头娩出后　　C.胎肩娩出后　　D.胎盘娩出后　　E.胎儿娩出后

　　3.某产妇,28岁,双胎妊娠,37周分娩。产后1 h阴道出血达200 mL。查体:子宫轮廓不清,血压100/60 mmHg,首要的处理措施是(　　　)。

　　A.快速输液　　　　　　　　　B.检查软产道　　　　　　　C.阴道填塞纱条

　　D.应用宫缩剂　　　　　　　　E.查血小板和出凝血时间

　　4.患者,24岁,初孕妇,妊娠38周,在临产过程中,出现烦躁不安,疼痛难忍,下腹部拒按,排尿困难。考虑的诊断为(　　　)。

　　A.妊娠合并阑尾炎　　　　　　B.先兆子宫破裂　　　　　　C.前置胎盘

　　D.胎盘早剥　　　　　　　　　E.先兆早产

　　5.羊水栓塞最早出现的症状是(　　　)。

　　A.弥散性血管内凝血　　　　　B.急性肾功能衰竭　　　　　C.急性呼吸衰竭

　　D.急性心力衰竭　　　　　　　E.消化道出血

　　6.某产妇,26岁,宫口开全。胎膜破裂后突然出现呛咳、烦躁、呼吸困难,随即昏迷,血压50/30 mmHg。应考虑为(　　　)。

　　A.胎盘早破　　　　　　　　　B.子宫破裂　　　　　　　　C.产时子痫

　　D.胎儿窘迫　　　　　　　　　E.羊水栓塞

　　7.产妇发生羊水栓塞时,首要的处理措施是(　　　)。

　　A.纠正酸中毒　　　　　　　　B.解除肺动脉高压　　　　　C.加压给氧

　　D.抗休克　　　　　　　　　　E.抗过敏

　　(二)A3/A4型题(以下提供若干个案例,每个案例下设若干个考题。请根据各考题题干所提供的信息,在每道题下面的A、B、C、D、E五个备选答案中,选择一个最佳答案)

　　(8~10题共用题干)

　　初产妇,26岁。孕足月出现规律宫缩,1 h后来院,由于宫缩过强,立即协助产妇躺在产床上,未来得及消毒及保护会阴,胎儿急速娩出,正处理婴儿时,见阴道有较多血流出,腹部检查:宫缩良好。

　　8.本病例出血原因可能是(　　　)。

　　A.会阴、阴道裂伤　　　　　　B.尿道、膀胱损伤　　　　　C.宫缩乏力

　　D.子宫破裂　　　　　　　　　E.凝血功能障碍

　　9.采取以下哪项措施可以预防产后出血?(　　　)

　　A.胎儿娩出后肌内注射缩宫素　　　　　B.胎肩娩出后,立即肌内注射缩宫素

　　C.胎儿娩出后,立即徒手取出胎盘　　　　D.注意保护会阴

　　E.胎头娩出后,立即注射缩宫素,加强宫缩

　　10.此产妇于胎盘娩出后,持续阴道出血,检查发现胎盘不完整,那么首选措施是(　　　)。

　　A.按摩子宫,止住出血　　　　　　　　B.按摩子宫,同时肌内注射缩宫素

　　C.监测生命体征,注意观察尿量　　　　D.宫腔探查

　　E.阴道内填塞纱条止血

(11～15 题共用题干)

某产妇,妊娠 38 周,产前合并妊娠高血压疾病,产后阴道持续出血,胎儿娩出后 24 h 出血量达 600 mL,检查子宫软,按摩后子宫变硬,阴道出血减少,该产妇诊断为产后出血。

11. 造成该产妇产后出血的最可能原因是( )。

A. 宫缩乏力　　　　　　　B. 胎盘残留　　　　　　　C. 软产道裂伤

D. 凝血功能障碍　　　　　E. 胎膜残留

12. 该产妇给药首选( )。

A. 麦角新碱　　B. 硫酸镁　　C. 酚磺乙胺　　D. 维生素 K　　E. 缩宫素

13. 用药时需注意观察的是( )。

A. 体温　　　　B. 呼吸　　　　C. 尿量　　　　D. 膝腱反射　　　E. 宫缩情况

14. 若产妇次日又出血约 200 mL,下列措施中不是必须实施的是( )。

A. 按摩子宫　　　　　　　B. 应用宫缩剂　　　　　　C. 输血

D. 抗感染　　　　　　　　E. 取血查血常规

15. 该产妇最不可能出现的护理问题是( )。

A. 组织灌注量改变的危险　　　　　B. 有感染的危险

C. 有受伤的危险　　　　　　　　　D. 皮肤完整性受损

E. 疲乏

项目九　产褥期并发症妇女的护理

学习目标

1. 掌握产褥感染及晚期产后出血的护理评估及护理措施、健康教育。

2. 熟悉产褥感染及晚期产后出血的相关护理诊断、感染途径及诱发因素。

3. 能熟练地运用所学知识对产褥感染及晚期产后出血的临床症状进行观察及处理、能独立完成相关健康教育。

任务一　产褥感染

案例引导

李女士,27岁,G₂P₁,妊娠38周,胎膜早破,在会阴侧切术下分娩。产后3天出现持续高温,超过38 ℃,下腹疼痛、有下坠感,阴道分泌物增多。查体:T 38.5 ℃,腹软,有压痛。问题:

1. 该产妇究竟发生了什么情况?

2. 为什么会出现此种情况?

3. 应该怎样对其进行护理及指导相关健康知识来预防此情况的发生?

【疾病概述】

产褥感染(puerperal infection)是指分娩及产褥期生殖道受内外病原体的侵袭,引起局部和全身的炎性变化。产褥感染是目前导致产妇死亡的四大原因之一,其发病率约为6%。产褥病率(puerperal morbidity)是指产后24 h以后的10天内,用口表每天以4 h为间隔测量体温1次,连续4次,有2次体温达到或超过38 ℃。产褥感染是产褥病率最主要的原因,但产褥病率不一定是产褥感染导致,它还包括生殖道以外的其他感染,如泌尿系感染、呼吸道感染及乳腺感染等。

产褥感染多属于混合感染,致病菌包括需氧菌、厌氧菌、真菌、大肠杆菌、葡萄球菌、厌氧链球菌、衣原体及支原体等,但以厌氧菌为主要的致病菌。机体对入侵的病原体的反应与病原体的种类、数量、毒力及机体免疫力有关。

主要感染途径包括内源性及外源性两种。孕妇自身寄生在生殖道及其他部位的病原体,在产妇机体抵抗力下降时则可导致内源性感染的发生;外源性感染主要是由于生殖道接触被病原体污染的衣物、用具、各种手术器械及产后卫生习惯差等而引发的产褥感染。

【护理评估】

1. 健康史 正常女性存在着一定的天然防御屏障,如阴道处于酸碱平衡环境、大小阴唇的自然合拢、周期性的经血排出等都对女性生殖器官起到保护作用。任何一切可削弱产妇生殖道和全身防御功能的因素都能造成产褥感染的发生并成为诱发因素,而分娩又影响到女性生殖道的正常防御功能,从而增加了病原体入侵生殖道的机会。重点评估有无如孕期贫血、营养不良而导致的免疫力下降;胎膜早破、产程延长、产道损伤及过多阴道操作;产褥期性交、产后出血等。

2. 身体评估 评估产妇全身状况、伤口及子宫复旧情况,检查宫底高度、硬度及有无压痛情况,观察恶露颜色、性状、量及气味等。根据病原体侵入部位的不同,其临床表现及类型各不相同。如表 9-1 所示为产褥感染的临床类型。

表 9-1 产褥感染的临床类型

临 床 类 型	身 体 评 估
急性外阴、阴道、宫颈炎	①分娩时或手术产导致会阴部损伤引起感染,主要表现为局部红肿、疼痛,伤口裂开,脓性分泌物增多; ②阴道损伤感染主要表现为阴道黏膜充血、溃疡及脓性分泌物增多; ③宫颈损伤感染表现为宫颈充血、感染灶向深部扩展达宫旁组织,严重者可引起盆腔结缔组织炎症
急性子宫内膜炎及子宫肌炎	为产褥感染最常见的病变,一般在产后 3~4 天发病,主要是病原体由胎盘剥离面入侵,侵入至子宫内膜引起急性子宫内膜炎,侵入到子宫肌层引起子宫肌炎。表现为发热、恶露增多伴有臭味、下腹部疼痛及压痛、白细胞计数升高
急性盆腔结缔组织炎及急性输卵管炎	病原体侵入宫旁组织,出现急性炎性反应而形成包块,同时累及输卵管,表现为寒战、高热、下腹疼痛、压痛明显、输卵管增粗可摸到形状不规则的压痛包块;严重者累及整个盆腔,导致粘连形成"冰冻骨盆"
急性盆腔腹膜炎及弥漫性腹膜炎	炎症发展扩散形成盆腔腹膜炎,继而发展形成弥漫性腹膜炎,发生全身中毒症状,主要表现为寒战、高热、全腹疼痛、压痛、反跳痛、肌紧张,如病灶累及膀胱及肠管出现尿频、排尿困难、腹泻、里急后重。急性期如果治疗不彻底容易转变为慢性盆腔炎,可导致不孕的发生
血栓性静脉炎	①一般产后 1 周后发病,主要表现为寒战、高热及反复发作,可持续数周; ②下肢血栓性静脉炎较多发,股静脉、腘静脉及大隐静脉多见,主要表现为弛张热、下肢持续疼痛、局部血液回流受阻,引起下肢水肿,局部皮肤发白,称"股白肿"
脓毒血症和败血症	①感染性血栓发生脱落进入血液循环而引起脓毒血症的出现,发生肺、脑、肾脓肿或肺栓塞; ②若大量细菌进入血液循环繁殖可形成败血症,表现为持续高热、寒战、感染性休克,严重的可危及产妇生命

3. 心理-社会评估 产后会阴裂伤或会阴侧切伤口致使身体不适及社会角色的转换,产妇易出现情绪波动,甚至会出现产后精神抑郁症。因持续高热、寒战、疼痛,使产妇产生焦虑、恐惧感,又因不能照顾新生儿自感愧疚。

4. 辅助检查

(1) 实验室检查 血常规白细胞计数明显增高,超过 20×10^9/L,中性粒细胞占比增高最明显,红细胞沉降率加快,血液及阴道分泌物细菌培养可培养出致病菌。

(2) B 超、CT 检查 对产褥感染形成的炎性包块、脓肿及静脉性血栓做出定位、定性诊断。

【护理诊断】

1. 体温过高 与生殖道创面及全身感染和产后机体抵抗力下降有关。

2. 舒适感改变 与产褥感染及伤口炎性刺激有关。

3. 焦虑 与担心疾病愈后状况有关。

4. 知识缺乏 缺乏产褥期相关应对处理知识。

【护理目标】

(1) 产妇感染得到有效控制,体温恢复正常。

(2) 产妇疼痛减轻或缓解。

(3) 产妇焦虑感减轻,主动性增强。

(4) 产妇相关知识得到有效补充。

【护理措施】

1. 基础护理

(1) 饮食 提供高热量、高蛋白质、高维生素的易消化食物,多饮水,必要时可经静脉补充液体。

(2) 休息 协助指导产妇采取半坐卧位或抬高床头,有利于炎症局限和恶露排出。为产妇创造宽敞舒适的休息环境,促进产妇舒适,保证充足的睡眠。

(3) 卫生 保持良好的卫生习惯,禁止盆浴和性生活,每天应用温水擦浴,勤换内衣内裤,保持会阴清洁干燥。

2. 病情监测

(1) 生命体征 严密观察体温、呼吸、脉搏、血压、意识状态,并认真记录。

(2) 局部病灶 观察患者会阴伤口、恶露、子宫复旧、下腹疼痛、双下肢肿胀等局部改变,有异常及时通知医生处理。

3. 执行医嘱

(1) 治疗原则 控制感染,正确处理局部病灶,增强机体抵抗力。

(2) 局部病灶护理

①监测生命体征,如发现体温超过 39 ℃应立即给予物理降温,鼓励产妇多饮水,每天的饮水量不低于 2000 mL,保持电解质平衡,鼓励产妇加强营养,以提高机体抵抗力。

②严格无菌操作,勤洗手,遵医嘱正确使用有效抗生素预防感染扩散,局部脓肿时应协助医生及时进行切开引流处理。

③每次大便后用 1∶5000 高锰酸钾溶液或 1∶2000 苯扎溴铵溶液冲洗外阴或擦洗,会阴切口应单独擦洗,避免污染,并保持会阴部清洁干燥。应每天检查缝合伤口,查看伤口有无渗血、红肿、硬结及分泌物异常,嘱产妇取会阴切口的对侧卧位(健侧卧位),以免压迫伤口影响愈

合。会阴水肿者,可用95%乙醇或50%硫酸镁进行湿热敷,利于消肿。会阴伤口于产后3~5天拆线,如伤口感染化脓应提前拆线引流或扩创处理,并遵医嘱使用抗生素类药物治疗。

④下肢出现血栓性静脉炎时,应绝对卧床休息2周,嘱患者抬高患肢,局部热敷,减轻肿痛。

4. 心理护理　向产妇及家属讲解此病的发生、发展、治疗及预后情况。对暂时停止哺乳的产妇及家属解释其原因,并告知病情控制后可以继续哺乳,以消除产妇的思想顾虑,鼓励其家属及亲朋好友给新生儿提供良好的照顾及支持,消除产妇的焦虑、紧张情绪。

5. 健康教育

(1) 讲解产褥感染发病原因及疾病发展过程,产褥期禁止性生活,指导产妇保持会阴清洁干燥,会阴伤口可用1∶5000的高锰酸钾溶液进行擦浴,勤换内衣裤,及时更换会阴垫。

(2) 指导产妇自我观察及识别产褥感染发生征象,了解恶露、会阴伤口、体温变化,发现异常及时就诊,预防产后感染的发生。

(3) 加强营养,给予高热量、高蛋白质、高维生素饮食以增加机体抵抗力,每天饮水量不少于2000 mL。

(4) 指导正确哺乳,早吸吮促进母乳喂养顺利进行。指导产妇保持乳房清洁,每次哺乳前后用温水擦洗乳头及乳晕,切忌用乙醇或肥皂擦洗;每次哺乳必须排空乳房,防止乳汁淤积引起急性乳腺炎。

【护理评价】

(1) 出院时产妇体温正常、疼痛减轻、舒适感增加。

(2) 出院时产妇产褥感染症状消失,无并发症发生。

【考点提示】

(1) 产褥感染与产褥病率的区别。

(2) 产褥感染体位。

(3) 局部病灶护理措施。

任务二　晚期产后出血

案例引导

林女士,27岁,G_3P_1,妊娠38周,剖宫产产后2天突然出现阴道大量出血,出血量超过500 mL。查体:腹部柔软,宫底脐下5横指。实验室检查:血红蛋白降低。诊断为晚期产后出血。问题:

1. 作为一个产科护士该如何向产妇家属解释出现此种情况的原因?

2. 应该怎样对该产妇进行护理及指导相关健康知识来预防此情况的发生?

【疾病概述】

晚期产后出血是指分娩 24 h 后至产褥期内发生的子宫大量出血,产后 1～2 周发病最为常见,亦有迟至产后 6 周发病者,又称产褥期出血。

【护理评估】

1. 健康史 评估有无引起晚期产后出血的诱因。

(1)胎盘附着面复旧不良伴感染 分娩后,胎盘附着处的蜕膜血管内形成血栓,出血减少直至停止,正常情况下子宫内膜 3 周可修复,而胎盘附着面的子宫内膜需要 6 周左右才可修复完成,如发生感染,血栓溶解脱离,血窦重新开放,将会导致阴道大量出血。

(2)胎盘、胎膜残留 为晚期产后出血的最常见原因,残留的胎盘组织发生变性、坏死、机化,形成胎盘息肉,当坏死组织脱落时,暴露基底部血管,引起大量出血,多发生于产后 10 天左右。

(3)蜕膜残留 正常蜕膜在产后 1 周内随恶露排出体外,如出现部分蜕膜残留将影响宫缩而发生晚期产后出血。

(4)剖宫产术后子宫切口裂开或感染 主要为子宫切口选择不当导致缝合对合不齐或错位,可引起子宫切口愈合不良而发生晚期产后出血。

(5)其他 胎盘息肉、滋养细胞疾病、肌瘤等均可引起晚期产后出血。

2. 身体评估 产妇主要表现为阴道出血量增多,出现腹痛及发热等症状,严重者可继发感染及休克,危及患者生命。妇科检查:宫口松弛,双合诊检查可触到增大变软的子宫,感染发生后可出现下腹压痛。

3. 心理-社会评估 产妇及家属面对出血会感到紧张、焦虑和恐惧,担心产妇生命安全及身体康复情况。

4. 辅助检查

(1)实验室检查 白细胞计数及中性粒细胞占比增高,血红蛋白下降。

(2)超声检查 可发现宫腔残留的胎膜组织及切口裂开情况。

【护理诊断】

1. 体液不足 与晚期产后出血大量失血有关。

2. 有感染的危险 与阴道大量出血及介入操作治疗、贫血有关。

3. 恐惧 与担心自身生命安全有关。

【护理目标】

(1)患者体液能够得到及时补充。

(2)患者生命体征平稳,没有感染的发生。

(3)患者情绪得到有效控制,恐惧感减轻,能主动配合治疗。

【护理措施】

1. 基础护理

(1)饮食 产后 1 h 后可进流食或半流食,食物应均衡搭配,以高热量、高蛋白质、高维生素的易消化食物为主,同时增加蔬菜、水果的摄入,并及时补充铁剂,以保证营养均衡,增加机体抵抗力。

(2)休息 为产妇提供宽敞舒适的休息环境,保持室内干净整洁、通风,保证充足的睡眠。

(3)卫生 保持良好的卫生习惯,禁止盆浴和性生活,每天应用温水擦浴,勤更换衣物,保持会阴清洁卫生,勤换会阴垫。

2. 病情监测

（1）严密观察产妇生命体征及全身情况，发现异常及时通知医生处理，并做好抢救准备。

（2）严密观察子宫复旧，及时了解恶露的量、颜色、气味，并加以记录，有阴道排出物的应及时送病理检查。

（3）观察患者及家属精神状况，及时给予心理疏导。

3. 执行医嘱

（1）治疗原则 抗生素加宫缩剂控制感染，促进宫缩。

（2）用药护理 少量或中等量阴道出血时，应给予足量广谱抗生素、宫缩剂以及应用支持疗法及中药治疗。

（3）止血护理

①按摩子宫，使用宫缩剂。

②疑有胎盘、胎膜、蜕膜残留或胎盘附着部位复旧不全者，可采用刮宫术，注意操作力度应柔和，备血并做好开腹手术的术前准备。刮出物应送病理检查，以明确诊断。术后继续给予抗生素及宫缩剂。

③剖宫产术后阴道出血，少量或中等量应住院给予抗生素并严密观察。阴道大量出血需积极抢救，此时刮宫术应慎重，因剖宫产组织残留机会甚少，刮宫可造成原切口再损致更多量出血。必要时应开腹探查，若组织坏死范围小，炎性反应轻，患者又无子女，应选择清创缝合以及髂内动脉、子宫动脉结扎法止血而保留子宫。否则，宜切除子宫。

4. 心理护理 向产妇及家属讲解此病的发生、发展、治疗及预后情况，并提供充足的社会支持，消除产妇的焦虑、紧张情绪。教会产妇自我监护方法，促进母婴情感交流。

5. 健康教育

（1）讲解晚期产后出血的发病原因及疾病发展过程，保持会阴清洁干燥，勤换内衣裤，及时更换会阴垫以防止感染。

（2）指导产妇自我观察及识别晚期产后出血的征象，教会产妇按摩子宫，注意观察宫缩及伤口情况，预防晚期产后出血的发生。

（3）做好妊娠期保健，恰当处理好分娩过程，可明显减少晚期产后出血的发生。

【护理评价】

（1）出院时产妇生命体征平稳，没有感染的发生。

（2）出院时产妇情绪得到有效控制，恐惧感减轻，能主动配合治疗。

【考点提示】

晚期产后出血的病因。

任务三 产后抑郁症

【疾病概述】

产后抑郁症(postpartum depression，PPD)是指产妇在产褥期出现抑郁症状，是产褥期非精神病性精神综合征中最常见的一种类型。表现为易激惹、恐惧、焦虑、沮丧和对自身及婴儿的健康过度担忧,常失去生活自理和照料婴儿的能力,有时还可陷入错乱或嗜睡状态。

产后抑郁症不是单一因素造成的,它是生物、心理、社会等因素以不同的方式相互作用的结果。产妇神经内分泌变化,尤其是性激素的急骤变化,被许多学者认为是产后抑郁症发生的主要机制之一。心理分析学者认为,所有妇女在孕期及产后第一个月均有心理"退化",表现为妇女做母亲后,如同变成了孩子,每件事情都要学,这些压力导致产妇易抑郁和焦虑。产后抑郁症与妇女所经历的社会紧张程度有关,夫妻关系欠佳、丈夫支持不够、孤独、隔绝、责任感增强、社会剥夺等都可能造成妇女发生产后抑郁症。

【护理评估】

1. 健康史　了解抑郁症家族史、经前期紧张综合征病史、婚姻家庭关系、重大生活事件、妊娠期心理状态及分娩情况、婴儿健康状况等。

2. 身体评估　产后抑郁症多在产后 2 周内发病,产后 4～6 周症状明显,大多数患者可于3～5 个月内恢复。典型症状是情感低落、思维迟缓、意志活动减退,多表现为心情压抑、悲伤、沮丧、焦虑、易激惹,注意力不集中、思维迟钝、反应缓慢、健忘,对事物缺乏兴趣、不愿与人交流、常失去生活自理及照料婴儿的能力,自责、自罪、担心自己或婴儿受到伤害。重者可有伤害婴儿或自我伤害的行为,亦可伴有自主神经功能紊乱症状,如食欲不振、心悸、出汗、耳鸣、头晕,还常有早醒或失眠等。

3. 心理-社会评估　评估产妇有无婚姻关系不良,想生男孩却生女孩,既往有无精神障碍史等。

4. 辅助检查　根据产妇情况选择必要的辅助检查。

【护理诊断】

1. 睡眠型态紊乱　与焦虑、恐惧有关。

2. 家庭作用改变　与产妇抑郁行为有关。

3. 有伤害行为的危险(对自己或婴儿)　与产后精神抑郁有关。

4. 焦虑、恐惧　与疼痛、缺乏分娩相关知识和未接受产前宣教有关。

【护理目标】

(1) 产妇的情绪稳定,能配合护理人员与家人采取有效应对措施。

(2) 产妇能进入母亲角色,能关心、爱护婴儿。

(3) 产妇的生理、心理行为正常。

【护理措施】

1. 基础护理

(1) **饮食**　合理安排饮食,保证产妇的营养摄入,产妇有良好的哺乳能力。

(2) **休息**　提供温暖、舒适的环境,让产妇多休息,保证产妇足够的睡眠。陪伴产妇在白天进行多次短暂的活动,入睡前喝热牛奶协助产妇入睡。

2. 心理护理　对产后抑郁症非常重要,使产妇感到被支持、尊重、理解,自信心增强,加强自我控制,与他人建立良好的交流,激发内在动力去应对自身问题,护理人员要具备温和、接受的态度,鼓励产妇宣泄、抒发自身的感受,耐心倾听产妇诉说自身的心理问题,做好心理疏导工作,同时,让家人给予产妇更多的关心和爱,减少或避免不良的精神刺激和压力。

3. 协助并促进产妇适应母亲角色　帮助产妇适应角色的转换,指导产妇与婴儿进行交流、接触,并鼓励产妇多参与照顾婴儿的活动,培养产妇的自信心。

4. 治疗配合 遵医嘱指导产妇正确应用抗抑郁症药物,并注意观察药物疗效及不良反应。重症患者需要请心理医师或精神科医师给予治疗。

5. 健康教育 做好出院指导与家庭随访工作,为产妇提供心理咨询机会。

【护理评价】

(1) 住院期间产妇的情绪稳定,能配合诊治方案。

(2) 产妇与婴儿健康安全。

(3) 产妇能示范正确护理新生儿的技巧。

【考点提示】

产后抑郁症的身体评估。

知识链接

产后抑郁症的发病率国外为 3.5%～33.0%,国内为 3.8%～16.7%。产后抑郁症不仅影响产妇的生活质量,还影响家庭功能和产妇的亲子行为、婴儿认知能力和情感的发展。

直通护考

一、选择题

(一) A1/A2 型题(以下每一道考题下面有 A、B、C、D、E 五个备选答案,请从中选择一个最佳答案)

1. 产褥感染最常见的临床表现为(　　)。

A. 急性子宫内膜炎　　　　　　　　B. 急性输卵管炎

C. 急性盆腔结缔组织炎　　　　　　D. 急性腹膜炎

E. 血栓性静脉炎

2. 下述引起产褥感染的原因不包括哪项?(　　)

A. 医务人员不遵守无菌操作　　　　B. 胎膜早破

C. 胎盘残留　　　　　　　　　　　D. 注射催产素

E. 产妇卫生习惯差

3. 以下产褥感染的处理原则,错误的是(　　)。

A. 增加全身抵抗力　　　　　　　　B. 选用有效抗生素

C. 取半坐卧位以利恶露排出　　　　D. 禁用宫缩剂,避免感染扩散

E. 注意清洁卫生

4. 下列哪项预防产褥感染的措施处理不当?(　　)

A. 胎膜早破超过 24 h 时预防性使用抗生素　　B. 严格无菌操作

C. 正确处理产程　　　　　　　　　D. 加强营养,增强机体抵抗力

E. 产后 3 天禁止下床活动

5. 产妇分娩 24 h 以后的 4 天内,用口表每天测量体温 4 次,均超过 38 ℃,护士应首先考虑为下列哪一种疾病?(　　)

A. 泌尿系感染　　　　　　B. 上呼吸道感染　　　　　　C. 急性乳腺炎

D. 产褥感染　　　　　　　E. 肠道感染

6. 某初产妇,因宫缩乏力行胎头吸引术结束分娩,总产程 26 h。产后 48 h 发热、下腹疼痛。护理评估:T 39 ℃,双乳稍胀,宫底平脐,压痛明显,恶露近月经量,有臭味,外阴伤口轻微红肿,无明显压痛。下述护理措施中哪项不妥?(　　　)

A. 遵医嘱应用抗生素　　　　　　　　B. 嘱产妇尽量控制饮水量

C. 可物理降温　　　　　　　　　　　D. 暂停哺乳

E. 保证营养摄入

(二) A3/A4 型题(以下提供若干个案例,每个案例下设若干个考题。请根据各考题题干所提供的信息,在每道题下面的 A、B、C、D、E 五个备选答案中,选择一个最佳答案)

(7～9 题共用题干)

叶女士,产钳助产。产后 4 天,自述发热、下腹微痛。护理评估:T 38.5 ℃,双乳稍胀,无明显压痛,宫底脐下 2 横指,宫体软,轻压痛,恶露多、脓性、有臭味。

7. 护士应首先考虑按下列哪种异常情况制订护理计划?(　　　)

A. 急性乳腺炎　　　　　　B. 慢性盆腔炎　　　　　　C. 急性胃肠炎

D. 急性肾盂肾炎　　　　　E. 急性子宫内膜炎

8. 在护理过程中,应指导产妇采取哪种卧位为宜?(　　　)

A. 俯卧位　　　　　　　　B. 平卧臀高位　　　　　　C. 半坐卧位

D. 头低足高位　　　　　　E. 左侧卧位

9. 在护理过程中,为了防止交叉感染,应采取哪种隔离措施?(　　　)

A. 保护性隔离　　　　　　B. 床边隔离　　　　　　　C. 呼吸道隔离

D. 严密隔离　　　　　　　E. 消化道隔离

项目十　高危儿护理

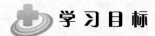

学 习 目 标

1. 掌握胎儿窘迫及新生儿窒息的定义、临床表现及处理原则。
2. 熟悉胎儿窘迫及新生儿窒息的原因。
3. 了解胎儿窘迫的病理生理。
4. 运用护理程序对高危儿提供护理。

任 务 一　胎 儿 窘 迫

案例引导

某初产妇,26岁。妊娠39周,自觉胎动频繁,急诊入院,护士检测其胎心率为180次/分,遂采取紧急措施并通知医生。问题:

1. 此时护士应立即采取的护理措施是什么?
2. 胎儿出现了什么问题?

【疾病概述】

胎儿在宫内有缺氧征象,危及胎儿健康和生命,称为胎儿窘迫。胎儿窘迫是一种综合症状,是当前剖宫产的主要适应证之一。胎儿窘迫主要发生在临产过程,也可发生在妊娠后期。发生在临产过程者,可以是发生在妊娠后期的延续和加重。胎儿窘迫多见于产前期,主要有胎盘功能不全的表现。

【护理评估】

（一）健康史

了解孕妇的既往疾病史,是否有如下因素。

1. 母体因素　微小动脉供血不足,如高血压、慢性肾炎和妊娠期高血压疾病等;红细胞携氧量不足,如重度贫血、心脏病心力衰竭和肺心病等;急性失血,如产前出血性疾病和创伤等;子宫胎盘血运受阻,急产或子宫不协调性收缩等;催产素使用不当,引起过强宫缩;产程延长,特别是第二产程延长;子宫过度膨胀,如羊水过多和多胎妊娠;胎膜早破,脐带可能受压等。

2. 胎儿因素 胎儿畸形,胎儿心血管系统功能障碍,如严重的先天性心血管疾病等。

3. 脐带、胎盘因素 脐带血运受阻,胎盘功能低下,如过期妊娠、胎盘发育障碍(过小或过大)、胎盘形状异常(膜状胎盘、轮廓胎盘等)和胎盘感染等。

(二) 身体评估

1. 急性胎儿窘迫

(1)胎心率变化 胎心率变化是急性胎儿窘迫最明显的临床征象。缺氧初期交感神经兴奋,胎心率>160 次/分,甚至大于 180 次/分;严重缺氧时,迷走神经兴奋,胎心率减慢而不规律,胎心率<110 次/分,尤其是当胎心率<100 次/分时,提示胎儿处于危险中。

(2)羊水胎粪污染 胎儿严重缺氧导致迷走神经兴奋、肠蠕动增强、肛门括约肌松弛,以致胎粪排入羊水中而致污染。羊水污染程度分三度:Ⅰ度呈淡绿色,Ⅱ度呈黄绿色、混浊,Ⅲ度呈棕黄色、黏稠。

(3)胎动异常 最初表现为胎动频繁,缺氧严重时胎动次数减少并转弱,进而消失。

2. 慢性胎儿窘迫 多由胎盘功能减退引起,临床表现主要为胎动减少和胎儿生长受限。最早的信号是胎动减少,随着缺氧程度的加重,胎动逐渐消失,一般胎动消失 24 h 后胎心音也消失,因此孕妇在妊娠 30 周后应每天进行胎动计数,妊娠近足月时,24 h 胎动次数应超过 20 次。计算方法可嘱孕妇早、中、晚自行监测各 1 h 胎动次数,3 次的胎动次数相加乘以 4,即为接近 12 h 的胎动次数。胎动减少是胎儿窘迫的一个重要指标,每天监测胎动可预知胎儿的安危。胎动消失后,胎心音在 24 h 内也会消失,故应注意这点,以免贻误抢救时机。胎动过频往往是胎动消失的前驱症状,也应予以重视。

如 2 h 胎动次数少于 6 次应警惕胎儿宫内窘迫,及时就诊,尤其是当 1 h 胎动次数低于 4 次时,要注意胎死宫内的可能。

(三) 心理-社会评估

孕产妇可能因为胎儿生命有危险而产生焦虑、恐惧、无助感,对胎儿不幸死亡的孕产妇,感情上可能会遭受创伤,会经历否认、愤怒、抑郁和接受的过程,因此,应评估孕产妇的心理变化、社会支持系统及应对方式。

(四) 辅助检查

孕妇体重、宫高、腹围持续不长或增长很慢。行 NST(产前无应激试验)、OCT(缩宫素激惹试验)、尿 E3、E/C 值、胎儿头皮血检查、血气分析,急性胎儿窘迫时 pH、PO_2 值、PCO_2 值均低于正常值。要了解胎盘功能及胎儿宫内情况,可进行胎心监测。急性缺氧早期,胎儿电子监护可出现胎心基线代偿性加快、晚期减速或重度变异减速,随产程的进展,在较强宫缩刺激下,胎心基线下降到 110 次/分以下。当胎心基线<100 次/分,基线变异不超过 5 次/分,伴随频繁晚期减速或重度变异减速时,提示胎儿缺氧严重,胎儿常结局不良,可能随时胎死腹中。羊膜镜检查,见羊水混浊呈黄染至深褐色,有助于胎儿窘迫诊断。B 超检查胎儿双顶径、头腹围之比、股骨长度、羊水量等表明有胎儿生长迟缓。综合生物物理图像评分检查,即通过 B 超测胎儿呼吸、胎动、胎儿张力、羊水量,通过胎儿监护做 NST,可表现为评分低。胎心监护有 NST,观察胎动时胎心率无加速反应或无胎动,即为无反应型。有时甚至发生胎心率自发减

少。宫缩压力试验(CST)可为阳性结果。

【护理诊断】

1. 有受伤危险　与胎儿在宫内缺氧有关。

2. 焦虑　与担心胎儿安危有关。

3. 气体交换受损(胎儿)　与胎盘功能减退或血流改变有关。

4. 预感性悲哀　与可能失去胎儿有关。

【护理目标】

(1) 胎儿宫内缺氧状况改善,胎儿不发生缺氧,胎心率维持在 120～160 次/分。

(2) 孕产妇能够积极应对,紧张、焦虑心理减轻,能主动配合治疗与护理。

(3) 孕产妇能够接受可能失去胎儿的事实。

【护理措施】

1. 对急性胎儿窘迫的产妇　嘱孕妇卧床休息,取左侧卧位,间歇给予低流量吸氧,观察 10 min,若胎心率变为正常,可继续观察。遵医嘱给予 5% 碳酸氢钠 250 mL 静滴,及早纠正酸中毒。对使用缩宫素引起宫缩过强而造成心率减慢的产妇,应立即停止滴注缩宫素或用抑制宫缩的药物,继续监测胎心变化,如缺氧不能纠正,应协助医生结束分娩,做好剖宫产术前准备,做好新生儿窒息抢救准备。

2. 对慢性胎儿窘迫的孕妇　嘱产前定期检查,取左侧卧位,定时给予低流量吸氧。每天 3 次,每次 30 min,提高胎儿血氧供给量,纠正胎儿缺氧。严密监测胎心变化,每隔 15～30 min 听胎心 1 次或给予胎心监护,注意胎动变化,积极治疗并发症及合并症。

3. 做好终止妊娠的准备　宫口未全开,估计短时间内不能结束分娩、胎心率<110 次/分、OTC 出现晚期减速、重度变异减速者,应以剖宫产为宜。若胎头双顶径已达到坐骨棘平面以下,应尽快结束分娩。

4. 做好新生儿抢救和复苏准备　稠厚胎粪污染者应在胎头娩出后立即清理上呼吸道,新生儿活力差则要立即气管插管洗净气道后再行正压通气。

5. 心理护理　给孕产妇及家属提供目前胎儿真实情况及预期结果病情信息,对胎儿不幸死亡的孕产妇及家属,应提供支持和关怀,尽量安排孕产妇单独房间。如果家属需要看望死婴,应提供必要的帮助,安排家属为婴儿做一些事情,以舒缓孕产妇和家属的内心悲痛,帮助他们面对现实,对他们的疑虑给予适当的解释,以减轻焦虑,取得配合。

6. 健康教育　指导孕妇休息时采取左侧卧位,改善胎盘血供,胎儿宫内窘迫可直接危及胎儿健康和生命。因此,产前定期检查非常重要,可及时发现母亲或胎儿异常情况,如妊娠期高血压疾病、慢性肾炎、过期妊娠、胎盘老化、贫血、胎儿发育迟缓、前置胎盘、合并心脏病等,从而判断出对胎儿的危害程度,制订相应的治疗方案来预防或治疗。孕期注意自我保健,增加营养,劳逸结合,避免不良生活习惯,预防胎盘早剥。自觉身体不适、胎动减少时应及时就医。对治疗无效的胎儿宫内窘迫,如已近足月,未临产,宫外环境优于子宫内,应及早终止妊娠。指导孕产妇自我监护,嘱孕妇妊娠 28 周以后开始每日数胎动,告知其正常为每小时 3～5 次,如 12 h 胎动计数少于 10 次应及时就诊。

【护理评价】

(1) 胎儿缺氧情况改善,胎心率维持在 110～160 次/分。

(2) 孕产妇焦虑减轻,能主动配合治疗和护理。

(3) 孕妇能够面对胎儿可能有危险的现实。

【考点提示】

胎儿窘迫的身体评估及护理措施。

知识链接

> 高危妊娠：如妊娠期高血压疾病、慢性高血压、肾炎、糖尿病、心脏病、哮喘、重度贫血、过期妊娠等，或由于血管病变使子宫血液减少，或由于胎盘的退行性变，或由于血氧浓度过低，使胎儿得不到足够的供氧，引起胎儿生长迟缓、红细胞增多症、胎动减少，甚至严重的胎儿窘迫，引起胎儿死亡。

任务二　新生儿窒息

案例引导

　　患儿，林小宝，男，1 天前因"全身青紫、呻吟 10 min"入院。入院后查体：体温不升；P 108 次/分；R 38 次/分；体重 3000 g；身长 50 cm；头围 32 cm。发育正常，精神差，反应欠佳，弹足 5 次无哭声，面色灰白，全身皮肤无黄染、皮疹及出血点。浅表淋巴结无肿大。前囟平软，双瞳孔等大等圆，对光反射灵敏。口唇及口周发绀，颈软，气管居中。胸廓对称无畸形，双肺呼吸音清晰，未闻及干、湿性啰音。心率 108 次/分，律齐，各瓣膜听诊区未闻及杂音。腹平坦，未见肠型及蠕动波，脐带无菌包扎，表面无渗液。腹软，肠鸣音正常。脊柱、四肢无畸形，四肢肌张力正常。末梢青紫，肛门及外生殖器正常。神经系统检查：觅食反射、吸吮反射存在，握持反射、拥抱反射、颈牵拉征引出不完全。问题：

　　1. 作为责任护士，怎样判断新生儿是否发生窒息？

　　2. 对新生儿窒息应如何护理？

【疾病概述】

　　新生儿窒息是指产前、产时或产后的各种病因，使胎儿缺氧而发生宫内窘迫或娩出过程中发生呼吸、循环障碍，导致出生后 1 min 内无自主呼吸或未能建立规律呼吸，以低氧血症、高碳酸血症和酸中毒为主要病理生理改变的疾病。新生儿窒息是出生后最常见的紧急情况，必须积极抢救和正确处理，以降低新生儿死亡率及预防远期后遗症。

【护理评估】

（一）健康史

评估是否有下列原因存在。

1. 母体疾病　如妊娠期高血压疾病、子痫前期、子痫、急性失血、严重贫血、心脏病、急性传染病、肺结核等;子宫因素如子宫过度膨胀、痉挛和出血,影响胎盘血液循环;胎盘因素如胎盘功能不全、前置胎盘、胎盘早剥等;脐带因素如脐带扭转、打结、绕颈、脱垂等。

2. 难产　如骨盆狭窄,头盆不称,胎位异常,羊膜早破,助产术不顺利,处理不当以及应用麻醉、镇痛、催产药物不妥等。

3. 胎儿因素　胎儿窘迫未得到纠正;呼吸中枢受抑制或损伤,因急产、产程延长、宫缩过强或产钳助产等,导致胎儿脑部长时间缺氧及颅内出血;胎儿在分娩过程中吸入羊水、胎粪、黏液等未及时清除,致呼吸道阻塞。

4. 其他　新生儿患有呼吸道感染、颅内出血、肺发育不成熟以及严重的中枢神经系统畸形、心血管系统畸形和膈疝、肺透明膜病、严重感染等。

(二)身体评估

出生后 1 min 根据 Apgar 评分指标对新生儿进行测评。

1. 轻度(青紫)窒息　Apgar 评分 4～7 分。新生儿躯干红,四肢皮肤青紫;呼吸表浅或不规则;心跳规则而有力,心率多减慢(80～120 次/分);对外界刺激有反应,喉反射存在;肌张力较好,四肢稍屈。

2. 重度(苍白)窒息　Apgar 评分 0～3 分。新生儿口唇青紫、皮肤苍白;呼吸微弱或无呼吸;心跳不规则且较弱,心率减慢(<80 次/分);喉反射消失;肌张力松弛,对外来刺激无反应。

(三)心理-社会评估

产妇担心新生儿的安危而出现焦虑、恐惧、悲伤心理。评估产妇心理变化及感受,评估产妇的家庭支持系统。

(四)辅助检查

1. 实验室检查

(1)血气分析　血气分析为最主要的实验室检查。患儿呼吸治疗时必须测定动脉血氧分压(PaO_2)、二氧化碳分压($PaCO_2$)和 pH。发病早期,$PaO_2 < 50$ mmHg,$PaCO_2 > 60$ mmHg,pH<7.20,BE<−5.0 mmol/L,应考虑低氧血症、高碳酸血症、代谢性酸中毒,经吸氧或辅助通气治疗无改善,可转为气道插管和呼吸机治疗,避免发生严重呼吸衰竭。一般在开始机械通气后 1～3 h,以及随后 2～3 天的每 12～24 h,需要检查动脉血气值,以判断病情转归和调节呼吸机参数,以保持合适的通气量和氧供。

(2)血清电解质测定　检测动脉血气、血糖、电解质、血尿素氮和肌酐等生化指标。根据病情需要还可选择性测血糖、血钠、血钾、血钙等。早期血糖正常或增高,当缺氧持续时,出现血糖下降。血游离脂肪酸增加,可出现低钙血症。间接胆红素增高,血钠降低。

(3)测定气道吸出液或出生后早期胃液　肺不成熟的胎儿,如果 L/S、PG、SP-A 均很低,发生呼吸窘迫综合征(RDS)的危险性非常高。测定气道吸出液或出生后早期胃液的以上指标,可以辅助判断 RDS 的治疗效果及转归。也有研究应用显微镜微泡计数法,可有助于床旁快速判断 RDS 的程度和治疗效果。

2. 辅助检查

(1)X 线检查胸部　X 线可表现为边缘不清、大小不等的斑状阴影,有时可见部分或全部肺不张、灶性肺气肿,类似肺炎改变及胸腔可见积液等。

(2)心电图检查　P-R 间期延长,QRS 波增宽,波幅降低,T 波升高,ST 段下降。

（3）头颅 B 超或 CT　能发现颅内出血的部位和范围。

（4）羊膜镜检　对宫内缺氧胎儿,可通过羊膜镜了解胎粪污染羊水的程度,或在胎头露出宫口时取胎儿头皮血进行血气分析,以评估宫内缺氧程度。

【护理诊断】

1. 新生儿

（1）气体交换受损　与呼吸道内有羊水、黏液有关。

（2）有受伤的危险　与抢救操作及脑缺氧有关。

（3）体温过低　与环境温度低及新生儿缺氧有关。

（4）清理呼吸道无效　与呼吸道肌张力低下有关。

（5）有感染的危险　与抵抗力低下、抢救操作有关。

2. 母亲

（1）预感性悲哀　与预感失去孩子或可能留有后遗症有关。

（2）焦虑、恐惧　与担心新生儿生命安危有关。

【护理目标】

（1）新生儿窒息抢救成功。

（2）新生儿并发症发生率降至最低。

（3）产妇情绪稳定,能正确面对事实。

【护理措施】

1. 配合医生进行新生儿复苏　对新生儿窒息的复苏,在出生后应立即评估呼吸、心率、肤色来确定复苏措施。ABCDE 复苏方案:①尽量吸净呼吸道黏液;②建立呼吸,增加通气;③维持正常循环,保证足够心搏出量;④药物治疗;⑤评价。前三项最为重要,其中吸净呼吸道黏液是根本,通气是关键。

（1）最初评估　出生后立即快速评估四项指标:是否足月,羊水情况是否混浊,是否有呼吸或哭声,肌张力情况是否正常。

（2）初步复苏步骤(30 s 内完成)　①保暖:新生儿娩出后立即置于预热开放式抢救台。②摆好体位:肩部以布卷垫高 2～2.5 cm,使颈部轻微伸仰。③清理呼吸道:胎肩娩出前,立即用手挤压清除口、咽、鼻腔中的黏液和羊水;在娩出后立即吸净口、咽、鼻腔中的黏液,吸引时间不超过 10 s,先吸口腔,再吸鼻腔中的黏液。如羊水混有胎粪,且新生儿无活力,在新生儿呼吸前,应做气管插管吸出胎粪;如羊水清或羊水污染但新生儿有活力(有活力定义:呼吸规则、肌张力好及心率>100 次/分),则可不进行气管内吸引。④擦干:温热毛巾快速擦干头部及全身,减少散热。⑤刺激:用手拍打或手指弹新生儿足底(图 10-1)或按摩背部 2 次以诱发自主呼吸。以上五个步骤要求在出生后 20 s 内完成。

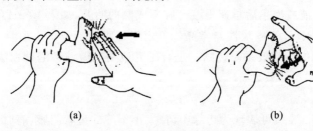

(a)　　　　　　　　　　　(b)

图 10-1　用手拍打或手指弹新生儿足底

（3）复苏气囊面罩正压通气　如新生儿仍呼吸暂停或抽泣样呼吸,心率<100 次/分,或持续性中心性青紫,应立即用 100% 的氧正压通气。最初需要 30～40 cmH₂O,以后维持在 20 cmH₂O,频率为 40～60 次/分,以心率增加接近正常、胸廓起伏、听诊呼吸音正常为宜,如有自主呼吸、心率＞100 次/分可逐步减少并停止复苏气囊面罩正压通气(图 10-2)。

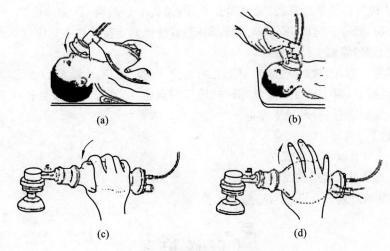

图 10-2　复苏气囊面罩正压通气
((a)(b)为面罩的放置位置;(c)(d)为气囊的捏挤方法)

（4）胸外心脏按压　如无心率或气管插管正压通气 30 s 后心率持续小于 60 次/分,应同时进行胸外心脏按压(图 10-3)。用双拇指或中、示指按压胸骨体下 1/3 处,频率为 90 次/分(每按压三次,正压通气一次),按压深度为胸廓前后径的 1/3。

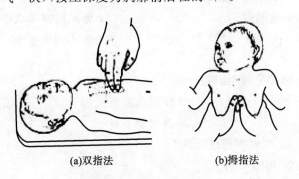

(a)双指法　　　　　　(b)拇指法

图 10-3　胸外心脏按压

（5）药物治疗　①肾上腺素:经 100% 氧充分正压通气,同时胸外按压 30 s 后,心率仍小于 60 次/分,应立即给予 1∶10000 肾上腺素 0.1～0.3 mL/kg 脐静脉注入或将剂量为 0.3～1 mL/kg 肾上腺素经气管内注入,5 min 后可重复一次。如心率仍小于 100 次/分,可根据病情酌情用纠酸、扩容剂,有休克症状者可给多巴胺或多巴酚丁胺;在婴儿出生前 6 h 内曾用过麻醉药的产妇,可用钠洛酮静脉或气管内注入。②扩容剂:给药 30 s 后,如心率<100 次/分,并有血容量不足表现时,给予生理盐水,剂量为每次 10 mL/kg,于 10 min 以上缓慢静脉注射。③碳酸氢钠:在复苏过程中一般不推荐使用,严重代谢性酸中毒时可考虑使用碳酸氢钠。

（6）复苏后监护与转运　复苏后仍需监测体温、呼吸、心率、血压、尿量、肤色及窒息引起的多器官损伤。如并发症严重,需转运到 NICU(新生儿监护病房)治疗。转运中注意保暖、监测生命指标和进行必要的治疗。

2. **复苏后护理** 复苏后仍有再度窒息可能,仍需加强新生儿护理。保持呼吸道通畅,严密观察面色、呼吸、心率、体温及神经系统变化,做好重症护理记录。遵医嘱给予抗生素预防感染。给予维生素 C 100 mg、维生素 K_1 10 mg,每日一次,连用 3 日,以预防颅内出血。保持安静,暂不沐浴,延期哺乳,各种护理和治疗操作需轻柔。

3. **心理护理** 提供情感支持,抢救紧张有序,避免大声喧哗,以免加重产妇焦虑;抢救无效新生儿死亡时,选择合适的语言和时机告知产妇,使产妇能接受现实。应评估产妇心理变化及感受,评估产妇的家庭支持系统。

4. **健康指导** 指导产妇学会观察新生儿的面色、呼吸、哭声、大小便的变化,发现异常及时就诊;指导母乳喂养;对于重度窒息复苏时间较长的新生儿,指导产妇及家长注意观察新生儿的精神状态及远期表现,警惕智障发生。

【护理评价】

(1) 新生儿窒息复苏是否成功。

(2) 新生儿是否发生受伤及感染。

(3) 母亲能否理解新生儿抢救措施并接受现实。

直通护考

一、选择题

(一) A1/A2 型题(以下每一道考题下面有 A、B、C、D、E 五个备选答案,请从中选择一个最佳答案)

1. 胎儿窘迫的临床表现不包括( )。

A. 头先露时羊水中有胎粪　　　　　　　　B. 臀先露时羊水中有胎粪

C. 胎心率小于 120 次/分　　　　　　　　　D. 胎心率大于 160 次/分

E. 胎动明显减少

2. 引起胎儿窘迫最常见的原因是( )。

A. 脐带先露　　　　　B. 妊娠期高血压疾病　　　　C. 羊水过少

D. 羊水过多　　　　　E. 胎盘功能不良

3. 关于胎儿窘迫,下列哪项描述正确?( )

A. 宫缩时胎心率为 108 次/分

B. 臀位临产后羊水有胎粪

C. NST 基线平直,CST 多次出现晚期减速

D. 20 min 内胎动三次,每次胎动加速 15~20 次/分,持续 20 s

E. 胎儿头皮血 pH 为 7.25

4. 导致慢性胎儿窘迫的原因是( )。

A. 脐带受压　　　　　B. 胎盘早剥　　　　　C. 孕妇休克

D. 胎盘功能不全　　　E. 宫缩过强或持续时间过长

5. 下列哪项提示胎儿宫内窘迫?( )

A. 胎心率 130 次/分　　　　　　　　　　　B. 头位,羊水Ⅲ度污染

C. 胎心监护有早发减速　　　　　　　　　　D. 胎儿头皮血 pH 为 7.28

E. 妊娠近足月时,胎动 100 次/24 h

（二）A3/A4 型题

6. 以下哪项是需要开始使用正压通气的指征？（   ）

A. 吸 21％常压氧，仍持续发绀；新生儿有呼吸，心率仍小于 120 次/分；呼吸暂停或喘息

B. 呼吸增快；肌张力低；5 min 时 Apgar 评分低

C. 吸 100％常压氧，仍持续发绀；新生儿有呼吸，心率仍小于 100 次/分；呼吸暂停或喘息

D. 肌张力低；新生儿出现呻吟，鼻翼扇动，胸廓凹陷；当使用 21％常压氧时仍发绀

E. 使用 21％常压氧，呼吸微弱，肌张力低，5 min 时 Apgar 评分低

7. 以下哪一项是气管插管的指征？（   ）

A. "有活力的"新生儿伴随"豌豆汤样"黏稠的胎粪污染

B. 需要紧急给碳酸氢钠

C. 疑诊先天性腹股沟疝

D. 无效或延长的复苏气囊面罩正压通气

E. Apgar 评分 7 分

8. 给一个体重 1200 g、孕 30 周的早产儿气管插管，应使用内径多大的气管导管？（   ）

A. 2.5 mm   B. 3.0 mm   C. 3.5 mm   D. 4.0 mm   E. 4.5 mm

9. 以下哪一项是肾上腺素的使用指征？（   ）

A. 正压通气后，心率持续低于 100 次/分

B. 正压通气 30 s 后，心率持续低于 60 次/分，继续正压通气和胸外按压 30 s 后，心率仍然低于 60 次/分

C. 新生儿出生后心率为 0 次/分

D. 在 30 s 的正压通气和 30 s 正压通气与胸外按压后，心率从 40 次/分上升至 80 次/分

E. 以上均正确

10. 在早产儿分娩时你需要采取哪些措施？（   ）

A. 增加训练有素的技术人员，包括会进行气管插管的专家

B. 提供维持体温的方法，比如便携式加热垫

C. 脉搏血氧饱和度测定仪

D. 胎心监护

E. 以上都是

11. 以下哪项是施行胸外按压的潜在危险？（   ）

A. 对全身器官提供过多的血流   B. 肋骨骨折

C. 胃肠道胀气   D. 脊柱的损伤

E. 心脏破裂

12. 对一个初生的新生儿进行气管插管的理想时间大约是多少？（   ）

A. 20 s   B. 30 s   C. 40 s   D. 60 s   E. 50 s

13. 在对一个足月、苍白的新生儿复苏过程中，给肾上腺素后又给 0.9％生理盐水扩容，其给药速度是多少？（   ）

A. 肾上腺素：快速，尽可能快。0.9％生理盐水：5～10 min

B. 以上两种药物：均慢，5～10 min

C. 以上两种药物：均快，尽可能快

D. 肾上腺素：慢，5～10 min。0.9％生理盐水：快速，尽可能快

E. 以上均不正确

14. 你正在经气管导管为新生儿做正压通气,并认为在复苏过程中可能需要给药或扩容,作为复苏小组的另一成员将要实施以下哪项操作?(　　)

A. 安置喉罩气道 B. 插入脐动脉导管 C. 插入脐静脉导管

D. 经口插入胃管 E. 面罩吸氧

二、病例分析题

1. 韩香,女,26岁。主诉:停经35周,胎动减少2天。患者入院前2天无明显诱因出现胎动减少,无腹痛及阴道出血,外院检查未发现异常,孕妇自12周始在外院行产前检查,孕28周曾行胎儿心脏彩色超声心动图检查未发现异常。该孕妇平素体健,无高血压、心脏病及其他慢性病史。孕期无毒物、药物及放射线接触史,孕期无吸烟史。B超检查发现胎盘后壁附着,胎儿双顶径为8.3 cm,羊水平段6.6 cm,未见胎盘早剥迹象。胎心监护:胎心率120次/分,监测40 min未见胎动,基线变异明显减少。问题:

(1) 胎儿发生了什么情况?

(2) 应如何对孕妇进行护理?

2. 新生儿出生后1 min,护理评估发现全身皮肤青紫。T 36.5 ℃,R 46次/分,P<80次/分,脉搏弱而不规则,呼吸微弱,肌张力松弛,喉反射消失。问题:

(1) 该新生儿出现了什么情况?

(2) 对新生儿的护理诊断有哪些?

(3) 首先应对新生儿采取的护理措施是什么?

项目十一　妇科病史采集及检查的护理配合

任务一　妇科病史采集

妇科病史是护理评估的重要资料；是记录妇科疾病的发生、发展、治疗及护理经过的医疗文件，通过病史采集和体格检查获得；是发现疾病，进行诊断、治疗和预后评估的重要依据；也是临床经验总结、提高医疗质量和进行科学研究的基础，因此妇科病史的记录要客观、全面、系统地反映护理质量；同时也是一个重要的法律依据，书写时要准确、简练、及时，不允许涂改。妇科病史可分为门诊病史、住院病史及入院记录。

一、妇科病史采集方法

妇科病史是护理评估的重要资料，可通过观察、会谈、身体检查、心理测试等方法获取妇女生理、心理、社会、精神和文化等各方面的信息，加以整理、综合、判断收集到有关患者的全面资料。由于女性生殖系统解剖生理的特殊性，疾病常涉及患者或家庭隐私，所以在采集病史过程中要做到态度和蔼、语言亲切、关心体贴和尊重患者，避免暗示或主观臆测，耐心细致地询问和进行体格检查，消除其紧张情绪和思想顾虑，为患者保密，才能收集到患者真实的病史、生理和心理-社会资料。

二、妇科病史内容

完整的妇科病史应包括以下内容。

1. 一般项目　包括患者姓名、性别、年龄、籍贯、职业、民族（国籍）、婚姻状况、文化程度、家庭住址等；并记录入院日期，观察患者入院的方式。若非患者陈述，应注明陈述者及其与患者的关系。

2．主诉 促使患者就诊的主要症状（或体征）及其持续时间、性质和严重程度。妇科患者临床常见症状有阴道出血、外阴瘙痒、白带异常、下腹痛、下腹部包块、闭经、不孕等。主诉简明扼要，通常不超过 20 个字。若患者有停经、阴道出血及腹痛三种主要症状，应按其发生时间的顺序书写主诉：停经 * 日，阴道出血 * 日，腹痛 * 日；若患者无任何自觉不适，仅在妇科普查时发现早期子宫颈癌，主诉应据实写：普查发现"子宫颈癌 * 日"。

3．现病史 现病史是患者本次疾病发生、演变、诊疗的全过程，是病史的主要组成部分。围绕主诉人了解发病的时间、原因及诱因，病情发展经过，就医情况，采取的护理措施及效果。应按照主要症状出现的时间顺序进行询问，还需了解患者的伴随症状及出现的时间、特点和演变过程，特别是与主要症状的关系。此外还应了解患者的睡眠、饮食、大小便、体重变化、活动能力及心理反应等一般情况的变化。

4．月经史 询问初潮年龄、月经周期及经期持续时间、经量、颜色和性状，有无痛经及其他不适，询问末次月经日期（LMP）或绝经年龄。月经史可简写为初潮年龄$\dfrac{经期}{周期}$绝经年龄/末次月经日期。如初潮 13 岁，月经周期 28～30 日，经期每次持续 3～5 日，52 岁绝经，可简写为：$13\dfrac{3～5}{28～30}52$。

5．婚育史 包括结婚年龄、婚次、是否近亲结婚（直系血亲及二代旁系），配偶的年龄及健康状况，有无性病史及同居情况等。生育情况包括初孕和初产年龄，足月产、早产、流产次数及现存子女数，可用数字简写表达，依次为孕-早-流-存或孕×产×。如足月产 1 次，无早产，流产 1 次，现存子女 1 人，可简写为 1-0-1-1 或以孕 2 产 1（G_2P_1）表示。记录分娩方式、有无难产史、新生儿出生情况、有无产后大量出血或产褥感染史、自然流产或人工流产情况、末次分娩或流产日期、采用何种避孕措施及其效果等。

6．既往史 既往健康和疾病情况。曾患何种疾病，特别是妇科疾病、结核病（肺结核、肠结核、结核性腹膜炎）、肝炎、心血管疾病以及腹部手术及外伤史等。为防止遗漏，可按全身各系统依次询问。此外，还应询问过敏史，并说明对何种食物、药物过敏。

7．个人史 询问出生地、生活和居住状况，有无烟酒嗜好等。

8．家族史 了解患者的父母、兄弟、姊妹及子女的健康状况。询问家族成员中有无遗传性疾病（如血友病、白化病等）、可能与遗传有关的疾病（如糖尿病、高血压、肿瘤等）以及传染病（如结核病等）。

任务二　妇科患者的身心评估及检查配合

身体评估是进行护理诊断和制订护理措施的重要依据，可通过体格检查和妇科常用特殊检查进行。

一、体格检查

体格检查常在采集病史后进行,包括全身检查、腹部检查和盆腔检查。妇科病史及检查的内容和方法与其他各临床科相同,但盆腔检查是妇科所特有的检查方法。

(一) 全身检查

常规测量体温、脉搏、呼吸、血压,必要时测量身高和体重。注意观察精神状态、神志、营养状况、发育、面容、体态、第二性征、毛发分布情况,检查皮肤、浅表淋巴结(特别是左锁骨上和腹股沟淋巴结)、头部器官、颈、乳房(注意其发育、皮肤变化以及有无包块或分泌物)、甲状腺、心、肺、脊柱及四肢。

(二) 腹部检查

为妇科体格检查的重要组成部分,应在盆腔检查前进行,视诊主要观察腹部有无隆起或凹陷,腹壁有无瘢痕、静脉曲张、妊娠纹、腹壁疝、腹直肌分离等。触诊腹壁厚度,肝、脾、肾有无增大及压痛、反跳痛和肌紧张,腹部能否扪到包块及包块的部位、大小(以 cm 为单位表示)、形态、质地、活动度、表面光滑度、有无压痛等。叩诊时注意鼓音和浊音分布范围,有无移动性浊音、听诊肠鸣音有无亢进或减弱。如为孕妇还应检查宫底高度、胎方位、胎心音、胎动及胎儿大小等。

(三) 盆腔检查

盆腔检查为妇科特殊检查,又称妇科检查。包括外阴、阴道、宫颈、宫体及双侧附件检查。

1. 护理配合与注意事项

(1) 护理人员要热情接待患者,态度要严肃认真,语言亲切,动作要轻柔,使其尽量放松。检查前向患者解释检查方法和目的,消除患者紧张、羞怯的心理,用屏风遮挡,注意保护患者的隐私,取得患者的信任和配合。

(2) 月经期或有阴道出血者一般不做阴道检查,必须检查者应严格消毒外阴阴道,使用无菌手套,以防感染。

(3) 除尿失禁患者外,检查前应解小便,必要时导尿排空膀胱。大便充盈者应在排便或灌肠后进行。除尿瘘患者有时需取膝胸位外,一般盆腔检查时均取膀胱截石位(图 11-1)。在检查床上铺消毒臀垫,协助患者脱去一侧裤腿,患者臀部置于检查台缘,仰卧于检查台上,头部略抬高,两手平放于身旁,以使腹肌松弛。检查者面向患者,站在患者两腿之间。危重患者不能上检查台时护理人员可协助医生在病床上检查。

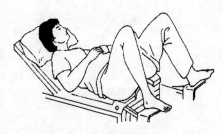

图 11-1　膀胱截石位

(4) 每检查完一人,及时更换置于臀下的消毒臀垫(或塑料布、纸单)、无菌手套和检查器械,以防交叉感染。对于检查使用过的物品应及时消毒处理。

(5) 对未婚女子禁行阴道检查,禁用阴道窥器。如确须检查应向患者及家属说明情况并征得本人和家属签字同意后方可用示指放入阴道扪诊。

(6) 男性医务人员检查时,必须有其他医务人员在场,以避免患者紧张和发生不必要的误会。

(7) 对年龄大、体质虚弱者应协助其上下床,避免摔伤。遇危重患者检查时应观察其血压、脉搏、呼吸的变化,配合医生积极抢救以免延误诊治。

(8) 对疑有盆腔内病变的腹壁肥厚、高度紧张不合作或未婚患者,若盆腔检查不满意时可行 B 超检查,甚至必要时在骶管麻醉下进行盆腔检查,以做出正确的诊断。

2. 环境及用物准备 照明灯、无菌手套、阴道窥器、无齿长镊子、无菌持物钳、消毒臀垫、消毒敷料、生理盐水、液状石蜡、污物桶、内盛消毒液的器具浸泡盆等,同时要保证检查室温度适宜。

3. 检查方法及步骤

(1) 外阴检查 观察外阴的发育情况,阴毛多少及分布,观察会阴部有无皮炎、溃疡及赘生物,注意皮肤和黏膜色泽及质地变化,有无增厚、变薄或萎缩。用左手拇指和示指分开小阴唇,暴露阴道前庭及尿道口和阴道口,了解阴道前庭、尿道口、阴道口及处女膜情况。必要时嘱咐患者用力向下屏气,观察有无阴道前后壁膨出、直肠膨出、尿失禁、子宫脱垂等。

(2) 阴道窥器(临床又称窥阴器)检查 根据患者年龄、身高及阴道大小选用合适的阴道窥器,以免给患者造成不适或影响检查效果。将润滑剂(液状石蜡或肥皂液)涂于阴道窥器上润滑两叶前端,以利于插入阴道,避免损伤阴道。放置阴道窥器(图 11-2)时,检查者左手拇指和示指分开小阴唇暴露阴道口,右手持阴道窥器将两叶合拢后斜行沿阴道后壁轻轻插入阴道,边推进边将两叶转平后缓慢张开,完全暴露子宫颈、阴道壁及穹隆部,固定窥器于阴道内。如拟做宫颈刮片或阴道上 1/3 段涂片细胞学检查,则不宜用润滑剂,以免影响检查结果,可改用生理盐水。检查内容包括:①观察阴道壁:注意黏膜色泽、皱襞,有无红肿、溃疡、肿物。注意分泌物的量、颜色、性状、有无臭味。白带异常者行涂片检查或送培养以寻找病原体。②观察宫颈:注意宫颈大小、位置、颜色、外口形状,有无裂伤、糜烂、息肉、赘生物和接触性出血,宫颈管内有无出血或分泌物,并注意分泌物的量、颜色、性状,可于此时采集宫颈管分泌物和宫颈刮片检查。

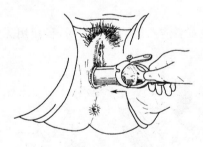

图 11-2 放置阴道窥器

宫颈阴道检查完毕,旋松阴道窥器侧部及中部螺丝,将两叶合拢后缓慢退出,以免引起患者不适或损伤阴道及阴道黏膜。

(3) 双合诊 双合诊是盆腔检查中最重要的检查项目。检查者戴手套,一手示指和中指涂擦润滑剂后伸入阴道内,另一手放在腹部配合进行触摸检查(图 11-3)。目的在于检查阴道、宫颈、子宫、输卵管、卵巢、宫旁结缔组织和韧带以及盆腔内壁情况。检查方法:检查者示指和中指涂润滑剂后,轻轻通过阴道口沿后壁放入阴道,首先检查阴道的深度和通畅度,有无畸形、瘢痕、肿块和宫颈的大小、形状、硬度及宫颈外口情况,有无接触性出血及宫颈举痛等。其次将两手指置于宫颈下方,将宫颈向上推,了解子宫的位置、大小、形状、硬度、活动度及有无压痛。然后检查附件及子宫旁组织,检查时须将阴道内手指分别移向左右两侧穹隆,同时与腹部手指相互配合,触摸两侧附件有无增厚、肿块或压痛。若有包块应检查其形状、大小、硬度、活动度、有无压痛及与子宫的关系(正常卵巢偶可扪及,正常输卵管不能扪及)。

(4) 三合诊 三合诊指经阴道、直肠、腹壁的联合检查。检查方法:检查者一手的示指放入阴道,中指插入直肠,另一手置于腹部配合检查(图 11-4)。具体检查步骤与双合诊相同,其目的在于弥补双合诊的不足,能更清楚地了解后位子宫、子宫后壁、直肠子宫陷凹及盆壁有无病变。三合诊是对宫颈癌进行临床分期必行的检查,可估计癌肿浸润盆壁的范围,以及扪诊阴道直肠隔、骶骨前方及直肠内有无病变等。

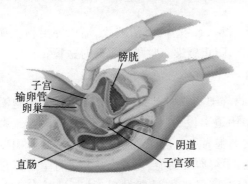

图 11-3　双合诊检查

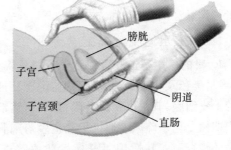

图 11-4　三合诊检查

（5）直肠-腹部诊　直肠-腹部诊指经直肠、腹壁联合检查,简称肛-腹诊(图 11-5)。检查者一手示指伸入直肠,另一手置于腹壁配合检查,适用于未婚、阴道闭锁及经期不宜做阴道检查者。

4. 盆腔检查结果记录　盆腔检查结束后应将结果按顺序记录。

外阴:发育情况及婚产式（未婚式、已婚未产式或经产式）,有异常者应详加描述。

阴道:是否通畅,黏膜情况,分泌物的量、色、性状、气味。

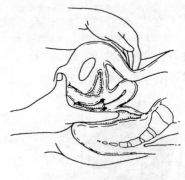

图 11-5　肛-腹诊检查

宫颈:大小、硬度、外口形状,有无撕裂、外翻、糜烂、息肉、肿块,宫颈管内有无出血或分泌物等,有无接触性出血、举痛等。

子宫:位置、大小、硬度、活动度、形态、有无压痛等,宫旁有无增厚,韧带有无缩短及弹性。

附件:左、右两侧分别记录。有无肿块、增厚或压痛,如摸及肿物应记录其位置、大小、硬度、表面是否光滑、活动度、有无压痛及与子宫和盆壁的关系。

二、妇科常用特殊检查及护理配合

（一）阴道分泌物悬滴检查

1. 目的　主要用于检查有无滴虫或白假丝酵母菌（又称白色念珠菌）。

2. 方法　①检查滴虫:用无菌长棉签取阴道后穹隆处白带少许,放在盛有 1 mL 生理盐水的试管内混匀,立即镜查即能找到活动的滴虫。②检查白假丝酵母菌:将取出的分泌物直接涂片后在玻片上滴加 10%～20% 的氢氧化钾（替代生理盐水）作悬液,染色后镜检可找到芽孢和假菌丝。

3. 护理配合　准备用物,协助检查,取材送检,收集结果。

（二）宫颈黏液检查

1. 目的　可了解宫颈黏液在卵巢激素的影响下,其量、性状及结晶形态的周期性变化,从而间接测定卵巢功能、排卵时间,诊断妊娠和月经失调。

2. 方法　用阴道窥器暴露宫颈,先观察宫颈黏液性状与透明度。然后用长镊子合拢伸入宫颈管内 0.5～1 cm 处夹取少量宫颈黏液,取出后缓慢张开镊子,观察黏液拉丝度,再将黏液涂于玻片上,待干燥后镜下观察其结晶形态。

3. 护理配合　准备阴道窥器、手套、注射器、无齿镊、长吸管、清洁玻片、棉球等用物。嘱患者根据月经周期确定检查日期,严格执行无菌操作,防止感染。收集标本及时送检。

(三) 生殖道脱落细胞学检查

1. 目的　生殖道脱落细胞学检查是将生殖道脱落细胞或脱落到阴道的细胞制成细胞涂片,经过染色及相应处理,观察细胞形态特征。包括阴道上段、宫颈阴道部、子宫、输卵管及腹腔的上皮细胞,其中以阴道上段、宫颈阴道部的上皮细胞为主。这些细胞受卵巢激素的影响发生周期性变化。临床上通过生殖道脱落细胞学检查,了解卵巢功能、宫颈炎症和进行生殖器官肿瘤的筛查。尤其适用于群体性防癌普查,特别是对宫颈癌的早期发现、早期诊断有重要价值。

2. 方法

(1) 阴道侧壁刮片　阴道窥器扩张阴道后,用刮板在阴道上 1/3 侧壁处刮取黏膜细胞,薄而均匀地涂在玻片上,干燥后放入 95％乙醇中固定,然后染色、镜检。对于未婚女性可用无菌长棉签深入阴道取材涂片。

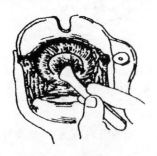

图 11-6　宫颈刮片检查

(2) 宫颈刮片　用阴道窥器暴露宫颈,先用无菌干棉签轻轻拭去宫颈外口处表面的黏液,在宫颈外口鳞-柱状上皮交界处,将宫颈刮板以宫颈外口为中心轻轻旋刮一周(图11-6),然后将刮取物涂片检查。

(3) 宫颈管涂片　主要是利用特制的"宫颈取样刷"在宫颈管内旋转取材,将宫颈脱落细胞吸入有细胞保存液的小瓶中,宫颈刷在小瓶内搅拌数秒钟,再通过离心、过滤后,将标本中的杂质分离。涂片时若加用液基薄层细胞学制片法,则制作的单层细胞涂片效果清晰,提高了识别宫颈病变的敏感度。

近年来采用液基薄层细胞学检查(TCT 检查)和计算机细胞扫描(CCT)用于宫颈癌的细胞学检查。

> **知识链接**
>
> #### 液基薄层细胞学检查(TCT 检查)
>
> 　　TCT 是液基薄层细胞学的简称,是采用液基薄层细胞检测系统检测宫颈细胞并进行细胞学分类诊断,它是目前国际上最先进的一种宫颈癌细胞学检查技术,与传统的宫颈刮片巴氏涂片检查相比明显提高了标本的满意度及宫颈异常细胞检出率。取材时,应用毛刷采样器,将采样器的中央部分插入宫颈口内,将刷毛全部展开接触宫颈,抵住宫口顺时针转 5 圈,以便采集到各部位的细胞,将采样器前端放入装有甲醇保存液的小瓶中漂洗,上下推入至瓶底将毛刷全部展开共 10 次,以便 100％的细胞散落于保存液中。既能确诊宫颈癌,同时还能发现癌前病变和微生物(如真菌、滴虫、病毒、衣原体等)感染。所以 TCT 检查技术是应用于妇女宫颈癌筛查最先进的技术。

（4）宫腔抽吸涂片　严格消毒外阴、阴道及宫颈,阴道窥器暴露宫颈后用子宫探针探测子宫方向和深度,然后用吸管（金属或塑料）放入宫腔,上下左右移动吸取宫腔内分泌物涂片检查。

（5）局部印片　从病变部位表面直接印片检查。

3. 护理配合及注意事项

（1）向受检者解释检查的目的、意义、方法及注意事项,消除思想顾虑以取得患者的配合。嘱患者取材前 24 h 禁止性交、阴道检查、阴道冲洗及阴道内放药。

（2）准备无菌干燥的阴道窥器、刮板、吸管、宫腔探针、长棉签、脱脂处理的玻片、干棉球、固定液等用物。

（3）协助受检者取膀胱截石位,取材时动作应轻、稳、准,以免损伤组织,引起出血。如白带较多可先用无菌干棉签轻轻拭去,再行标本刮取。

（4）将吸取物或刮取组织分别放入标本瓶内（用 95％乙醇或 10％甲醛溶液）固定,贴上写有患者姓名和取材部位的标签及时送检并收集结果。生殖道细胞涂片应薄而均匀,禁止来回涂抹,以免破坏细胞。

（四）宫颈活体组织检查（宫颈活检）

1. 目的　宫颈活检是采取子宫颈病灶的小部分组织进行病理学检查,是确诊宫颈及宫颈管病变性质常用的诊断方法,适用于异常阴道出血（如接触性阴道出血、绝经后阴道出血等）或可疑宫颈癌者、宫颈脱落细胞学涂片检查巴氏Ⅲ级及以上者、慢性非特异性炎症、宫颈溃疡或赘生物等。

2. 方法　阴道窥器暴露宫颈,拭净分泌物,消毒宫颈和阴道后,用宫颈活检钳在宫颈外口鳞-柱状上皮交界处对应时钟的 3 点、6 点、9 点、12 点四处及可疑病变区（涂复方碘溶液后不着色区）各钳取一小块组织,或在阴道镜观察下对可疑部位多点取材（图 11-7）。对疑有宫颈管癌变者,可用小刮匙搔刮宫颈管内组织。将取出的组织分别放置在盛有 10％甲醛（或 95％乙醇）固定液的标本瓶内,写好标签（患者姓名及取材部位）后送检。

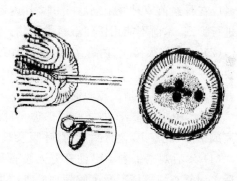

图 11-7　宫颈活检

3. 护理配合

（1）向患者说明检查的目的、方法,取得患者的配合。取材时应严格执行无菌操作。并指导患者于月经干净后 3～7 天内进行检查。急性炎症需治愈后再行活检。

（2）准备宫颈活检钳、小刮匙、带尾纱布球、盛有 10％甲醛或 95％乙醇固定液的标本瓶、检查申请单。

（3）对多点钳取的组织应分别装于标本瓶中固定,做好标记后及时送检。取材后用带尾线的棉球或纱布压迫钳取部位,尾端留于阴道口外,嘱患者 24 h 后自行取出。若出血多时应及时就诊。

（4）嘱患者按时复诊,保持外阴清洁,一个月内禁止性生活及盆浴。

（五）诊断性刮宫（诊刮）

1. 目的 刮取子宫内膜其他组织做组织病理学检查，以明确诊断，并指导治疗。如怀疑有宫颈管病变时需行分段诊刮。主要适用于子宫异常出血、月经失调（功能失调性子宫出血或闭经）、子宫内膜对性激素的反应以及子宫内膜结核、子宫内膜癌等疾病，同时还可对不孕症（有无排卵）、子宫内膜炎症进行诊断，此外对大出血者还有止血效果。

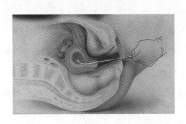

图 11-8 诊断性刮宫术

2. 方法 受检者排空膀胱，取膀胱截石位，外阴阴道常规消毒、铺巾。做双合诊查清子宫的位置、大小及附件情况。暴露宫颈，清除阴道分泌物，并消毒宫颈及宫颈管，然后钳夹宫颈前唇或后唇，探测宫腔方向及深度。按子宫屈向，用宫颈扩张器逐号扩张宫颈管至可送入中型刮匙为宜。刮取时应先送入小刮匙达宫底部，自子宫前壁、两侧壁、后壁全面刮取宫腔内膜组织（图 11-8）。尤其注意宫底和两侧角部，力求刮尽所有内膜。刮取的标本分别装于盛有固定液的标本瓶内，标明患者姓名及取材部位送检。对疑有宫颈管癌或子宫内膜癌应做分段诊刮时，刮前不做宫腔深度的探查，以免将宫颈管组织带入宫腔混淆诊断。刮取时应先刮宫颈管组织再刮宫腔组织。刮出物肉眼怀疑为癌性组织时，应停止操作，以防出血或癌症扩散。

3. 护理配合

（1）向患者耐心解释诊刮的目的、方法，消除其思想顾虑，取得患者的主动配合，帮助选择合适的检查时间。不孕症（判断有无排卵或黄体功能是否健全）或功血（功能失调性子宫出血）患者应在月经前或月经来潮后 6～12 h 内刮宫；若判断黄体萎缩不全时应在月经来潮的第 5 天进行诊刮，术前不能用任何激素类药物。

（2）准备好灭菌包，内有阴道窥器、宫颈双爪钳、宫颈扩张器 1 套、子宫探针、刮匙钝和刮匙锐各一把、敷料钳、弯盘、有孔巾、脚套、棉球、棉签、纱布等，另备消毒液、标本固定瓶等，同时备好抢救物品（紧急情况抢救时用）。

（3）术中陪伴患者，做好心理护理，解除其恐惧心理，使患者主动配合手术。同时协助医生完成手术，观察患者血压、脉搏、呼吸及腹痛情况，发现异常及时报告医生。

（4）术后观察患者 1 h，注意有无腹痛和出血征象，确认无异常后方可回家休息。嘱患者术后 1 周复查恢复情况及了解病理检查结果。术后 2 周内禁盆浴及性生活，保持外阴清洁，嘱患者遵医嘱服用抗生素 3～5 天以预防感染。

（六）基础体温测定

基础体温（BBT）又称静息体温，是指每天睡眠 6～8 h，醒来后未进行任何活动时测得的体温，反映静息状态下的能量代谢水平。

1. 目的 正常妇女的基础体温受性激素的影响而呈现周期性变化。排卵前由于受雌激素影响，排卵前和排卵时体温最低。排卵后由于孕激素作用于体温中枢，体温上升 0.3～0.5 ℃，持续 12～14 天，至月经来潮前 1～2 天下降。因此，正常（有排卵）的月经周期基础体温呈双相型（月经前半期低后半期高），无排卵的月经周期呈单相型。临床上通过基础体温的测定来了解有无排卵、确定排卵日期、黄体功能和诊断早孕等。

2. 方法 嘱患者每晚睡前床旁准备体温计及体温记录单。晨醒（需充足睡眠 6～8 h）后未进行任何活动前，卧床测口温 5 min。从月经来潮第 1 天起，每天将测得的体温数据描在基础体温单上并连成曲线(图 11-9)。至少需要连续测 3 个月经周期。

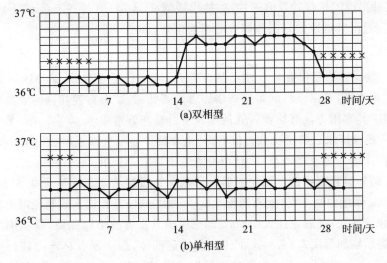

图 11-9　基础体温单

3. 护理配合

(1) 向受检者说明检查的目的、方法和要求,一般需要连续测量 3 个月经周期以上。

(2) 指导受检者将每天的测量结果及时标记在体温单上,如遇发热、用药、身体不适、性生活等情况亦应如实记载,以便分析时参考。

(七) 阴道后穹隆穿刺术

1. 目的　阴道后穹隆穿刺术指在无菌条件下,以长穿刺针经阴道后穹隆刺入盆腔获取标本的穿刺方法。由于直肠子宫陷凹是盆腔最低部位,与阴道后穹隆紧贴,腹腔内积血、渗出液、脓液、肿瘤破碎物或腹水等常积聚于此。临床上通过阴道后穹隆穿刺抽取标本进行检查,确定直肠子宫陷凹积液的性质。阴道后穹隆穿刺术除适用于异位妊娠和盆腔积液的辅助诊断外还可适用于某些疾病的治疗,同时还可用于在超声介导下经后穹隆取卵等助卵技术。

2. 方法　嘱患者排空膀胱后取膀胱截石位,常规消毒外阴、阴道,铺无菌巾,双合诊了解子宫及附件情况。用阴道窥器暴露宫颈,再次消毒后用宫颈钳夹持宫颈后唇,充分暴露后穹隆,再次消毒后穹隆部阴道壁。将 22 号腰穿针头接上 10 mL 注射器,与宫颈平行稍向后的方向刺入 2～3 cm,有落空感后开始抽吸,抽出液体后拔出针头,然后用无菌纱布或棉球压迫片刻,血止后取出宫颈钳和阴道窥器(图 11-10)。

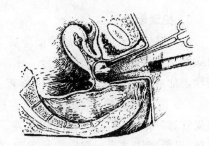

图 11-10　阴道后穹隆穿刺术

3. 护理配合

(1) 向患者解释检查的目的和要求,消除思想顾虑,取得患者配合。协助患者取膀胱截石位。

(2) 准备阴道窥器、宫颈钳、卵圆钳、10 mL 注射器、22 号腰穿针头、无齿长镊、弯盘、小试管、无菌巾、纱布块、棉签、棉球、消毒液、标本瓶等。

(3) 及时提供手术用物,协助医生完成穿刺。术中陪伴患者,密切观察患者的病情变化,注意有无面色苍白,血压下降及剧烈腹痛等异常情况。术后整理用物,安置患者休息。如阴道留有填塞纱布应在 24 h 后取出,嘱患者保持外阴清洁。

(4) 观察抽出液的性状并及时送检,如抽出液暗红、不凝固(静置 6 min 以上仍不凝固)为腹腔内出血,应遵医嘱迅速做好剖腹探查的术前准备。

(八) 输卵管通畅检查

1. 目的　输卵管通畅检查是女性不孕症检查、输卵管复通术后、输卵管轻度粘连的诊断和治疗的最常用手段,其主要目的是检查输卵管是否畅通,了解宫腔和输卵管腔的形态及输卵管的阻塞部位。其常用方法有输卵管通液术及子宫输卵管造影术。

2. 方法　患者排尿后取膀胱截石位,常规消毒辅巾。双合诊了解子宫大小、位置,阴道窥器暴露宫颈,再次消毒阴道穹隆及宫颈后,用宫颈钳夹宫颈前唇,沿宫腔方向送入宫颈导管使其橡皮塞与宫颈外口紧密相贴。用注射器向宫颈导管缓慢注入无菌生理盐水 20 mL(内加庆大霉素 8 万 U、α-糜蛋白酶 1 支、地塞米松 5 mg)(图 11-11)。若注入顺利无阻力且患者无明显不适,提示输卵管通畅;如勉强注入 10 mL 即感阻力且患者感下腹胀痛,停止推注液体又回流到注射器内,提示输卵管闭塞;若再次加压又能推进液体,提示原有粘连已被分离。子宫输卵管碘造影则是在 X 线监测下依据造影剂的显影情况,了解其是否通畅、阻塞的部位及宫腔的形态,以此来寻找病变部位。

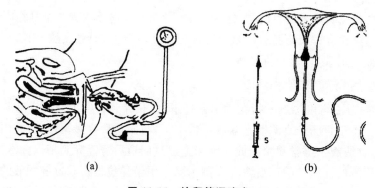

(a)　　　　　　　　　　　(b)

图 11-11　输卵管通液术

3. 护理配合

(1) 指导患者选择在月经干净后 3～7 天进行检查。耐心向患者解释检查的意义和方法,消除其思想顾虑,取得患者配合。术前 3 天禁止性生活;凡有严重心、肺疾病,发热及生殖器官急性炎症或阴道出血者禁行此项检查。

(2) 准备阴道窥器、宫颈钳、子宫探针、宫颈扩张器 2～4 号、妇科长钳、宫颈导管、血管钳、橡皮管、20 mL 注射器、药杯、棉球等。另备加热致接近体温的生理盐水用于检查输卵管是否通畅,以免液体过冷刺激输卵管发生痉挛。

(3) 操作过程中随时了解患者的感受,下腹疼痛的性质、程度,如有不适及时报告医生并协助处理。对行碘造影的患者,术前须详细询问有无过敏史并做碘过敏试验,其结果阳性者方可进行碘造影。造影操作过程中应密切观察患者有无过敏症状。

(4) 安置患者卧床休息,术后留观 30 min,如无异常方可让患者回家休息。术后注意保持外阴阴道清洁,嘱患者遵医嘱使用抗生素,2 周内禁止盆浴和性生活。

(九) 超声检查

1. 目的　超声检查是利用向人体内部发射超声波,并接受其回声信号所显示的波形、图像及信号音来进行诊断疾病的一种检查方法。妇产科常用的超声检查主要有 B 超(经腹或经阴道)检查和彩色多普勒超声检查。超声检查以其对人体损害小、无痛、无创伤,对胎儿基本安全,诊断较准确、迅速,可以重复检查,随访观察方便的优点,已成为妇产科首选的影像学诊断方法。妇产科常用于早孕、胎儿发育情况、胎盘定位、羊水监测,以及异位妊娠、葡萄胎、子宫肌瘤、卵巢肿瘤、输卵管积水等盆腔病变和宫内节育器在宫腔的位置、形状等的诊断。

2. 方法

(1) 经腹部 B 超检查患者适度充盈膀胱形成良好的"透声窗",取仰卧位暴露下腹部。检查区涂耦合剂,检查者手持探头以均匀适度的压力滑行探测观察,根据需要做纵断、横断和斜断等多断层面扫描。

(2) 经阴道 B 超检查选用高频探头(5～7.5 MHz),可获高分辨率图像。探头常规消毒,套上一次性使用、内涂耦合剂的橡胶套。患者排空膀胱,取膀胱截石位,将探头轻轻放入阴道内扫描。

(3) 彩色多普勒超声检查受检前的准备及体位与 B 超检查相同。

3. 护理配合　　向受检者说明检查的意义、目的及注意事项,消除其紧张心理,按要求做好检查准备。经腹部 B 超检查通常需要在憋尿情况下进行。在检查前 0.5～1 h 需要饮水 1000 mL 左右,并且要憋到最大程度。指导需充盈膀胱的患者饮水使膀胱充盈(经阴道超声检查不需要憋尿),经阴道超声检查法不适合未婚和阴道有出血者。检查完毕帮助受检者擦去腹部耦合剂,嘱其尽快排尽尿液。

(十) 内镜检查

1. 目的

(1) 阴道镜检查　　阴道镜可将子宫阴道壁黏膜放大 10～40 倍,借以观察肉眼所看不到的微小病变,发现异型上皮、异型血管以及早期宫颈癌变的可疑病灶。能准确地选择可疑部位取材做活检,对早期宫颈癌、阴道癌及外阴癌的诊断有重要的临床意义。

(2) 宫腔镜检查　　采用膨宫介质扩张宫腔,通过纤维导光束和透镜将冷光源经子宫导入宫腔内,观察宫腔内的病变情况,并可在直视下取材活检或行手术治疗。适用于探查异常子宫出血和不孕症的子宫病因,行宫腔内异物取出(如取出节育器、流产残留等)、输卵管粘堵术、宫腔息肉及黏膜下肌瘤摘除术等。

(3) 腹腔镜检查　　腹腔镜检查是在密闭的盆腔、腹腔内进行诊断或治疗的内镜手术。将腹腔镜自腹壁插入盆腔、腹腔内直接观察病变的部位、形态,必要时可取病变组织行病理检查以明确诊断。临床常用于诊断较困难时,如内生殖器发育异常、肿瘤、炎症、异位妊娠、子宫内膜异位症、子宫穿孔及原因不明的腹痛等。在腹腔镜下还可行输卵管通液术、盆腔异物取出术、子宫内膜异位粘连松解、子宫及卵巢良性肿瘤切除、计划生育手术及小病灶电灼等手术。

2. 方法

(1) 阴道镜　　嘱患者排空膀胱取膀胱截石位,用阴道窥器充分暴露阴道、宫颈后穹隆。用浸有生理盐水的纱球轻轻擦净阴道、宫颈分泌物。接通阴道镜光源,调整好焦距,一般物镜距宫颈 15～20 cm,距外阴 5～10 cm。先将物镜扩大 10 倍观察,然后再增大倍数循视野观察;对血管做精密观察时加上绿色滤光镜片,并放大 20 倍。宫颈先涂 3% 醋酸,使组织净化、肿胀以确定病变范围,便于观察病变;再涂以复方碘液,正常鳞状上皮呈棕褐色,不典型增生和癌变上皮因缺乏糖原而不着色。在不着色的可疑部位取组织,并放入装有固定液的标本瓶送病理检查。

（2）宫腔镜　嘱患者排空膀胱后取膀胱截石位,常规消毒、铺巾。双合诊了解子宫大小、位置及附件情况。一般不需麻醉。精神过度紧张者肌内注射哌替啶100 mg。放置阴道窥器,再次消毒阴道、宫颈,用宫颈钳夹宫颈前唇。探测子宫曲度及宫腔深度,用6.5号宫颈扩张器扩张。将子宫镜与冷光源及膨宫装置(内装有5‰葡萄糖液膨宫液)相连,在液体流出的情况下将子宫镜送入宫颈内口,先冲洗宫腔直至流出液清净为止。然后关闭水孔,使宫腔扩张(需用5‰葡萄糖液50～100 mL),并调节光源亮度,当子宫内壁清晰可见时移动镜管,按顺序观察宫底、输卵管开口、子宫前后壁、子宫侧壁、宫颈内口及宫颈管,并缓慢退出镜管。

（3）腹腔镜　常规消毒腹部皮肤及外阴、阴道后,放置举宫器。建立人工气腹(充气气体一般为CO_2,以1～2 L/min流速进行充气,使腹腔内压力达12 mmHg左右停止充气),拔出气腹针。因腹腔镜的套管较粗,刺入部位一般选择脐孔下1 cm。套管针穿刺基本方法同腹腔穿刺。拔出针芯,将腹腔镜自套管插入盆腔(图11-12)。逐一观察盆腔内各器官情况,同时检查有无出血及脏器损伤,取出腹腔镜。然后排除腹腔气体,拔出套管,拔出套管后应全层缝合腹壁切口,以预防切口疝的发生。

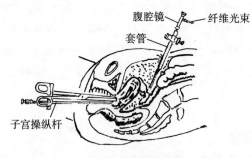

图 11-12　腹腔镜检查

3. 护理配合

（1）指导患者选择合适的检查时间(以宫腔镜检查选择月经干净1周内为宜)。全面评估患者身体状况,协助完成各项术前检查(如血常规、血型、出凝血时间、胸部X线和心电图等)。

（2）向患者及家属介绍检查目的和方法,消除患者的紧张和恐惧心理,使其积极配合检查。

（3）准备阴道镜、宫腔镜、腹腔镜及配套装置(如光源、穿刺装置、膨宫介质等),人工流产手术包,局麻和消毒用物等。

（4）术中陪伴、关心患者,指导患者配合操作,密切观察患者生命体征,协助患者根据检查、手术需要变换体位,为医生提供用物,以便顺利完成操作。

（5）宫腔镜术后嘱患者术后卧床1 h并告知其检查后2～7天阴道可能有少量血性分泌物,需保持会阴清洁;腹腔镜患者术后用无菌创可贴覆盖穿刺口,按麻醉要求采取必要体位,腹腔镜检查术后鼓励患者尽早下床活动以减轻腹胀,排气后仍可因腹腔残留气体而感到肩痛和上腹部不适,一般无须处理,必要时可采取床尾抬高位以缓解不适。术后2周内禁止盆浴和性生活,按医嘱给予抗生素预防感染。

三、心理-社会评估

妇科疾病是以女性生殖器官为主的疾病,因传统习惯和妇女特有的生理、心理特点,出现症状后往往有羞怯、焦虑情绪,因此应注意心理-社会状况对其康复的影响。

1. 患者的精神状态　评估患者的仪表、行为、语言、情绪、沟通能力、思维能力、判断能力，是否有焦虑、恐惧、否认、绝望、自责、愤怒、悲哀等情绪变化。

2. 患者对疾病的认知和反应　了解患者对自己所患疾病的性质和程度的理解（与患者文化程度和病程有关），了解患者对疾病的态度和接受治疗的态度、对治疗和护理的期望和感受。

3. 患者对健康问题的认知　了解患者对健康问题的认知，对患者角色的接受程度，是否对疾病相关知识缺乏认识而表现得无所谓，或过分担心会查出更严重的疾病而不愿就医，或因为经济原因、工作忙碌、知识不足延误就医。

4. 患者应急水平　评估患者睡眠、饮食、体力是否有变化，评估患者的人格类型、对他人的依赖程度、患病前后面对压力的解决方法和处理问题的方式。

5. 社会资源　评估患者的社会关系、生活方式、家庭关系、经济状况对疾病治疗、护理、康复可能产生的影响。

直通护考

一、选择题

（一）A1/A2 型题（以下每一道考题下面有 A、B、C、D、E 五个备选答案，请从中选择一个最佳答案）

1. 妇科盆腔检查的顺序正确的是（　　）。

A. 外阴检查→双合诊检查→三合诊检查→阴道窥器检查

B. 外阴检查→阴道窥器检查→双合诊检查→三合诊检查

C. 阴道窥器检查→外阴检查→双合诊检查→三合诊检查

D. 双合诊检查→三合诊检查→阴道窥器检查→外阴检查

E. 双合诊检查→三合诊检查→外阴检查→阴道窥器检查

2. 下述有关妇科检查的准备和注意事项不妥的是（　　）。

A. 检查时应认真仔细　　　　　　　　　　　　　　　　　B. 防止交叉感染

C. 男性医务人员进行妇科检查，必须有女性医务人员在场　　D. 检查前应导尿

E. 对未婚女性仅做外阴视诊和肛-腹诊检查

3. 妇科检查床的台垫更换应（　　）。

A. 按人　　　　B. 每天　　　　C. 隔天　　　　D. 每周　　　　E. 必要时

4. 观察阴道壁、宫颈情况所用的检查方法是（　　）。

A. 外阴检查　　　　　　　　B. 阴道窥器检查　　　　　　　　C. 双合诊检查

D. 三合诊检查　　　　　　　E. 肛-腹诊检查

5. 未婚女性的妇科检查方法可选用（　　）。

A. 阴道窥器检查　　　　　　B. 双合诊检查　　　　　　　　　C. 肛-腹诊检查

D. 三合诊检查　　　　　　　E. 宫颈刮片检查

6. 对于妇科检查的护理配合错误的是（　　）。

A. 检查前嘱患者排空膀胱　　B. 取膀胱截石位　　　　　　C. 保证检查室内温度适宜

D. 每天更换臀下垫单　　　　E. 准备好光源

7. 阴道后穹隆穿刺检查可用于检查（　　）。

A. 异位妊娠　　　　　　　　B. 子宫肌瘤　　　　　　　　　　C. 卵巢肿瘤

D. 子宫内膜异位症　　　　　E. 盆腔肿瘤

8. 行盆腔检查时患者最常采用的体位是（　　　）。

A. 半坐卧位　　B. 膀胱截石位　C. 膝胸卧位　　D. 俯卧位　　　E. 左侧卧位

（二）A3/A4 型题（以下提供若干个案例，每个案例下设若干个考题。请根据各考题题干所提供的信息，在每道题下面的 A、B、C、D、E 五个备选答案中，选择一个最佳答案）

（9～10 题共用题干）

李女士，52 岁，绝经 3 年。13 岁月经初潮，周期 29 天，经期 3～5 天，49 岁绝经。足月产 1 次，流产 2 次，无早产，现有子女 1 人。

9. 其孕产史可描述为（　　　）。

A. 2-0-2-1　　　　B. 2-2-0-1　　　　C. 2-1-0-2　　　　D. 0-2-1-2　　　　E. 1-0-2-1

10. 对她的月经史描述正确的是（　　　）。

A. $13\dfrac{29}{3\sim5}49$　　B. $49\dfrac{29}{3\sim5}13$　　C. $13\dfrac{3\sim5}{29}49$　　D. $13\dfrac{29}{3\sim5}$　　E. $49\dfrac{29}{3\sim5}$

二、病例分析题

王女士，51 岁，已婚，近 2 个月出现白带中带血和接触性出血，50 岁绝经，23 岁结婚，无近亲史。孕产史：2-0-1-2。妇科检查：宫颈肥大、质硬。见"糜烂样改变"，宫颈管如桶状，接触出血。子宫正常大小，活动好，无宫旁增厚、无压痛。双附件未触及明显异常。初步诊断：早期宫颈癌。问题：

（1）筛查早期宫颈癌的检查方法是什么？取材部位以及取材前 24 h 的注意事项有哪些？

（2）采用哪种方法确诊以及取材时应选择哪一部位？

项目十二　女性生殖系统炎症患者的护理

学习目标

1. 掌握外阴炎、阴道炎、前庭大腺炎、宫颈炎和盆腔炎的护理评估、护理诊断及护理措施。
2. 了解女性生殖系统炎症患者的病因。
3. 熟悉女性生殖系统的自然防御功能和生殖系统炎症的传播途径。

任务一　概　　述

案例引导

　　张女士,29岁,已婚,一周前出现白带增多伴外阴瘙痒。妇科检查:外阴局部皮肤红肿,有抓痕,阴道黏膜充血,有出血斑点,后穹隆可见大量分泌物。问题:

　　1. 该女士是否得了女性生殖系统炎症?

　　2. 你作为责任护士是否能够向患者正确地阐述女性生殖系统的自然防御功能?

　　女性生殖系统炎症是妇科的常见疾病,可发生于任何年龄,尤以生育年龄最多见。正常女性生殖系统具有较为完善的自然防御系统,一般不引起炎症。当使用大量抗生素、机体免疫力下降时,阴道内菌群失调,可形成条件致病菌,引起炎症发生。

【女性生殖系统的自然防御功能】

　　女性生殖系统的解剖、生理生化特点使其具有比较完善的自然防御功能,可增强其对感染的防御能力。主要有以下几个方面。

　　(1) 两侧大阴唇自然合拢遮掩阴道口、尿道口,防止外界微生物污染。

　　(2) 由于盆底肌的作用,阴道口闭合,阴道前后壁紧贴,从而抵御外界病原体的侵入。

　　(3) 阴道上皮在卵巢分泌的雌激素作用下,增生变厚,从而增强抵抗病原体侵入的能力。同时,阴道上皮细胞内含有丰富的糖原,在阴道杆菌的作用下分解为乳酸,维持阴道正常的酸性环境(pH 在 3.8~4.4 之间),使适宜于在碱性环境中生长的病原体受到抑制。

(4) 宫颈管黏膜分泌的黏液形成"黏液栓",堵塞宫颈管;宫颈内口平时紧闭,阻止病原体侵入。

(5) 子宫内膜周期性剥落可及时消除宫腔内感染。

(6) 输卵管黏膜上皮细胞的纤毛向宫腔方向摆动及输卵管的蠕动作用,均有利于阻止病原体侵入。

(7) 宫颈黏膜和子宫内膜聚集的淋巴细胞、中性粒细胞、巨噬细胞、补体等均有抗感染能力。

【病原体】

1. 细菌　大多数为化脓菌,如葡萄球菌、链球菌、大肠埃希菌、厌氧菌、变形杆菌、淋病奈瑟菌和结核分枝杆菌等。

2. 原虫　以阴道毛滴虫最为多见,其次为阿米巴原虫。

3. 真菌　以假丝酵母菌为主。

4. 病毒　以疱疹病毒和人乳头瘤病毒最为多见。

5. 螺旋体　多为苍白密螺旋体。

6. 衣原体　多为沙眼衣原体。

【传播途径】

1. 沿生殖道黏膜上行蔓延　病原体侵入外阴、阴道后,沿黏膜表面上行,通过宫颈、子宫内膜、输卵管黏膜到达卵巢及腹腔,是非妊娠期、非产褥期盆腔炎性疾病的主要感染途径。如葡萄球菌、淋病奈瑟菌及沙眼衣原体多以此方式扩散。

2. 经血液循环播散　病原体先侵入其他系统形成病灶,再经血液循环感染生殖系统。如结核分枝杆菌主要以此方式传播。

3. 经淋巴系统扩散　病原体由外阴、阴道、宫颈及宫体等创伤处的淋巴管侵入后,经淋巴系统扩散至盆腔结缔组织、子宫附件与腹膜。经淋巴系统扩散是产褥感染、流产后感染及放置宫内节育器后感染的主要传播途径,多见于链球菌、大肠埃希菌、厌氧菌感染。

4. 直接蔓延　腹腔其他脏器感染后直接蔓延到内生殖器,如阑尾炎、腹膜炎等可引起输卵管炎。

【炎症的转归】

1. 痊愈　炎症发生后,若患者抵抗力强、病原体致病力弱或治疗及时、抗生素应用恰当,病原体完全被杀灭、炎症很快被控制、炎性渗出物全部被吸收,即为痊愈。痊愈后组织结构和功能一般可以恢复正常,不留痕迹。但如果坏死组织、炎性渗出物机化形成瘢痕或粘连,则组织结构和功能不能完全恢复。

2. 转为慢性　若炎症治疗不及时、不彻底或病原体对抗生素不敏感,机体防御功能和病原体的作用处于相持状态,可使炎症长期存在而转为慢性。少数患者也可无明显急性炎症的表现而直接表现为慢性炎症。当机体防御功能增强或治疗方法得当,炎症可被控制而逐渐好转;一旦机体抵抗力下降,慢性炎症可急性发作。

3. 扩散与蔓延　若患者抵抗力降低、病原体作用强时,炎症可经淋巴和血行扩散或蔓延到邻近器官,严重时可形成败血症而危及生命。由于现今抗生素的快速发展,此种情况已不多见。

任务二　外阴部炎症

案例引导

　　王女士,35岁,一个月来出现外阴瘙痒。妇科检查:外阴充血、肿胀,阴道分泌物无明显异常。问题:

　　你作为责任护士在评估诱因时应重点询问什么?应如何指导患者进行治疗?

一、外阴炎

【疾病概述】

外阴炎(vulvitis)主要指外阴部皮肤与黏膜的炎症。由于外阴部暴露于外,又与阴道、尿道、肛门毗邻,与外界接触多,因此容易发生炎症,其中以大、小阴唇最多见,严重时可波及整个外阴部。

【护理评估】

1. 健康史　询问患者疾病史、分娩史、手术史,个人生活卫生习惯,疾病治疗用药情况以及治疗效果,月经期等特殊时期的生理卫生知识。

2. 身体评估

(1)症状　外阴部皮肤、黏膜有瘙痒、疼痛、烧灼感,性交、排便、排尿时加重。

(2)体征　急性期病变外阴部充血、肿胀、糜烂,有抓痕,重者溃疡或湿疹;慢性期外阴部皮肤或黏膜增厚、粗糙、皲裂,甚至苔藓样变。

3. 心理-社会评估　了解患者和家属对疾病的认识及重视程度,有无社交障碍,是否担心治疗效果。

4. 辅助检查　阴道分泌物检查:在阴道分泌物中寻找病原体,必要时做细菌培养。

【护理诊断】

1. 皮肤黏膜完整性受损　与病原体的侵蚀、炎症分泌物刺激有关。

2. 舒适的改变　与外阴瘙痒有关。

3. 焦虑　与疾病影响正常性生活及治疗效果不佳有关。

【护理目标】

(1)患者皮损修复。

(2)患者舒适感增加。

(3)患者焦虑缓解。

【护理措施】

1. 基础护理 嘱患者注意休息,炎症严重时卧床休息,忌食辛辣等刺激性食物,不要搔抓外阴部皮肤,避免破溃或合并感染。

2. 执行医嘱 指导患者积极治疗原发病,教会患者坐浴的方法,包括溶液的配制、坐浴的时间、温度及注意事项。通常采用 1∶5000 高锰酸钾溶液坐浴,温度以 40 ℃ 左右为宜,每天 2 次,每次 15~30 min,5~10 次为一个疗程。坐浴时要使会阴部浸没于溶液中。注意溶液浓度不要太浓,以防灼伤皮肤,月经期应停止坐浴。局部严禁搔抓,勿用刺激性肥皂擦洗。按医嘱正确用药。外阴部破溃者为预防继发感染应使用柔软无菌会阴垫,减少摩擦和混合感染。

3. 健康教育 指导患者注意个人卫生,勤换内裤,保持外阴部清洁、干燥,尤其在经期、孕期、分娩期及产褥期更要注意做好卫生工作。不穿化纤内裤和紧身衣,穿棉质内衣裤。

【护理评价】

(1) 患者外阴受损部位愈合,皮肤恢复弹性。

(2) 患者舒适度增加,无不适主诉。

(3) 患者有良好的心态,能配合医生诊治。

二、前庭大腺炎

【疾病概述】

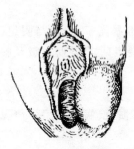

图 12-1 前庭大腺炎

前庭大腺炎(bartholinitis)是病原体侵入前庭大腺引起的炎症(图 12-1)。前庭大腺位于两侧大阴唇下 1/3 深部,腺管开口于阴道前庭后方小阴唇与处女膜之间的沟内。在性兴奋时分泌黏液起润滑作用。由于其解剖位置的特殊性,在性交、流产、分娩或其他情况污染外阴时,病原体容易侵入而引起炎症。急性炎症发作时,细菌先侵犯腺管,腺管口因炎症肿胀阻塞,渗出物不能外流、积存而形成脓肿,称前庭大腺脓肿(abscess of bartholin gland)。

【护理评估】

1. 健康史 了解患者的婚姻状况、生育史,既往是否患有外阴阴道炎或前庭大腺炎,其治疗用药情况及治疗效果等。

2. 身体评估

(1) 症状 局部肿胀,有疼痛、灼热感,行走不便,有时会致大小便困难。可伴有发热、周身不适、乏力等,慢性期可有性交不适或外阴坠胀感。

(2) 体征 局部皮肤红肿、发热、压痛明显;脓肿形成时,触之有波动感,囊肿大时可在外阴部后方,大阴唇外侧触及突起的囊肿。

3. 心理-社会评估 了解患者和家属对疾病的认识及重视程度,有无社交障碍,有无因炎症反复发作担心治疗效果。

4. 辅助检查 包括白细胞计数和细菌培养。

【护理诊断】

1. 体温过高 与感染有关。

2. 舒适的改变 与脓肿或囊肿形成有关。

3. 焦虑 与疾病的反复发作有关。

【护理目标】

（1）患者体温恢复至正常范围。

（2）患者不适感消失，对治疗、护理满意。

（3）患者焦虑缓解，情绪稳定。

【护理措施】

1. 基础护理　急性期卧床休息，进清淡、营养、易消化饮食，保证足够的液体摄入，保持局部清洁。

2. 执行医嘱　急性期按医嘱给予抗生素及止痛剂，局部热敷或坐浴，增加舒适感。脓肿或囊肿拟行手术者协助做好术前准备和术后引流，引流条需每天更换。外阴用 1∶5000 氯己定（洗必泰）棉球擦洗，每天 2 次。

3. 健康教育　注意月经期、孕期及产褥期卫生，每天清洗外阴，更换内裤。月经期、产褥期禁止性交，经期使用消毒卫生垫预防感染。

【护理评价】

（1）体温维持在正常范围。

（2）患者不适感消失。

（3）患者情绪稳定。

任务三　阴道炎症

一、滴虫性阴道炎

【疾病概述】

滴虫性阴道炎是常见的阴道炎，由阴道毛滴虫引起。滴虫性阴道炎患者的阴道 pH 一般在 5.0～6.5，多数超过 6.0。月经前后阴道 pH 发生变化，经后接近中性，故隐藏在腺体及阴道皱襞中的滴虫常于月经前后得以繁殖，引起炎症的发作。滴虫能消耗或吞噬阴道上皮细胞内的糖原，阻碍乳酸生成，以降低阴道酸度而有利于自身繁殖。滴虫不仅寄生于阴道，还常侵入尿道或尿道旁腺，甚至膀胱、肾盂以及男性的包皮皱褶、尿道或前列腺中。

滴虫性阴道炎主要通过以下两种方式传播。

1. 直接传播　经性交直接传播，由于男性感染滴虫后常无症状，因此男性易成为感染源。

2. 间接传播　经公共浴池、浴盆、浴巾、游泳池、坐式便器、衣物等间接传播，还可通过污染的器械及敷料等传播。

【护理评估】

1. 健康史　询问有无不良卫生习惯，既往有无阴道炎病史，其发作情况以及治疗经过等。评估有无引起阴道炎的因素。

2. 身体评估　滴虫性阴道炎潜伏期为 4～28 天。典型表现为阴道分泌物增多伴外阴瘙痒，分泌物呈稀薄泡沫状，若有其他细菌混合感染则呈脓性、有臭味。瘙痒部位主要为阴道口及外阴,间或有灼热、疼痛、性交痛等,严重者可有尿频、尿急、排尿困难等泌尿道刺激症状。阴道毛滴虫能吞噬精子,并能阻碍乳酸生成,影响精子在阴道内存活,可致不孕。

检查时见阴道黏膜充血,严重有散在出血斑点,甚至宫颈有出血斑点,形成"草莓样"宫颈,后穹隆有多量白带,呈灰黄色、黄白色稀薄液体或黄绿色脓性分泌物,常呈泡沫状、有臭味。分泌物呈脓性是因为其含有白细胞,若合并其他感染则呈黄绿色;呈泡沫状、有臭味是由于滴虫无氧酵解糖类,产生腐臭气体。带虫者阴道黏膜常无异常改变。

3. 心理-社会评估　了解患者和家属对疾病的认识及重视程度,有无社交障碍,有无因治疗效果不佳、反复发作的担忧,有无丈夫同时治疗的障碍。

4. 辅助检查　生理盐水悬滴法,低倍显微镜下找寻滴虫,阳性率可达 80%～90%。培养法,可疑者但经生理盐水悬滴法多次未找到滴虫时,可送培养,阳性率可达 98%左右。

【护理诊断】

1. 舒适的改变　与外阴瘙痒、灼痛及白带增多有关。

2. 焦虑　与治疗效果不佳,反复发作有关。

3. 知识缺乏　与对阴道炎感染途径的认识及预防知识的缺乏有关。

4. 皮肤完整性受损　与外阴阴道炎症有关。

【护理目标】

(1)患者阴道分泌物正常,瘙痒、疼痛症状减轻或消失。

(2)患者情绪得到缓解。

(3)患者能说出该疾病的起因、护理措施及护理要点。

(4)患者外阴皮肤完整。

【护理措施】

1. 基础护理　注意休息,少吃刺激性食物。保持外阴清洁、干燥,尽可能避免搔抓外阴部以免皮肤破损。治疗期间勤换内裤、禁止性交。内裤、坐浴及洗涤用品应煮沸 5～10 min,以避免交叉感染和保证疗效。嘱患者的配偶同时治疗。

2. 指导患者配合检查　做分泌物培养之前,告知患者取分泌物前 24～48 h 应避免性交、阴道灌洗和局部用药,并告知培养的目的。分泌物取出后应及时送检并注意保暖,否则滴虫活动力减弱,造成辨认困难。

3. 执行医嘱　全身用药方法:甲硝唑 400 mg,每天 2 次,7 天为一个疗程;对初次患者单次口服甲硝唑 2 g 或替硝唑 2 g,可收到同样效果。交代患者服药后可出现食欲减退、恶心、呕吐等胃肠道反应,偶有头痛、皮疹、白细胞减少等,一旦发现应报告医生并停药。药物可通过胎盘进入胎儿体内,并可由乳汁排泄,故孕 20 周前或哺乳期妇女禁用。对于不能耐受口服或不适宜全身用药者可以局部单独给药,也可全身及局部联合用药。局部用药方法:甲硝唑阴道泡腾片 200 mg 塞入阴道穹隆部,每晚 1 次,7 天为一疗程。局部用药前,可先用 1%乳酸液或 0.1%～0.5%醋酸液冲洗阴道,改善阴道内环境,以提高疗效,同时告知患者在月经期间应暂停坐浴、阴道冲洗及阴道用药。

4. 心理护理　耐心向患者介绍滴虫性阴道炎的相关知识,解释只要坚持按医嘱用药,该病容易治愈,以增强患者的信心,允许患者表达心中的担忧,消除其无助感,使其愉快地接受治疗。

5. 健康教育　指导患者定期接受妇科普查,努力提高自我保护意识。治愈前避免到游泳池、浴池等公共场所。患者应该及时就医,坚持彻底治疗。治疗后滴虫检查为阴性时,仍应于下次月经干净后继续治疗一个疗程,以巩固疗效。月经干净后复查白带,连续3个月检查均阴性,方可称为治愈。性伴侣应同时进行治疗,治疗期间禁止性交。

【护理评价】

(1)患者自诉阴道分泌物正常,瘙痒、疼痛症状减轻或消失。

(2)患者自诉情绪得到缓解。

(3)患者能说出该疾病的起因、护理措施及护理要点。

(4)患者外阴皮肤完整。

【考点提示】

滴虫性阴道炎的临床表现及护理措施。

知识链接

阴道毛滴虫

阴道毛滴虫(图12-2)属厌氧性寄生原虫,呈梨形,无色透明如水滴,体积为多核白细胞的2～3倍,其顶端有4根鞭毛,体侧有波动膜,鞭虫随波动膜的波动而活动。滴虫适宜生长在温度为25～40 ℃、pH为5.2～6.6的潮湿环境。滴虫生活史简单,只有滋养体而无包囊期,滋养体生命力较强,能在3～5 ℃生存21天,在46 ℃生存20～60 min,在半干燥环境中生存10 h,在pH为5.0以下或7.5以上的环境中则不生长。

二、外阴阴道假丝酵母菌病

【疾病概述】

外阴阴道假丝酵母菌病(VVC)是由假丝酵母菌引起的常见外阴阴道炎,其发病率仅次于滴虫性阴道炎。80%～90%的病原体为白假丝酵母菌,10%～20%为非白假丝酵母菌(如光滑假丝酵母菌、近平滑假丝酵母菌、热带假丝酵母菌等)引起。酸性环境适宜假丝酵母菌生长,假丝酵母菌对热的抵抗力不强,加热至60 ℃后1 h即可死亡,但对干燥、日光、紫外线及化学制剂的抵抗力较强。

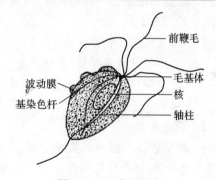

图12-2　阴道毛滴虫

外阴阴道假丝酵母菌病的主要传播方式包括以下三种。

1. 内源性感染　为主要感染方式,假丝酵母菌除寄生于阴道外,还可寄生于人的口腔、肠道,这三个部位的假丝酵母菌可互相传染,当局部环境条件适宜时易发病。

2. 直接传播　部分患者可通过性交直接传播。

3. 间接传染　少数患者通过接触被假丝酵母菌感染的衣物间接传染。

【护理评估】

1. 健康史　白假丝酵母菌是一种条件致病菌,正常情况下系阴道内常驻菌种,其繁殖、致病、发病取决于宿主抵抗力以及阴道内环境的变化。当阴道内糖原增加、酸度增高时,因较适合白假丝酵母菌的繁殖而引起炎症。所以假丝酵母菌感染的阴道pH为4.0～4.7,通常小于4.5;假丝酵母菌病多见于孕妇、糖尿病患者及接受大量雌激素治疗者。此外,长期应用抗生素抑制乳酸杆菌的生长,改变了阴道内微生物之间的相互制约关系,有利于假丝酵母菌生长。大量应用免疫抑制剂如皮质类固醇激素或免疫缺陷综合征,机体抵抗力降低。其他诱因有胃肠道假丝酵母菌感染、应用含高剂量激素的避孕药、穿紧身化纤内裤、肥胖等。后者可使会阴局部温度及湿度增加,利于假丝酵母菌繁殖而引起感染。

2. 身体评估　主要表现为外阴及阴道有瘙痒、灼痛感,严重时坐卧不宁,异常痛苦,还可伴有尿频、尿痛及性交痛。尿痛的特点是排尿时尿液刺激水肿的外阴及前庭导致疼痛。急性期白带增多,白带的特征是白色稠厚呈凝乳或豆渣样。检查见外阴红斑、水肿,常伴有抓痕,小阴唇内侧及阴道黏膜附有白色膜状物,擦除后露出红肿黏膜面,急性期还可能见到糜烂及浅表溃疡。

3. 心理-社会评估　了解患者有无因外阴瘙痒、反复发作而焦虑;了解患者及家属对疾病的认识及理解程度,有无丈夫同时治疗的障碍。

4. 辅助检查　对有症状或体征的女性,若在阴道分泌物中找到假丝酵母菌的芽生孢子或假菌丝即可确诊。若有症状而多次湿片检查为阴性,为确诊是否为非白假丝酵母菌感染,可采取培养法。

【护理诊断】

1. 皮肤、黏膜完整性受损　与外阴瘙痒有关。

2. 焦虑　与治疗效果不佳,反复发作,孕妇担心对胎儿的影响有关。

3. 知识缺乏　缺乏预防外阴阴道假丝酵母菌病的知识。

4. 舒适的改变　与外阴瘙痒、疼痛、分泌物增多有关。

【护理目标】

(1)患者皮肤完整性受到保护。

(2)患者焦虑得到缓解,情绪稳定。

(3)患者能讲述该病的有关知识及注意事项并积极治疗。

(4)患者阴道分泌物正常,瘙痒、疼痛症状减轻或消失。

【护理措施】

1. 基础护理　温开水清洗外阴,避免使用刺激性洗液。保持外阴清洁、干燥,非月经期不使用卫生护垫,选择使用棉质且通透性好的内裤。治疗期间勤换内裤、避免性交。指导患者注意用药前、后手的卫生,减少感染的概率。

2. 指导患者配合检查　做分泌物培养之前,告知患者取分泌物前24～48 h应避免性交、阴道灌洗和局部用药,并告知培养的目的。

3. 执行医嘱

(1)消除诱因　积极治疗原发病,及时停用广谱抗生素、雌激素、皮质类固醇激素。

(2)局部用药　合理选用杀灭假丝酵母菌的药物,可局部用药,也可全身用药,主要以局部短疗程抗真菌药物为主。①咪康唑栓剂,每晚1粒(200 mg),连用7天;②克霉唑栓剂,每晚1粒(150 mg),连用7天;③制霉菌素栓剂,每晚1粒(10万 U),连用10～14天。局部用药前可用2%～4%碳酸氢钠液冲洗阴道,改变阴道酸碱度,造成不利于假丝酵母菌生长的条件。

(3)全身治疗　若局部用药不能耐受者、未婚女性或不愿采用局部用药者,可选用伊曲康唑、酮康唑、氟康唑等口服。

4. 心理护理　耐心向患者介绍外阴阴道假丝酵母菌病的相关知识,解释只要坚持按医嘱用药,该病容易治愈,以增强患者的信心,允许患者表达心中的担忧,消除其无助感,使其愉快地接受治疗。

5. 健康教育 告知患者消除诱因的意义。鼓励患者坚持用药,不要随意中断疗程。因唑类药物有肝毒性,故用药前及用药中应监测肝功能,有肝炎病史者及孕妇禁用。为提高疗效,可用 2%～4%碳酸氢钠液坐浴或冲洗阴道。告知患者阴道冲洗时药液的浓度、温度和治疗时间,冲洗前药液要充分溶化,液温一般以 40 ℃为宜,防止因药物浓度过高和温度过高引起化学性阴道炎及表皮烫伤。妊娠期合并外阴阴道假丝酵母菌感染者,为避免胎儿感染,应禁服唑类药物并坚持局部治疗,直到妊娠 8 个月。切断传播途径,嘱患者勤换内裤,用过的内裤、盆及毛巾均应用开水烫洗。

【护理评价】

(1)患者皮肤受损愈合。

(2)患者焦虑得到缓解,情绪稳定。

(3)患者能正确讲述外阴阴道假丝酵母菌病的有关知识及注意事项。

(4)患者不适感消失。

【考点提示】

外阴阴道假丝酵母菌病的临床表现及护理措施。

三、细菌性阴道病

【疾病概述】

细菌性阴道病(BV)为阴道内正常菌群失调所致的一种混合感染,但临床及病理特征无炎症改变。正常阴道内乳酸杆菌占优势,细菌性阴道病时,阴道内乳酸杆菌减少而其他细菌大量繁殖。主要有加德纳菌、厌氧菌(如动弯杆菌、普雷沃菌、紫单胞菌、类杆菌、消化链球菌等)以及人型支原体,其中以厌氧菌居多。促使阴道内正常菌群失调的原因尚不清楚,可能与个人卫生不良、多个性伴侣、频繁性交或阴道冲洗使阴道碱化有关。

【护理评估】

1. 健康史 询问个人生活卫生习惯,是否经常进行阴道冲洗或使用洁尔阴等坐浴;了解性生活情况等。

2. 身体评估 10%～40%患者无临床症状,有症状者主要表现为阴道分泌物增多,有鱼腥臭味,尤其性交后加重,可伴有轻度外阴瘙痒或烧灼感。分泌物呈均匀一致的量较多的灰白色、稀薄白带。妇科检查可见分泌物黏附于阴道壁,但黏度低,易从阴道壁拭去,黏膜无充血现象。

3. 心理-社会评估 了解患者和家属对治疗的重视与支持程度,患者的性生活及性卫生情况,患者有无对疾病的发展、治疗效果等方面的担忧等。

4. 辅助检查

(1)线索细胞检查 取少许阴道分泌物放在玻片上,加一滴 0.9%氯化钠溶液混合,高倍显微镜下找线索细胞。

(2)胺臭味试验 取少许阴道分泌物放在玻片上,加入 10%氢氧化钾溶液 1～2 滴,产生烂鱼肉样腥臭味,是因胺遇碱所释放。

【护理诊断】

1. 舒适的改变 与分泌物增多、外阴瘙痒有关。

2. 焦虑 与疾病反复发作及外阴异常气味有关。

3. 知识缺乏　缺乏细菌性阴道病的预防知识。

【护理目标】

(1)患者不适感消失,阴道分泌物正常。

(2)患者焦虑得到缓解,情绪稳定。

(3)患者能讲述该病的防治知识及注意事项。

【护理措施】

1. 基础护理　注意性卫生,避免过频或无保护的性生活。孕期注意个人卫生,保持外阴的清洁干燥,避免交叉感染。

2. 执行医嘱　应选用抗厌氧菌药物,如甲硝唑、克林霉素。甲硝唑能够抑制厌氧菌生长,但不影响乳酸杆菌生长,为首选药物。全身用药方法:首选甲硝唑 400 mg,每天 2 次,口服,7 天为一个疗程;或克林霉素 300 mg,每天 2 次,连服 7 天。局部用药方法:放甲硝唑栓剂,每晚 1 次,7 天为一个疗程;或 2% 克林霉素软膏阴道涂壁,每次 5 g,每晚 1 次,7 天为一个疗程。

3. 心理护理　耐心向患者介绍细菌性阴道病的相关知识,解释只要坚持按医嘱用药,该病容易治愈,以增强患者的信心,允许患者表达心中的担忧,消除其无助感,使其愉快地接受治疗。

4. 健康教育　本病虽与多个性伴侣有关,但是治疗性伴侣后并未改善其治疗效果及降低其复发率,因此,性伴侣可不做常规治疗。治疗后无症状者不需常规随访。对症状持续者或复发者,应告知患者复诊,接受治疗,可选择与初次治疗不同的药物。

【护理评价】

(1)患者无不适感,对治疗效果满意。

(2)患者情绪稳定。

(3)患者能正确讲述该病的防治知识及相应的应对方法。

【考点提示】

细菌性阴道病的临床表现及细菌性阴道病患者的护理措施。

四、萎缩性阴道炎

【疾病概述】

萎缩性阴道炎常见于自然绝经或卵巢去势后妇女,也可见于手术切除双侧卵巢、卵巢功能早衰、盆腔放疗后、营养不良等的妇女。因卵巢功能衰退,雌激素水平下降,阴道黏膜萎缩变薄,阴道上皮内糖原含量减少,阴道内 pH 增高,多为 5.0~7.0,嗜酸性乳酸杆菌不再为优势菌,局部抵抗力下降,杀灭病原菌的能力降低,加之血供不足,当受到刺激或损伤时,毛细血管容易破坏,出现阴道不规则点状出血。如细菌侵入繁殖,可引起萎缩性阴道炎。

【护理评估】

1. 健康史　询问患者年龄,卵巢的发育和功能情况,月经史,是否绝经、绝经时间,有无妇科手术史及盆腔放疗史等。

2. 身体评估　主要表现为外阴灼热不适、瘙痒及阴道分泌物增多。分泌物稀薄,呈淡黄色,严重感染时可呈脓性或脓血性白带,有的还可有点状出血,有臭味。由于阴道黏膜萎缩,可伴有性交痛。妇科检查见阴道呈萎缩性改变,上皮皱襞消失、萎缩、菲薄。阴道黏膜充血,有散在小出血点或点状出血斑,严重时有浅表溃疡。溃疡面可与对侧粘连,严重时造成狭窄甚至闭锁,炎症分泌物引流不畅导致阴道或宫腔积脓。

3. 心理-社会评估　了解患者和家属对治疗的重视与支持程度,患者有无对疾病的发展、治疗效果等方面的担忧等。

4. 辅助检查　阴道分泌物检查,显微镜下见大量基底层细胞及白细胞而无滴虫及假丝酵母菌。

【护理诊断】

1. 舒适的改变　与外阴瘙痒、阴道分泌物增多有关。

2. 焦虑　与治疗效果不佳,担心疾病有关。

3. 皮肤完整性受损　与外阴阴道炎症有关。

4. 知识缺乏　缺乏萎缩性阴道炎的预防知识。

【护理目标】

(1)患者对护理治疗效果满意,自觉症状消失。

(2)患者焦虑情绪减轻或消失。

(3)患者皮肤受损恢复。

(4)患者能正确讲述疾病原理及药物的使用方法。

【护理措施】

1. 基础护理　注意个人卫生,保持外阴部清洁,勤换内裤。加强锻炼,增强机体抵抗力。不用过热或有刺激性的清洗洗液清洗外阴。

2. 执行医嘱　增加机体及阴道抵抗力,抑制细菌生长,补充雌激素。常用1％乳酸或0.5％醋酸冲洗阴道,增加阴道酸度。阴道冲洗后,将甲硝唑 200 mg 或诺氟沙星 100 mg 放入阴道深部,每天 1 次,7～10 天为一个疗程。同时可针对病因给予小剂量雌激素,局部或全身用药。局部用药可用己烯雌酚 0.125～0.25 mg,每晚放入阴道内 1 次,7 天为一个疗程。全身用药可口服尼尔雌醇,但乳腺癌或子宫内膜癌患者慎用。

3. 心理护理　耐心向患者讲述该病发生的原因,使患者知晓相关知识并及时治疗,对患者提出的问题及时回答,消除恐惧心理,使患者以积极乐观的态度配合治疗。

4. 健康教育　坚持每年至少接受 1 次妇科普查,发现异常及时就医。加强围绝经期妇女的健康教育,使其掌握老年性阴道炎的预防措施。

【护理评价】

(1)患者不适症状消失,舒适感增加。

(2)患者焦虑得到缓解,情绪稳定。

(3)患者皮肤完好。

(4)患者能正确讲述药物的使用方法及注意事项。

任务四　宫颈炎症

【疾病概述】

宫颈炎症是妇科常见疾病之一,包括宫颈阴道部炎症及宫颈管黏膜炎症,临床上以宫颈管黏膜炎症常见。正常情况下,宫颈具有多种防御功能,包括黏膜免疫、体液免疫及细胞免疫,是阻止下生殖道病原体进入上生殖道的重要防线,但宫颈易受性交、分娩及宫腔操作的损伤,加之宫颈管单层柱状上皮抗感染能力较差,并且由于宫颈管黏膜皱襞多,一旦发生感染,很难将病原体完全清除,导致宫颈炎症的发生。

病原体主要为性传播疾病病原体和内源性病原体。如淋病奈瑟菌、沙眼衣原体等,主要见于性传播疾病的高危人群。沙眼衣原体及淋病奈瑟菌均感染宫颈管单层柱状上皮,沿黏膜面扩散引起浅层感染,病变以宫颈管明显。除宫颈管单层柱状上皮外,淋病奈瑟菌还常侵袭尿道移行上皮、尿道旁腺及前庭大腺。

【护理评估】

1. 健康史 了解既往史、婚育史、手术史、有无宫颈损伤或产褥感染等情况,评估患者个人卫生习惯,有无不洁性交史或多个性伴侣。

2. 身体评估 大部分患者无症状。有症状者主要表现为阴道分泌物增多。由于病原体、炎症的范围及程度不同,分泌物的量、性质、颜色及气味也不同,可为乳白色黏液状,或呈淡黄色脓性,或血性白带。阴道分泌物刺激可引起外阴瘙痒及灼热感。此外,还可出现经间期出血、性交后出血等症状。若合并泌尿系感染,可出现尿频、尿急、尿痛。

妇科检查时可见宫颈充血、水肿、黏膜外翻,有黏液脓性分泌物附着甚至从宫颈管流出,宫颈管黏膜质脆,容易诱发出血。若为淋病奈瑟菌感染,因尿道旁腺、前庭大腺受累,可见尿道口、阴道口黏膜充血、水肿及多量脓性分泌物。

3. 心理-社会评估 患者因有不洁性交史而产生恐惧心理,出现典型症状但又不敢及时就医或去医院治疗,加重患者的思想负担。

4. 辅助检查 需做宫颈涂片,先排除宫颈上皮内瘤样变及早期宫颈癌后再进行治疗。

【护理诊断】

1. 组织完整性受损 与宫颈糜烂有关。

2. 焦虑 与出现接触性出血或血性白带有关。

3. 疼痛 与炎症刺激有关。

【护理目标】

(1)患者自诉舒适感增加。

(2)患者症状好转或消失。

(3)患者焦虑得到缓解,情绪稳定。

【护理措施】

1. 基础护理 ①注意个人卫生,加强会阴部护理,保持外阴清洁、干燥,减少局部摩擦;②针对病原体选择有效抗生素,按医嘱及时、足量、规范应用。

2. 执行医嘱 急性宫颈炎主要是抗生素治疗,慢性宫颈炎常给予物理治疗。物理治疗的原理是将宫颈糜烂面的单层柱状上皮破坏,结痂脱落后新的鳞状上皮覆盖创面,为期3~4周,病变较深者,需6~8周,宫颈可恢复光滑外观。接受物理治疗的患者应注意:①治疗前常规做宫颈刮片细胞学检查;②有急性生殖器炎症者列为禁忌;③治疗时间选择在月经干净后3~7天;④术后应每天清洗外阴2次,保持外阴清洁,在创面尚未愈合期间(4~8周)禁止性交、盆浴和阴道冲洗;⑤嘱咐患者术后均有阴道分泌物增多,在宫颈创面痂皮脱落前,阴道有大量黄水流出,在术后1~2周脱痂时可有少量血水或少许出血,如出血量多者需急诊处理,局部用止血粉或压迫止血,必要时加用抗生素预防感染;⑥复查时间一般为术后第2次月经干净后3~

7天,未痊愈者可择期再做第2次手术。

3. 心理护理　给患者关怀与安慰,耐心解答患者提出的问题,解释该病发病率高且容易复发,解除患者的思想负担,引导患者积极配合治疗,使机体尽快康复。

4. 健康教育　进行个人卫生与保健知识宣教,讲解宫颈炎发生的可能原因、不良后果及彻底治疗的重要性;指导妇女定期进行妇科检查,及时发现有症状的宫颈炎患者并积极治疗;指导选择合适的节育措施,避免多次流产,产后发现宫颈裂伤应及时缝合。

【护理评价】

(1)患者症状缓解,舒适度增加。

(2)患者积极配合检查与治疗。

【考点提示】

宫颈炎症患者的身体评估和护理措施。

知识链接

　　在以往的临床分类中,宫颈炎分为急性宫颈炎和慢性宫颈炎,而慢性宫颈炎包括宫颈糜烂、宫颈息肉、宫颈肥大、宫颈腺囊肿和宫颈黏膜炎五类。但随着阴道镜的发展以及对宫颈病理生理认识的提高,"宫颈糜烂"这一术语在西方国家的妇产科教材中已被废弃,而改称宫颈柱状上皮异位,最新观点认为,大多数"宫颈糜烂"其实是由于鳞-柱上皮交界外移形成的宽大转化区及柱状上皮异位而成,是一种正常现象,无须治疗,只需定期进行宫颈细胞学筛查;其余的除宫颈黏膜炎外,宫颈息肉、宫颈肥大、宫颈腺囊肿均不属于宫颈感染性疾病,故现已取消慢性宫颈炎的概念。

任务五　盆腔炎性疾病

【疾病概述】

　　盆腔炎性疾病(pelvic inflammatory disease,PID)是指女性上生殖道的一组感染性疾病。包括子宫内膜炎、输卵管炎、输卵管卵巢脓肿、盆腔腹膜炎。盆腔炎性疾病多发生在性活跃期及未绝经的妇女。盆腔炎性疾病若未能得到及时、彻底治疗,可导致不孕、输卵管妊娠、慢性盆腔痛以及炎症反复发作,从而严重影响到妇女的身心健康。

　　目前一般认为引起盆腔炎性疾病的病原体有两类:一类是内源性病原体,即原寄居于阴道内的菌群,包括需氧菌和厌氧菌;另一类是外源性病原体,如淋病奈瑟菌、沙眼衣原体、结核杆菌、铜绿假单胞菌等。根据其发病过程和临床表现可分为急性盆腔炎性疾病和盆腔炎性疾病后遗症。

【治疗原则】

　　采用支持疗法、药物疗法和手术疗法等措施控制炎症、消除病灶。针对易感病原体,联合选用最有效的抗生素。此外,抗生素的应用还应遵循足量、足疗程的原则,一般通过静脉给药,兼顾厌氧菌与需氧菌的控制。如脓肿形成,经药物治疗无效,输卵管脓肿或输卵管卵巢脓肿不消失且已局限化、脓肿破裂时均应手术治疗,清除脓肿或脓液。

【护理评估】

1. 健康史 了解患者月经史、生育史、流产史,以及分娩方式、有无难产,了解既往手术史及阴道、宫腔检查治疗等。

2. 身体评估

1）急性盆腔炎性疾病

（1）症状 轻者常无症状或症状轻微,可表现为下腹部疼痛、阴道分泌物增多、发热等。妇科检查可发现宫颈举痛或宫体及附件区压痛等。由于症状轻微或无症状,因此常延误治疗而导致上生殖道后遗症。重者若病情严重可有寒战、高热、头痛、食欲缺乏。月经期发病可出现经量增多、经期延长,非月经期发病可有白带增多。腹膜炎者可出现恶心、呕吐、腹胀、腹泻等消化系统症状。若有脓肿形成,可有下腹部包块及局部压迫症状。

（2）体征 体格检查发现患者呈急性病容,体温升高,心率加快,腹胀,下腹部有压痛、反跳痛及肌紧张,肠鸣音减弱或消失。妇科检查可见阴道充血,并有大量脓性分泌物,将宫颈表面的分泌物拭净,若见脓性分泌物从宫颈口外流,说明宫颈黏膜或宫腔有急性炎症;穹隆有明显触痛,宫颈充血、水肿、举痛明显;宫体稍大,有压痛,活动受限;子宫两侧压痛明显。若为单纯输卵管炎,可触及增粗的输卵管,有明显压痛;若为输卵管积脓或输卵管卵巢脓肿,则可触及包块且压痛明显。

2）盆腔炎性疾病后遗症 患者可出现低热、乏力等症状,临床多表现为不孕、异位妊娠、慢性盆腔痛或盆腔炎性疾病反复发作等症状。妇科检查:子宫大小正常或稍大,常呈后位,活动受限或粘连固定,触痛;宫旁组织增厚,触痛;附件区可触及条索状物、活动受限,有触痛。如果子宫被固定或封闭于瘢痕化的组织中,则呈"冰冻骨盆"状态。

3. 心理-社会评估 急性盆腔炎性疾病如果未得到及时治疗或者治疗不彻底,往往可发展成盆腔炎性疾病后遗症,经久不治。需评估患者及家属对该疾病的认识程度,有无因发展为后遗症而担忧。

4. 辅助检查 血液检查、影像学检查有无盆腔或输卵管积液、输卵管卵巢脓肿。怀疑有盆腔脓肿的可行后穹隆穿刺。

【护理诊断】

1. 舒适的改变 与炎症刺激组织有关。

2. 体温过高 与急性发作期感染有关。

3. 有排便异常的危险 与盆腔炎性包块压迫有关。

【护理目标】

（1）患者舒适感增加,炎症得到控制。

（2）患者体温恢复正常范围,实验室检查正常。

（3）患者排泄正常,无不适感。

【护理措施】

1. 基础护理 嘱患者卧床休息,取半坐卧位,以利于分泌物引流或使脓液积聚于直肠子宫陷凹。鼓励进食,给予高热量、高蛋白质、高维生素饮食,补充液体,注意酸碱平衡。对高热患者,采用物理降温,出汗多时,及时更衣、更换床单,保持会阴部清洁,如会阴部有伤口要定时用消毒液擦洗,有腹胀者行胃肠减压。尽量避免不必要的妇科检查,以免炎症扩散。

2. 执行医嘱　对于急性盆腔炎性疾病,根据病原体的特点及时选择足量有效的抗生素治疗,注意纠正电解质紊乱和酸碱失衡状态,做好病情和用药反应的观察,定时测体温、脉搏、血压,并做好记录,有异常及时报告医生并配合处理。若需要手术治疗,则为患者提供相应的手术前、后护理。若为盆腔炎性疾病后遗症,则选择物理治疗,能促进盆腔局部血液循环,改善组织营养状态,提高新陈代谢,有利于炎症吸收和消退。也可结合患者特点,选择清热利湿、活血化瘀或温经散寒、行气活血等中药治疗,从而达到治疗目的。

3. 防治盆腔炎性疾病后遗症　为了有效预防盆腔炎性疾病后遗症的发生,应需注意:①严格掌握手术指征,遵循无菌操作原则,为患者提供高质量的围手术期护理;②及时诊断并积极治疗盆腔炎性疾病;③注意性生活卫生,减少性传播疾病。

4. 心理护理　与患者建立良好的护患关系,关心患者,稳定患者情绪,解除患者思想顾虑,增强对治疗的信心。同时,争取家属的理解与支持,减轻患者的恐惧与焦虑。

5. 健康教育　做好经期、孕期及产褥期的卫生宣教。指导性生活卫生,减少性传播疾病,经期禁止性交。患有急性盆腔炎性疾病时,应及早到医院进行正规诊治,以防发生盆腔炎性疾病后遗症。

【护理评价】

(1) 患者体温恢复至正常范围。

(2) 患者不适症状消失。

(3) 患者心情愉悦,生活能自理。

【考点提示】

盆腔炎性疾病的临床表现及盆腔炎性疾病患者的护理措施。

知识链接

　　既往将盆腔炎性疾病分为急性盆腔炎性疾病和慢性盆腔炎性疾病两类,目前认为慢性盆腔炎组织中并无病原体,故改称盆腔炎性疾病后遗症。盆腔炎性疾病后遗症是指盆腔炎性疾病未得到及时正确治疗,可能会发生的一系列后遗症。主要病理改变为组织破坏、广泛粘连、增生及瘢痕形成,导致输卵管阻塞(图 12-3)、输卵管增粗、输卵管卵巢肿块、输卵管积液或输卵管卵巢脓肿,盆腔结缔组织炎的遗留改变为主韧带、骶韧带增生、增厚,若病变广泛可使子宫固定。

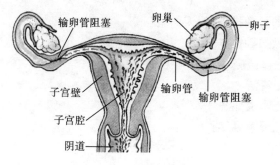

图 12-3　输卵管阻塞

直通护考

一、选择题

（一）A1/A2 型题（以下每一道考题下面有 A、B、C、D、E 五个备选答案，请从中选择一个最佳答案）

1. 患者，女，主诉外阴部瘙痒，入院后诊断为外阴炎，医生建议其坐浴。坐浴液应选择（　　）。

A. 温水　　　　　　　　　B. 生理盐水　　　　　　　　C. 2％碳酸氢钠溶液

D. 0.02％呋喃西林溶液　　E. 1∶5000 高锰酸钾溶液

2. 滴虫性阴道炎最主要的直接传播途径是（　　）。

A. 血液　　　B. 性交　　　C. 污染的器械　　D. 游泳池　　　E. 衣服、浴巾

3. 患者，女，38 岁，自诉 3 天来外阴瘙痒、灼痛，坐卧不宁，并伴有尿频、尿痛。妇科检查：阴道黏膜红肿并附有白色膜状物，皮肤有抓痕，阴道分泌物呈豆渣样，应诊断为（　　）。

A. 淋病　　　　　　　　　B. 尖锐湿疣　　　　　　　　C. 前庭大腺炎

D. 滴虫性阴道炎　　　　　E. 外阴阴道假丝酵母菌病

4. 患者，女，25 岁，因不洁性交后出现白带增多及外阴瘙痒。入院后诊断为滴虫性阴道炎。该疾病白带的典型特点是（　　）。

A. 稀薄泡沫状　　　　　　B. 干酪样白带　　　　　　　C. 豆渣样白带

D. 稀薄，呈淡黄色　　　　E. 白带呈脓性，有臭味

（二）A3/A4 型题（以下提供若干个案例，每个案例下设若干个考题。请根据各考题题干所提供的信息，在每道题下面的 A、B、C、D、E 五个备选答案中，选择一个最佳答案）

（5～7 题共用题干）

患者，女，35 岁，已婚，因白带增多，腰骶部疼痛，性交后出血到院就诊。妇科检查：宫颈重度糜烂。

5. 上述疾病最好的治疗方法是（　　）。

A. 物理治疗　　B. 药物治疗　　C. 手术疗法　　D. 化学疗法　　E. 阴道冲洗

6. 上述治疗最佳的时间是（　　）。

A. 月经来潮前 3～7 天　　　B. 月经来潮前 1～2 天　　　C. 月经期

D. 月经干净后 1～2 天　　　E. 月经干净后 3～7 天

7. 关于宫颈炎症的护理措施，错误的是（　　）。

A. 鼓励患者定期做妇科检查

B. 做宫颈刮片排除宫颈癌，解除患者思想负担

C. 嘱患者保持外阴清洁

D. 治疗期间可进行阴道冲洗

E. 术后第 2 次月经干净后复查

（8～9 题共用题干）

患者，女，25 岁，已婚，5 天前行人工流产术后出现下腹痛，伴里急后重感。查体：腹部压痛、反跳痛，宫颈举痛。

8. 该患者最可能的诊断是（　　）。

A. 异位妊娠　　　　　　　B. 急性盆腔炎性疾病　　　　　C. 急性宫颈炎

D. 急性阑尾炎　　　　　　E. 卵巢囊肿蒂扭转

9. 上述疾病最主要的治疗手段是(　　)。

A. 后穹隆切开引流　　　　B. 取半坐卧位　　　　　　　　C. 剖腹探查

D. 抗生素治疗　　　　　　E. 阴道冲洗

二、问答题

1. 女性生殖系统的自然防御是什么?

2. 滴虫性阴道炎的传播途径有哪些? 最主要的传播途径是什么?

3. 哪些条件可以导致外阴阴道假丝酵母菌病?

4. 滴虫性阴道炎和外阴阴道假丝酵母菌病临床表现的区别是什么?

项目十三　腹部手术患者的护理

任务一　腹部手术患者的一般护理

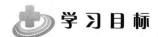

学习目标

1. 掌握腹部手术围手术期的护理。
2. 熟悉腹部手术的分类方式。
3. 了解腹部手术的手术方法及腹部手术的常见并发症及护理措施。

近年来,由于手术技术的提高、手术方式的改进以及与手术有关条件的完善,使手术治疗更趋安全,致使腹部手术成为妇科疾病常用的一种治疗手段。

妇产科腹部手术按急缓程度,可分为择期手术、限期手术和急诊手术。按手术范围区分,有剖腹探查术、附件切除术、次全子宫切除术、全子宫切除术、次全子宫及附件切除术、全子宫及附件切除术、子宫根治术和剖宫产术等。子宫、附件切除术也可经由阴道施行。要保证手术的顺利进行、患者术后如期康复,则需要充分的术前护理及精心的术后护理,以保证患者以最佳身心状态经历手术全过程。

一、腹部手术前的护理

【护理评估】

1. 健康史　询问患者的姓名、年龄、婚姻、职业、教育程度、联系方式、药物过敏史、末次月经、疾病史、家庭住址等一般情况,记录入院日期,观察患者的入院方式。询问患者的饮食习惯和民族信仰,评估其对手术的影响;了解患者入院的主要问题、主要症状、就医经过和采取的治疗措施及效果;根据年龄了解患者是否有该年龄段的常见病或者多发病史,评估年老患者身体各器官退化情况,是否存在视力或听力障碍,是否伴有老年病、慢性病;询问患者月经史,要避免月经期手术,月经期手术可因盆腔充血致术中、术后出血增多。

2. 身体评估

(1)生命体征　测量体温、脉搏、血压及呼吸,了解患者的基本情况。对异常者应及时报告医生查明原因,给予适当处理。

（2）全身状况　观察有无上呼吸道感染；了解皮肤情况，特别是手术野皮肤有无感染；评估睡眠时间和睡眠质量；评估异常阴道出血患者的出血量、性状，有无异味等；了解患者的身高、体重以及血红蛋白的含量；观察患者皮肤的颜色、弹性等；了解患者是否有贫血、营养不良。

（3）辅助检查　测量血、尿、大便三大常规及肝、肾功能测定，生化检查，做心电图，胸部 X 片等。了解患者的一般情况，评估机体心、肺、肝、肾等重要器官功能，以此判断患者是否合并有心脏病、糖尿病等内科疾病。

3. 心理-社会评估　当确定有手术必要时，患者已开始了术前的心理准备，与所有接受手术治疗者一样会担心住院使其失去日常习惯的生活方式，手术会引起疼痛，或恐惧手术有夺去生命的危险。女性患者会担心身体的过度暴露，更顾虑手术可能会使自己丧失某些重要的功能，以致改变自己的生活方式。一些妇女视子宫为产生性感和保持女性特征的重要器官，错误地认为切除子宫会引起早衰、影响夫妻关系等，因此子宫切除术对患者及其家属都会造成精神压力。针对这些情况，护士需要应用医学专业知识，采用通俗易懂的语言耐心解答患者的提问，为其提供相关的信息、资料等，使患者相信在医院现有条件下，她将得到最好的治疗和照顾，能顺利度过手术全过程。部分受术者会因为丧失生育功能而产生失落感，护士应协助护理对象度过哀伤全过程。

【护理诊断】

1. 知识缺乏　缺乏疾病发生、发展、治疗及护理的知识。

2. 抉择冲突　与手术方式、范围决定的困难有关。

3. 焦虑　与住院、担心手术是否顺利及术后恢复有关。

【护理目标】

（1）使患者对疾病的治疗护理知识增加。

（2）患者和医生共同决定手术方式。

（3）使患者的焦虑程度减轻。

【护理措施】

1. 心理护理　亲切、耐心地接待入院患者，做好病室环境、病友及医护人员的介绍，消除陌生感。及时充分了解患者的担忧和需要，并尽可能地给予患者比较满意的解释。用浅显易懂的语言、资料和图片来介绍相关疾病的医学知识，让患者了解手术的目的、手术前后的注意事项，纠正患者的错误认识，如切除子宫后会早衰、失去性功能等。手术室护士应在手术前 1 天到病房了解患者情况，向患者介绍麻醉的方式、手术室环境、手术过程等。使患者相信在医院现有的条件下，能顺利度过手术全过程。同时，在不影响治疗护理的前提下，要尊重患者的信仰和习惯，鼓励患者说出自己的感受，共同探讨适合自己的缓解心理应激的方法，从而减轻患者的心理应激。另外，让患者家属了解，护士经常的观察、记录病情是术后护理常规，目的在于能及时发现异常情况，因此不必紧张。

2. 提供相关信息　应根据患者的年龄和文化层次，给以相应的健康教育。可采用小组讨论方式进行，让患者之间相互交流、分享感受；也可采用个人访谈的方式，让患者完全放松，并进行针对性指导。其内容包括以下三个方面。

（1）疾病知识　向患者讲解一些与疾病有关的健康知识，如子宫切除术后不再出现月经；卵巢切除术后会出现停经、阴道分泌物减少等症状。即使保留一侧卵巢，也会因术中影响卵巢血运，暂时性引起性激素水平波动而导致停经。症状严重者可在医师指导下接受激素治疗以缓解症状等。

（2）手术期知识　告知患者术前准备的内容,如备皮、阴道准备、肠道准备等,介绍拟定的手术名称、范围、麻醉方式,如麻醉的方式有硬膜外麻醉、全麻等;讲解术后可能出现的问题和注意事项,如术后患者将会进入复苏室,可能继续静脉输液,有留置的导尿管或引流管,让患者明白出现疼痛可以止痛,早期活动可以促进胃肠功能恢复、预防下肢深静脉血栓及坠积性肺炎等。

（3）适应性功能锻炼　因为术后患者常因伤口疼痛等不愿意咳嗽和翻身,所以术前要指导患者深呼吸、咳嗽、咳痰的方法,如指导患者按住切口两侧,限制腹部活动的幅度,以胸式呼吸用力咳嗽;同时应教会患者在别人的协助下进行在床上翻身、肢体运动的方法等。多数术后患者不习惯床上小便,因此术后应教会患者在床上使用便器,以免术后发生排尿困难。让患者反复练习,直到掌握为止。上述内容同样希望家属了解,以便协助、督促患者执行。

3. 术前一般准备

（1）观察生命体征　生命体征与患者的病情密切相关,应根据医嘱进行观察测量。术前3天,一般每4 h测量体温、脉搏、呼吸1次,每天测血压1次。若患者出现发热、血压增高等应通知医生,并协助查找原因,若需推迟手术,应向患者及家属说明原因,取得患者及家属的理解。

（2）营养及饮食　术前营养状况直接影响术后康复。术前应指导患者进食高蛋白质、高热量、富含维生素的食物;年老体弱、进食困难者应与营养师共同协商,调整饮食结构,制订合理食谱;必要时静脉补充营养,如输白蛋白、输血等。

（3）化验结果　完善必要的术前检查,如血、尿、大便常规,心电图,肝功能,肾功能,促凝血时间及交叉配血试验并备用等。

（4）处理术前合并症　对合并有贫血、营养不良、高血压、糖尿病、心脏疾病等的患者,要及时给以适当的治疗,争取调整到最佳身心状态,为手术创造条件。

（5）签手术同意书　尊重别人知情同意的权利,签署手术同意书。一方面,使患者和家属了解术前诊断、手术名称、手术目的、术中和术后可能出现的问题,避免不合意愿的手术;另一方面,也是院方手术行为得到患者和家属认可的依据,避免院方受到患者因不理解病情及合并症产生时的指责,甚至由此引发纠纷。签署后的手术同意书要妥善保管。

4. 肠道准备　根据病情需要遵医嘱在手术前1天或前3天进行肠道准备,术前8 h禁食、4 h禁饮。目的是使肠道空虚、暴露手术视野、减轻和防止术后肠胀气;防止手术时麻醉药物松弛肛门括约肌致大便污染手术台;同时,也给可能涉及肠道的手术做好准备。

（1）一般手术子宫全切、肌瘤切除等手术　术前1天吃软食、易消化的半流食物,口服导泻剂,如番泻叶、蓖麻油、甘露醇、硫酸镁等,或用甘油灌肠剂置肛导泻、肥皂水灌肠1~2次,使患者能大便3次以上即可。

（2）可能涉及肠道的手术　如卵巢癌有肠道转移行肿瘤减灭术者,术前3天进食无渣半流质饮食,术前1天进食流质饮食,并行清洁灌肠,直至排出的大便液中无食物残渣。目前常以口服导泻剂代替多次灌肠,效果良好,但对年老体弱者要根据个体反应性选择用量,防止水泻导致脱水。

5. 皮肤准备　术前1天沐浴、更衣、剪指甲、去指甲油及其他化妆品等,然后以顺毛、短刮的方式进行手术区域剃毛备皮,其范围是上自剑突下,两侧至腋中线,下达两大腿上1/3处以及阴部的皮肤,注意清洁脐窝部。

6. 阴道准备　多用于子宫全切的患者,一般行阴道擦洗,于手术前3天冲洗,每天2次,常用碘伏溶液。手术日晨用消毒液行宫颈、阴道消毒,注意阴道穹隆部分的消毒,消毒后用大棉球蘸干,然后用美蓝或1‰甲紫溶液涂宫颈及阴道穹隆(作为术者切除子宫的标志),并用大棉球蘸干。

7. 休息与睡眠　护士要保证患者在术前得到充分休息。为减轻患者的紧张、焦虑,可给患者适量的镇静药物,常用地西泮5 mg,睡前服用。同时为患者提供安静、舒适的环境。在术前1天,夜班护士巡视病房时应了解患者的睡眠情况,必要时可再次给予镇静药,但应在手术前用药之前4 h之上,以减少这些药物的协同作用,防止出现呼吸抑制状况。

8. 其他　根据患者有无药物过敏史及治疗的需要,做药物敏感试验,并在病历上做好记录;术前1天要求患者取下活动义齿、发夹、首饰及贵重物品等交家属保管;备好患者去手术室携带的物品,如病历、术中用药等,核对后交与手术室护士;留置导尿管,保持引流通畅,避免术中损伤膀胱;术前半小时给予基础麻醉药,通常为苯巴比妥或阿托品,以缓解患者的紧张情绪及减少腺体分泌。

9. 环境准备　根据手术种类和麻醉方式,铺好麻醉床,准备好监护仪、负压吸引及急救药物。

【护理评价】

(1)患者能说出疾病的名称、手术的必要性、术前准备的内容,并能积极配合。

(2)患者生理方面所表现的心率增快、血压升高等交感神经刺激症状消失;情感方面,如无耐心、易怒、哭泣等表现减轻或消失;认知方面的健忘、对周围不注意、思维中断或不愿面对现实等症状减轻。

【考点提示】

腹部手术前的护理措施。

二、腹部手术后护理

术后护理应从手术完毕到患者出院。术后短时间内,应以患者的生命体征为护理重点,以后则应注意各系统功能的恢复情况,目的是使患者能尽快康复,同时防止各种手术并发症的发生。针对患者存在的问题,应采取相应的护理措施,让患者和家属参与到护理活动中,发挥患者的主观能动性,提高患者的自护能力。

【护理评估】

(一)健康史

患者被送回术后复苏室后,值班护士应通过与手术室护士、麻醉师交接班或查阅手术记录单等详细了解手术情况,检查输液、腹部伤口、阴道出血情况、背部麻醉管是否拔出或保留供镇痛泵用等,认真做好床边交班,详尽记录观察资料。

(二)身体评估

1. 生命体征　及时为患者测量血压、脉搏、呼吸和体温,观察术后血压,并与术前比较;了解呼吸的频率和深度;注意脉搏是否有力、节律是否整齐,了解体温的变化情况。

2. 神志　观察全麻患者的神志,以了解麻醉恢复情况;对腰麻及硬膜外麻醉的患者,了解患者有无异常的神志变化。

3. 皮肤　评估皮肤的颜色和深度,特别应观察切口、麻醉针孔处敷料是否干燥,有无渗血;手术过程中受压部位皮肤及骨突出处皮肤是否完整。

4. 疼痛 评估患者术后疼痛的部位、性质、程度;了解患者的止痛方式,给予针对性护理,如采用硬膜外置管和自控阵痛装置则需观察管道是否固定、通畅,采用注射和口服时,则要了解药物的剂量和使用间隔时间。并且观察止痛后患者疼痛的缓解程度。

5. 各种引流管 了解引流管的放置部位和作用,观察引流管是否固定、通畅,评估引流液的性质、颜色及量,是否有异味等,术中是否有腹腔内用药。妇科手术常见的引流管有腹腔引流管、宫腔引流管、导尿管、胃肠减压管等。

(三)心理-社会评估

术后,患者对手术是否成功、有无并发症最为关心,对术后出现的不适往往感到紧张、焦虑。应通过评估患者对手术的耐受情况,亲切耐心地与患者交流,观察患者的心理反应,同时,了解患者有无丈夫及家属陪伴。

【护理诊断】

1. 疼痛 与手术创伤有关。

2. 活动无耐力 与麻醉、手术有关。

3. 有体液不足的危险 与可能出现术后出血及摄入有限有关。

4. 有感染的危险 与手术有关。

【护理目标】

(1)患者疼痛缓解。

(2)患者体力逐渐恢复。

(3)患者没有体液不足。

(4)患者术后没有感染。

【护理措施】

1. 环境 为患者的术后提供安静、舒适、空气清新的休息环境,术后 24 h 患者一般住复苏室,待生命体征及病情稳定后再转入普通病房。

2. 体位 根据手术和麻醉方式决定体位。全麻未清醒的患者应有专人守护,去枕平卧,头偏向一侧,保持呼吸道通畅,防止呕吐物、分泌物呛入气管引起窒息或吸入性肺炎,清醒后可根据患者病情的需要选择卧位。腰麻的患者应去枕平卧 6 h,可封闭麻醉针孔,缓解脑脊液流至硬膜外隙,减缓颅内压降低而导致的头痛。硬膜外麻醉的患者手术后可垫枕平卧,枕不宜过肩,以减轻患者术后由于卧位不当带来的不舒适感。患者情况稳定后,术后第 2 天均应采取半坐卧位,这样有利于腹部肌肉松弛,降低腹部切口张力,减轻疼痛;有利于腹腔引流,使术后腹腔内的液体、炎性渗出液局限在直肠子宫陷凹,避免对膈肌的激惹,减少脏器刺激;同时半卧位有利于呼吸、咳嗽、排痰,减少术后肺部并发症。无论采取何种卧位,都应注意在保证患者舒适的情况下,定时给患者翻身、协助其肢体活动,以促进患者身体早日恢复。

3. 密切观察病情

(1)生命体征 认真观察并记录患者生命体征。通常术后每 0.5～1 h 监测 1 次血压、脉搏和呼吸,连续监测 6 次;平稳后改为 4 h 监测 1 次,连续监测 3 次,正常后停止监测。若有异常或提示内出血,应增加监测的次数。术后应每天测体温 4 次,由于机体对手术创伤的反应,术后 1～3 天体温略有升高,但一般不超过 38 ℃,如果体温持续升高或正常后再次升高,应观察有无切口、肺部、泌尿道等部位的感染。

(2)切口 保证切口敷料的干燥,观察腹部切口有无出血、渗液,切口周围皮肤有无红、肿、热、痛等感染征象。对子宫全切的患者,应观察有无阴道出血及阴道分泌物的量、色、质,以判断阴道切口的愈合情况。

（3）麻醉的恢复 观察全麻患者的意识恢复情况；观察腰麻及硬膜外麻醉的患者下肢感觉的恢复情况。一般情况下，停药 6 h 后麻醉作用消失。

4. 心理护理 减轻患者的疼痛，解除其不适，告知手术的情况及术后注意事项，帮助患者提高自理能力；做好家属的健康教育，取得其积极地配合，有效降低术后患者的不良心理反应。

5. 疼痛的护理 疼痛是术后常见的护理问题，麻醉作用消失至术后 24 h 内疼痛最明显。患者常常因为疼痛而拒绝翻身、检查，甚至产生焦虑、恐惧、失眠等。护士应牢记：患者只有在不痛的情况下才能主动配合护理活动，进行深呼吸、咳嗽和翻身。因此护士应掌握止痛的方法和技巧，正确指导患者使用自控阵痛装置，或在评估患者疼痛的基础上及时给予止痛药。止痛药常用哌替啶、吗啡。另外应保持病室安静，环境舒适；6 h 以后用腹带帮助固定切口，减轻患者疼痛等。

6. 留置管的护理 妇科患者术后通常有留置的导尿管、腹腔或盆腔引流管，医生应根据患者的手术情况和病情决定保留时间。一般在 24 h 内负压引流液不超过 200 mL。若量较多则应了解是否在术中有腹腔内用药；导尿管通常每天行会阴擦洗 2 次，保持局部清洁，鼓励患者饮水，防止泌尿系的逆行感染，另外，还应注意观察尿液的量、质、色，以判断有无输尿管及膀胱的损伤。拔除导尿管后要协助患者排尿，以观察膀胱功能的恢复情况。

7. 营养及饮食 一般手术患者在术后 6 h 进食流质饮食，但应避免产气食物如牛奶、豆浆等，以免肠胀气。肛门排气以后，改流质饮食为半流质饮食，以后逐渐过渡到普通饮食；涉及肠道手术的患者，术后应禁食，排气后才能从进流质饮食逐步过渡到半流质、普通饮食。术后饮食应以营养丰富、易消化、高热量及富含维生素为原则。鼓励患者进食，促进肠道功能恢复及术后康复，在患者不能进食或进食不足期间，应静脉补充液体和电解质，必要时给予静脉高营养。

8. 休息与活动 在止痛的前提下，要保证患者有良好的休息和充足的睡眠。同时按循序渐进的原则，鼓励患者进行活动。每 2 h 协助患者翻身 1 次，生命体征平稳后要鼓励患者尽早下床活动，改善循环，防止下肢静脉血栓的形成，促进肺功能的恢复。活动时注意防止患者特别是老年患者因体位变化引起的血压不稳定，防止突然起床或站立时发生跌倒。

9. 术后常见并发症及护理 无论手术大小，都有发生术后并发症的危险。术后护理的目标之一是预防并发症和减少并发症带来的危害。腹部手术常见的术后并发症有腹胀，尿潴留，伤口血肿、感染、裂开，下肢深静脉血栓等。

（1）腹胀 多由手术麻醉造成患者肠蠕动减弱所致，炎症、低钾等也可引起术后腹胀，患者术后呻吟、抽泣、憋气等可咽入大量不易被肠黏膜吸收的气体，加重腹胀。通常患者在术后 48 h 肛门排气，逐步至肠蠕动恢复，一经排气，腹胀即可缓解。超过 48 h 未排气的患者应观察有无腹胀及腹胀的程度，查找腹胀的原因并进行处理。出现腹胀者排除肠梗阻后可采取热敷腹部、肛管排气、针灸、皮下注射新斯的明 0.5 mg 等措施刺激肠蠕动，以缓解腹胀。早期下床活动可减轻和预防腹胀。同时炎症或低钾引起腹胀者可给予抗生素或补钾。

（2）尿潴留 不习惯床上排便、留置导尿管的机械性刺激是术后患者尿潴留的主要原因。预防措施：术前进行床上解便的有效训练；术后协助患者坐位排尿；增加液体入量；拔导尿管前，夹管并定时开放，以训练膀胱功能。若以上措施无效，则再次导尿。

（3）伤口血肿、感染、裂开 多数伤口是清洁封闭创口，能迅速愈合，甚少形成瘢痕。如果创口上没有引流管，直到拆线都不必更换敷料。创口出血甚多或切口压痛明显、肿胀、检查有波动感,应考虑为切口血肿。血肿极易感染,常为伤口感染的重要原因。遇到异常情况,护士切忌慌张、失态,应及时报告医师,协助处理。同时避免混乱,尽量减少在床边做技术性讨论,为患者提供安全感。少数患者,尤其年老体弱或过度肥胖者,可出现伤口裂开的严重并发症。此时,患者自觉切口部位轻度疼痛,有渗液从伤口流出;更有甚者,腹部敷料下可见大网膜、肠管脱出。护士在通知医师的同时,应立即用无菌手术巾覆盖包扎,送手术室协助缝合处理。

(4)下肢深静脉血栓 下肢深静脉血栓手术是导致下肢深静脉血栓形成的重要诱发因素。较大的手术亦与血流缓慢、淤滞有密切关系,手术中由于长时间的仰卧和麻醉,下肢肌肉完全麻痹,失去了正常的收缩功能,肌肉松弛,静脉舒张;手术后又因刀口疼痛,患者长时间卧床、半坐或侧卧,下肢肌肉处于松弛状态,而使下肢深静脉血流减慢,从而为血栓形成创造了条件。术后患者出现下肢深静脉血栓已呈逐年上升趋势,成为危害患者健康的"头号杀手"。我们应做好预防措施:术前应做好充分的术前准备,了解有无高危因素;术中注意避免下肢静脉高压,以减轻组织损伤和对盆腔血管刺激,注意调整水、电解质平衡,纠正脱水,避免用止血药;术后多翻身,做足底伸屈活动,尽量早期下床活动,并适当进行患肢肌肉运动,多饮水,勤按摩,回病房后立即使用空气压力波治疗,根据手术情况,每天 2～4 次,患者能下床活动后即可停止;根据医嘱,每天使用低分子肝素钙 2500～4000 U。

10. 出院指导 在评估患者自我护理能力以及家属对患者照顾能力的基础上,入院时就开始进行针对性准备,并在出院时给予详细的出院指导。出院指导应包括出院后休息、活动、用药、饮食、性生活、门诊复查时间、可能出现的异常症状、体征的观察和处理等。

【护理评价】

(1)患者无疼痛的痛苦表情,自述疼痛减轻,能安然入睡。

(2)患者自理能力提高,能做一些力所能及的事情。

(3)患者没有口渴、皮肤干燥等体液不足的症状。

(4)患者体温维持正常,血象指标正常,切口无红、肿、热、痛等征象。

【考点提示】

腹部手术后的护理措施。

三、腹部急诊手术护理

妇产科常见的急诊手术有异位妊娠腹腔大出血,黄体破裂,卵巢囊肿蒂扭转、破裂等。遇到急诊手术患者,则要求护士动作敏捷,在最短时间内简明扼要地了解病史,问清医师准备实施的手术类型,医护密切配合,使工作有条不紊。

1. 心理准备 在简明扼要地了解病史,并对患者和家属进行手术目的及术前准备的针对性解释的同时,通过娴熟的技术让患者确信自己正处于被救治中,以减轻患者的紧张、恐惧情绪,也使患者家属积极配合急诊手术。

2. 快速做好术前准备 急诊患者通常病情危重,处于极度痛苦甚至休克状态,除抢救休克外应尽快完成腹部手术准备。患者到来后,应立即观察病情、询问病史、测量生命体征并做好医疗记录;完成备皮输液、输血、导尿、使用术前基础麻醉药等准备工作;签署手术同意书,为患者手术创建条件。

3. 术后患者护理 术后按一般腹部手术后患者护理。

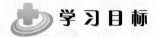

任务二　宫　颈　癌

学习目标

1. 掌握宫颈癌的临床表现及宫颈癌围手术期的护理。
2. 熟悉宫颈癌生长部位及对机体造成的影响。
3. 了解宫颈癌的发病原因。

案例引导

　　蔡女士,59 岁,因"同房后出血半年余,宫颈活检提示:宫颈鳞癌 7 天"入院,于 2013 年 10 月 12 日入院,入院完善相关辅检,于 10 月 16 日在全麻下行腹腔镜广泛子宫全切术＋双侧附件切除术＋盆腔淋巴清扫术,手术顺利,术中出血 180 mL,术中输血 400 mL,术后持续导尿,持续阴道 T 管引流,标本送病检,术后第 3 天拔除阴道 T 管,术后第 6 天腹部切口拆线,术后第 9 天导尿管潮式引流,术后第 14 天拔导尿管,拔管后第 2 天出院。问题:

　　1. 你作为责任护士,应怎样观察蔡女士术后并发症的发生?

　　2. 如何对蔡女士进行现阶段系统化整体护理?

【护理评估】

（一）健康史

　　查询术前检查记录,了解术前检查有无异常;仔细了解患者的婚姻史、性生活史、慢性宫颈炎的病史、高危男性接触史等;重点关注年轻患者有无接触性出血及月经异常,对年老患者注意询问其绝经后阴道不规则出血情况。

（二）身体评估症状

　　1. 阴道出血　早期表现为性交后或双合诊检查后有少量出血,称为接触性出血。以后可有月经间期或绝经后少量持续不规则出血,早期出血量少,晚期病灶大则出血量较多,一旦侵蚀较大血管可能引起致命性大出血。

　　2. 阴道排液　阴道排液增多,如水样或米汤样,有腥臭味。晚期因癌组织坏死继发感染时,则出现大量脓性或米汤样恶臭白带。

　　3. 疼痛　晚期症状,表示宫颈旁已有明显浸润。如癌灶侵及盆腔组织、骨盆壁,压迫输尿管和直肠、膀胱,患者可出现尿频、尿急、肛门坠胀、大便秘结、里急后重及下肢肿痛。严重者导致尿管梗阻、肾盂积水、尿毒症。

4. 晚期出现恶病质　消瘦、发热、全身衰竭等症状。

（三）心理-社会评估

患者因病情表现出痛苦面容,因担心手术而情绪紧张、焦虑,家庭的支持、亲人的关心对患者情绪影响较大。

（四）辅助检查

1. 宫颈刮片细胞学检查　普查最常用的方法,也是目前发现宫颈癌前病变和早期宫颈癌的主要方法。

2. 碘试验　将碘溶液涂于宫颈或阴道壁,观察局部着色情况,正常功能宫颈阴道部和阴道鳞状上皮细胞糖原含量丰富,正常情况下被碘溶液染成棕色,宫颈管单层柱状上皮瘢痕、糜烂等不着色。于不着色区取活检,可提高检出率。

3. 阴道镜检查　可将宫颈放大 $16\sim100$ 倍,在鳞-柱细胞交界处准确取材。

4. 宫颈及宫颈管活组织检查　确诊宫颈癌前病变和宫颈癌的最可靠方法。选择宫颈鳞-柱细胞交界处与时钟对应的 3 点、6 点、9 点和 12 点处取四个活体组织送检,或在碘试验、阴道镜检查中观察到的可疑病变处取材。

【护理诊断】

1. 恐惧　与宫颈癌诊断及可能的预后不良有关。

2. 疼痛　与晚期病变浸润或广泛性子宫切除术后创伤有关。

3. 排尿异常　与宫颈癌根治术后影响膀胱正常张力有关。

4. 营养失调　与阴道出血、癌症消耗有关。

5. 自我形象紊乱　与疾病及术后长期留置导尿管有关。

6. 有感染的危险　与贫血、手术、机体抵抗力下降有关。

【护理目标】

（1）患者能接受各种诊断、检查和治疗方案。

（2）患者将维持合理营养。

（3）患者适应术后生活方式。

（4）患者排尿功能恢复良好。

（5）疼痛减轻或消失。

（6）感染得到控制或消除。

【护理措施】

（一）基础护理

1. 饮食　术前 $2\sim3$ 天半流质饮食,术前晚全流质饮食,术前 12 h 禁饮水,根据病情给予高蛋白质、高热量、易消化及含有多种维生素的食物,以纠正负氮平衡。

2. 休息　提供安静、舒适的环境,酌情给予安眠药,保证患者充分睡眠。

3. 卫生　手术区皮肤的准备,备皮以顺毛短刮方式进行,上自剑突下,下至两侧大腿上 1/3,包括会阴两侧至腋中线。脐部用酒精棉签洗净,再用肥皂水和清水洗净,术前 1 天患者沐浴,更换清洁衣裤。

4. 肠道准备　术前 3 天开始口服氟哌酸 0.2 g tid,甲硝唑 0.4 g tid,术前 1 天进流质饮食,给予离子泻药口服,并注意补液 1500 mL,同时术前使用抗生素,术前晚及手术日晨予灌肠,至患者解出清水样便,详细与患者交流,让其了解这样做的优点和目的。

5. 阴道准备　术前 3 天开始用 0.5% 碘伏冲洗阴道 bid,使用阴道窥器时操作要柔和,勿造成损伤,尤其宫颈癌患者宫颈常常容易出现接触性出血,造成患者紧张,冲洗时注意阴道穹隆的冲洗。手术前晚及当天早上各灌洗 1 次。手术避开经期。

（二）病情监测

1. 体温的监测　术后患者体温低时需保温,必要时使用电热毯升温,在麻醉作用尚未消除前,不宜使用热水袋;体温过高,给予物理降温。3 天后体温超过 38 ℃,注意是否有感染、脱水或输液反应。

2. 呼吸的监测　呼吸小于 12 次/分、呼吸表浅,应测 SpO_2 和血气分析,鼻导管或面罩给氧。术后保持呼吸道通畅,头偏向一侧,吸出口咽部胃内容物。腹带过紧,可限制腹式呼吸,引起肺不张。

3. 心率的监测　正常心率在 60~100 次/分,如患者心率持续在 120 次/分以上,应观察血容量是否不足,颈外静脉有无怒张,有无心力衰竭。

4. 尿液的监测　尿少、尿液颜色深,考虑低血容量,迅速补充血容量,尤其是胶体的补充。

5. 中心静脉压的监测　测定胸腔内上、下腔静脉或右心房的压力,衡量右心排血能力的指标。正常值:5~12 cmH_2O,小于 5 cmH_2O 提示血容量不足,大于 15 cmH_2O 提示右心功能不良。影响 CVP 的主要因素,除心功能、血容量、血管张力外,还有胸膜腔内压、导管尖端位置、零点定位、测压系统的通畅。

6. PCA 泵的观察　保持连接通畅,静脉 PCA 泵和硬膜外 PCA 泵不可混淆。副反应:恶心、呕吐。

7. 肠功能的恢复　术后 48 h 肛门未排气者,可温盐水低压灌肠,必要时腹部热敷,如同时施行了肠道手术,则禁忌灌肠。

8. 伤口观察　术后 24 h 观察腹部伤口有无渗血、渗液,术后 3 天更换敷料,注意伤口有无红、肿,注意阴道切口有无渗血,如果发现渗血较多,及时报告医生。

9. 引流管的观察　观察腹腔引流管是否通畅,同时保持负压状态,注意引流液的颜色、性质和量。如引流液鲜红提示有活动性出血,引流管中有粪便、尿液流出,应考虑膀胱及肠道损伤,应立即报告医生。

10. 泌尿道观察　留置导尿管时严格无菌操作,动作轻柔,术后保留导尿管 1~2 周,观察记录尿液的颜色和量,观察患者是否有尿频、尿急、尿痛、体温变化等症状,鼓励患者多饮水,保持导尿管通畅及外阴清洁,每天外阴擦洗 2 次,保持会阴部及导尿管周围干净、清洁,预防感染。

11. 切口感染　术后 3~4 天,疼痛不减甚至加重,或减轻后又加重,伴体温升高,心率加快,切口有红、肿或有炎性分泌物渗出,应立即报告医生。加强抗生素的使用,加强营养,控制原发疾病,避免咳嗽时腹压过大而使切口裂开。

12. 出血观察　观察引流液、血压,及时补充血容量,如右旋糖酐、代血浆、血液等,禁止头低足高位。

13. 肠梗阻　患者出现腹痛、腹胀、呕吐、停止排便和排气,即可考虑肠梗阻,应告知医生,行胃肠减压,应用抗生素,解痉止痛,如 654-2（山莨菪碱）,勿使用强效镇痛剂如吗啡、杜冷丁等。

14. 肺部感染　肺不张表现为咳嗽、呼吸浅快、心率增加、体温突然升高,术后 2 天内高热,90％为肺不张,呼吸音减弱,合并感染时有啰音。应加强预防,如术前练习深呼吸和咳嗽;术中保持呼吸道通畅,及时吸出呼吸道分泌物,防止误吸;术后鼓励患者翻身,深呼吸,有效咳嗽,有痰时鼓励并协助患者及时咳出,拍背,雾化,尽早下床活动。

15. 盆腔感染 表现为术后2～7天发热,下腹疼痛,血象升高。术前应做好阴道准备和肠道准备,减少术中盆腔污染,保持术后引流通畅,术后半卧休息,鼓励患者尽早下床活动。

16. 淋巴囊肿 术后淋巴液引流不畅可形成腹膜后淋巴囊肿。囊肿较大者可有下腹不适感,也可有同侧下肢水肿及腰腿疼痛。护理措施包括术后早期床上按摩,交替抬高肢体,促进淋巴回流。注意观察盆腔引流液的量及性质,保持引流管通畅,避免引流管扭曲、受压,影响引流效果。如患者有一侧或双侧肢体肿胀疼痛,腹股沟部触及有软性包块形成,说明已有淋巴囊肿形成,可抬高患侧肢体,促进淋巴回流,局部可用中药大黄或芒硝热敷,也可以物理热疗,促进囊肿吸收消散,个别囊肿较大者要及时切开引流,做好引流后伤口护理。

17. 下肢深静脉血栓 观察肿胀、水肿,突然发生的下肢肿胀最为多见。单侧肢体肿胀,测量下肢周径,双下肢同一部位的周径之差超过1 cm时具有临床意义。皮肤颜色发绀和静脉扩张,特别是站立时更为明显。一旦下肢深静脉血栓形成,若原发于髂股静脉,血栓形成而病期不超过48 h者,可采用导管取栓术。非手术疗法包括对症、溶栓、抗凝疗法等。

（三）执行医嘱

1. 治疗原则

（1）手术治疗 Ⅰa～Ⅱb早期。

（2）手术加放疗 Ⅱb～Ⅳ期;全身状况差不能手术者;病灶大的术前放疗;术后放疗。

（3）化疗 主要用于晚期或复发转移者。

（4）放疗 适用于各期宫颈癌患者。

2. 遵医嘱用药,配合治疗 常用抗癌药物有顺铂、卡铂、氟尿嘧啶和紫杉醇等。

（四）术后患者护理

1. 一般护理

（1）术后患者返回病房后给予去枕平卧,头偏向一侧,保持呼吸道通畅,遵医嘱给予吸氧、多功能监护,密切观察生命体征变化,为患者束腹带,切口处沙袋压迫6 h,防止切口渗血。术后6 h为患者头下垫枕,鼓励翻身活动,术后8 h血压平稳可取半坐卧位,以利于盆腔引流。

（2）加强各项基础护理,保持引流管通畅,观察引流液的颜色、性质和量;定时更换引流袋,防止逆行感染;定时膀胱冲洗和夹闭导尿管,以锻炼膀胱反射功能。

（3）注意观察患者有无腹痛、腹胀、肋间部疼痛及皮下气肿等情况发生,及时处理。

（4）加强饮食与活动指导,肛门排气后,可进流质、半流质饮食,禁食牛奶、豆浆等易产气食物,以免加重腹胀。逐渐过渡到普食,宜少量多餐,营养丰富,以提高组织修复能力,促进患者早日康复。术后鼓励患者早期离床活动,防止发生坠积性肺炎、深静脉血栓等并发症。

（5）如果患者出现呼吸困难、手足抽搐、$PaCO_2$升高,应考虑CO_2人工气腹导致高碳酸血症发生,应通知医生及时给予处理,同时注意安抚患者及家属情绪。

（6）为防止术后患者出现尿潴留,应教会患者掌握盆底肌功能锻炼的方法。患者取仰卧位,四肢自然放松伸展,双下肢小腿以下垫一软枕,抬高约30 cm,让患者做深呼吸运动,吸气时收缩腹肌和肛门肌肉,同时抬高臀部,呼气时放松腹肌和肛门肌肉,同时放下臀部,动作过程舒缓、均匀、连贯,每次重复10～15回合,每天早晚各1次。

2. 化疗护理

（1）局部护理　为提高穿刺成功率,我们要选择弹性好、血管内径大的血管进行穿刺。采用左、右肢体交替输注的方法来减少强刺激性药物引起的栓塞性静脉炎的发生概率;如果发生栓塞性静脉炎,可用热敷硫酸镁溶液和理疗来缓解疼痛。

（2）全身护理　观察患者的精神、脸色、皮肤、毛发的变化;观察其消化道症状,如有无恶心、呕吐、腹痛等。化疗前后及化疗期间定期复查患者的血常规及肝、肾功能。嘱咐患者进食高蛋白质、高热量、无刺激性食物,少量多餐,多饮水。针对其出现的不良反应给予相对应的处理,如出现口腔溃疡给予朵贝氏溶液漱口;食欲减退采用多餐少食形式,给予高蛋白质、高热量、易消化的食物;呕吐频繁及呕吐严重者给予止吐药物治疗。

（五）心理护理

1. 术前心理干预　与患者交流沟通,了解他们的心理活动,耐心做好心理护理,使患者有心理准备迎接致残性的手术,向患者及家属讲解手术及麻醉的方法、手术预期效果以及术中和术后可能出现的问题,解除患者的思想顾虑,消除紧张情绪。

2. 术后心理干预　予以患者安慰,加强与患者及家属的沟通,增加患者信心。护士应主动和患者交谈,通过交谈了解患者的思想,耐心解答他们提出的问题,取得患者的信任,解除患者的思想顾虑,使患者主动配合护士进行操作;关心患者,对其进行心理护理,指导其看书、听轻音乐等,分散其注意力,减轻对疼痛的感觉。

3. 化疗心理干预　耐心并详细地向患者解释化疗期间的不良反应和外表的改变只是暂时的,跟患者家属一起鼓励患者建立战胜病魔、恢复健康的信心,消除患者的不良心理反应。

（六）健康教育

（1）出院后要保证充足的营养摄入,饮食上给予高蛋白质、高热量、高维生素、易消化的食物,充分养好身体,并为下一次化疗打好基础。

（2）保持会阴的清洁,勤换内衣、内裤,禁止盆浴,手术后禁止性生活2～3个月。

（3）出院后患者出现异常症状(如发热、出血、腹痛等)时要立即就诊。

（4）提醒患者家属给患者提供安静、祥和的家庭环境,同时鼓励患者以积极乐观的态度面对人生。

（5）出院后要参加适当的活动和适度的锻炼,增强体质。

（6）告知患者肿瘤随访的目的和重要性,使其积极配合随访。第1年内,出院后第1个月行首次随访,以后每2～3个月复查1次;第2年每3～6个月复查1次;第3～5年,每6个月复查1次;第6年后每年复查1次。其间出现症状的患者应及时到医院检查。随访内容包括术后检查、血常规检查和胸部X线检查。

【护理评价】

（1）患者住院期间能以积极态度配合诊治全过程。

（2）患者能列举减轻症状、促进舒适的具体措施。

（3）患者在治疗期间,注意摄入足够的营养,能列举常用食物种类及营养成分,维持体重不下降。

（4）患者能介绍出院后个人康复计划内容。

【考点提示】

（1）宫颈癌术前、术后的护理常规。

（2）宫颈癌术后病情观察要点。

（3）宫颈癌的健康教育。

　　宫颈刮片细胞学检查：从宫颈移行带区取材行巴氏染色，分级可采用巴氏五级分类法或 TBS 分类法两种。其中巴氏五级分类法结果显示为 1 级正常，2 级炎症，3 级可疑癌，4 级高度可疑癌，5 级癌；TBS 诊断报告内容包括感染，反应性细胞的改变，鳞状上皮细胞异常，腺上皮细胞异常，不能分类的癌细胞，其他恶性肿瘤细胞，激素水平的评估等。巴氏 3 级及以上或 TBS 分类中有上皮细胞异常时，应进一步进行检查，明确诊断。

任务三　子宫肌瘤

学习目标

1. 掌握子宫肌瘤的临床表现和子宫肌瘤围手术期的护理。

2. 熟悉子宫肌瘤生长部位及对机体造成的影响。

3. 了解子宫肌瘤的发病原因。

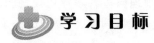
案例引导

　　患者，张某，女，45 岁，已婚，患者平素月经规律，4/30 天，量中等，无痛经。3 年前开始月经量增多，经期延长，周期缩短，6～7/26 天。当时无头晕、乏力，无腹痛，无尿频、尿急、尿痛，无肛门坠胀及里急后重感，同年单位体检发现子宫肌瘤 6.0 cm× 6.0 cm，之后定期复查，1 年前自觉尿频，每天小便 10 多次，夜间小便 1 次，有尿不尽感，无尿急、尿痛，偶感腰酸。当时查子宫增大如妊娠 12 周大小，建议手术，患者拒绝。1 年来患者自己可于下腹部触及包块，自觉逐渐增大，尿频加重，经量较前无明显增多，无其他不适。近日于外院查子宫如妊娠 14 周大小。B 超示：子宫多发肌瘤，最大者 9.0 cm×8.8 cm×8.0 cm，为进一步诊治收入院。患者自发病以来精神、食欲、睡眠可，大便如常，小便如前所述，体重无明显变化。问题：

　　1. 你作为责任护士，怎样判断张某是否应该手术？

　　2. 如何对张某进行现阶段系统化整体护理？

【护理评估】

（一）健康史

询问病史并查看3年来的体检报告，了解子宫肌瘤的临床症状是否造成生活和工作的不利影响。追溯病史，注意有无因子宫肌瘤所致的不孕或自然流产，曾接受的治疗经过、疗效及用药后的机体反应。评估并记录是否存在长期使用雌激素的诱发因素，同时应排除因妊娠、内分泌失调及癌症所致的子宫出血现象。

（二）身体评估

多数患者无明显症状，仅在妇科检查时发现。有无症状及症状轻重与肌瘤的部位、生长速度及肌瘤有无变性有关，而与肌瘤大小、数目关系不大。根据肌瘤生长过程中与子宫肌壁的关系，可分为肌壁间肌瘤、浆膜下肌瘤和黏膜下肌瘤。一般浆膜下肌瘤或小型的肌壁间肌瘤多无症状，而黏膜下肌瘤症状出现较早。

1. 月经改变 主要为经量增多、经期延长、周期缩短及不规则阴道出血等。这是由于子宫内膜面积增大，宫缩受到影响或子宫内膜增生过长所致。

2. 白带增多 肌瘤使宫腔面积增大、内膜腺体分泌增多，导致白带增多。

3. 腹部包块 当肌瘤大到可在腹部扪及包块时，患者会有"压迫"感，当晨起膀胱充盈时更易扪及。

4. 腰酸、下腹坠胀及腹痛 常有腰酸及下腹坠胀，当肌瘤发生蒂扭转出现缺血坏死时患者可出现急性疼痛。

5. 压迫症状 肌瘤长大向前方突起可致尿频、尿急、排尿障碍；向后突起压迫直肠，可致里急后重、排便不畅等；肌瘤向两侧发展，可压迫输尿管，形成肾盂积水。

6. 贫血 患者因长期月经量过多，导致继发性贫血，并伴有倦怠、虚弱和嗜睡等症状。

7. 不孕或流产 子宫肌瘤的部位、大小、数目可能对受孕与妊娠的结局有一定的影响。其原因可能是宫颈肌瘤影响精子进入宫腔；黏膜下肌瘤使宫腔变形，妨碍受精卵着床；子宫肌瘤使子宫内膜充血，导致宫内环境不利于孕卵着床或导致胚胎供血不足，而造成流产。如子宫增大至妊娠3个月大小，在耻骨联合上方可扪及，浆膜下肌瘤可在腹部扪及质硬、不规则的结节状突起。妇科检查时子宫呈不规则或不均匀性长大，质硬，表面可有数个结节状突起，黏膜下的肌瘤多为均匀性增大，当扩张宫颈口时，在宫颈口或阴道内见一红色、表面光滑、质脆肌瘤，如伴有感染，表面可见溃疡，排液有臭味。

（三）心理-社会评估

评估月经改变造成的心理影响；评估月经改变是否影响夫妻生活；评估患者在家庭中的角色功能是否因疾病而发生改变；评估患者对子宫肌瘤知识的了解程度。

（四）辅助检查

1. B超检查 为常用检查方法，腹部彩超需要憋尿，阴道彩超则无须憋尿。

2. 妇科检查 通过双合诊或三合诊发现，不同类型的子宫肌瘤有相应的局部体征。

3. 探针检查 当肌瘤体积较小、症状不明显或诊断有困难时，可借助探针探测宫腔深度及方向。

4. 其他检查 子宫输卵管造影、内窥镜等检查，协助明确诊断。

【护理诊断】

1. 舒适改变 与子宫肌瘤压迫膀胱，造成尿频、尿急、排尿困难有关；与子宫肌瘤压迫直

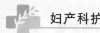

肠造成排便改变有关；与子宫肌瘤压迫输尿管，形成肾盂积水有关。

2. 营养失调　与长期出血导致贫血有关。

3. 知识缺乏　与缺乏子宫肌瘤的发生、发展、治疗及护理知识有关。

4. 个人应对无效　与选择子宫肌瘤治疗方案有关。

5. 自我形象紊乱　与手术切除子宫有关。

6. 感染　与黏膜下肌瘤有关。

【护理目标】

（1）患者的压迫症状得到改善。

（2）患者贫血得到纠正。

（3）患者获得有关子宫肌瘤及其健康保健方面的知识。

（4）患者适应术后的生活方式。

（5）患者的感染得到控制。

【护理措施】

（一）基础护理

1. 饮食　指导患者摄入高蛋白质、高热量、高维生素及低脂肪的全营养饮食（糖尿病患者应进食糖尿病饮食，高血压患者应进食低盐低脂饮食等）。尤其是老年人，常因牙齿缺失、松动，咀嚼困难而影响消化及营养摄入，需调整饮食结构，安排合理的食谱，以保证机体处于术前最佳的营养状况。

2. 休息　保证患者在术前得到充分休息。为减轻患者焦虑程度，保证患者充足失眠，完成手术前治疗后，可遵医嘱给患者适量的镇静剂。

3. 卫生　术前做好全身的清洁卫生，及时更换内衣裤，保持会阴部清洁、干燥。去手术室之前换宽松的睡衣、睡裤，条件允许者可更换病号服再去手术室。

（二）病情监测

1. 阴道出血多者　应严密观察并记录其生命体征变化情况。除协助医生完成血常规及凝血功能检查外，需测血型，交叉配血，以备急用，注意收集会阴垫，评估出血量。按医嘱给予止血药和宫缩剂；必要时输血、补液、抗感染或准备刮宫术止血；维持正常血压并纠正贫血状态。巨大肌瘤患者出现局部压迫致尿、便不畅时，应予导尿，或用缓泻剂软化粪便，以缓解尿潴留和便秘症状。浆膜下肌瘤患者应注意观察患者有无腹痛，并注意疼痛的具体部位、程度以及疼痛的性质，如出现剧烈腹痛，应考虑肌瘤蒂扭转，并立即通知医生，做好急诊手术准备。

2. 合并妊娠者　应定期接受产前检查，多能自然分娩，不需要急于干预，但要预防产后出血；若肌瘤阻碍胎先露下降，或导致产程异常发生难产时，应按医嘱做好剖宫产术前准备及术后护理。

（三）执行医嘱

1. 拟行全子宫切除者　常规用消毒液进行阴道及后穹隆的冲洗至少3天，每天2次。目的是清洁阴道，控制阴道炎症，防止术后切口感染，为手术做准备。

2. 感染者　术前应用抗生素，目的是控制炎症、预防感染。

3. 完成术前常规检查　排除影响术后恢复的不利因素。

4. 纠正贫血状况　遵医嘱进行止血、输血治疗或口服补血药，使机体达到术前的最佳状态，增加机体对手术的耐受性。

5. 皮肤准备　以顺毛、短刮的方式进行手术区剃毛备皮,上自剑突,下至两侧大腿上 1/3,包括外阴部,两侧至腋中线。

6. 清洁脐孔　腹腔镜手术需在脐部穿刺气腹针建立人工气腹,脐孔部皮肤多有褶皱,不利于清洁,以松节油或石蜡油软化污垢后更易清除,注意动作宜轻柔,以免损伤脐部皮肤。

7. 消化道准备　一般术前灌肠 1～2 次,或口服缓泻剂,使患者能排便 3 次以上。术前 8 h 禁饮水,以减少手术中因牵拉内脏引起恶心、呕吐反应,也使术后肠道得以休息,促使肠功能恢复。肠道准备的目的是防止手术时的麻醉药物使肛门括约肌松弛致大便污染手术台;也是使肠道排空,暴露手术野以及减轻或防止术后肠胀气;同时,给可能涉及肠道的手术做好准备。

8. 其他　护士要认真核对手术者生命体征、药物敏感试验结果、交叉配血情况等;术前备血,以防术中发生大出血须输血。

(四) 手术患者的护理

1. 床边交接班　手术完毕患者被送回恢复室时,值班护士须向手术室护士及麻醉师详尽了解术中情况,及时为患者测量血压、脉搏、呼吸;观察患者的呼吸频率及深度,检查输液、腹部伤口、阴道出血情况、背部麻醉管是否拔除或保留供镇痛泵使用等,认真做好床边交接班,详尽记录观察资料。

2. 切口　手术后注意观察腹部切口有无出血、渗液及红、肿、热、痛等感染征象。由于子宫全切的患者在阴道的顶端有一伤口,所以应注意观察阴道分泌物的量、颜色、性质以判断阴道伤口的愈合情况。

3. 体位　全身麻醉患者在尚未清醒前应有专人守护,去枕平卧,头偏向一侧,稍垫高一侧肩胸,以免呕吐物、分泌物呛入气管,引起吸入性肺炎或窒息。如患者情况稳定,全麻清醒后可采取半坐卧位,这样有助于腹部肌肉松弛,减低腹部切口张力,减轻疼痛;有利于深呼吸,增加肺活量,减少肺不张的情况发生;同时,半坐卧位也有利于腹腔引流,术后腹腔内血性液体、炎症渗出液以重力作用向直肠子宫陷凹引流,避免对膈肌激惹,减少脏器刺激。

4. 观察生命体征　认真观察并记录生命体征,通常术后每 0.5 h 观察血压、脉搏、呼吸 1 次,直至平稳后改为每 4 h 观察 1 次。术后至少每天测量生命体征 4 次直至正常后 3 天。手术后 1～2 天内体温稍有升高,但一般不超过 38 ℃,此为手术后正常反应。术后持续高热或体温正常后再次升高,则提示可能有感染存在。

5. 观察尿量　术后应注意留置导尿管的通畅,并认真观察尿量和性质,术后患者每小时尿量至少 50 mL。通常于术后 24 h 拔除导尿管,身体虚弱者可延至 48 h,每小时尿量少于 30 mL。伴血压逐渐下降、脉搏细速、患者烦躁不安,或诉说腰背部疼痛,或肛门处下坠感等,应考虑有腹腔出血。拔除导尿管后要协助患者排尿,以观察膀胱功能恢复情况。留置导尿管期间,应擦洗外阴,保持局部清洁,防止发生泌尿系感染。

6. 留置引流管的观察　有的手术患者术毕在腹腔或盆腔留置引流管,应注意观察引流管是否通畅,观察引流物的颜色、性质和量。若腹腔注入防粘剂,应从手术室护士或医生处了解留在腹腔的液体量,以便判断有无异常。

7. 肠道功能恢复的观察　术后由于麻醉药的作用,使肠道暂时处于麻痹状态。排气是肠道功能恢复的重要标志,所以,应注意观察患者腹胀的程度和肛门排气时间等。

8. 疼痛的护理　麻醉作用消失以后至术后 24 h 疼痛最明显,疼痛是术后主要的护理问题,翻身、咳嗽、运动等均会使疼痛增加,焦虑、恐惧的患者对疼痛更为敏感。护士应在评估患者疼痛的基础上及时给予止痛。其主要措施有保持安静的环境;6 h 后腹部捆绑腹带,帮助伤口的固定,以利于翻身、咳嗽及床上活动;半坐卧位可减轻腹肌张力,从而减轻切口的疼痛;按医嘱给予止痛药,常用的止痛药有灭痛栓等。

9. 营养和饮食　术后营养和饮食与肠道功能的恢复、机体的康复有着密切的联系,在静脉补充营养的基础上,鼓励患者进食。进食不但能补充营养,还可以刺激肠道蠕动,促进肠道功能的恢复。手术后 6 h 可进流质饮食,但应避免牛奶、豆浆、糖水等产气食物,以防肠胀气。肛门排气以后改为半流质饮食,再逐步过渡到普食;涉及肠道的手术患者,术后应禁食至肠道功能恢复,排气后才能进流质饮食,再逐步过渡到半流质饮食和普食。能进食的患者应鼓励进高蛋白质、高维生素等含营养素丰富、全面的食物,以满足术后机体康复的需要。

10. 休息与活动　术后应及时止痛,让患者安静休息,保证足够的睡眠。同时,患者应动静结合,麻醉作用消失后,鼓励患者在床上翻身、进行肢体活动;在止痛的前提下,尽早下床活动,增加血液循环,防止静脉血栓形成;增加肺通气量,有利于痰液的排出,避免肺部并发症;促进肠道功能恢复。活动应以逐步增加活动量为原则。

（五）心理护理

术后患者的疼痛与不适是术后前 3 天不良反应的主要原因,护士应协助患者减轻疼痛、解除不适。

（六）健康教育

（1）指导术后患者执行腹部肌肉增强运动,加强因手术而受影响的肌肉的锻炼。

（2）全子宫切除的患者 3 个月内避免提取重物,子宫肌瘤剔除的患者 1 个月内避免重体力劳动。

（3）未经医生同意,避免阴道冲洗和性生活,以免影响阴道伤口愈合,并引起感染。

（4）出现阴道出血、异常分泌物时应及时报告医生,出现不适时应随诊。

（5）注意个人卫生,加强营养。

（6）按时返院,定期复查。

【护理评价】

（1）患者自述疼痛减轻,无疼痛的表情,并安静入睡。

（2）患者能做一些力所能及的自我护理。

（3）患者没有口渴、皮肤干燥等体液不足体征。

（4）患者体温维持正常,血象指标正常,切口无红、肿、热、痛征象。

【考点提示】

（1）子宫肌瘤的临床表现。

（2）术后观察要点及护理措施。

（3）出院后的健康指导。

知识链接

1. 子宫肌瘤的分类

（1）按所在部位分为宫颈肌瘤和宫体肌瘤。

（2）按肌瘤与肌壁间的关系分为肌壁间肌瘤、浆膜下肌瘤和黏膜下肌瘤。

2. 子宫肌瘤保守治疗的适应证

（1）适用于肌瘤小（肌瘤在 2 个月妊娠子宫大小以内）、无症状或症状较轻者。

（2）近绝经期的妇女。

任务四　子宫内膜癌

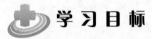

学习目标

1. 掌握子宫内膜癌的临床表现以及子宫内膜癌的术前、术后护理常规和观察要点。
2. 了解子宫内膜癌的发病原因。

案例引导

患者,罗某,女,32岁,未婚。2年前无明显诱因出现阴道不规则出血,似排卵期出血,后阴道出血逐渐增多,红色,量少于月经量,淋漓不尽,与月经无关。B超检查:盆腔未见明显异常;妇科检查:发现宫颈突出坏死组织;送病理报告示:子宫内膜样腺癌。问题:

1. 怎样判断患者病情? 如何对患者进行现阶段系统化整体护理?
2. 子宫内膜癌的临床表现及分期是怎样的?
3. 如何做好子宫内膜癌的术前、术后护理?

【护理评估】

（一）健康史

询问患者是否有糖尿病、高血压、肥胖、绝经延迟、不育及外源性雌激素的使用,如 ERT（雌激素替代疗法）长期应用他莫昔芬;是否有家族史及恶性肿瘤病史。

（二）身体评估

1. 症状

（1）阴道不规则出血　一般为绝经后不规则出血,尚未绝经者表现为经量增多、经期延长。

（2）阴道排液　早期多为浆液性或浆液血性排液,晚期合并感染则有脓性或脓血性排液,有恶臭。

（3）疼痛　晚期癌瘤浸润周围组织或压迫神经时可引起下腹及腰骶部疼痛,并向下肢及足部放射。当癌灶侵犯宫颈,堵塞宫颈管致宫腔积脓时,可出现下腹胀痛及痉挛性疼痛。

2. 体征　盆腔检查早期无明显症状。

（三）心理-社会评估

子宫内膜癌好发于中老年人,患者担心疾病会拖累子女并给其带来经济负担,对疾病知识缺乏,充满恐惧和焦虑,同时有羞愧感。

（四）辅助检查

（1）妇科检查。

（2）分段诊断性刮宫。

（3）CA_{125}、CA_{199}、CT、MRI、B超和宫腔镜检等。

（4）全面检查　注意有无糖尿病、高血压和心血管等疾病。

【护理诊断】

1. 恐惧　与住院担心手术及治疗效果有关。

2. 有感染的危险　与长期出血有关。

3. 知识缺乏　与对子宫内膜癌知识缺乏有关。

4. 睡眠型态紊乱　与担心手术有关。

5. 皮肤完整性受损　与手术有关。

【护理目标】

（1）向患者讲解子宫内膜癌相关知识及治疗、护理措施。

（2）做好患者术前心理干预及术后心理护理。

（3）为患者创造良好的休息环境。

【护理措施】

（一）基础护理

1. 饮食　患者入院后应给予清淡、易消化饮食,术前1周给予半流质饮食,术前3天进流质饮食。

2. 休息　患者应保证充足睡眠。

3. 卫生　患者应注意卫生,保持会阴部清洁、干燥,勤洗勤换。

（二）病情监测

（1）术后给予心电监护和血氧饱和度监测6~8 h,氧气吸入6~8 h,密切观察患者病情变化,测量生命体征并做好子宫内膜癌相关知识的宣教工作。

（2）与患者沟通治疗方案及预后,让患者参与治疗及自我护理。

（3）协助患者配合治疗,手术患者做好阴道及肠道准备,皮肤准备,术后标本及时送病理学检查,同时做免疫组化,以作为术后辅助治疗根据。

（三）术前护理

1. 心理护理　手术对于患者来说是一种重大应激源,可对患者生活的各个方面造成影响,加上子宫内膜癌根治术要切除子宫甚至全部附件,所以患者的心理状况会直接影响治疗的效果。首先建立良好的医患关系,通过和患者的交谈了解患者的文化程度、经济状况、社会地位及家庭成员和心理状态等,用其能理解和接受的方式逐步向患者讲解疾病的起因、特点及目前可提供的治疗方式和预后,尊重患者的选择;其次是向患者重点介绍手术的特点及主治医师的业务水平、临床工作经验,同时列举一些成功的病例来消除患者的疑虑,减轻患者的心理负担,帮助其建立战胜病魔的信心。

2. 皮肤的准备　手术当天按照腹部手术准备,常规备皮,重点为脐部清洁。患者均用0.1%的肥皂水棉球浸泡脐孔,软化污垢后清洗,然后用碘伏消毒,尽量减轻棉签对脐部皮肤的摩擦刺激,保证脐孔手术野皮肤的无损伤及无菌性。术前当晚洗头、沐浴、泡足,让患者血液循环通畅,心情舒畅。

3. 阴道准备　术前 3 天开始用 0.5％碘伏冲洗阴道,bid,使用阴道窥器时操作要柔和,勿造成损伤,冲洗时注意阴道穹隆的冲洗。手术前晚及当天早上各灌洗 1 次。手术避开经期。

4. 肠道准备　肠道准备必不可少,术前 3 天给予易消化、少渣半流质饮食,术前 1 天给予无渣、流质饮食,避免油腻食物,并给予离子泻药口服,嘱咐患者禁食易产气的食物,如牛奶、豆类食品。术前 12 h 禁食禁饮,目的是防止麻醉引起呕吐而导致误吸。手术前晚及当天早上用 0.01％的肥皂水清洁灌肠。

5. 保证患者充足的睡眠　嘱咐患者充分休息,情况允许的条件下可以给予小量镇静剂让其充分休息。

(四) 术后护理

1. 一般护理

(1) 体位护理　术后给予去枕平卧位,头偏向一侧,保持呼吸通畅,麻醉清醒后取半坐卧位。

(2) 饮食护理　术后根据医嘱进行饮食,肠蠕动恢复后可逐渐进半流质饮食和普通食物。

(3) 生命体征的护理　术后患者回病房后给予心电监护,30 min 测 1 次血压、脉搏和呼吸,至病情平稳 4 h 后改 4 h 测 1 次。同时给予低流量吸氧 6 h。观察患者的肛门排气、排便情况,有无腹胀、腹痛症状。保持伤口敷料的清洁、干燥,注意有无出血和渗液。

(4) 术后康复　鼓励患者提早下床活动,视患者的身体恢复情况而定,以不劳累为标准。为促进胃肠功能恢复及预防下肢血栓形成,术后可行下肢气压治疗,每天 2 次,高危人群应穿弹力袜及术后给予抗凝药物(低分子肝素钙),指导患者多做下肢的伸缩和螺旋锻炼,不过度拉伸或运动,防止伤口出血。

2. 疼痛护理　此手术创伤大,伤口疼痛明显。术后 24 h 内遵医嘱给予镇痛剂。

3. 导尿管及会阴部护理　妥善固定导尿管,保持尿道通畅,每天更换尿袋,观察尿量及颜色并记录;注意观察尿量、尿色和性质,发现问题及时报告医生处理。留置导尿管期间,每天 2 次碘伏擦洗会阴,防止继发感染,直至导尿管拔除。

4. 引流管护理　妥善固定引流袋,低于盆腔位置;保持引流袋通畅,防止压迫及扭曲引流管导致引流不畅;观察引流液的量及颜色,判断有无出血和感染,准确记录 24 h 引流量;每天更换 1 次引流袋。

5. 呕吐的观察及护理　密切观察患者恶心、呕吐的程度,呕吐数量、次数及内容物,及时报告主治医生,使用止吐药物。

6. 并发症的护理

(1) 内出血　一般出血在术后 24 h 内发生,如果 24 h 引流量超过 300 mL 且血色新鲜,应考虑是否有腹腔内出血发生,此时患者常伴有血压进行性下降、心慌、脉速、面色苍白、出冷汗、腹痛等症状,应及时通知主治医生处理。

(2) 肩痛、上腹胀痛　通过腹腔镜手术的患者,由于手术中残留的二氧化碳气体刺激膈肌引起的疼痛一般可自行缓解,同时给患者解释及鼓励其适当运动,提早下床活动。若各种引流管已经拔除、患者体质较好的可行胸膝卧位,让二氧化碳气体向盆腔积聚,减少对膈肌的刺激,以减轻症状。

(3) 高碳酸血症　表现为呼吸浅慢,二氧化碳分压增高。给予术后常规吸氧,从而加快机体对氧气的吸收和对二氧化碳的排出。本组患者未出现高碳酸血症并发症。

（五）化疗护理

1. 局部护理　为提高穿刺成功率，我们要选择弹性好、血管内径大的血管进行穿刺。采用左、右肢体交替输注的方法来减少强刺激性药物引起的栓塞性静脉炎的发生概率；如果发生栓塞性静脉炎，可用热敷硫酸镁溶液和理疗来缓解疼痛。

2. 全身护理

（1）观察患者的精神、脸色、皮肤及毛发的变化；观察其消化道症状，如有无恶心、呕吐、腹痛等。

（2）化疗前后及化疗期间定期复查患者的血常规及肝、肾功能。

（3）嘱咐患者进食高蛋白质、高热量、无刺激性食物，少食多餐，多饮水。

（4）针对其出现的不良反应给予相对应的处理，如出现口腔溃疡给予朵贝氏溶液漱口；食欲减退采用多餐少食形式，给予高蛋白质、高热量、易消化的食物；呕吐频繁及呕吐严重者给予止吐药物治疗。

（5）耐心并详细地向患者解释化疗期间的不良反应和外表的改变只是暂时的，跟患者家属一起鼓励患者建立战胜病魔、恢复健康的信心，消除患者的不良心理反应。

3. 心理护理　耐心向患者讲解疾病的相关知识和预后，提供信息支持，鼓励患者增强战胜疾病的信心，提供心理支持和护理帮助，鼓励家属陪伴，发挥家庭支持作用。

4. 健康教育

（1）普及防癌知识，让患者了解普查的重要性，教育患者要定期复查，中年妇女应每年接受 1 次防癌检查。

（2）对绝经期有不规则阴道出血的高危妇女，合并高血压、糖尿病患者肥胖的妇女应增加检查次数，一旦发现问题及时做宫颈涂片和诊断性刮宫，以便早发现、早诊断、早治疗。

（3）严格掌握雌激素的使用指征，指导用药后的自我监护方法及随访措施。

（4）出院后要保证充足的营养摄入，饮食上给予高蛋白质、高热量、高维生素、易消化的食物，充分养好身体，并为下一次化疗打好基础。

（5）保持会阴的清洁，勤换内衣、内裤，禁止盆浴，手术后禁止性生活 2～3 个月。

（6）出院后患者出现异常症状（如发热、出血、腹痛等）时要立即就诊。

（7）提醒患者家属给患者提供安静、祥和的家庭环境，同时鼓励患者以积极乐观的态度面对人生。

（8）出院后要参加适当的活动和进行适度的锻炼，增强体质。

（9）子宫内膜癌的复发率为 10%～20%，绝大多数的复发时间在 3 年以内。随访时间：一般术后 2 年内，每 3～6 个月随访 1 次；术后 3～5 年，每 6～12 个月随访 1 次；患者如有不适感觉，应及时就诊检查；晚期或癌肿无法切净等特殊患者应按医生要求进行随访。

【护理评价】

（1）患者能掌握子宫内膜癌治疗的相关知识。

（2）患者能掌握自我调节心理应激的方法，保证充足的睡眠。

（3）患者康复出院，生活能自理。

【考点提示】

（1）子宫内膜癌的早期临床表现。

（2）子宫内膜癌的术前护理。

（3）子宫内膜癌的术后护理。

任务五　卵巢肿瘤

 学习目标

1. 掌握卵巢肿瘤的临床表现,常见并发症以及卵巢肿瘤术前、术后的护理常规和观察要点。

2. 熟悉卵巢肿瘤的发病原因及处理方式。

3. 了解卵巢肿瘤的分类及恶性肿瘤的分期。

案例引导

夏某,女,37 岁,体检发现左侧附件区有 2.3 cm×1.6 cm 包块,包块内为液性,提示卵巢肿瘤。问题:

1. 卵巢肿瘤有何特点?

2. 为患者制订护理计划。

【疾病概述】

卵巢肿瘤医学定义,卵巢肿胀(ovarian tumors)、增大和新生物的总称,是妇科常见病,各种年龄均可患病,但以 20～50 岁最多见。卵巢肿瘤种类最多,分生理性和病理性两类。生理性包括卵泡囊肿和黄体囊肿,病理性又分新生物和非新生物肿瘤。非新生物肿瘤有子宫内膜异位症、多囊卵巢等,新生物肿瘤又分良性与恶性,有些还介于良、恶性之间。

习惯上卵巢肿瘤即指新生物。按组织发生学分类,卵巢肿瘤分为五类:①上皮癌,发生于胚胎时的体腔上皮,如浆液瘤、黏液瘤等。②发生于生殖细胞的肿瘤,如成熟性及未成熟性畸胎瘤,未成熟性畸胎瘤中有些恶性度很高。③发生于性索间质的肿瘤,多具有分泌性激素的功能,如颗粒细胞瘤等。④发生于非特异性间质肿瘤,如纤维瘤、平滑肌瘤等。这类肿瘤较少见。⑤转移瘤,由胃肠道、乳腺及盆腔脏器的恶性肿瘤转移而来,如多由胃肠道的恶性肿瘤转移来的克鲁肯贝格氏瘤。卵巢恶性肿瘤是威胁妇女生命最严重的肿瘤之一,而且不容易早期发现。早期多无症状,随肿瘤增大可有下坠、腹胀等轻微不适。某些产生雌激素的肿瘤可引起月经紊乱。不少人是自己摸到下腹包块才就医的,但此时肿瘤已较大,多属晚期。晚期卵巢癌多伴有腹水,腹部增大很快,患者感气憋、腹胀、食欲减退、消瘦、发热等。卵巢肿瘤的合并症有瘤蒂扭转、破裂及感染,这些均可引起急性腹痛、发热甚至休克等急症表现。突然的体位改变,妊娠期及分娩期的子宫变化均可诱发肿瘤扭转。

【护理评估】

（一）健康史

评估有无其他肿瘤疾病病史及卵巢肿瘤的家族史。了解有无相关的内分泌、饮食等高危因素。首次妊娠年龄早、早年绝经及使用口服避孕药可降低卵巢癌的发病风险，而高胆固醇饮食则可增加发病风险。询问患者的年龄及病程长短。良性肿瘤患病时间较长，一般无症状；恶性肿瘤短期内就有较重的全身症状。

（二）身体评估

1. 症状

（1）性激素紊乱　卵巢肿瘤会影响卵巢正常功能，导致性激素紊乱，会出现如月经初潮推迟、绝经期提前、痛经等症状，还可出现月经过少或闭经。如为睾丸母细胞癌，可产生过多雄激素，使女性出现男性化征象。

（2）腹胀　多数患者在早晨醒来膀胱充盈时无意中摸到下腹部肿物，常并发腹水，使患者常有腹胀感。所以若肿物长势迅速或出现腹水者应高度可疑为本病。

（3）腹痛、腰痛　卵巢癌浸润周围组织或者与邻近组织发生粘连，压迫神经可引起腹痛、腰痛，其性质由隐隐作痛到钝痛，甚至较剧烈的疼痛。

（4）胃肠道不适　卵巢肿瘤可机械性压迫胃肠道，引起患者食量减少及消化不良，导致很多患者会因腹胀、胃纳不佳、饮食减少而出现明显消瘦、贫血乏力、面色无华等症状。

（5）压迫症状　较大的盆腔肿物会压迫周围的组织出现各种压迫症状，如压迫膀胱与尿道会出现尿频、尿急、肛门憋堵、下腹坠胀或大便不畅等不适症状，而卵巢癌肿可压迫盆腔静脉或影响淋巴回流，导致患者出现下肢、外阴部水肿等症状。

2. 体征　良性卵巢肿瘤多为单侧性，位于子宫旁，呈球形、囊性或实性肿块，表面光滑，活动，与子宫界限分明。恶性卵巢肿瘤为双侧性、实性或部分实性，表面高低不平，较固定的肿块，直肠子宫陷凹内可有散在性结节。

3. 卵巢肿瘤的常见并发症

（1）蒂扭转　较常见，为妇科急腹症之一。好发于瘤蒂长、中等大小、活动度大、重心偏向一侧的囊性肿瘤，如皮样囊肿等。患者突然改变体位或向同一方向连续转动、妊娠期或产褥期由于子宫位置的改变均易促发蒂扭转。卵巢肿瘤的蒂由骨盆漏斗韧带、卵巢固有韧带和输卵管组成。急性蒂扭转的典型症状是突然发生一侧下腹剧痛，常伴恶心、呕吐甚至休克。盆腔检查可扪及张力较大的肿物，压痛以瘤蒂部最明显，并有肌紧张。有时扭转可自然复位，腹痛随之缓解。蒂扭转一经确诊，应尽快行剖腹手术。

（2）破裂　约3%的卵巢肿瘤会发生破裂，卵巢肿瘤破裂有外伤性和自发性两种。外伤性破裂常因腹部重击、分娩、性交、妇科检查及穿刺等引起，自发性破裂常因肿瘤过速生长所致，多数为肿瘤浸润性生长穿破囊壁。其症状轻重取决于破裂口大小、流入腹腔囊液的性质和数量。小囊肿或单纯浆液性囊腺瘤破裂时，患者仅感轻度腹痛；大囊肿或成熟性畸胎瘤破裂后，常致剧烈腹痛、恶心呕吐，有时导致内出血、腹膜炎及休克。妇科检查可发现腹部压痛、腹肌紧张或有腹水征，原有肿块摸不到或扪及缩小瘪塌的肿块。疑有肿瘤破裂应立即剖腹探查。术中应尽量吸净囊液，并涂片行细胞学检查，清除腹腔及盆腔，切除标本送病理学检查，尤需注意破口边缘有无恶变。

（3）感染　较少见，多因肿瘤蒂扭转或破裂后引起，也可来自邻近器官感染灶，如阑尾脓肿扩散。临床表现为发热、腹痛、肿块及腹部压痛、腹肌紧张及白细胞计数升高等。治疗应先用抗生素,然后手术切除肿瘤。若短期内感染不能控制,宜即刻手术。

（4）恶变　卵巢良性肿瘤恶变多发生于年龄较大尤其绝经者,肿瘤在短期内迅速增大,患者感腹胀,食欲不振,检查肿瘤体积明显增大,固定,多有腹水。疑有恶性变者,应及时处理。

4. 转移途径

（1）盆腹腔种植播散　为卵巢癌转移的特点及主要转移方式。常见的种植部位有子宫表面、直肠前及直肠旁、膀胱腹膜反折、盆腹膜、结肠旁、小肠表面、大网膜、右膈下及肝表面等。可穿破包膜、肠管等部位,从而形成大量的结节状或乳头状的转移癌,特别是浆液性囊腺癌的乳头状组织,更容易穿破瘤体包膜,而扩散在腹腔各处,并引起大量腹水。

（2）局部直接蔓延　当卵巢肿瘤穿破包膜时,可直接向邻近器官组织侵犯,如蔓延至直肠、子宫、输卵管和阑尾等。这种侵犯可较浅表,仅犯及浆膜层,也可深入侵犯器官的肌层,甚至黏膜层。

（3）淋巴道转移　卵巢癌主要向腹主动脉旁淋巴结和盆腔淋巴结转移,晚期患者亦可出现腹股沟淋巴结和锁骨上淋巴结的转移。

（4）血行转移　少见,一旦发生血行转移,则表明进入晚期。常见转移部位依次为肝/肺、胸膜、肾、骨、肾上腺和脾脏。

5. 组织学分类及恶性肿瘤的分期

根据细胞分化程度分为三级:1 级低度分化,2 级中度分化,3 级高度分化。临床分期按国际妇产科联盟制订的标准,大体上分为以下四期。

Ⅰ期:肿瘤局限于卵巢。

Ⅱ期:肿瘤累及一侧或双侧卵巢,伴盆腔内扩散。

Ⅲ期:肿瘤累及一侧或双侧卵巢,伴显微镜下证实的盆腔外的腹腔转移和区域淋巴结转移。

Ⅳ期:远处转移,除外腹腔转移(胸水有癌细胞,肝实质转移)。

6. 青春期女性卵巢肿瘤的特点

（1）青春期女性的卵巢肿瘤多为良性,但恶性的比例也不少,对比其他年龄组要高些,因此应提高警惕,尤其是发现肿块较实、较硬、长得迅速时。

（2）青春期女性患卵巢肿瘤时,有的也会出现子宫出血和月经不规律等症状。

（3）由于部分卵巢肿瘤具有分泌激素的功能,因此,当青春期出现发育特早或性成熟加速时（如过早乳房发育、过早来月经、成熟女性体型过早形成等）,应去医院检查,以确定少女有无卵巢肿瘤。因为这类卵巢肿瘤,恶性的较多,不能延误时机。这类能分泌激素的肿瘤有卵巢颗粒细胞瘤、卵巢畸胎性绒毛膜癌、卵巢胚胎癌等。

（4）一般青春期女性卵巢肿瘤的瘤蒂较长,常因运动、跳跃、旋转等发生突然扭转,会出现剧烈的腹痛。

（5）青春期女性卵巢肿瘤较易发现,这是由于少女身材苗条,腰身狭细,腹腔里的空隙小,卵巢肿瘤长大时,易压迫腹腔脏器,如压迫膀胱引起尿频。因此做父母的应该经常关心女儿的腰围和腹部,发现异常时应及时去医院检查。

（三）心理-社会评估

患者担心肿瘤的性质及预后,处于焦虑、恐惧、烦躁状态,一旦了解到肿瘤可能是恶性,会表现出癌症患者的共同特点。

（四）辅助检查

1. 超声波检查 B超能了解盆腔包块的大小、形状、囊实性、良恶性及有无腹水，可清楚区别健康组织、液性囊肿和肿瘤组织的不同之处。

2. 骨盆检查 包括检查子宫、阴道、卵巢、输卵管、膀胱和直肠窝等，是否有反常情况，如形状、大小、是否有肿块、良性或恶性等。骨盆检查时，医生通常会做宫颈涂片，这可早期诊断宫颈癌症，但不是早期诊断卵巢癌的可靠方法。

3. 免疫学诊断 癌胚抗原（CEA）在卵巢上皮性癌尤其是黏液性癌中升高明显，有参考意义。甲胎蛋白（AFP）升高有助于卵巢内胚窦瘤的诊断。卵巢上皮性癌的单克隆抗体及多克隆抗体如 CA_{125} 的应用有助于早期诊断。分析卵巢癌患者血液中肿瘤标志物 CA_{125}，常比正常妇女高。

4. 腹腔镜或剖腹探查 能在直视下观察盆腔的病理变化、范围，并做活检。病理切片检查通过剖腹探查手术，取得病理组织，在显微镜下进行观察分析。如果怀疑癌症，外科医生进行卵巢切除术时，切除整个卵巢，这很重要，因为如果是癌症，取组织样品时切开卵巢外膜，很容易导致癌细胞播散到腹腔内，所以查出为癌后要全切除。

【护理诊断】

1. 焦虑 与发现盆腔包块有关。

2. 疼痛 与卵巢囊肿蒂扭转或肿瘤压迫有关。

3. 营养失调：低于机体需要量 与癌症、化疗药物治疗反应及腹水产生有关。

4. 预感性悲哀 与切除子宫、卵巢有关。

【护理目标】

（1）患者将用语音表达对丧失子宫及附件的看法，并积极接受治疗过程。

（2）患者疼痛减轻或消失。

（3）患者能说出影响营养失调的原因，并列举应对措施。

（4）患者能描述自己的焦虑，并列举缓解焦虑的方法。正确面对疾病，坚定治疗信心。

【护理措施】

（一）基础护理

1. 饮食 多食用高蛋白质、高维生素的食物。进食不足或全身营养状况极差且胃肠道症状明显者，应给予静脉疗法，并记录 24 h 出入量。

2. 休息 肿瘤过大或伴有腹水，出现压迫症状不能平卧者，可取半坐卧位。有腹水者应严密观察生命体征变化，有呼吸困难者应遵医嘱给予氧气吸入。

3. 卫生 长期卧床者，应加强生活护理，如口腔护理、皮肤护理，防止并发症的发生。

（二）执行医嘱

1. 治疗原则

1）良性肿瘤 卵巢瘤样病变的肿块直径一般小于 5 cm，可做短暂观察。若疑为卵巢良性肿瘤（肿物直径大于 5 mm），即应手术治疗。通常采用腹腔镜手术。根据患者年龄、生育要求及对侧卵巢情况决定手术范围。年轻患者行卵巢肿瘤剥出术，以保留部分正常卵巢组织。绝经前后妇女则行全子宫及双侧附件切除术。术中不能明确诊断者应将切下的卵巢肿瘤送病理学检查以确定卵巢肿瘤良、恶性，决定手术范围。

2）恶性肿瘤 治疗原则是以手术为主，辅以化疗、放疗的综合治疗。

（1）手术　手术起关键作用，尤其是首次手术更重要。一经疑为恶性肿瘤应尽早剖腹探查。若为早期卵巢恶性上皮性肿瘤（FIGO-Ⅱ），应行全面确定分期的手术，包括对腹水或腹腔冲洗液做细胞学检查；全面探查盆、腹腔，包括横膈、肝、脾、消化道、腹膜后各组淋巴结及内生殖器；对可疑病灶及易发生转移部位多处取材做组织学检查；全子宫和双侧附件切除（卵巢动静脉高位结扎）；盆腔及腹主动脉旁淋巴结清扫；大网膜和阑尾切除。晚期病例则行肿瘤细胞减灭术，手术方式与全面确定分期的手术相同。手术的目的是尽最大努力切除卵巢恶性肿瘤的原发灶和转移灶，使肿瘤残余灶直径在 2 cm 以下，必要时可切除部分肠曲，行结肠造瘘，切除胆囊及脾，同时常规行腹膜后淋巴结切除术。对于手术困难的患者可在组织病理学确诊为卵巢恶性肿瘤后，先行 1～2 个周期的化疗后再行手术。

符合下列条件的年轻早期患者可考虑保留对侧卵巢：Ⅰa 期低度恶性或交界性，对侧卵巢楔形活检未发现肿瘤，术后有条件严密随访者。

由于恶性卵巢生殖细胞肿瘤多为单侧发病，即使复发也很少累及对侧卵巢和子宫，而且卵巢恶性生殖细胞肿瘤对化疗十分敏感。因此对于希望生育的年轻患者无论期别早晚，只要对侧卵巢和子宫未受肿瘤累及，可考虑行保留生育功能的手术，同时行全面分期手术。

（2）化疗　为重要的辅助治疗，既可用于预防复发，也可用于手术后杀灭残留病灶，使患者获得暂时缓解甚至长期存活。已无法施行手术的晚期患者，化疗可使肿瘤缩小，为以后手术创造条件。常用的化疗药物有烷化剂、铂类、抗代谢药物、抗生素类以及植物成分类。近年来多采用联合化疗，铂类和紫杉醇类药物的联合化疗是最常用的一线化疗方案。

（3）放疗　放疗为手术和化疗的辅助治疗。放疗主要应用 60Co 或直线加速器做体外照射。卵巢无性细胞瘤对放疗最敏感，卵巢颗粒细胞瘤中度敏感，卵巢上皮性癌也有一定敏感度，适用于术后残余灶直径小于 2 cm，无腹水，无肝、肾转移者。

（三）手术患者的护理

1. 术前护理

（1）向患者讲解手术的意义及术后化疗的必要性和重要性。术前向患者讲解各种术前准备及各项检查操作的目的、意义、时间、过程和可能的感受，使患者理解并主动配合。术前 3 天行阴道及宫颈冲洗。术前晚及术晨清洁灌肠，保持肠道清洁。操作时为患者提供安全隐蔽的环境。

（2）教会患者床上翻身、肢体活动、床上大小便，教会患者术后应如何咳嗽。

2. 术后护理

（1）卵巢根治术后当天禁食，术后 1～2 天待排气后方可饮水，进流质饮食。一般的卵巢手术，术后 6 h 禁食禁饮后，可适当进水及流质，但应循序渐进，逐渐过渡至半流质饮食、普食，少食多餐。饮食富含营养、易消化的食物，忌牛奶、苹果，以防发生肠胀气。

（2）术后去枕平卧 6 h 后，鼓励患者早期活动，防止术后脏器粘连及血栓形成。床上活动翻身时，注意避免导尿管及各种管道的脱落。

（3）术后应保持外阴清洁，每天用消毒液抹洗 2 次。拔除导尿管后，大、小便后应清洗外阴。

（4）拔除导尿管前应进行膀胱功能恢复的训练，定期开放导尿管，开放时鼓励患者有意识排尿。拔除导尿管后定期小便，以防膀胱高度膨胀而致尿潴留。

（5）麻醉作用消失后，术后常会感到伤口疼痛，通常在术后 24 h 以内最为明显；为保证患者在不痛的舒适状态下完成各项护理活动，如深呼吸、咳嗽、翻身等，可根据患者的具体情况遵医嘱给予止痛处理,患者不必因此产生顾虑。

3. 心理护理

(1)为患者提供舒适的环境,以良好的态度,亲切的语言,耐心地向患者讲解病情,解答患者的疑问。鼓励家属及亲朋好友积极参与照顾患者,以开导、鼓励的方式,关心体贴的态度去帮助、关心患者,让患者体会到家庭和社会的温暖。

(2)病检结果及时告知患者及家属,消除患者猜疑,同时让家属也放心。对恶性肿瘤患者,应根据其性格特点采取适当的沟通方式。

4. 健康教育

(1)向患者及家属讲解卵巢肿瘤对妇女的危害,特别是恶性肿瘤的病因不明,难以预防。良性肿瘤可以发生恶变,卵巢肿瘤深藏于盆腔,患病初期很少有症状,不易早期发现,所以大多数病例在初诊发现时已经是晚期或有转移,故一旦发现肿瘤,确诊后即应手术治疗。如疑卵巢瘤样病变,可做短期治疗及观察。

(2)向患者及家属讲解卵巢肿瘤的手术是根据患者年龄、生育要求、卵巢情况而决定手术范围以及手术后对生活的影响等。告知患者发现肿瘤不必惊慌,卵巢肿瘤大部分是良性,手术治疗预后良好。

(3)如为恶性肿瘤患者,应向患者及家属讲解治疗原则以手术为主,并加以化疗、放疗、免疫治疗、中医中药及综合治疗。多给患者讲一些相同疾病的治愈例子,以消除恐惧心理,树立战胜疾病的信心。

(4)讲明疾病与情绪的关系,忧虑、悲观、恐惧情绪可致心理失衡和生理节奏紊乱而加重病情,乐观、稳定的情绪有利于疾病的康复。

【护理评价】

(1)患者在住院期间能与同病室室友交流、并积极配合各种诊治过程。

(2)患者能努力克服化疗药物的治疗反应,摄入足够热量,维持化疗前体重。

(3)患者能表达哀伤,配合各种治疗,且家庭和睦。

直通护考

一、选择题

(一) A1/A2 型题(以下每一道考题下面有 A、B、C、D、E 五个备选答案,请从中选择一个最佳答案)

1. 使子宫内膜增生的激素是(   )。

A. 雌激素　　　B. 孕激素　　　C. 雄激素　　　D. 促卵泡激素　E. 黄体生成素

2. 子宫内膜厚达 10 mm,间质非常疏松、水肿、螺旋小动脉迅速增长超出内膜的厚度,也更弯曲,同时血管管腔也扩大是发生在(   )。

A. 子宫内膜增生期早期　　　　　　　　B. 子宫内膜增生期中期

C. 子宫内膜增生期晚期　　　　　　　　D. 子宫内膜分泌期早期

E. 子宫内膜分泌期晚期

3. 下列描述错误的是(   )。

A. 雌激素使子宫内膜发生增生期变化

B. 在增生期变化基础上孕激素使内膜发生分泌期变化

C. 纯孕激素可使子宫内膜发生分泌期变化

D. 黄体萎缩,雌、孕激素水平下降时可致月经来潮

E. 孕激素是卵巢分泌的具有活性的物质

4. 诊断子宫内膜结核最可靠的依据是(　　)。

A. 结核菌素试验呈阳性　　　　B. 结核杆菌培养　　　　C. 腹腔镜检查

D. 子宫内膜病理检查　　　　E. 盆腔 X 线平片检查

5. 诊断子宫内膜癌最常用的方法是(　　)。

A. 宫腔镜检查　　　　　　　　　B. 细胞学检查

C. 分段诊断性刮宫送病理检查　　　　D. B 超检查

E. CT 检查

6. 子宫内膜异位症最多见于(　　)。

A. 直肠子宫陷凹　　　　B. 宫颈　　　　C. 腹膜

D. 输卵管　　　　E. 卵巢

7. 关于子宫内膜癌,下列错误的是(　　)。

A. 以腺癌为主　　　　　　　　B. 多见于老年妇女

C. 确诊方法是分段诊断性刮宫送病理检查　　　D. 最典型症状是接触性出血

E. 病因与子宫内膜增生过长有关

8. 某患者,30 岁,结婚 5 年不孕,月经周期无规律,子宫内膜出现下列哪种组织学表现时为有排卵?(　　)

A. 子宫内膜分泌期　　　　B. 子宫内膜萎缩期　　　　C. 子宫内膜增生过长

D. 子宫内膜增生期中期　　　　E. 子宫内膜增生期晚期

9. 关于子宫内膜异位症的主要病理变化,下列哪项是错误的?(　　)

A. 异位内膜随卵巢激素的变化而发生周期性出血

B. 病变伴有周围纤维组织增生和粘连形成

C. 病变的浆膜面可见粟粒结节

D. 病变区出现紫褐色斑点或小泡

E. 可发展为紫蓝色包块

10. 了解子宫内膜周期性变化的最可靠方法是(　　)。

A. 镜检宫颈黏液　　　　　　　　B. 测定基础体温曲线

C. 测定雌激素在体内的含量　　　　D. 分断诊断性刮宫送病理检查

E. 阴道脱落细胞涂片检查

11. 可用于各期宫颈癌的治疗方法是(　　)。

A. 放疗　　　　B. 化疗　　　　C. 手术　　　　D. 中医中药　　　　E. 综合治疗

12. 维持子宫正常位置的韧带不包括(　　)。

A. 圆韧带　　　　B. 阔韧带　　　　C. 主韧带　　　　D. 宫骶韧带　　　　E. 卵巢固有韧带

13. 关于宫颈癌,下列正确的是(　　)。

A. 未婚妇女及已婚未产妇多发　　　　B. 患病年龄大于子宫内膜癌

C. 我国的发病率高于子宫内膜癌　　　　D. 宫颈癌以腺癌为主

E. 早期病例经妇科检查窥视宫颈及早发现

14. 下列对诊断宫颈癌无意义的项目是(　　)。

A.阴道镜　　　　　　　　　B.腹腔镜　　　　　　　　　C.宫颈刮片细胞学检查

D.宫颈活检　　　　　　　　E.锥形切除宫颈后活检

15.化疗前需要准确测量患者体重的理由是（　　　）。

A.精确计算补液量　　　　　　　　　　　B.精确计算摄入量

C.精确计算患者饮食需要量　　　　　　　D.精确计算药物剂量

E.确定化疗的疗效

16.关于生殖器淋巴,以下哪项是错误的?（　　　）

A.外生殖器淋巴分为2组,腹股沟浅淋巴结和腹股沟深淋巴结

B.髂淋巴组又分髂总、骶前、骶后3部分

C.宫体及底部淋巴输入腰淋巴结

D.腹股沟浅淋巴结主要收容外生殖器部位的淋巴

E.腹股沟深淋巴结主要收容腹股沟浅淋巴

17.宫颈刮片巴氏染色Ⅳ级提示（　　　）。

A.炎症　　　B.可疑癌　　　C.癌　　　D.高度可疑癌　　　E.正常

18.绝经9年,阴道出血3个月,阴道细胞学检查巴氏Ⅳ级,进一步处理是（　　　）。

A.切除子宫　　　　　　　　　　　　B.广泛性全子宫切除术

C.广泛性全子宫切除及盆腔淋巴结清除术　　D.诊断性刮宫及宫颈活组织检查

E.宫颈锥形切除术

19.阴道窥器检查可见宫颈糜烂面明显凹凸不平,为整个宫颈面积的2/3以上,宫颈活检除宫颈癌,应诊断为（　　　）。

A.颗粒型中度糜烂　　　　　　B.颗粒型重度糜烂　　　　　　C.乳突型轻度糜烂

D.乳突型中度糜烂　　　　　　E.乳突型重度糜烂

20.患者,女,45岁,接触性出血20天,白带米汤样,有恶臭,宫颈Ⅱ度糜烂,有4 cm×3 cm的质地脆赘生物,易出血。子宫大小正常,触诊及双侧附件(一)。最可能的诊断是（　　　）。

A.宫颈息肉　　B.宫颈糜烂　　C.宫颈癌　　D.宫颈结核　　E.宫颈绒癌

21.子宫肌瘤的症状与下述哪项关系密切?（　　　）

A.肌瘤的大小　　　　　　　B.肌瘤生长的部位(宫体、宫颈)

C.发生年龄　　　　　　　　D.肌瘤与肌层的关系(黏膜下、浆膜下、壁间)

E.肌瘤的数目

22.子宫肌瘤最常见的并发症是（　　　）。

A.红色变性　　　　　　　　　B.继发性贫血　　　　　　　C.浆膜下肌瘤蒂扭转

D.肌瘤压迫输尿管引起肾盂积水　　E.肌瘤恶变

23.最常见的子宫肌瘤为（　　　）。

A.肌壁间肌瘤　　B.浆膜下肌瘤　　C.黏膜下肌瘤　　D.宫颈肌瘤　　E.宫体肌瘤

24.对月经量多而子宫增大约8周妊娠大小患者,下列哪项处理最为恰当?（　　　）

A.随访观察　　　　　　　　B.肌瘤切除手术　　　　　　　C.全子宫切除术

D.药物治疗　　　　　　　　E.以上均可

25.子宫肌瘤最常见的临床表现是（　　　）。

A.月经改变　　B.下腹包块　　C.白带增多　　D.疼痛　　E.以上都是

26.子宫肌瘤的恶性变又称为什么?（　　　）

A. 肉瘤样变　　　B. 脂肪变性　　　C. 囊性变　　　D. 玻璃样变　　　E. 红色变

27. 与子宫肌瘤发病可能相关的因素是（　　　）。

A. 早婚、早孕　　　　　　　　B. 高血压、肥胖　　　　　　　C. 雌激素持续性刺激

D. 不良饮食习惯　　　　　　　E. 性生活

28. 对于年轻并有希望保留生育功能的子宫肌瘤患者，最恰当的治疗是（　　　）。

A. 随访观察　　　　　　　　　B. 肌瘤切除术　　　　　　　　C. 全子宫切除术

D. 药物治疗　　　　　　　　　E. 以上均不是

29. 下列哪项与不孕症关系不大？（　　　）

A. 子宫内膜异位症　　　　　　B. 子宫黏膜下肌瘤　　　　　　C. 宫颈糜烂

D. PCDS　　　　　　　　　　　E. 输卵管粘连

30. 妊娠合并子宫肌瘤的叙述错误的是（　　　）。

A. 导致流产，产后出血　　　　　　　　　　B. 易发生红色变性

C. 剖宫产时应同时切除肌瘤　　　　　　　　D. 妊娠合并肌瘤多可能自然分娩

E. 以上均是

31. 卵巢肿瘤常见的并发症有（　　　）。

A. 恶性变　　　　　　　　　　B. 破裂　　　　　　　　　　　C. 蒂扭转

D. 与周围组织粘连　　　　　　E. 感染

32. 卵巢分泌的激素是（　　　）。

A. 雌激素　　　B. 孕激素　　　C. 雄激素　　　D. 以上都是　　　E. 以上都不是

33. 属于卵巢非赘生性囊肿的有（　　　）。

A. 皮样囊肿　　　B. 黄体囊肿　　　C. 黄素囊肿　　　D. 卵泡囊肿　　　E. 巧克力囊肿

34. 关于卵巢肿瘤的概念，正确的是（　　　）。

A. 高龄者居多　　　　　　　　B. 有的可以伴有腹水　　　C. 与消化道恶性肿瘤无关

D. 实性者恶性居多　　　　　　E. 有时需与子宫肌瘤鉴别

35. 容易发生蒂扭转的卵巢肿瘤是（　　　）。

A. 颗粒细胞瘤　　　　　　　　B. 浆液性囊腺癌　　　　　　　C. 卵泡膜细胞瘤

D. 畸胎瘤　　　　　　　　　　E. 浆液性囊腺瘤

36. 女性生殖道最常见的良性肿瘤是（　　　）。

A. 畸胎瘤　　　　　　　　　　B. 子宫肌瘤　　　　　　　　　C. 卵巢纤维瘤

D. 卵巢浆液性囊腺瘤　　　　　E. 卵巢黏液性囊腺瘤

37. 王女士，32岁，已婚，未育，月经周期正常。急性右下腹疼痛，阵发性加剧6 h，伴恶心、呕吐。妇科检查：宫颈光滑，子宫正常大小，右侧附件可触及直径10 cm大小肿物，部分实性，活动受限，压痛明显。你以为最可能的情况是（　　　）。

A. 阑尾周围脓肿　　　　　　　B. 急性附件炎　　　　　　　　C. 卵巢囊肿蒂扭转

D. 输卵管妊娠　　　　　　　　E. 子宫内膜异位症

（二）A3/A4型题（以下提供若干个案例，每个案例下设若干个考题。请根据各考题题干所提供的信息，在每道题下面的A、B、C、D、E五个备选答案中，选择一个最佳答案）

（38～39题共用题干）

患者，女，结婚3年未孕，平时月经规律。因停经3个月就诊。妇科检查：宫颈光滑，宫口闭，子宫5个月妊娠大小，质软，左侧附件扪及直径约6 cm囊性肿块。尿HCG（＋）。拟诊为

葡萄胎。

38. 最简便的确诊方法为（　　）。

A. B 超检查   B. 测定血 HCG   C. 诊断性刮宫

D. 盆腔 X 线摄片   E. 腹腔镜检查

39. 该患者左侧附件的囊性肿块考虑是（　　）。

A. 妊娠黄体   B. 黄素囊肿   C. 卵巢巧克力囊肿

D. 输卵管卵巢囊肿   E. 浆膜下子宫肌瘤

（40～44 题共用题干）

患者，30 岁，女，未婚，婚前检查发现盆腔肿块，无明显腹痛，月经周期 30 天，经期 5 天，量中。妇科检查：子宫正常大小，右侧附件扪及 6 cm×5 cm×5 cm 肿块，边界清，活动度好，质地中等。

40. 为明确诊断，首选的辅助检查是（　　）。

A. 阴道镜检查   B. 腹腔镜检查   C. 宫腔镜检查

D. 血激素水平测定   E. 腹部 X 线摄片

41. 对该患者最可能的诊断是（　　）。

A. 子宫内膜异位症   B. 阔韧带肌瘤   C. 右侧卵巢肿瘤

D. 右侧附件炎   E. 卵巢瘤样病变

42. 如果该患者的腹部 X 线摄片显示右侧盆腔有钙化灶，提示为卵巢的（　　）。

A. 浆液性囊腺瘤   B. 黏液性囊腺瘤   C. 畸胎瘤

D. 颗粒细胞瘤   E. 无性细胞瘤

43. 患者在排便后突然感到右下腹持续疼痛，伴恶心、呕吐。妇科检查：右侧附件肿块压痛明显。此情况说明（　　）。

A. 卵巢肿瘤破裂   B. 卵巢肿瘤恶变   C. 卵巢肿瘤蒂扭转

D. 急性盆腔炎   E. 急性阑尾炎

44. 该患者的正确处理方法是（　　）。

A. 继续观察   B. 静脉滴注抗生素   C. 患侧附件切除术

D. 卵巢肿瘤摘除术   E. 全子宫及患侧附件切除术

二、病例分析题

1. 患者，女，56 岁，现已停经 2 年，一周前出现少量的阴道出血，伴有浆液性液体排出，来院就诊。妇科检查：子宫前位，增大，质地较软，活动度尚可，余未发现异常。医生怀疑为子宫内膜癌。问题：

（1）患者如要确诊应进一步做什么检查？

（2）如确诊为子宫内膜癌，可能的护理诊断有哪些？

（3）患者采取经腹子宫次全切除术及双侧附件切除术，术后在住院期间应采取哪些护理措施？

2. 患者，女，42 岁，G_2P_1，2 年前查体发现右下腹有一直径 6 cm 包块，实性，未定期复查。某天小便后突然下腹痛，伴恶心，无发烧。妇科检查：子宫正常大小，子宫右上方可扪及一直径 14 cm、张力较大、有压痛的包块，不活动。B 超提示：附件区有 14 cm×3 cm×4 cm 大包块，内有不均质回声团，直肠后陷窝有少量积液。问题：

（1）该患者可能的诊断是什么？

（2）合适的处理是什么？

3. 患者,女,50 岁,接触性出血 1 个月,月经规律。妇科检查:宫颈重度糜烂,宫体后倾,大小正常,活动好,双附件(一),宫颈细胞学涂片高度可疑,阴道镜下活检报告为癌细胞突破基底膜 5 mm 以内,有淋巴管侵犯及病灶融合。问题:

（1）该患者可能的诊断是什么？

（2）应行何种治疗？

4. 患者,女,32 岁,G_3P_0,自然流产 3 次,B 超提示:子宫前壁可探及 9 cm×12 cm×10 cm 大小的强回声光团,附件正常。问题:

（1）该患者最可能的诊断是什么？

（2）患者应选择何种手术方式？

项目十四　会阴部手术患者的护理

 学习目标

1. 掌握会阴部手术的术前准备和术后护理。
2. 熟悉会阴部手术的常见病的内容，并能更好地利用护理程序为患者提供整体护理。
3. 了解会阴部手术种类。

案例引导

患者，女，60岁，因外阴瘙痒10余年，加重2年，发现外阴赘生物1年入院。既往体健，无高血压及心、肺疾病史，无绝经后出血及阴道分泌物增多。入院检查：T 37 ℃，P 68次/分，R 21次/分，BP 82/54 mmHg，心、肺检查无异常。妇科检查：外阴皮肤变白、粗糙，阴蒂处有2 cm×2.5 cm×1.5 cm肿块，表面有溃烂、肿块侵及尿道口，阴道口光滑、通畅，宫颈萎缩、轻度糜烂，子宫及双侧附件区未扪及异常，双侧腹股沟区未扪及增大淋巴结。外阴活检诊断为外阴高分化鳞状细胞癌。医生建议采取外阴根治术及双侧腹股沟深浅淋巴清扫术。问题：

1. 该患者手术前需要做哪些准备？
2. 会阴部手术术后如何进行护理？

任务一　会阴部手术患者的一般护理

会阴部手术是女性外生殖器部位的手术，在妇科手术中应用比较广泛。会阴部手术区域血管神经丰富、组织松软，前方有尿道，后面邻近肛门，这些特点使患者容易出现疼痛、出血、感染等相关的护理问题；由于手术部位涉及身体隐私处，在心理上患者常具有自我形象紊乱、自尊紊乱等护理问题。

【会阴部手术种类】

按手术范围区分,有外阴癌根治术、外阴切除术、局部病灶切除术、前庭大腺切开引流术、处女膜切开术、宫颈手术、陈旧性会阴裂伤修补术、阴道成形术、阴道前后壁修补术、尿瘘修补术、子宫黏膜下肌瘤摘除术和阴式子宫切除术等。

【术前准备】

（一）心理准备

会阴部手术的患者常担心手术会损伤身体的完整性,手术的切口瘢痕可能导致将来性生活的不协调;由于病变发生在隐私部位,因此会加重患者的心理负担等。护士应理解患者,以亲切、和蔼的语言耐心解答患者的疑问,在取得患者信任的基础上,让患者表达自己的感受,针对具体情况给予指导;帮助患者选择积极的应对措施,消除患者的紧张情绪,使其能够主动配合手术;进行术前准备、检查时注意保护患者隐私,尽量减少暴露部位,避免多余人员在场,以减轻患者的羞怯感。同时做好家属的工作,让其理解患者的感受。为患者提供心理及生活方面的支持,使患者能很好地配合治疗及护理。

（二）全身情况准备

详细了解全身重要脏器的功能,正确评估患者对手术的耐受力。如有贫血、高血压、心脏病、糖尿病等内外科合并症应给予纠正。观察患者的生命体征、注意有无月经来潮,如有异常及时通知医师。指导训练患者正确咳痰方法,术前做药物过敏试验、配血备用等。

（三）健康教育

（1）根据患者的具体情况,向其介绍相关手术的名称及过程,解释术前准备的内容、目的、方法及主动配合的技巧等;讲解疾病的相关知识,术后保持外阴、阴道清洁的重要性和方法,拆线时间等。

（2）会阴部手术患者术后卧床时间较长,床上使用便器的机会多,应让患者术前进行练习,习惯于床上使用便器。

（3）向患者讲解会阴部手术常用的体位及术后维持相应体位的重要性,教会患者床上肢体锻炼的方法,以预防术后并发症。

（四）皮肤准备

会阴部手术患者术前要特别注意个人卫生,每天清洗外阴。如外阴皮肤有炎症、溃疡,需治愈后手术。患者通常于术前1天行皮肤准备,备皮范围上至耻骨联合上10 cm,两侧至腋中线,下至外阴部、肛门周围、臀部及大腿内侧上1/3处的皮肤。备皮后洗净皮肤。

（五）肠道准备

由于阴道与肛门解剖位置很近,术后排便易污染手术视野,因此会阴部手术前应做好肠道准备。可能涉及肠道的手术患者术前3天进少渣饮食,并按医嘱给予肠道抗生素,常用庆大霉素口服,每天3次,每次8万U。每天肥皂水灌肠1次或20%甘露醇250 mL加等量水口服;术前1天禁食,给予静脉补液;术前晚及术晨行清洁灌肠。

（六）阴道准备

阴道正常情况下不是无菌环境,为防止术后感染,应在术前3天开始阴道准备,一般行阴道冲洗或坐浴,每天2次,常用1:5000的高锰酸钾、0.2%的聚维碘酮或1:1000的苯扎溴铵（新洁尔灭）溶液等。术晨用消毒液行阴道消毒,消毒时特别注意阴道穹隆,消毒后用大棉签蘸干,必要时涂甲紫。

(七)膀胱准备

嘱患者去手术室前排空膀胱,根据手术需要,术中、术后留置导尿管。

(八)特殊用物准备

根据不同的手术做好各种用物准备,包括软垫、支托、阴道模型、丁字带和绷带等。其他术前准备同妇科腹部手术前准备。

【术后护理】

(一)体位

根据不同手术采取相应的体位。处女膜闭锁及有子宫的先天性无阴道患者,术后应采取半坐卧位,有利于经血的流出;因外阴癌行外阴根治术后的患者应采取平卧位,双腿外展屈膝、膝下垫软垫,以减少腹股沟及外阴部的张力,有利于伤口的愈合;行阴道前后壁修补或盆底修补术后的患者应以平卧为宜,禁止取半坐卧位,以降低外阴、阴道张力,促进伤口的愈合。

(二)切口的护理

外阴阴道肌肉组织少、张力大,切口不易愈合,护理人员要随时观察会阴切口的情况,注意有无渗血及红、肿、热、痛等炎性反应;观察局部皮肤的颜色、湿度、温度,有无皮肤或皮下组织坏死;注意阴道分泌物的量、色、质及有无气味。注意保持外阴清洁、干燥,勤更换内裤及床垫,每天行外阴擦洗 2 次,排便后同样擦洗。有些外阴部手术需加压包扎或阴道内留置纱布压迫止血,外阴包扎或阴道内纱条一般在术后 12～24 h 内取出,取出时注意核对数目。术后 3 天外阴局部可行烤灯,保持伤口干燥,促进血液循环,有利于伤口的愈合。有引流的患者要保持引流管通畅,严密观察引流物的量及性质。

(三)导尿管的护理

会阴部手术后保留导尿管时间较长,根据手术范围及病情,导尿管分别留置 2～10 天。术后应特别注意保持导尿管的通畅,观察尿色、尿量,特别是尿瘘修补术的患者,如发现导尿管不通需及时查找原因并予以处理。拔导尿管前应训练膀胱功能,拔除导尿管后应嘱患者尽早排尿,如有排尿困难给予诱导、热敷等措施帮助排尿,必要时重新留置导尿管。

(四)肠道护理

会阴部手术的患者为防止大便对伤口的污染及解便时对伤口的牵拉,应控制首次排便的时间。涉及肠道的手术应在患者排气后抑制肠蠕动,按医嘱常用药物阿片酊 5 mL,加水至 100 mL 口服,每天 3 次,每次 10 mL。于术后第 5 天给予缓泻剂使大便软化,避免排便困难。

(五)避免增加腹压

向患者讲解腹部压力增加会影响伤口的愈合,应避免增加腹压的动作,如长期下蹲、用力大便、咳嗽等。

(六)减轻疼痛

会阴部神经末梢丰富,对疼痛特别敏感。护理人员应充分理解患者,在正确评估患者疼痛的基础上,针对患者的个体差异,采取不同的方法缓解疼痛,如保持环境安静、分散患者的注意力、勿过多的打扰患者、保证患者休息、更换体位减轻伤口的张力、遵医嘱及时给予足量止痛药物、应用自控镇痛泵等,同时注意观察用药后的止痛效果。

(七) 出院指导

会阴部手术患者伤口局部愈合较慢,嘱患者回家后应保持外阴部的清洁;一般应休息 3 个月;禁止性生活及盆浴;避免重体力劳动及增加腹压,逐渐增加活动量。出院后 1 个月到门诊检查术后恢复情况,于术后 3 个月再次到门诊复查,经医师检查确认伤口完全愈合后方可恢复性生活,如有病情变化应及时就诊。

任务二 外阴、阴道创伤

【疾病概述】

分娩是导致外阴、阴道创伤的主要原因,外阴、阴道创伤也可因外伤所致,如不慎跌倒、外阴触及锐器等。创伤可伤及阴道或穿过阴道损伤尿道、膀胱或直肠。幼女受到强暴可致软组织受伤;初次性交时处女膜破裂,绝大多数可自行愈合,偶见裂口延至小阴唇、阴道或伤及穹隆,引起大量阴道出血,导致失血性贫血或休克。

【护理评估】

1. 健康史 了解导致创伤的原因,判断是因外伤、遭强暴所致还是分娩创伤未及时缝合所致。

2. 身体评估 症状:①疼痛:为主要症状,可从轻微疼痛至剧痛,甚至出现疼痛性休克。②局部肿胀:为水肿或血肿,是常见的表现。由于外阴部皮肤、黏膜下组织疏松、血管丰富,局部受伤后可导致血管破裂、组织液渗出,血液、组织液在疏松结缔组织中迅速蔓延,形成外阴或阴道血肿。如处理不及时可向上扩展,形成巨大盆腔血肿。③外出血:由于血管破裂可导致少量或大量的血液自阴道流出。④其他:根据出血量多少、急缓,患者可有头晕、乏力、心慌、出汗等贫血或失血性休克的症状;合并感染时可有体温升高和局部红、肿、热、痛等表现。另外,由于局部肿胀、疼痛,患者常出现坐卧不安、行走困难等。

3. 心理-社会评估 患者及家属常由于突然出现的意外事件而表现出惊慌、焦虑,护士需要评估患者及家属对损伤的反应,并识别其异常的心理反应。

4. 辅助检查 ①妇科检查:了解外阴或阴道裂伤的部位、程度,观察血肿的大小、部位,局部组织有无红肿及脓性分泌物。此外,应注意创伤有无穿透膀胱、直肠甚至腹腔等。②实验室检查:出血多者红细胞计数及血红蛋白值下降;有感染者,可见白细胞计数增高。

【护理诊断】

1. 恐惧 与突发创伤事件有关。

2. 疼痛 与外阴、阴道创伤有关。

3. 潜在并发症 失血性休克。

【护理目标】

(1)患者恐惧程度减轻。

(2)住院期间,患者疼痛逐渐减轻。

(3)患者在治疗期间未发生失血性休克。

【护理措施】

1. 严密观察生命体征,预防和纠正休克 对于外出血量多或较大血肿伴面色苍白者,立即使患者平卧、吸氧,开通静脉通路,做好血常规检查及配血、输血准备;给予心电监护,密切观察患者血压、脉搏、呼吸、尿量及神志的变化。注意观察血肿的变化,有活动性出血者应按解剖关系迅速缝合止血。对小于 5 cm 的血肿,应立刻进行冷敷,使血管收缩减少出血;也可用棉垫、丁字带加压包扎,防止血肿扩大。对大的外阴、阴道血肿应在抢救休克的同时配合医师进行止血,并做好术前准备,术后加用大剂量抗生素防止感染。

2. 心理护理 突然的创伤常导致患者和家属恐惧、担忧,护士应在准备抢救休克患者的过程中使用亲切温和的语言安慰患者,鼓励患者面对现实,积极配合治疗,同时做好家属的心理护理,使其能够为患者提供支持,更好地完成护理工作。

3. 保守治疗患者的护理 对小血肿的治疗者,嘱患者采取正确的体位,避免血肿受压;保持外阴部的清洁、干燥。每天外阴冲洗 3 次,大便后及时清洁外阴;按医嘱及时给予止血、止痛药物;24 h 内冷敷,降低局部血流速度及局部神经的敏感性,减轻患者的疼痛及不舒适感;24 h 后可以热敷或行外阴部烤灯,以促进水肿或血肿的吸收。

4. 做好术前准备 外阴、阴道创伤较重的患者有急诊手术的可能性,应做好配血、皮肤准备,嘱患者暂时禁食,充分消毒外阴及伤口,向患者及家属讲解手术的必要性、手术的过程及注意事项,取得配合。

5. 术后护理 外阴、阴道创伤手术后阴道内常填塞纱条,外阴加压包扎,患者疼痛明显,应积极止痛;阴道纱条取出或外阴包扎松解后应密切观察阴道及外阴伤口有无出血,患者有无进行性疼痛加剧或阴道、肛门坠胀等再次血肿的症状;保持外阴部清洁、干燥;按医嘱给予抗生素。

【护理评价】

(1)患者在住院期间无明显疼痛。

(2)患者在治疗 24 h 内生命体征正常。

(3)住院期间患者和家属能积极配合治疗。

任务三 外 阴 癌

【疾病概述】

外阴癌(carcinoma of vulva)是女性外阴恶性肿瘤中最常见的一种(约占 90%),占女性生殖系统肿瘤的 3%～5%,多见于 60 岁以上妇女,近年发病率有增高趋势。以外阴鳞状细胞癌最常见(约占 95%),其他有恶性黑色素瘤、基底细胞瘤、前庭大腺癌等。约 2/3 的外阴癌发生在大阴唇,其余的 1/3 发生在小阴唇、阴蒂、会阴、阴道等部位。

【病理】

外阴癌的癌前病变称为外阴上皮内瘤样病变(vulvar intraepithelial neoplasia,VIN),包括外阴上皮不典型增生及原位癌。外阴上皮内瘤样病变分为 3 级,即轻度外阴不典型增生(VIN

Ⅰ级)、中度外阴不典型增生(VINⅡ级)、重度外阴不典型增生及原位癌(VINⅢ级)。病变初期多为圆形硬结,少数为乳头状或菜花样赘生物,周围皮肤可增厚及色素改变,病变继续发展可形成火山口状质硬的溃疡或菜花状肿块。镜下见多数外阴鳞癌分化好,有角珠和细胞间桥。前庭和阴蒂的病灶倾向于分化差或未分化,常有淋巴管和神经周围的侵犯,必要时可做电镜或免疫组化染色确定组织学来源。

【转移途径】

以直接浸润、淋巴转移为主,血行转移常发生在晚期。

1. 直接蔓延　癌组织可沿皮肤黏膜直接浸润尿道、阴道和肛门,晚期可累及直肠和膀胱等。

2. 淋巴转移　外阴淋巴血管丰富,两侧相互交通形成淋巴网,外阴鳞状细胞癌几乎都通过淋巴转移。癌灶多向同侧淋巴结转移,最初转移到腹股沟浅淋巴结,再至腹股沟深淋巴结,并经此进入盆腔淋巴结,最后转移至腹主动脉旁淋巴结。另外,若癌灶累及尿道、阴道、直肠和膀胱,也可直接进入盆腔淋巴结。

【临床分期】

目前采用国际妇产科联盟(FIGO)外阴癌 2009 年的分期法,具体分期内容见表 14-1。

表 14-1　FIGO 外阴癌分期(2009 年)

分期	肿瘤累及范围
Ⅰ期	肿瘤局限于外阴
ⅠA 期	肿瘤最大径线≤2 cm,局限于外阴或会阴且间质浸润≤1.0 mm,无淋巴结转移
ⅠB 期	肿瘤最大径线>2 cm 或间质浸润>1.0 mm,局限于外阴或会阴,无淋巴结转移
Ⅱ期	任何大小的肿瘤,侵犯至会阴邻近结构(下 1/3 尿道、下 1/3 阴道、肛门),无淋巴结转移
Ⅲ期	任何大小的肿瘤,有或无侵犯至会阴邻近结构(下 1/3 尿道、下 1/3 阴道、肛门),有腹股沟-股淋巴结转移
ⅢA 期	1 个淋巴结转移(≥5 mm)或 1~2 个淋巴结转移(<5 mm)
ⅢB 期	≥2 个淋巴结转移(≥5 mm)或≥3 个淋巴结转移(<5 mm)
ⅢC 期	阳性淋巴结伴囊外扩散
Ⅳ期	肿瘤侵犯其他区域(上 2/3 尿道、上 2/3 阴道)或远处转移
ⅣA 期	肿瘤侵犯下列任何区域:上尿道和(或)阴道黏膜、膀胱黏膜、直肠黏膜,或固定在骨盆壁;或腹股沟-股淋巴结出现固定或溃疡形成
ⅣB 期	包括盆腔淋巴结的任何远处转移

【护理评估】

1. 健康史　外阴癌患者常并发外阴色素减退疾病,其中仅 5%~10%的外阴不典型增生者发展成外阴癌。外阴的慢性长期刺激如外阴尖锐湿疣、外阴瘙痒、慢性前庭大腺炎和慢性溃疡等也可能发展成外阴癌。外阴癌可与宫颈癌、阴道癌合并存在。目前认为外阴癌的发生与单纯疱疹病毒Ⅱ型、人乳头状病毒、巨细胞病毒感染等有关。

2. 身体评估

（1）评估外阴局部有无丘疹、硬结、溃疡或赘生物，并观察其形态、涉及范围；有无疼痛、瘙痒、恶臭分泌物、尿频、尿痛或排尿困难等伴随症状。

（2）癌灶若转移至腹股沟淋巴结，检查可扪及一侧或双侧腹股沟淋巴结增大、质硬且固定。

（3）晚期主要症状是疼痛，注意评估其程度、深浅及发生部位的关系。

3. 心理-社会评估　外阴局部的症状、分泌物的增加，常使患者烦躁并使其工作及参加活动能力下降。外阴癌为恶性肿瘤，患者常感到悲哀、恐惧、绝望；外阴部手术致使身体完整性受到影响等原因常使患者出现自尊紊乱、自我形象紊乱等心理方面的问题。

4. 辅助检查

（1）妇科检查　外阴局部特别是大阴唇处，有单个或多个融合或分散的灰白色、粉红色丘疹或斑点，或发现硬结、溃疡或菜花样赘生物。

（2）特殊检查　通过外阴活检以明确诊断。常采用1％甲苯胺蓝涂抹外阴病变皮肤，待干后用1％醋酸液擦洗脱色，在仍有蓝染部位取材做活检，或借助阴道镜做定位活检，以提高活检阳性率。

（3）影像学检查　B超、CT、MRI。

（4）内窥镜检查　膀胱镜、直肠镜检查有助于判断是否有局部或远处转移。

【治疗要点】

以手术治疗为主，辅以放疗与化疗。

1. 手术治疗　手术治疗是外阴癌的主要治疗手段，手术的范围取决于临床分期、病变的部位、肿瘤细胞的分化程度、浸润的深度、患者的身体状况以及年龄等。一般采取外阴根治术及双侧腹股沟深浅淋巴清扫术。如病理检查发现腹股沟深浅淋巴结有转移，应行盆腔淋巴结清扫。

2. 放疗　适用于需要缩小癌灶再手术的患者、晚期患者或术后局部残留癌灶及复发癌的患者。

3. 化疗　主要用于晚期外阴癌或复发癌的综合治疗手段，可以采用静脉注射和局部动脉灌注的方法。

【护理诊断】

1. 疼痛　与晚期癌肿侵犯神经、血管和淋巴系统有关。

2. 自我形象紊乱　与外阴切除有关。

3. 有感染的危险　与患者年龄大、抵抗力低下、手术创面大及邻近肛门等有关。

【护理目标】

（1）住院期间患者疼痛程度逐渐减轻。

（2）手术后患者对疾病有正确的认识。

（3）治疗期间患者无感染发生。

【护理措施】

1. 心理护理　给患者讲解外阴癌的相关知识，鼓励患者表达自己的不适，针对具体问题给予耐心的解释、帮助和支持；支持患者采取积极的应对方式；给家属讲解疾病的相关知识，得到家属的理解和支持，让患者体会到家庭的温暖；做好患者的术前指导，向患者讲解手术的方式、手术将重建切除的会阴等，使患者对手术充满信心，积极配合治疗。

2. 术前准备 除按一般会阴部手术患者准备以外,外阴癌患者多为老年人,常伴有高血压、冠心病、糖尿病等疾病,应协助患者做好检查,积极纠正内科合并症;指导患者练习深呼吸、咳嗽、床上翻身等;给患者讲解预防术后便秘的方法;外阴需植皮者,应在充分了解手术方式的基础上对植皮部位进行剃毛,消毒后用无菌治疗巾包裹;将患者术后用的棉垫、绷带、各种引流管进行消毒备用。

3. 术后护理 除按一般会阴部手术患者护理以外,应给予患者积极止痛;术后取平卧位、外展位、屈膝体位,并在腘窝垫一软垫;严密观察切口有无渗血,皮肤有无红、肿、热、痛等感染征象以及皮肤温度、湿度、颜色等移植皮瓣的愈合情况;保持引流通畅,注意观察引流物的量、色、性状等;按医嘱给予抗生素,外阴切口术后 5 天开始间断拆线,腹股沟切口术后 7 天拆线;每天行会阴擦洗,保持局部清洁、干燥;术后 2 天起,会阴部、腹股沟部可用红外线照射,每天 2 次,每次 20 min,促进切口愈合;指导患者合理进食,鼓励患者上半身及上肢活动,预防压疮;术后第 5 天,给予缓泻剂口服使粪便软化。

4. 放疗患者的皮肤护理 放射线治疗者常在照射后 8～10 天出现皮肤的反应。护理人员应注意随时观察照射皮肤的颜色、结构及完整性,根据损伤的程度(表 14-2)进行护理。

表 14-2 外阴癌放疗患者皮肤损伤程度

项目	轻度	中度	重度
表现	红斑、干性脱屑	水疱、溃烂、组织皮层丧失	溃疡
处理	保护皮肤继续照射	停止放疗,待其痊愈。避免感染,勿刺破水疱,可涂 1% 甲紫或用凡士林纱布换药	停止照射,消炎止痛,保持清洁、干燥。可用生肌散或抗生素软膏换药

5. 出院指导

(1)保持外阴清洁、干燥,养成良好的卫生习惯。不滥用药物,内裤和卫生用品要干净舒适。

(2)注意外阴部的各种不适,如瘙痒、疼痛、破溃、出血等,有症状及时就诊。

(3)注意外阴部的颜色改变、发白、局部黑斑、痣点、紫蓝结节等。注意外阴部的硬结、肿物,如发现任何的异常要及时就诊,不要随意搔抓。

(4)告知患者应于外阴根治术后 3 个月返回医院复诊,以全面评估其术后恢复情况,医师与患者一起商讨治疗及随访计划。外阴癌放疗以后 2 年内复发的患者约占 80%,5 年内复发的患者约占 90%,故应指导患者具体随访时间。第 1 年:1～6 个月每月 1 次,7～12 个月每 2 个月 1 次;第 2 年:每 3 个月 1 次;第 3～4 年每半年 1 次;第 5 年及以后每年 1 次。随访内容包括放疗的效果、不良反应及有无肿瘤复发的征象等。

【护理评价】

(1)住院期间,患者疼痛程度减轻。

(2)患者能用语言或行为表达接受外表的改变。

(3)治疗期间,患者无感染发生。

任务四　先天性无阴道

【疾病概述】

先天性无阴道(congenital absence of vagina)为双侧副中肾管发育不全的结果,大部分患者合并无子宫或只有始基子宫,但卵巢一般均正常。

【护理评估】

1. 健康史　绝大多数患者唯一的症状为青春期后无月经来潮,极少数伴有周期性下腹痛,已婚者均有性生活困难及不孕史。

2. 身体评估　患者第二性征发育正常,无月经来潮,已婚者有性交困难。极少数患者有发育正常的子宫,表现为青春期因宫腔积血而出现周期性下腹部疼痛。

3. 心理-社会评估　患者因原发性闭经或周期性下腹部疼痛而感到紧张、恐惧。一旦确诊后因影响生育,患者会感到自卑,已婚者会对丈夫及家庭产生负疚感,对将来生活失去信心;家庭成员也会难以接受患者不能生育的现实。护理人员应评估患者就诊时的心情、家庭支持状况等,已婚或准备结婚者要评估丈夫对生育的态度。

4. 辅助检查

(1) 妇科检查　外阴发育正常,但无阴道口或在阴道外口处有一浅窝;肛查时未见子宫或仅有较小的始基子宫,极少数子宫发育正常者有宫腔积血时可扪及下腹部包块,且有压痛。

(2) 超声波检查　通过 B 超检查可见盆腔内生殖器的情况,是否有子宫、卵巢及其发育情况,有无增大的子宫及阴道子宫积血等。

5. 治疗要点　通过手术纠正。

(1) 子宫发育正常者,在初潮时即应行人工阴道成形术,同时引流宫腔积血,并将人工阴道与子宫相接以保留生育能力,子宫无法保留者应予切除。

(2) 无子宫或只有痕迹子宫者应在婚前 6～12 个月行人工阴道成形术。手术方式很多,以乙状结肠阴道成形术效果较好,其他方法包括游离皮瓣阴道成形术、羊膜阴道成形术、腹膜阴道成形术和外阴阴道成形术等。

【护理诊断】

1. 疼痛　与宫腔积血、手术创伤或更换阴道模型有关。

2. 自尊紊乱　与不能生育有关。

【护理目标】

(1) 手术以后患者疼痛减轻并逐步消失。

(2) 患者能接受不能生育的现实,自尊得到恢复。

【护理措施】

1. 心理护理　当某些患者知道自己不能生育时往往会感到绝望,对生活失去信心,有些家属亦会感到绝望,护士应同情理解患者,多与患者及家属沟通交流,讲解治疗的方式与效果,与患者及其家属一起商讨手术方式。让患者及其家属了解有关知识,让家属(特别是丈夫)了解疾病的发生、发展过程,积极面对现实,理解患者,并鼓励患者及家属参与手术方案的选择和制订过程。术后鼓励患者尽快恢复原来的学习和工作,积极参与集体活动,充分认识自己其他方面的才能,使其对今后的生活充满信心。

2. 术前特殊准备　根据患者的年龄选择适当型号的阴道模型,并为患者准备两个以上的阴道模型及丁字带,消毒后备用。对游离皮瓣阴道成形术者,应准备一侧大腿中部皮肤,皮肤进行剃毛及消毒后用无菌治疗巾包裹以备术中使用。对于涉及肠道的手术如乙状结肠阴道成形术者应做好肠道的准备。其他术前准备同一般会阴部手术患者。

3. 术后护理　术后一般护理与会阴部手术相同。乙状结肠阴道成形术者应观察人工阴道的血运情况,分泌物的量、性状,有无感染,并控制首次排便时间。需使用阴道模型者应教会患者更换阴道模型的方法。患者第一次更换阴道模型时疼痛明显,需在更换前半小时用止痛药。阴道模型应选择适当的型号,并在模型表面涂抹润滑剂,以减轻疼痛;阴道模型应每天消毒并更换。

4. 出院指导　出院前评估患者是否掌握阴道模型的消毒及放置方法。鼓励患者出院以后坚持使用阴道模型,并每天消毒、更换;青春期女性应用阴道模型至结婚有性生活为止;要求结婚者术后到医院复查,阴道伤口完全愈合后方可有性生活。

【护理评价】

(1) 手术 24 h 以后患者自诉腹痛症状缓解。

(2) 患者能积极面对现实,能正确消毒、放置阴道模型。

任务五　尿　瘘

【疾病概述】

尿瘘(urinary fistula)是指生殖道和泌尿道之间形成的异常通道。根据泌尿生殖瘘发生的部位分为膀胱阴道瘘、膀胱宫颈瘘、尿道阴道瘘、膀胱尿道阴道瘘、膀胱宫颈阴道瘘及输尿管阴道瘘等。临床上以膀胱阴道瘘最为常见,有时可并存两种或多种类型尿瘘。

【分类】

1. 按解剖部位分类

(1) 尿道阴道瘘　尿道阴道瘘指尿道有瘘管通向阴道。下列几种损伤形式,统计时也可包括在尿道阴道瘘内,如尿道完全缺损、尿道纵裂伤和尿道横断等。

(2) 膀胱阴道瘘　膀胱阴道瘘指膀胱各部位有瘘管与阴道相通。

(3) 膀胱尿道阴道瘘　膀胱尿道阴道瘘指膀胱颈与尿道连接处的瘘管,瘘孔累及膀胱和尿道,残存尿道短于 3 cm。

(4) 膀胱宫颈阴道瘘　膀胱宫颈阴道瘘指瘘管累及宫颈,同时又损伤了阴道,瘘孔上缘位置较高,宫颈前唇常呈严重撕裂或缺损。累及宫颈的尿瘘,尚有膀胱尿道宫颈阴道瘘(常为巨大瘘孔)及比较少见的膀胱子宫瘘和膀胱宫颈瘘。

(5) 输尿管阴道瘘　瘘管沟通输尿管及阴道。

(6) 尿瘘合并直肠阴道瘘　可称为尿粪联合瘘或混合瘘。①合并阴道闭锁或严重狭窄时,解剖部位难以确定者,可称为尿瘘未分类;同时有尿道、膀胱及输尿管多处瘘管,而各瘘孔之间未连成一片者,在统计分析时,可称为多发性尿瘘。②瘘孔大小:小瘘孔应小于 1 cm,中瘘孔在 1 cm 以上,大瘘孔在 3 cm 以上。

2. 按瘘孔性质分类

(1) 简单尿瘘　膀胱阴道瘘,位置不高,瘘孔大小不到 3 cm;尿道阴道瘘,瘘孔小于 1 cm;膀胱宫颈阴道瘘,宫颈活动,瘘孔较易暴露;阴道瘢痕较轻,容易暴露;未曾修补过,无合并症。

(2) 复杂尿瘘　膀胱阴道瘘,瘘孔大小超过 3 cm,或输尿管口接近瘘孔缘不到 0.5 cm,或瘘孔虽未超过 3 cm,但紧贴耻骨弓后方或深入侧穹隆不易暴露者;尿道阴道瘘,瘘孔超过 1 cm,或为横断、完全纵裂或部分缺损;膀胱宫颈阴道瘘,宫颈深裂,位置固定;尿粪联合瘘(直肠瘘孔小或位置低瘢痕不重),或为多发性尿瘘;有中度瘢痕;曾经修补失败,或合并膀胱结石,会阴重度撕裂;因癌症、结核或放疗损伤引起的尿瘘。

(3) 最复杂尿瘘　尿道完全缺损;尿瘘合并阴道重度瘢痕狭窄或闭锁;尿粪联合瘘,直肠瘘孔巨大,或位置高;瘢痕重不易暴露。

【护理评估】

1. 健康史　评估患者有无引起尿瘘的诱因。

(1) 产伤　产伤是引起尿瘘的主要原因(约占 90%),多因难产处理不当所致,以往在我国农村常见。有坏死型和创伤型两类:坏死型尿瘘是由于骨盆狭窄或头盆不称,产程过长,产道软组织受压过久,使局部组织缺血坏死脱落而成;创伤型是由于剖宫产手术或产科助产手术时操作不当直接损伤所致。

(2) 妇科手术创伤　近年妇科手术所致尿瘘的发生率有上升趋势,多因手术时组织粘连或操作不细致而误伤膀胱、尿道或输尿管,造成尿瘘。

(3) 其他　晚期生殖系统或膀胱癌肿、膀胱结核、膀胱结石、生殖器官肿瘤放疗后、长期放置子宫托等也可导致生殖道瘘。

2. 身体评估

(1) 漏尿　为主要的临床表现,尿液经瘘孔从阴道流出。病因不同出现漏尿的时间也不同,产道软组织压迫所致的坏死型尿瘘一般在产后 3～7 天坏死组织脱落后开始漏尿,手术直接损伤者术后立即出现漏尿。漏尿的表现形式因瘘孔部位不同而有差异,可表现为持续漏尿、体位性漏尿、压力性尿失禁或膀胱充盈性漏尿等。

(2) 并发症的表现　长期受尿液浸渍,患者外阴部、臀部及大腿内侧皮肤可出现不同程度的皮炎或湿疹,导致局部瘙痒、疼痛及行动不便。可因搔抓破溃而继发感染。尿瘘患者可有不同程度的尿频、尿急及尿痛等泌尿系感染的症状。患者易出现精神创伤,部分会出现继发性闭经或经量稀少,性交困难或不孕等。

3. 心理-社会评估　由于漏尿,患者常表现为不愿意出门、与他人接触减少,常伴有无助感,家属和周围人群的不理解加重了患者的自卑、失望等。了解患者及家属对漏尿的感受,有助于缓解护理对象的负性情感。

4. 辅助检查

1) 妇科检查　部分患者外阴部存在湿疹,注意湿疹面积的大小、涉及的范围、有无溃疡等;通过阴道检查明确瘘孔的部位、大小、数目及周围瘢痕情况,了解阴道有无狭窄、尿道是否通畅以及膀胱的容积、大小等,注意观察尿液自阴道流出的方式。

2）特殊检查

（1）亚甲蓝试验　目的在于鉴别膀胱阴道瘘、膀胱宫颈瘘或输尿管阴道瘘。将稀释好的 200 mL 亚甲蓝溶液经尿道注入膀胱，观察是否有蓝色尿液自阴道流出。如蓝色溶液经阴道壁小孔溢出者为膀胱阴道瘘，自宫颈口溢出为膀胱宫颈瘘；如阴道内流出清亮尿液，说明流出的尿液来自肾脏，疑为输尿管阴道瘘。

（2）靛胭脂试验　静脉注射靛胭脂 5 mL，5～10 min 见到蓝色液体流出阴道为输尿管阴道瘘。

（3）排泄性尿路造影　可了解双肾功能及输尿管有无异常，用于诊断输尿管阴道瘘、结核性尿瘘和先天性输尿管异常。

（4）膀胱镜检查　可见膀胱瘘孔的位置和数目。

（5）肾显像　可协助确定尿瘘的诊断。

5. 治疗要点　手术修补为主要治疗方法。根据瘘孔的类型及部位选择经阴道、经腹或经阴道-腹部联合手术方式。如肿瘤、结核所致尿瘘者应积极治疗原发疾病，由于缺血坏死所致的产后或妇科手术后 7 天左右的漏尿者，一般采用较长时间留置导尿管、变换体位等方法，部分患者的小瘘口偶有自愈的可能。年老体弱不能耐受手术者，可采用尿收集器等保守治疗。

【护理诊断】

1. 皮肤完整性受损　与尿液刺激所致外阴皮炎有关。

2. 社交孤独　与长期漏尿、不愿与人交往有关。

3. 自我形象紊乱　与长期漏尿引起精神压力有关。

【护理目标】

（1）住院期间，患者皮肤完整性得到恢复。

（2）患者逐渐恢复正常的人际关系。

（3）患者能理解漏尿引起的身体变化，增强治愈的信心。

【护理措施】

1. 心理护理　护士应常与患者接触，了解患者的心理感受，不能因异常的气味而疏远患者；用亲切的语言使患者体会到关爱；耐心解释并安慰患者，指导家属关心、理解患者的感受，告诉患者和家属通过手术能治愈该病，让患者和家属对治疗充满信心。

2. 一般护理

（1）取适当体位　妇科手术后分娩所致的小瘘孔，给予留置导尿管，应根据瘘孔的位置采取正确体位，使瘘孔高于导尿面，有利于保持创面部干燥，使小瘘孔自行愈合。膀胱阴道瘘患者瘘孔在后底部，应取俯卧位，瘘孔在侧面者采取健侧卧位。

（2）保持外阴清洁干燥　及时清洗外阴部，也可给予坐浴，避免感染。

（3）加强病情观察　观察漏尿并发症表现，如皮炎或尿频等。对已行尿瘘修补术者，注意术后瘘孔愈合情况，有无继续漏尿或其他不适等情况。

（4）鼓励患者多饮水　由于漏尿患者自己会限制饮水量，甚至不饮水，从而加重酸性脓液对皮肤的刺激。应嘱患者不限制液体的饮入，每天饮水应不少于 3000 mL，必要时按医嘱静脉输液以保证液体入量。

3. 术前准备　除按一般会阴部手术患者准备外，应积极控制外阴炎症，为手术创造条件。方法：术前 3～5 天每天用 1∶5000 的高锰酸钾或 0.2‰ 的聚维酮碘（碘伏）溶液等坐浴；外阴部有湿疹者，可在坐浴后行红外线照射，然后涂氧化锌软膏，使局部干燥，待痊愈后再行手术；

对老年妇女或闭经者按医嘱术前半月给含雌激素的药物,如倍美力或阴道局部使用含雌激素的软膏等,促进阴道上皮增生,有利于手术后伤口的愈合;有泌尿系感染者应先控制感染后再手术;必要时给予地塞米松促使瘢痕软化;创伤型尿瘘手术应在发现漏尿后及时修补或术后3～6个月进行修补;结核或肿瘤放疗所致的尿瘘应在病情稳定1年后择期手术。

4. 术后护理 术后护理是尿瘘修补手术成功的关键。术后必须留置导尿管或耻骨上膀胱造瘘7～14天,注意避免导尿管脱落,保持导尿管的通畅,发现阻塞及时处理,以免膀胱过度充盈影响伤口的愈合。拔管前注意训练膀胱肌张力,拔管后协助患者每1～2 h排尿1次,然后逐步延长排尿时间。应根据患者瘘孔的位置决定体位,膀胱阴道瘘的漏孔在膀胱后底部者应取俯卧位,漏孔在侧面者应取健侧卧位,使漏孔居于高位。术后每天补液不少于3000 mL,达到膀胱冲洗的目的。保持外阴清洁。由于腹压增加可导致导尿管脱落影响伤口的愈合,应积极预防咳嗽、便秘,并尽量避免下蹲等增加腹压的动作。

5. 出院指导 按医嘱继续服用抗生素或雌激素药物;3个月内禁止性生活及重体力劳动;尿瘘修补手术成功者妊娠后应加强孕期保健并提前住院分娩;如手术失败,应教会患者保持外阴清洁的方法,尽量避免外阴皮肤的刺激,告知下次手术的时间,让患者有信心再次手术。

【护理评价】

(1) 患者逐渐恢复正常的人际关系。

(2) 患者皮肤完整性得到恢复。

(3) 患者自我肯定,在治疗过程中能积极配合。

直通护考

一、选择题

(一) A1/A2 型题(以下每一道考题下面有 A、B、C、D、E 五个备选答案,请从中选择一个最佳答案)

1. 下列一般不导致外阴阴道创伤的是(　　)。

　A. 分娩　　　　B. 性交　　　　C. 外伤　　　　D. 炎症　　　　E. 手术

2. 最常见的泌尿生殖瘘是(　　)。

　A. 尿道阴道瘘　　　　　　B. 膀胱阴道瘘　　　　　　C. 膀胱宫颈瘘

　D. 输尿管阴道瘘　　　　　E. 膀胱尿道阴道瘘

3. 关于会阴手术术后切口护理错误的是(　　)。

　A. 每天行外阴擦洗 2 次

　B. 观察阴道分泌物的量、性质和颜色

　C. 观察切口有无渗血、红、肿、热、痛等炎症反应

　D. 术后纱布条压迫止血在 4～6 h 内取出

　E. 术后 3 天可行外阴烤灯保持伤口干燥

4. 张女士,诊断为外阴癌,行外阴根治术,术毕返回病房,护士应为患者摆放的体位是(　　)。

　A. 半坐卧位,膝下垫软垫　　　　　　　B. 侧卧位并且上腿伸直

　C. 头高足低位　　　　　　　　　　　　D. 平卧位,双腿外展屈膝,膝下垫软垫

　E. 端坐卧位,按需垫软垫

（二）A3/A4 型题（以下提供若干个案例，每个案例下设若干个考题。请根据各考题题干所提供的信息，在每道题下面的 A、B、C、D、E 五个备选答案中，选择一个最佳答案）

（5～7 题共用题干）

某妇女，60 岁，近 2 年来发现外阴右侧有一肿块，疼痛，1 个月前破溃伴有血行分泌物，查体见右侧大阴唇中段有一硬结，大小为 3 cm×2.5 cm×2.5 cm，基底宽，不活动，腹股沟淋巴结未触及。诊断为外阴癌，拟行外阴广泛切除及双侧腹股沟深浅淋巴清扫术、盆腔淋巴清扫术。

5. 关于手术前的肠道准备工作，错误的是（　　　）。

A. 术前 1 天可口服甘露醇　　　　　　　B. 术前 1 天进流质饮食

C. 术前 3 天少渣饮食　　　　　　　　　D. 术前 3 天口服抗生素

E. 术晨行清洁灌肠

6. 患者术后护理措施中错误的是（　　　）。

A. 术后第 3 天即可拔出导尿管

B. 术后第 5 天，给予缓泻剂口服使粪便软化

C. 术后伤口加压包扎 24 h，压沙袋 4～8 h

D. 术后保持局部清洁，每天用碘伏擦洗 2 次，大便后及时擦洗外阴部

E. 术后 2 天起，可用红外线照射会阴部、腹股沟部促进切口愈合

7. 指导出院随访内容中，下列错误的是（　　　）。

A. 第 1 年第 1～6 个月每月 1 次，第 7～12 个月每 2 个月 1 次

B. 第 2 年每 3 个月 1 次

C. 第 3～4 年每半年 1 次

D. 第 5 年及以后每年 1 次

E. 第 5 年及以后每 2 年 1 次

二、简答题

1. 介绍本项目内容中所列疾病的病因、临床表现、处理原则及主要的护理措施。

2. 外阴癌放疗患者的皮肤护理。

3. 简介本项目所列相关检查项目的内容及其临床意义。

项目十五　妊娠滋养细胞疾病患者的护理

1. 掌握葡萄胎、侵蚀性葡萄胎和绒毛膜癌的护理评估和护理措施。
2. 熟悉妊娠滋养细胞疾病患者、转移灶患者及化疗患者的护理。
3. 学会与患者进行良好的沟通,为患者提供心理支持。

任务一　葡　萄　胎

案例引导

某患者,女,38岁,葡萄胎刮宫术后。问题:
护士应如何对其进行健康教育?

【疾病概述】

妊娠后胎盘绒毛膜滋养细胞增生、间质水肿变性,形成大小不一的水泡,水泡相连成串,形如葡萄,故称为葡萄胎,也称水泡状胎块。葡萄胎可分为完全性葡萄胎和部分性葡萄胎。其中,部分性葡萄胎的发病率远低于完全性葡萄胎,其高危因素可能与口服避孕药和不规律月经等有关,但与年龄和饮食因素无关。

【护理评估】

1. 健康史　询问患者的年龄、生育史和月经史,以及是否患过葡萄胎和家族的既往疾病史,包括滋养细胞疾病史。同时还应评估患者本次妊娠早孕反应发生的时间及程度,及有无阴道出血症状,包括出血量、性质和时间等。

2. 身体评估　患者往往有停经后反复不规律阴道出血症状,出血多且未得到适当处理者可有贫血和感染的症状,急性大出血可出现休克。多数患者子宫大于停经月份,质软,扪不到胎体,无自觉胎动。有些患者可伴有水肿、蛋白尿、高血压等妊娠期高血压疾病征象。

3. 心理-社会评估　一旦确诊,患者和家属会担心患者的安全、预后情况和治疗效果。对清宫手术的恐惧及对今后生育的担心,会使患者出现焦虑、自尊紊乱等情绪。

4. 辅助检查

(1) 产科检查　子宫大于停经月份,质软,腹部检查扪不到胎体。

(2) HCG 测定　患者的血、尿 HCG 处于高值范围且持续不降或超出正常妊娠水平。

(3) 多普勒胎心测定　只能听到子宫血流杂音,无胎心音。

(4) 超声检查　超声检查是诊断葡萄胎的重要辅助检查方法,采用经阴道彩色多普勒超声效果更好。完全性葡萄胎常可测到一侧或双侧卵巢囊肿;部分性葡萄胎宫腔内见水泡状胎块引起的超声图像改变及胎儿或羊膜腔,胎儿常合并畸形。

【护理诊断】

1. 焦虑　与担心预后是否良好有关。

2. 自尊紊乱　与分娩的期望得不到满足以及对未来妊娠有所担忧有关。

3. 有感染的危险　与长期阴道不规律出血、贫血而造成免疫力下降有关。

【护理目标】

(1) 患者能掌握减轻焦虑的技巧,积极配合手术。

(2) 患者能接受葡萄胎和流产的结局。

(3) 患者能陈述随访的重要性和具体方法。

【护理措施】

1. 基础护理

(1) 饮食　嘱患者进食高蛋白质、富含维生素 A、易消化的食物,如牛奶、鱼、鸡蛋、水果、蔬菜类来保证患者的营养。

(2) 休息　注意休息,保证充足睡眠,适当运动,劳逸结合,改善机体免疫力。

(3) 卫生　勤换会阴垫,每天清洁外阴,保持外阴清洁、干燥。流血时间长者,遵医嘱给予抗生素治疗,预防感染。每次清宫术后禁止性生活及盆浴 1 个月以上,防止感染,促进患者康复。

2. 病情监测　观察和评估腹痛及阴道出血情况,出血过多时,密切观察血压、脉搏、呼吸等生命体征是否正常。观察每次阴道排出物,一旦发现有水泡状组织要送病理检查,应保留消毒纸垫,以评估出血量及流出物的性质。

3. 检查配合　教会患者正确留取尿液标本。抽血监测 HCG 的变化及进行相关项目的检查。清宫时,对刮出的组织选择靠近宫壁的小水泡进行固定和保存,并及时送病理检查,以协助诊断。帮助患者进行 B 超等相关检查。

4. 做好术前准备和术中的护理　刮宫前配血备用,建立两条静脉通路,准备好缩宫素及抢救药品和物品。为防止宫缩时将水泡挤入血管造成肺栓塞或转移,缩宫素应在充分扩张宫口、吸宫后使用。清宫术后禁止性生活 1 个月,并保持会阴部清洁、干燥。对合并妊娠期高血压疾病的患者,应做好相应护理。若需预防性化疗则按照化疗患者进行护理。

5. 心理护理　详细地评估患者对疾病的心理承受能力,鼓励患者表达不能得到良好妊娠结局的悲伤情绪,表达对疾病和治疗手段的认识,确定其主要心理问题。向患者讲解葡萄胎的发生发展过程,让其了解葡萄胎属于良性病变,清宫术的必要性。疾病治愈 1 年后可正常妊娠,以减轻患者不良心理反应的程度,增加战胜疾病的信心。

6. 健康教育

（1）向患者讲解疾病知识　主要包括疾病的发生发展过程、临床特点、治疗方法和预后。学会自我监测、自我监护的项目有阴道出血情况、有无水泡状组织、将阴道排出组织送医护人员检查等，及时进行各项随访检查，如有腹痛、阴道出血多等异常，应及时就诊。

（2）随访指导　定期 HCG 测定，葡萄胎清宫术后每周 1 次，直至连续 3 次阴性，以后每个月 1 次共 6 个月，然后再每 2 个月 1 次共 6 个月，自第 1 次阴性后共计 1 年；了解患者的月经是否规律，有无阴道异常出血、咳嗽、咯血等及其他转移症状；定期进行妇科检查、B 超检查、X线胸片或 CT 检查等。

（3）计划生育指导　葡萄胎患者随访期间应可靠避孕 1 年，HCG 呈对数下降者阴性后 6个月可以妊娠，但对 HCG 下降缓慢者，应延长避孕时间。妊娠后，应在妊娠早期做 B 超和 HCG 测定，以明确是否正常妊娠，产后也需要 HCG 随访至正常。避孕方法可选用避孕套或口服避孕药。不选用宫内节育器，以免混淆子宫出血的原因或造成穿孔。

【护理评价】

（1）患者和家属能理解清宫术的重要性，配合医护人员顺利完成清宫术。

（2）患者情绪稳定，焦虑减轻，治愈疾病的信心增强。

（3）患者和家属了解随访重要性，并能正确地参与随访全过程。

任务二　妊娠滋养细胞肿瘤

【护理评估】

1. 健康史　采集个人及家属的既往史，包括滋养细胞疾病史、药物使用史及药物过敏史；若既往曾患葡萄胎，应详细了解第 1 次清宫的时间、水泡大小、吸出组织物的量等；以后清宫次数及清宫后阴道出血的量、质、时间，子宫复旧情况；收集血、尿 HCG 随访资料；肺 X 线检查结果。采集阴道不规律出血病史，询问生殖道、肺部、脑等转移的相应症状的主诉，是否用过化疗及化疗的时间、药物、剂量、疗效及用药后机体的反应情况。

2. 身体评估　评估阴道出血情况，是继发于流产、足月产还是葡萄胎后；评估腹部情况，腹痛的部位、程度、特点、时间；评估转移灶部位及临床表现，最常见转移部位是肺（80%），其次是阴道（30%）、盆腔（20%）、肝（10%）、脑（10%）等，各转移部位共同特点是局部出血。其临床表现如有无胸痛、咯血及呼吸困难，有无上腹部或肝区疼痛；评估盆腔情况，如阴道壁有无紫蓝色结节，子宫复旧情况，子宫大小、质地、有无压痛等。

3. 心理-社会评估　当患者知道自己的病情后，大多会产生不同程度的恐惧、悲哀、沮丧情绪。患者及家属担心疾病的预后，害怕化疗药物毒副作用，化疗期间，出现脱发、皮肤色素沉着及恶心、呕吐等严重副反应，会导致患者自我形象紊乱，再加上昂贵的治疗费用，常导致患者对治疗和以后的生活失去信心。

4. 辅助检查

（1）妇科检查　子宫增大，质软，发生阴道内宫颈转移时局部可见蓝紫色结节。

（2）HCG 测定　HCG 水平是妊娠滋养细胞肿瘤的主要诊断依据。影像学证据支持诊断,但不是必需的。对于葡萄胎后滋养细胞肿瘤,凡符合下列标准中的任何一项,且排出妊娠残留或再次妊娠,即可诊断为妊娠滋养细胞肿瘤:HCG 测定 4 次高水平呈平台状态,并持续 3 周或更长时间;HCG 测定 3 次上升,并至少持续 2 周或更长时间。

（3）B 超检查　B 超检查是诊断子宫原发病灶最常用的方法。在声像图上子宫可正常大小或不同程度增大,肌层内可见高回声团块,边界清但无包膜;或肌层内有回声不均区或团块,边界清且无包膜。

（4）组织学检查　在子宫肌层或子宫外转移灶中若见到绒毛结构或退化的绒毛阴影,则诊断为侵蚀性葡萄胎;若仅见大量的滋养细胞浸润和坏死出血,未见绒毛结构者诊断为绒毛膜癌(绒癌)。若原发灶和转移灶诊断不一致,只要在任一组织切片中见有绒毛结构均可诊断为侵蚀性葡萄胎。

【护理诊断】

1. 角色紊乱　与较长时间住院和接受化疗有关。

2. 潜在并发症　肺转移、阴道转移和脑转移。

【护理目标】

（1）患者能主动参与治疗护理活动。

（2）患者适应角色改变。

【护理措施】

1. 基础护理　嘱患者进食高蛋白质、高维生素、富含营养素、易消化的食物,如鸡蛋、牛奶、鱼、蔬菜和水果等。保证休息和睡眠,尤其是有转移灶症状者应卧床休息。保持外阴清洁,避免感染,促进患者康复。

2. 病情监测　严密观察患者腹痛及阴道出血情况,记录出血量,出血多时除密切观察患者的血压、脉搏、呼吸外,还应配合医师做好抢救工作,及时做好手术准备。动态观察并记录血HCG 的变化情况,识别转移灶症状,发现异常立即通知医师并配合处理。

3. 有转移灶者,提供对症护理

（1）阴道转移患者的护理　禁止做不必要的检查和阴道窥器检查,尽量卧床休息,密切观察阴道转移灶有无破溃出血;配血备用,准备好各种抢救器械和物品;若发生溃破大出血时应立即通知医师并配合抢救,用长纱布条填塞阴道压迫止血。保持外阴清洁,严密观察阴道出血情况及生命体征,同时观察有无感染及休克。若出血未止可用无菌纱条重新填塞,记录取出和再次填入纱条数量,给予输血、输液。按医嘱用抗生素预防感染。

（2）肺转移患者的护理　卧床休息,有呼吸困难者给予半坐卧位并吸氧;遵医嘱给予镇静剂及化疗药物;大量咯血时有窒息、休克甚至死亡的危险,若发现应立即让患者取头低患侧卧位并保持呼吸道通畅,轻击背部,排出积血。同时迅速通知医师,配合抢救。

（3）脑转移患者的护理　让患者尽量卧床休息,起床时应有人陪伴,以防瘤栓期的一过性症状发生时造成意外损伤。观察颅内压增高的症状,记录出入量,观察有无电解质紊乱的症状,一旦发现异常情况立即通知医师并配合处理;遵医嘱给予静脉补液,严格控制补液总量和补液速度,防止颅内压增高;采取必要的护理措施预防跌倒、吸入性肺炎等发生;昏迷、偏瘫者按相应护理措施实施护理,提供舒适环境,预防并发症的发生。

4. 检查配合　在进行化疗以前必须进行血常规、尿常规、肝功能、肾功能等检查,在进行化疗过程中也需要注意观察白细胞、肝功能情况,如果用药前白细胞低,不能用药,用药后 1 周继续监测各项生化指标,若有异常及时处理。

5. 心理护理 评估患者及家属对疾病的心理反应,让患者宣泄痛苦心理及失落感;对住院者做好环境、病友及医护人员的介绍,减轻患者的陌生感;向患者提供有关化疗及其护理的信息,以减轻恐惧及无助感,帮助患者及家属树立战胜疾病的信心。

6. 健康教育 鼓励患者进食,向其推荐高蛋白质、高维生素、易消化的饮食,以增强机体的抵抗力。注意休息,不过分疲劳,有转移灶症状出现时应卧床休息,待病情缓解后再适当活动。注意外阴清洁,防止感染,节制性生活,做好避孕指导。出院后严密随访,2 年内的随访同葡萄胎患者,2 年后仍需每年 1 次,持续 3～5 年,随访内容同葡萄胎。

【护理评价】

(1)患者能理解并信任所采取的治疗方案和护理措施,积极配合治疗,树立战胜疾病的信心。

(2)患者获得一定的化疗自我护理知识和技能。

(3)患者能处理好与家人的关系,诊治过程中表现出积极的行为。

任务三　化疗患者的护理

【护理评估】

1. 健康史 采集患者既往用药史,尤其是化疗史及药物过敏史。记录既往接受化疗过程中出现的药物不良反应及应对情况。询问有关造血系统、肝脏、消化系统及肾脏疾病史,了解疾病的治疗经过及病程。采集患者的肿瘤疾病史、发病时间、治疗方法及效果,了解总体和本次治疗的化疗方案,目前的病情状况。

2. 身体评估 测量体温、脉搏、呼吸、血压、体重,了解患者的一般情况(意识状态、发育、营养、面容与表情);了解患者的日常生活规律(饮食型态、嗜好、睡眠型态、排泄状态及自理程度),观察皮肤、黏膜、淋巴结有无异常;了解原发肿瘤的症状和体征,了解每天进食情况,本次化疗的副作用等,以便为护理活动提供依据。

3. 辅助检查 测血常规,尿常规,肝、肾功能等,化疗前如有异常则暂缓化疗。密切观察血常规的变化趋势,每天或隔天检查,为用药提供依据。如果在用药前白细胞低、血小板低者不能用药;用药后 1 周继续监测各项化验指标,如有异常及时处理。

【护理诊断】

1. 营养失调:低于机体需要量 与化疗所致的消化道反应有关。

2. 自我形象紊乱 与化疗所致头发脱落有关。

3. 有感染的危险 与化疗引起的白细胞减少有关。

【护理目标】

(1)患者能满足机体的营养需要。

(2)患者能接受自己的形象改变。

(3)患者未发生严重感染。

【护理措施】

1. 病情监测　经常巡视患者,观察体温以判断是否有感染;观察有无牙龈出血、鼻出血、皮下淤血或阴道活动性出血等倾向;观察有无上腹疼痛、恶心、腹泻等肝损害的症状和体征;如有腹痛、腹泻,要严密观察次数及性状,并正确收集大便标本;观察有无尿频、尿急、血尿等膀胱炎症状;观察有无皮疹等皮肤反应;观察有无如肢体麻木、肌肉软弱、偏瘫等神经系统的副作用。如有上述发现,应即刻报告医师。

2. 心理护理　让患者和家属与同病种的、治疗效果满意的患者相互交流,认真倾听患者诉说恐惧、不适及疼痛,关心患者以取得信任。提供国外及本科室治疗滋养细胞疾病的治愈率及相关信息,增强患者战胜疾病的信心。鼓励患者克服化疗不良反应,帮助患者度过脱发等所造成的心理危险期。

3. 健康教育

(1) 讲解化疗护理的常识　包括化疗药物的类别,不同药物对给药时间、剂量、浓度、滴速、用法的不同要求;有些药物需要避光;化疗药物可能发生的毒副作用的症状;化疗造成的脱发并不影响生命器官,化疗结束后就会长出秀发。

(2) 教会患者化疗时的自我护理　进食前、后用生理盐水漱口,用软毛牙刷刷牙;化疗时和化疗后两周内是化学反应较重的阶段,不宜吃损伤口腔黏膜的坚果类和油炸类食物;由于白细胞下降会引起免疫力下降,特别容易感染,应指导患者经常擦身、更衣,保持皮肤的干燥和清洁,在自觉乏力、头晕时以卧床休息为主,尽量避免去公共场所,如非去不可应戴口罩,加强保暖。

4. 药物毒副反应护理

(1) 口腔护理　应保持口腔清洁,预防口腔炎症。如发现口腔黏膜充血疼痛,可局部喷敷西瓜霜等粉剂;使用软毛牙刷刷牙或用清洁水漱口,进食前、后用消毒溶液漱口;给予温热的流质饮食或软食,避免刺激性食物。鼓励患者进食以促进咽部活动,减少咽部溃疡引起的充血、水肿和结痂。

(2) 骨髓抑制护理　遵医嘱定期测定白细胞计数。对于白细胞计数低于正常值的患者要采取预防感染的措施,严格无菌操作。按医嘱应用抗生素、输入新鲜血或白细胞浓缩液、血小板浓缩液等。

(3) 动脉化疗并发症护理　动脉灌注化疗后有些患者可出现穿刺局部血肿甚至大出血,主要是穿刺损伤动脉壁或患者凝血机制异常所造成的。术后密切观察穿刺点有无渗血及皮下淤血或大出血。用沙袋压迫穿刺部位 6 h,穿刺肢体制动 8 h,卧床休息 24 h。

【护理评价】

(1) 患者能坚持进食,保证营养摄入量,未发生水、电解质紊乱。

(2) 患者血管未发生意外损伤。

(3) 患者能以平和的心态接受自己形象的改变。

🏥 直通护考

一、选择题

(一) A1/A2 型题(以下每一道考题下面有 A、B、C、D、E 五个备选答案,请从中选择一个最佳答案)

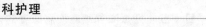
1. 患者,女,23 岁,因葡萄胎住院,给予清宫治疗,术后即将出院,护士告知患者避孕时间是(   )。

A.1 年　　　　B.2 年　　　　C.3 年　　　　D.4 年　　　　E.5 年

2. 绒毛膜癌患者如果出现胸痛、憋气,可能发生的是(   )。

A.肺转移　　B.肝转移　　C.脑转移　　D.肾转移　　E.脾转移

3. 对化疗患者实行保护性隔离,主要为预防(   )。

A.消化道反应　B.口腔溃疡　C.腹泻　　　D.感染　　　E.心、肺、肾损伤

二、病例分析题

患者,李某,女,28 岁,停经 3 个月,因阴道出血就诊。检查发现子宫大小如妊娠 4 个月,血 β-HCG 为 1600 kU/L。B 超显示子宫腔未见胚囊,充满弥漫光点和小囊样无回声区。医师诊断其为葡萄胎并建议做刮宫手术,但患者怀疑医师的诊断,认为除有阴道出血外,其怀孕后一切症状和体征与其他妊娠孕妇没有区别。患者不愿意行刮宫手术。问题:

根据病例,请写出两项主要的护理诊断及相应的护理措施。

项目十六 女性生殖、内分泌疾病患者的护理

任务一 功能失调性子宫出血

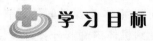

学习目标

1. 掌握功能失调性子宫出血的临床表现及围手术期护理。
2. 熟悉功能失调性子宫出血的病因及分类。
3. 了解功能失调性子宫出血的治疗原则。

案例引导

患者,21岁,大四学生,因"初潮起月经不规律7年,经量增多2年多"于2011年9月8日就诊。患者14岁初潮,$\frac{3}{60\sim180}$,量少,每次用2~3片卫生巾。2009年4月至2010年12月在当地服中药汤药治疗,$\frac{10\sim15}{40\sim50}$,量多,每次用卫生巾20~30片,曾有2次因"经量多"而晕倒,当时查血色素超过60 g/L(未见单),予以服"力蜚能"等补血药后好转。2011年6月23日末次自然行经,持续15天,量多有血块,经净后在当地就诊查盆超示子宫内膜2.8 cm。2011年7月8日予孕酮注射20 mg,每天1次,连续5天。停药1天后出血量多,静滴止血药和口服炔诺酮,8天血净。炔诺酮在血止后减量至每天1片,服药过程中出现阴道出血(2011年7月28日),量多,2011年8月2日予以服达芙通20 mg,每天1次,连续5天,仍有出血,于2011年8月9日予服醋酸甲羟孕酮250 mg,每天1次至2011年9月8日,服药后第5天血止。但仍感头晕、头痛、乏力、手麻、饮食欠佳,但大小便正常。2011年9月7日血色素77 g/L,盆超示子宫内膜厚1.1 cm。既往春秋季易对花粉、粉尘等过敏。问题:

1. 患者最可能的医疗诊断是什么?
2. 请叙述对该患者的护理措施及健康指导内容。

【疾病概述】

功能失调性子宫出血简称功血,是由于调节生殖的神经内分泌机制失常引起的异常子宫出血,而全身及内外生殖器官无明显器质性病变存在。

【分类】

为妇科常见疾病,分为无排卵型和排卵型两类。前者多见于青春期和更年期,后者多见于生育年龄。精神紧张、情绪冲动、恐惧忧伤是其常见的病因。青春期下丘脑-垂体-卵巢轴间的调节功能尚未发育成熟,与卵巢尚未建立稳定的协调关系;绝经过渡期的妇女则因卵巢功能衰退,剩余卵泡对垂体促性腺激素反应低下,不能发育成熟而无排卵。排卵性月经失调多发于生育年龄妇女,常见有两种类型:黄体功能不足与子宫内膜不规则脱落。

【病因及发病机制】

导致功血的内、外因包括应急、恐惧、忧伤、精神过度紧张、气候和环境变化,过度劳累和某些疾病等因素通过大脑皮质和神经递质,引起下丘脑-垂体-卵巢轴的功能调节异常。长期营养不良、严重贫血及代谢紊乱也可影响激素的合成、转运和代谢,而导致月经异常或持续无排卵。

1. 无排卵性功血　无排卵性功血多见于青春期和绝经期妇女。

(1)青春期　青春期由于下丘脑-垂体-卵巢轴间的调节功能尚未发育成熟,与卵巢间尚未建立稳定的协调关系,如果此时受到机体内部和外界许多因素,诸如劳累、精神过度紧张、恐惧、忧伤、环境及气候巨变等应激刺激或肥胖等遗传因素的影响,就可能引起功血。

(2)围绝经期　围绝经期妇女因卵巢功能衰退,剩余卵泡对垂体促性腺激素反应低下,不能发育成熟而无排卵。

(3)生育期　可因内、外环境中各种刺激,如劳累、应激、流产、手术或疾病等引起短暂阶段的无排卵。亦可因肥胖、多囊卵巢综合征、高催乳素血症等长期存在的因素引起持续无排卵。

2. 排卵性功血　多发生于育龄期妇女,虽然有排卵功能,但黄体功能异常,分为黄体功能不足和子宫内膜不规则脱落两种类型。黄体功能不足的原因在于神经内分泌调节功能紊乱,导致卵泡期促卵泡激素(FSH)缺乏,卵泡发育缓慢,使雌激素分泌减少;黄体生成素(LH)峰值不高,使黄体发育不全,孕激素分泌减少,子宫内膜分泌反应不足。子宫内膜不规则脱落,其月经周期中,患者有排卵,黄体发育良好,但萎缩过程延长,导致子宫内膜不规则脱落。

【治疗原则】

(一)无排卵性功血

1. 支持治疗　加强营养,保证休息,预防感染,纠正贫血。

2. 药物治疗　青春期患者以止血、调整月经周期、促使卵巢排卵为原则;围绝经期患者以止血、调整月经周期、减少经血量、防止子宫内膜病变为原则。

(1)止血　对大量出血患者,要求在性激素治疗8 h内见效,24~48 h内出血基本停止,若96 h以上仍不止血,应考虑有器质性病变存在。常用的内分泌药物有孕激素、雌激素、雄激素和抗前列腺素。也可选择其他止血药如安络血、止血敏等。

(2)调整月经周期　功血患者在止血后继续使用性激素调整周期,一般连续用药3个周期。常用的调整月经周期的方法有雌、孕激素序贯疗法和雌、孕激素合并使用。

①雌、孕激素序贯疗法:即人工周期,为模拟自然月经周期中卵巢的内分泌变化,将雌、孕激素序贯应用,使子宫内膜发生相应变化,引起周期性脱落。此法适用于青春期功血或生育期

功血内源性雌激素水平较低者。一般连续应用3个周期,用药2~3个周期后,患者常能自发排卵。

②雌、孕激素合并使用:雌激素使子宫内膜再生修复,孕激素可以限制雌激素引起的内膜增生程度。适用于生育期功血内源性雌激素水平较高者。连用3个周期,停药后出血,血量较少。

(3)促进排卵　适用于青春期功血和生育期功血,尤其是不孕患者。促排卵治疗可从根本上防止功血复发。常用的药物有枸橼酸氯米芬(克罗米芬或CC)、人绒毛膜促性腺激素(HCG)、人类绝经期促性腺激素(HMG)和促性腺激素释放激素激动剂(GnRH-a)。

3. 手术治疗

(1)刮宫术　适用于大出血及有子宫内膜癌高风险的患者,能迅速止血。围绝经期出血患者激素治疗前宜常规刮宫,最好在子宫镜下行分段诊断性刮宫,以排除子宫腔内细微的器质性病变。青春期功血患者刮宫应持谨慎态度。若出血多应立即进行刮宫、出血少者可先服用3天抗生素后再进行刮宫。

(2)子宫内膜切除术　应在宫腔镜下进行且必须明确病理诊断后方可实施,方法有经宫腔镜行微波、红外线、液氮冷冻、激光或显微外科内膜剥落术。

(3)子宫切除术　适用于各种治疗无效且无生育要求的患者。

(二)排卵性功血

1. 促进卵泡发育,刺激黄体功能和黄体功能替代。常用雌激素、HCG和孕酮。

2. 调节下丘脑-垂体-卵巢轴的功能,促进黄体萎缩。常用孕激素和HCG。

(1)黄体功能不足的治疗原则为促进卵泡发育,刺激黄体功能及黄体功能替代。分别应用CC、HCG和孕酮。CC加强卵泡发育,诱发排卵,促使正常黄体形成。HCG促进及支持黄体功能。孕酮补充黄体分泌孕酮的不足,用药后使月经周期正常、出血量减少。

(2)子宫内膜不规则脱落的治疗原则为调节下丘脑-垂体-卵巢轴的反馈功能,使黄体及时萎缩,常用药物有孕激素和HCG。孕激素的作用是调节下丘脑-垂体-卵巢轴的反馈功能,使黄体及时萎缩,内膜及时完整脱落。HCG有促进黄体功能的作用。

【护理评估】

(一)健康史

了解患者年龄、月经史、婚育史、避孕措施、健康史、有无慢性病史(如肝病、血液病、高血压、代谢性疾病等)、精神创伤史、营养不良、过度劳累及环境改变的因素。回顾发病经过、发病时间、目前流血情况,流血前有无停经史及诊治经历、效果、反应,有无喷血和感染的危险。根据发病机制及年龄不同,功血类型及病因也不同。

(二)身体评估

1. 症状

(1)无排卵型功血　可有各种不同的临床表现,常见的症状是子宫不规律出血,特点是月经周期紊乱,经期长短不一,出血量时多时少,有时甚至大量出血,持续2~3周甚至更长时间,不易自止。有时先有数周或数月停经,然后阴道出血;有时则一开始即为阴道不规律出血,也可表现为类似正常月经的周期性出血,出血时间长者常继发贫血。出血期间一般无下腹疼痛或其他不适。

(2)有排卵型功血　月经周期缩短,月经频发,经期延长,长达9~10天,且出血量多,

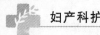

有时月经周期虽在正常范围内,但是卵泡期延长,黄体期缩短,故可有不孕或妊娠早期流产症状。

2. 体征 出血时间长者常呈贫血貌。妇科检查子宫大小在正常范围内,出血时子宫较乱。

(三)心理-社会评估

异常出血、月经紊乱等都会造成患者的思想压力。尤其是年轻患者常常因害羞或有其他顾虑,不及时就诊,导致病程延长或并发感染或止血效果不佳,更产生恐惧和焦虑感。因此,评估时应观察和询问患者的心理顾虑,了解患者对疾病的恐惧感,评估其焦虑程度。

(四)辅助检查

1. 诊断性刮宫 有助于止血及明确子宫内膜的病理诊断。确定有无排卵或黄体功能:于月经前后1~2天或月经来潮6~12 h内诊刮;无排卵性功血子宫内膜呈增生期改变;黄体功能不足显示子宫内膜分泌不良。确定子宫内膜不规则脱落:在月经周期第5~6天诊刮,增生期与分泌期内膜共存。如不规则出血,可随时进行刮宫止血或排除内膜器质性病变。

诊断性刮宫取子宫内膜病理检查或宫腔镜直视下选择病变区进行活检可见不同类型的病理特征。

(1)无排卵性功血 根据血内雌激素浓度的高低和作用时间的长短,以及子宫内膜对雌激素反应的敏感程度,子宫内膜可表现出不同的增生性变化。

根据国际妇科病理学会的分类,了宫内膜增生症可分为如下几类。

①单纯性增生:即腺囊型增生过长。指腺体增生有轻度至中度的结构异常,犹如瑞士干酪样外观,故又称瑞士干酪样增生。它是最常见的类型。

②复杂性增生:即腺瘤型增生过长。指腺体增生拥挤且结构复杂,腺上皮呈复层或假复层排列,细胞核大、深染、有核分裂。约3%的病例可发展为子宫内膜癌。

③不典型增生过长:即癌前病变可能发展为子宫内膜腺癌,此类改变已不属于功血的范围。

④增生期子宫内膜:子宫内膜所见与正常月经周期中的增生期内膜无区别,只是在月经周期后半期甚至月经期仍表现为增生期形态。

⑤萎缩型子宫内膜:子宫内膜萎缩菲薄,腺体少而小。

(2)排卵性功血 黄体功能不足,子宫内膜的形态往往表现为腺体分泌不足。

子宫内膜不规则脱落,于月经期5~6天仍能见呈分泌反应的子宫内膜,即分泌期内膜和增生期内膜共存。

2. 宫腔镜检查 可直视病变部位取活检,以诊断宫腔病变。

3. 基础体温测定 了解有无排卵。无排卵时基础体温无上升改变而呈现单相型曲线,排卵性功血则表现为基础体温呈双相型,但排卵后体温上升缓慢,上升幅度偏低,升高时间仅维持9~10天即下降。三种情况下基础体温单的绘制如图16-1所示。

4. 宫颈黏液结晶检查 判断有无排卵,月经前出现羊齿状结晶提示无排卵。

5. 阴道脱落细胞涂片检查 可了解有无排卵及雌激素水平。

6. 雌激素水平测定

(1)测定血清孕酮值,了解有无排卵;测定血催乳素及甲状腺素,可排除其他内分泌疾病。

(2)进行宫腔镜检查,镜下可见子宫内膜增厚,也可不增厚,表面平滑,无组织凸起,但有

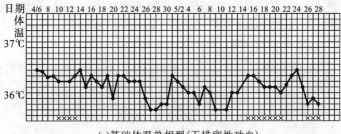

(a)基础体温单相型(无排卵性功血)

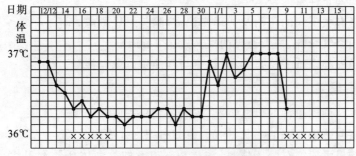

(b)基础体温双相型(黄体期短)

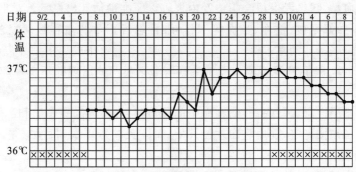

(c)基础体温双相型(黄体萎缩不全)

图 16-1　基础体温曲线图

充血。在宫腔镜直视下选择病变区进行活检,诊断价值较高。

【护理诊断】

1. 有感染的危险　与月经量过多,经期延长、贫血及机体抵抗力下降,宫腔内总有开放血窦,细菌易从阴道侵入宫腔有关。

2. 焦虑　与反复不规则阴道出血,担心预后及疾病性质不佳,影响未来生育有关。

3. 知识缺乏　缺乏如何正确使用雌激素的有关知识。

4. 活动无耐力　与子宫不规则出血、月经过多引起贫血有关。

【护理目标】

(1)患者能够完成日常活动。

(2)患者说出增加舒适度的方法并实施。

(3)患者住院期间无感染发生。

【护理措施】

（一）基础护理

（1）休息与活动指导　出血期间应卧床休息，适当限制活动及探视时间，以保证患者充分休息。保持充足的睡眠，避免过度劳累，减少体力消耗。

（2）饮食护理　鼓励患者进食高蛋白质、高维生素及含铁高的食物，同时注意多食用粗纤维食物，保持大便通畅。

（3）保持会阴清洁，每天用 1：5000 的高锰酸钾溶液冲洗会阴两次。勤换会阴垫和内裤，预防逆行感染。

（4）出血期间禁止性生活及坐浴。

（5）告知患者有关疾病的防治及护理知识，解除其思想顾虑。

（6）保持室内空气新鲜，每天通风两次，每次 20 min。

（7）保持环境安静以减少感官刺激，避免与其他焦虑患者接触。

（二）疾病护理

（1）注意观察及询问患者的出血情况、皮肤及黏膜苍白的程度。

（2）严密观察与感染有关的症状、体征，监测白细胞计数和分类。

（3）大出血的患者应绝对卧床休息，注意观察患者的生命体征及意识状态。详细记录患者生命体征及出血量，嘱患者保留会阴垫及内裤等以便准确估计出血量。对出血多者，要绝对卧床休息，遵医嘱做好配血、输血、止血等工作，维持患者正常的血容量。配合医师的止血措施，做好手术止血准备，如刮宫术等。

（4）遵医嘱准确用药，注意观察口服抗生素与激素类药物出现的不良反应，并及时与医师联系。

①按时按量服用性激素，保持药物在血中的稳定程度，不得随意停服和漏服。

②药物减量必须按规定，在血止后才能开始，每 3 天减量一次，每次减量不得超过原剂量的 1/3，直至维持量。

③维持量服用时间，通常按停药后发生撤退性出血的时间，与患者上一次行经时间相应考虑。

④指导患者在治疗期间若出现不规则阴道出血，应及时就诊。

（三）心理护理

（1）帮助患者认识疾病，消除对疾病的顾虑，树立疾病可以治愈的信心。

（2）耐心倾听患者的诉说，了解患者的疑虑。

（3）护士应鼓励患者表达其内心感受，向患者解释病情及提供相关信息，帮助患者澄清问题，解除思想顾虑，摆脱焦虑。

（4）可交替使用放松技术，如看电视、听音乐、看书等分散患者的注意力。

【护理评价】

（1）教育患者保持良好的生活及饮食习惯，保证睡眠，避免过度劳累、情绪激动的不良刺激，平稳过渡青春期和围绝经期。

（2）告知患者使用激素治疗时应严格按照医嘱服药，以达到疗效。

（3）教育患者要注意经期卫生，保持会阴部清洁，防止继发感染。

（4）教会患者使用放松技术，如看电视、看书、听音乐等。

【考点提示】

（1）排卵性功血与无排卵性功血的区别。

（2）女性经期的健康保健知识。

（3）功血的药物治疗有哪些？

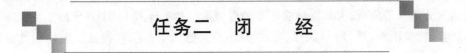

任务二　闭　　经

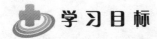

学习目标

1. 掌握闭经的病因及分类。

2. 熟悉闭经的临床表现。

3. 了解闭经的护理措施。

 案例引导

　　患者，赵某，女，15岁，无身高快速增长的现象，无女性第二性征，月经仍未来潮，提示为原发性闭经。问题：

　　1. 闭经的分类有哪些？该患者属于哪一类？

　　2. 应对该患者进行怎样的护理措施？

【疾病概述】

　　闭经是一种临床表现，以往认为凡年满18岁尚无月经来潮者称为原发性闭经。目前由于青春期提前，凡年满15岁，有身高快速增长的现象，女性第二性征出现，月经仍未来潮者；或年满13岁，无身高快速增长的现象，亦无女性第二性征者称为原发性闭经。既往曾有正常月经的妇女，连续停经达到或超过6个月者，称为继发性闭经。

【病因及分类】

（一）原发性闭经

原发性闭经较为少见，往往由遗传学原因或先天发育缺陷引起。

（二）继发性闭经

1. 下丘脑性闭经　下丘脑性闭经是由下丘脑各种功能和器质性疾病引起的闭经。此类闭经的特点是下丘脑合成和分泌促性腺激素释放激素（GnRH）缺陷或不足，导致垂体促性腺激素（Gn）即促卵泡激素（FSH）和黄体生成素（LH）特别是LH的分泌功能低下，故属于低促性腺激素、低雌激素性闭经。临床上按病因可分为功能性、基因缺陷或器质性、药物性三大类。

1) 功能性闭经　　功能性闭经是因各种应激因素抑制下丘脑 GnRH 分泌引起的闭经,治疗及时可逆转。

(1) 应激性闭经　　精神打击、环境改变等可引起内源性阿片类物质、多巴胺和促肾上腺皮质激素释放激素(CRH)水平应激性升高,从而抑制下丘脑 GnRH 的分泌。

(2) 运动性闭经　　运动员在持续剧烈运动后可出现闭经。与闭经者的心理、应激反应程度及体脂下降有关。若体重减轻 10%～15% 或体脂丢失 30% 时将出现闭经。

(3) 神经性厌食所致闭经　　因过度节食,导致体脂量急剧下降,最终导致下丘脑多种神经内分泌激素分泌水平降低,引起垂体前叶多种促激素包括 LH 和 FSH 等分泌水平下降。临床表现为厌食、极度消瘦、低 Gn 性闭经、皮肤干燥、低体温、低血压、各种血细胞计数及血浆蛋白水平低下,重症可危及生命。

(4) 营养相关性闭经　　慢性消耗性疾病、肠道疾病、营养不良等导致体脂量过度降低及消瘦,均可引起闭经。

2) 基因缺陷或器质性闭经

(1) 基因缺陷性闭经　　因基因缺陷引起的先天性 GnRH 分泌缺陷。主要为伴有嗅觉障碍的 Kallman 综合征与不伴有嗅觉障碍的特发性低 Gn 性闭经。Kallman 综合征是由于染色体 Xp22.3 的 KAL-1 基因缺陷所致,特发性低 Gn 性闭经是由于 GnRH 受体 1 基因突变所致。

(2) 器质性闭经　　包括下丘脑肿瘤,最常见的为颅咽管瘤;尚有炎症、创伤、化疗等原因。

3) 药物性闭经　　长期使用抑制中枢或下丘脑的药物,如抗精神病药物、抗抑郁药物、避孕药和甲氧氯普胺(灭吐灵)等可抑制 GnRH 的分泌而致闭经,但一般停药后均可恢复月经。

2. 垂体性闭经　　垂体性闭经是由于垂体病变致使 Gn 分泌降低而引起的闭经。

(1) 垂体肿瘤　　位于垂体窝(蝶鞍)内的腺垂体中各种腺细胞均可发生肿瘤,最常见的是分泌催乳素(PRL)的腺瘤,闭经程度与 PRL 对下丘脑 GnRH 分泌的抑制程度有关。若发生在青春期前,则可引起原发性闭经。根据肿瘤的性质不同,临床上可有溢乳、巨人症、皮质醇增多症等肿瘤所特有的症状,还可出现头痛、视力障碍和视野缺损等神经受压的症状。

(2) 空蝶鞍综合征　　由于蝶鞍隔先天性发育不全,或肿瘤及手术破坏蝶鞍隔,使充满脑脊液的蛛网膜下腔向蝶鞍延伸。压迫腺垂体,使下丘脑分泌的 GnRH 和多巴胺经垂体门脉循环向垂体的转运受阻,从而导致闭经,可伴 PRL 水平升高和溢乳。

(3) 先天性垂体病变　　先天性垂体病变包括单一 Gn 分泌功能低下的疾病和垂体生长激素缺乏症。前者可能是 LH 或 FSH 的 α、β 亚单位分子结构异常或其受体异常所致;后者则是由于脑垂体前叶生长激素分泌不足所致。

(4) Sheehan 综合征　　Sheehan(席汉)综合征是由于产后出血和休克导致的腺垂体急性梗死和坏死,可引起腺垂体功能低下,从而出现低血压、畏寒、嗜睡、食欲减退、贫血、消瘦、产后无泌乳、脱发及低 Gn 性闭经。

3. 卵巢性闭经　　卵巢性闭经是由于卵巢本身原因引起的闭经。卵巢性闭经时 Gn 水平升高,分为先天性性腺发育不全、酶缺陷、卵巢抵抗综合征及后天各种原因引起的卵巢功能减退。

1) 先天性性腺发育不全　　患者性腺呈条索状,分为染色体异常和染色体正常两种类型。

(1) 染色体异常型　　45,X0 综合征,染色体核型为 45,X0 及其嵌合体,如 45,X0/46,XX 或 45,X0/47,XXX,也有 45,X0/46,XY 的嵌合型。45,X0 女性除性征幼稚外,常伴面部多痣、身材矮小、蹼颈、盾胸、后发际低、腭高耳低、肘外翻等临床特征,称为 Turner(特纳)综合征。

（2）染色体正常型 染色体核型为46，XX或46，XY，称XX型或XY型单纯性腺发育不全，可能与基因缺陷有关，患者为女性表型，性征幼稚。

（3）酶缺陷 包括17α羟化酶或芳香酶缺乏。患者卵巢内有许多始基卵泡及窦前卵泡和极少数小窦腔卵泡，但由于上述酶缺陷，雌激素合成障碍，导致低雌激素血症及FSH反馈性升高；临床多表现为原发性闭经、性征幼稚。

（4）卵巢抵抗综合征 患者卵巢对Gn不敏感，又称卵巢不敏感综合征。Gn受体突变可能是发病原因之一。卵巢内多数为始基卵泡及初级卵泡，无卵泡发育和排卵。内源性Gn特别是FSH水平升高，可有女性第二性征发育。

2）卵巢功能早衰 卵巢功能早衰（POF）指女性40岁以前由于卵巢功能减退引发的闭经，伴有雌激素缺乏症状。激素特征为高Gn水平，特别是FSH水平升高，FSH水平>40 U/L，伴雌激素水平下降。与遗传因素、病毒感染、自身免疫性疾病、医源性损伤或特发性原因有关。

4．子宫性闭经

1）子宫性闭经 分为先天性和获得性两种。先天性子宫性闭经的病因包括苗勒管发育异常的Mayer-Rokitansky-Kuster-Hauser（MRKH）综合征和雄激素不敏感综合征；获得性子宫性闭经的病因包括感染、创伤导致宫腔粘连引起的闭经。

（1）MRKH综合征 该类患者卵巢功能发育、女性生殖激素水平及第二性征完全正常，但由于胎儿期双侧副中肾管形成的子宫段未融合而导致先天性无子宫，或双侧副中肾管融合后不久即停止发育。子宫极小，无子宫内膜，并常伴有泌尿道畸形。

（2）雄激素不敏感综合征 患者染色体核型为46，XY，性腺是发育不良的睾丸。血中睾酮低于正常男性水平，但由于雄激素受体缺陷，使男性内外生殖器分化异常。雄激素不敏感综合征分为完全性和不完全性两种。完全性雄激素不敏感综合征临床表现为外生殖器女性型，且发育幼稚、无阴毛；不完全性雄激素不敏感综合征可存在腋毛、阴毛，但外生殖器性别不清。

（3）宫腔粘连 一般发生在反复人工流产术后、刮宫、宫腔感染或放疗后。子宫内膜结核时也可使宫腔粘连变形、缩小，最后形成瘢痕组织而引起闭经。宫腔粘连时可因子宫内膜无反应及子宫内膜破坏双重原因引起闭经。

2）下生殖道发育异常性闭经 下生殖道发育异常性闭经包括宫颈闭锁、阴道横隔、阴道闭锁及处女膜闭锁等。宫颈闭锁可因先天性发育异常和后天宫颈损伤后粘连所致，常引起宫腔和输卵管积血。阴道横隔是由于两侧副中肾管融合后其尾端与泌尿生殖窦相接处未贯通或部分贯通所致，可分为完全性阴道横隔及不完全性阴道横隔。阴道闭锁常位于阴道下段，其上2/3段为正常阴道，是由于泌尿生殖窦未形成阴道下段所致，经血积聚在阴道上段。处女膜闭锁是泌尿生殖窦上皮未能贯穿前庭部所致，由于经血无法排出而导致闭经。

5．其他

（1）雄激素水平升高的疾病 包括多囊卵巢综合征（PCOS）、先天性肾上腺皮质增生症（CAH）、分泌雄激素的肿瘤及卵泡膜细胞增殖症等。

（2）甲状腺疾病 常见的甲状腺疾病为桥本病（慢性淋巴细胞性甲状腺炎）及毒性弥漫性甲状腺肿（graves病）。常因自身免疫抗体引起甲状腺功能减退或亢进，并抑制GnRH的分泌从而引起闭经；也可因抗体的交叉免疫破坏卵巢组织而引起闭经。

【护理评估】

（一）健康史

首先了解患者的年龄、是否有过月经史，以判断是原发性闭经或继发性闭经。回顾患者婴幼儿期的生长发育过程、智力和学习情况，有无先天性缺陷或其他疾病。询问家族中有无相同疾病，详细询问月经史，包括初潮年龄、第二性征发育情况、月经周期、经期、经量、有无痛经，了解闭经前的月经情况。已婚妇女要询问其发育史及产后并发症。此外，要注意询问闭经期限及伴随症状，发病前有无引起闭经的诱因，如精神因素、环境改变、体重增减、剧烈运动、各种疾病及用药影响等。

（二）身体评估

1. 全身检查　由体重下降引起的闭经往往伴随营养及发育不良。因此，在评估时要注意观察患者的精神状态、营养、全身发育情况，测量身高、体重、智力情况、躯干和四肢的比例，五官生长特征，检查有无多毛。

2. 妇科检查　子宫性闭经可有子宫畸形、缺如，卵巢性闭经及垂体性闭经可有性腺、性器官及性征发育不良或异常，要注意患者第二性征的发育情况，如音调、乳房发育、阴毛及腋毛情况，骨盆是否具有女性体态。

（三）心理-社会评估

闭经对患者的自我概念有较大的影响，患者会担心闭经对自己的健康、性生活、生育能力的影响等。如果病程较长、反复治疗效果不明显时会加重患者及家属的心理压力和负担，患者会情绪低落，对治疗和护理丧失信心，这些又将会加重闭经的情况。

（四）辅助检查

1. 诊断性刮宫　此法适用于已婚妇女。对疑有生殖道结核或闭经发生在人工流产后的患者，经刮宫可以了解宫腔的大小、深度和宽度，宫颈管或宫腔有无粘连。刮出的子宫内膜做病理切片检查，可间接了解性激素的分泌情况，以及诊断子宫内膜结核，刮出物同时做结核杆菌培养。

2. 子宫输卵管碘油造影　了解子宫形态、大小及输卵管情况，有助于诊断生殖系统是否有发育不良、畸形、宫腔粘连及生殖道结核等病变。

3. 外周血染色体检查　对原发性闭经，应常规行外周血染色体检查，特别是身材矮小、发育迟缓、乳房不发育或外生殖器畸形者，更应检查染色体组型，以明确闭经的原因。

4. 宫腔镜检查　在宫腔镜直视下观察宫腔及内膜有无宫腔粘连、可疑结核病变，常规取材送病理学检查。

5. 药物撤退试验　常见孕激素试验和雌、孕激素序贯试验。孕激素试验用以评估内源性雌激素水平。服用孕激素（孕酮）5 天，停药 3～7 天后出现撤药性出血（阳性反应），提示子宫内膜已受一定水平的雌激素影响，但无排卵；若孕激素无撤药性出血（阴性反应），说明患者体内雌激素水平低下，对孕激素无反应，应进一步做雌、孕激素序贯试验。雌、孕激素序贯试验的目的是以雌激素刺激子宫内膜增生，停药后出现撤药性出血，可以了解子宫和下生殖道情况，服用雌激素 20 天，最后 5 天加用孕激素，停药后 3～7 天发生撤药性出血为阳性，提示子宫内膜功能正常，对甾体激素有反应，闭经是由于患者体内雌激素水平低下所致，应进一步寻找原因；若无撤药性出血则为阴性，可再重复试验一次，若两次试验均为阴性，提示子宫内膜有缺陷或被破坏，可诊断为子宫性闭经。

6. 蝶鞍多向断层摄影及 CT 检查 可发现 3～10 mm 大小的微型腺瘤,表现为蝶鞍前壁下方的一侧凸出与蝶鞍底板前方或后方侵蚀,可以诊断早期垂体肿瘤。

7. 腹腔镜检查 可直接观察子宫、输卵管和卵巢的形态,并可做卵巢活组织检查,对诊断卵巢功能早衰或多囊卵巢综合征有帮助。

8. 甲状腺功能测定 考虑闭经与甲状腺功能异常有关时,应进行吸碘试验及 T3、T4 测定。有的高催乳素血症患者可能是由原发性甲状腺功能减退所引起的。

9. 肾上腺功能测定 怀疑闭经与肾上腺功能异常有关时,可进行尿 17-酮和 17-羟测定。

10. 基础体温测定 基础体温在正常月经周期中显示双相型,即月经周期后半期的基础体温较前半期上升 0.3～0.5 ℃,提示卵巢功能正常,有排卵或黄体形成。

11. 阴道脱落细胞检查 涂片见有周期性变化,提示闭经原因在子宫。涂片中见中、底层细胞,表层细胞极少或无,无周期变化,若 FSH 升高,提示病变在卵巢。涂片表示不同程度的雌激素水平低下或持续轻度影响,若 FSH、LH 均低,则提示垂体或以上中枢功能低下引起的闭经。

12. 宫颈黏液结晶检查 羊齿状结晶越明显、越粗,提示雌激素作用越显著。若涂片上见成排的椭圆形,提示在雌激素作用的基础上已受孕激素影响。

13. 血甾体激素测定 做雌二醇、孕酮及睾酮的放射免疫测定。若雌二醇、孕酮浓度低,提示卵巢功能不正常或衰竭;若睾酮值高,提示有多囊卵巢综合征、卵巢男性化肿瘤或睾丸女性化等疾病的可能。

14. B 超监测 从周期第 10 天开始用 B 超动态监测卵泡发育及排卵情况。卵泡直径达 18～20 mm 时为成熟卵泡,估计约在 19 h 内排卵。

15. 卵巢兴奋试验 又称尿促性素刺激试验。用 HMG 连续肌内注射 4 天,了解卵巢是否产生雌激素。若卵巢对垂体激素无反应,则提示病变在卵巢;若卵巢有反应,则病变在垂体或垂体以上。

【护理诊断】

1. 自尊紊乱 与长期闭经及治疗效果不明显,不能像其他正常女性每月月经来潮而出现自我否定,对自我或自我能力的评价和感觉消极等有关。

2. 焦虑 与担心疾病对健康、性生活、生育的影响有关。

3. 功能障碍性悲哀 与长期闭经及治疗效果不佳和担心丧失女性形象有关。

【护理目标】

(1)患者能够接受闭经的事实,客观评价自己。

(2)患者能够主动诉说病情及自己的担心。

(3)患者能够主动、积极地配合诊治方案。

【护理措施】

1. 基础护理

(1)饮食 少食多餐,多喝水,减少咖啡因和酒精的摄入,饮食中避免乳制品,应加强营养,宜多食用高糖、高蛋白质、高维生素等食物,应注意补血,宜多食有补血作用的食物。

(2)休息 保持心情愉悦,不要有太大的情绪起伏,保持良好的睡眠。

(3)卫生 保持外阴部的清洁,勤换内裤。

2. 执行医嘱 遵医嘱用药、配合治疗,指导合理用药,说明性激素的作用、副作用、剂量、具体用药方法、时间等问题,使患者正确配合。

3. 心理护理　建立良好的护患关系,鼓励患者表达自己的感情,对健康、预后和治疗提出问题。向患者提供诊疗信息,帮助其澄清一些观念,解除患者担心疾病及其影响的心理压力,促使其建立信心并积极配合诊疗过程。鼓励患者与同伴、亲人交往,保持心情舒畅,帮助患者解除心理压力,正确对待疾病。

4. 健康教育　讲解闭经常见的相关因素,指导配合治疗方案。鼓励患者加强锻炼,调整饮食结构,供给足够的营养,保持标准体重,增强自身体质,教育患者正确、客观评价自我,正确对待疾病,保持健康心态,积极配合正规治疗。

【护理评价】

(1) 患者能以客观的态度评价自我。

(2) 患者能主动配合治疗方案。

(3) 患者主动与他人交流病情及治疗效果。

(4) 保持较好的情绪,积极遵循正规治疗方案,寻求理解和支持。

任务三　痛　经

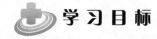
学习目标

1. 掌握痛经的治疗原则。
2. 熟悉并掌握痛经的护理措施。

案例引导

　　患者,刘女士,22岁,未婚,患者平素月经规律,5/30天,量中等,颜色正常,近8年来每次经期下腹疼痛,疼痛呈持续性,服用止痛药后缓解。来院就诊,诊断为痛经。

问题:

　　1. 患者最可能的医疗诊断是什么?

　　2. 作为责任护士,怎样为该患者进行健康教育和护理?

【疾病概述】

　　痛经为妇科最常见的症状之一,指行经前后或月经期出现下腹疼痛、坠胀、腰酸或合并头痛、乏力、头晕、恶心等其他不适,影响生活和工作质量。

【护理评估】

1. 健康史　了解患者的年龄、月经史与婚育史,了解诱发痛经的相关因素,是否服用止痛药缓解疼痛及伴随的症状。

2. 身体评估 月经期下腹痛是主要症状,以胀坠痛为主,重者呈痉挛性。可伴有恶心、呕吐、腹泻、头晕、乏力等症状,严重时面色发白、四肢厥冷、出冷汗。妇科检查无异常发现,偶尔可触及子宫过度前倾前屈或过度后倾后屈。

3. 心理-社会评估 一般妇女对痛经都能耐受,对疼痛较为敏感的人,反应强烈,甚至恐惧,表现出过度紧张、敏感的性格,影响工作、学习及生活质量。

4. 辅助检查 为排除盆腔病变,可选择超声检查、腹腔镜检查、子宫输卵管造影、宫腔镜检查,用于排除子宫内膜异位症、子宫肌瘤、盆腔粘连、感染、盆腔淤血综合征等疾病。腹腔镜检查是最有价值的辅助诊断方法。

【护理诊断】

1. 疼痛 与月经期宫缩,子宫肌组织缺血、缺氧,刺激疼痛神经元有关。

2. 恐惧 与长期痛经造成的精神紧张有关。

3. 睡眠型态紊乱 与痛经症状有关。

【护理目标】

(1) 患者的疼痛症状得到缓解。

(2) 每次月经来潮前及经期无恐惧感。

(3) 患者在月经期得到足够的休息和睡眠。

【护理措施】

1. 基础护理

(1) 饮食 有食欲差、腰痛等症状时,饮食宜选用营养丰富、健脾开胃、易消化的食物,为保持营养平衡,应同时食用新鲜蔬菜和水果。多吃高纤维食物,在两餐之间吃一些富含 B 族维生素的食物;少食生冷瓜果,勿涉冷水,忌坐、卧潮湿之地;注意下腹部保暖,避免寒冷刺激。

(2) 休息 劳逸结合,生活规律,睡眠充足,经期避免过度劳累及剧烈活动。

2. 缓解症状

(1) 腹部局部热敷和进食热的饮料如热汤或热茶等。

(2) 服用止痛药 若因每一次经期习惯服用止痛剂,则应防止药物依赖性和成瘾。

(3) 药物处理 有两种药物可以有效治疗原发性痛经,即口服避孕药和前列腺素合成酶抑制剂。避孕药适应于要求避孕的痛经妇女,用药后可抑制子宫内膜增长,使月经量减少,药物抑制排卵,使黄体缺乏,无内源性孕酮产生,因孕酮刺激为子宫内膜生物合成 PG 所必需,所以可使月经血 PG 浓度降低。前列腺素合成酶抑制剂可抑制环氧和酶系统而减少 PG 的产生,缓解疼痛。未婚女性可行雌、孕激素序贯疗法减轻症状,必要时可配合中医中药治疗。

(4) 应用生物反馈法 增强患者的自我控制感,使身体放松,以解除痛经。

3. 健康教育

(1) 进行月经期保健工作,包括注意经期清洁卫生及外阴清洁,勤换卫生巾及内裤,经期禁止性生活,加强经期保护,预防感冒,注意合理休息和充足睡眠,加强营养。

(2) 重视精神心理护理,关心并理解患者的不适和恐惧,阐明月经期可能有一些生理反应,如小腹坠胀和轻度腰酸等,讲解有关痛经的生理知识,疼痛不能忍受时提供非麻醉性镇痛治疗。

(3) 加强体育锻炼,增强体质、提高抗病能力。

【护理评价】

(1) 患者诉说疼痛症状减轻,并能够列举减轻疼痛的应对措施。

（2）患者恐惧的行为表现和体征减少，在心理和生理上的舒适度增加。

（3）患者自诉在月经期睡眠良好。

任务四　围绝经期综合征

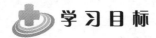

学习目标

1. 掌握围绝经期综合征患者的病因及临床表现，掌握围绝经期综合征的处理原则。

2. 熟悉围绝经期综合征的内分泌变化。

3. 了解围绝经期综合征患者的护理措施。

 案例引导

　　患者，王女士，56岁，一年前月经周期紊乱，夜间睡眠差，阵发性潮热，情绪不稳定，易怒，常感心悸，胸闷。问题：

　　1. 患者最可能的医疗诊断是什么？

　　2. 作为责任护士，怎样为该患者进行健康教育和护理？

【疾病概述】

围绝经期（perimenopausal period）指妇女绝经前后的一段时期，出现与绝经有关的内分泌学、生物学及临床特征迄至绝经 1 年内的时期。绝经（menopause）指月经完全停止 1 年以上。根据回顾性资料显示，我国城市妇女的平均绝经年龄为 49.5 岁，农村妇女为 47.5 岁。

部分围绝经期妇女可出现一系列因性激素减少所致的综合征，被称为围绝经期综合征。约 1/3 围绝经期妇女能通过神经内分泌的自我调节达到新的平衡而无自觉症状，2/3 的围绝经期妇女在绝经前后出现由于雌激素水平波动或下降所致的以自主神经系统功能紊乱为主，伴有神经心理症状的一组综合征，多发生在 45～55 岁之间。有人可持续至绝经后 2～3 年，少数人可持续到绝经后 5～10 年症状才有所减轻或消失，影响此期妇女的生活质量。

绝经方式有自然绝经和人工绝经两种。自然绝经是由于卵巢卵泡活动的丧失引起月经永久停止，无明显病理或其他生理原因。临床上，连续 12 个月无月经后才认为是绝经，实践中将 40 岁或以后自然绝经归为生理性，40 岁以前月经自动停止为过早绝经，视为病理性。人工绝经是手术切除双卵巢或因医源性丧失双卵巢功能（如化疗或放疗等）。人工绝经妇女较自然绝经妇女更易发生围绝经期综合征。

【围绝经期的内分泌变化】

围绝经期的最早变化是卵巢功能衰退，然后表现为下丘脑和垂体功能退化。此时期卵巢渐趋停止排卵,卵巢激素的分泌相应减少。此阶段先表现为雌激素水平下降,血中 FSH 水平相应升高,孕激素相对不足或缺乏。继而由于 FSH 水平升高,加快了卵泡发育的速度,进一步刺激了雌激素的分泌,在卵巢功能开始减退以后出现代偿性雌激素相对升高阶段。卵泡发育的加速导致卵泡期的缩短,以后随着卵泡数目的继续减少直至耗竭,卵巢激素的分泌继续下降,FSH 水平继续升高,但无卵泡发育成熟,进入雌激素低下阶段,月经最后终止。

1. 促性腺激素的变化　下丘脑、垂体与卵巢轴之间在育龄妇女中存在周期性的正、负反馈关系,绝经后卵巢性激素水平明显低下,对下丘脑与垂体的负反馈作用削弱,故促性腺激素 FSH、LH 均有升高。其中血清中 FSH 水平较正常育龄妇女卵泡期增加 5～10 倍,LH 水平也增加约 3 倍,绝经后 2～3 年内,FSH 达最高水平。此后,这两种促性腺激素水平不再上升,并随着年龄的增长而有所降低,绝经后 10 年,促性腺激素约下降到最高值的一半。

2. 孕激素　在正常月经周期中只有排卵后黄体分泌大量孕酮,绝经后不再排卵,孕酮明显降低,仅为育龄妇女卵泡期孕酮值的 30%。

3. 雌激素　整个绝经过渡期雌激素水平并非逐渐下降,绝经早期妇女体内雌激素水平起伏不定,直至卵泡停止生长发育时雌激素水平才急速下降。绝经后妇女由于卵巢萎缩,不再分泌孕酮和雌激素,体内低水平的雌激素来源于肾上腺皮质以及卵巢的雄烯二酮经周围组织中芳香化酶转化的雌酮。

4. 雄激素　雄烯二酮血中含量仅为育龄妇女的一半,主要来自肾上腺。

5. 促性腺激素释放激素(GnRH)　绝经后 GnRH 脉冲式分泌的幅度增加,与 LH 相平行,说明下丘脑和垂体间仍保持良好功能。

6. 泌乳素　绝经后泌乳素变化不大。

7. 甲状旁腺素　随年龄的增长而增加。

8. 生长激素　随年龄的增长而减少。

9. 降钙素　绝经后减少。

10. β-内啡肽　绝经后明显降低。

以上内分泌的改变会引起围绝经期与绝经后妇女产生一系列的生理与心理上的变化。

【病因】

1. 内分泌因素　卵巢功能减退,血中雌-孕激素水平降低,使正常的下丘脑-垂体-卵巢轴之间平衡失调,影响了自主神经中枢及其支配下的各脏器功能,从而出现一系列自主神经功能失调的症状。在卵巢切除或受放疗影响后雌激素急剧下降,症状更为明显,而雌激素补充后可迅速改善。

2. 神经递质　血 β-内啡肽及其自身抗体含量明显降低,引起神经内分泌调节功能紊乱。神经递质 5-羟色胺(5-HT)水平异常,与情绪变化密切相关。

3. 种族、遗传因素　个体人格特征、神经类型,以及职业、文化水平均与围绝经期综合征的发病及症状严重程度有关。围绝经期综合征患者大多神经类型不稳定,且有精神压抑或精神上受过较强烈刺激的病史。另外,经常从事体力劳动的人发生围绝经期综合征的较少,即使发生也较轻,消退较快。

【临床表现】

1. 近期症状

(1) 月经改变　绝经前半数以上妇女出现月经紊乱,有四种表现。①月经频发:月经周期短于 21 天,常常伴有经前点滴出血致出血时间延长。②月经稀发:月经周期超过 35 天。③不规则子宫出血:排卵停止而发生功能性子宫出血。④闭经:子宫内膜不再增殖和脱落。多数妇女经历不同类型和时期的月经改变后逐渐进入闭经,而少数妇女可能突然闭经。

(2)血管舒缩症状　主要表现为潮红、潮热,为围绝经期最常见且典型的症状,患者时感自胸部向颈及面部扩散阵阵上涌的热浪,同时上述部位皮肤有弥散性或片状发红,伴有出汗,汗后又有畏寒。持续时间一般 3~5 min,一般潮红与潮热同时出现,多在凌晨乍醒时、黄昏或夜间,活动、进食、穿衣、盖被过多等热量增加的情况下或情绪激动时容易发作,影响情绪、工作、睡眠,患者感到异常痛苦。此种血管舒缩症状可历时 1~2 年,有时长达 5 年或更长。自然绝经者潮热发生率超过 50%,人工绝经者发生率更高。

(3)自主神经失调症状　常出现心悸、眩晕、头痛、耳鸣、失眠等自主神经失调症状。

(4)精神神经症状　主要包括情绪、记忆及认知功能症状,其临床特征是绝经期首次发病,多伴有性功能衰退,主要精神症状是忧郁、焦虑、多疑等,可有兴奋型和抑郁型两种表现。①兴奋型:表现为情绪烦躁、易激动、失眠、注意力不集中、多言多语、大声哭闹等症状。②抑郁型:多烦躁、焦虑、内心不安,甚至惊慌、恐惧、记忆力减退、缺乏自信、行动迟缓,严重者对外界冷淡,丧失情绪反应,甚至发展成严重的抑郁性神经官能症。

2. 远期症状

(1)泌尿、生殖道症状　出现外阴、阴道干燥,性交痛及反复发生阴道炎。排尿困难、尿急、尿失禁,易反复发作膀胱炎,常有张力性尿失禁。

(2)骨质疏松　绝经后妇女骨质吸收速度快于骨质生成,促使骨质丢失变得疏松,围绝经期过程中约 25% 的妇女患有骨质疏松症,其发生与雌激素下降有关。骨质疏松主要指骨小梁减少,最后可能引起骨骼压缩使体格变小,严重者导致骨折,桡骨远端、股骨颈、椎体等部位易发生骨折,骨折将引起一系列问题如疼痛、残废等。

(3)阿尔茨海默病　近年来研究发现雌激素缺乏对发生阿尔茨海默病可能有潜在危险,表现为老年痴呆、记忆丧失、失语失认、定向计算判断障碍及性格行为情绪改变。

(4)心血管病变　患者可有:①血压升高或血压波动;②假性心绞痛,有时伴心悸、胸闷等,症状发生常受精神因素的影响,且易变多样。绝经后妇女易发生动脉粥样硬化、心肌缺血、心肌梗死、高血压和脑出血,冠心病发生率及并发心肌梗死的死亡率也随年龄的增长而增加。

(5)皮肤和毛发的变化　皮肤皱纹增多加深;皮肤变薄、干燥甚至皲裂;皮肤色素沉着,出现斑点;皮肤营养障碍易发生围绝经期皮炎、瘙痒、多汗、水肿及烧灼痛,暴露区皮肤经常受到日光刺激易发生皮肤癌。绝经后大多数妇女出现毛发的分布改变,通常是口唇上方毫毛消失,代之以恒久毛,形成轻度胡须,阴毛、腋毛有不同程度丧失;躯体和四肢毛发增多或减少,偶有轻度脱发。

【处理原则】

选择心理治疗配合对症治疗或激素治疗。

1. 一般治疗　围绝经期精神症状可因神经类型不稳定或精神状态不健全而加剧,故应进行心理治疗。必要时可选用适量的镇静药以助睡眠,谷维素有助于调节自主神经功能,可以缓解潮热症状。为预防骨质疏松,患者应坚持身体锻炼,增加日晒时间,饮食注意摄取足量蛋白质及含钙丰富食物,并按医嘱补充钙剂。

2. 激素替代治疗　激素替代治疗(hormone replacement therapy,HRT)是一种医疗措施。当机体缺乏性激素,并由此发生或将会发生健康问题时,需要外源给予具有性激素活性的药物,以纠正与性激素不足有关的健康问题。

1）适应证、禁忌证及慎用情况

（1）适应证　包括：①缓解绝经相关症状尤其是血管舒缩障碍（如潮热、盗汗）和睡眠障碍等；同时有助于改善疲倦感；缓解患者易激动、烦躁的情绪，以及焦虑、紧张或心境低落等。②泌尿生殖道萎缩相关的问题，如阴道干涩、疼痛、排尿困难、性交痛、反复发作的阴道炎、反复泌尿系感染、夜尿、尿频和尿急。③预防绝经后期骨质疏松症，包括有骨质疏松症的危险因素（如低骨量）及绝经后期骨质疏松症。

（2）禁忌证　包括已知或怀疑妊娠，原因不明的阴道出血，已知或怀疑患有乳腺癌，已知或怀疑患有性激素依赖性恶性肿瘤，患有活动性静脉或动脉血栓栓塞性疾病（最近 6 个月内），严重肝、肾功能障碍，血卟啉症、耳硬化症、脑膜瘤（禁用孕激素）等。

（3）慎用情况　与禁忌证不同，下列情况是可以应用激素补充治疗的。但是在应用之前和应用过程中应该咨询相关专业的医师，共同确定应用 HRT 的时机和方式，同时采取比常规随诊更为严密的措施，监测病情的进展。慎用情况包括子宫肌瘤、子宫内膜异位症、子宫内膜增生史、尚未控制的糖尿病及严重高血压、有血栓形成倾向、胆囊疾病、癫痫、偏头痛、哮喘、高催乳素血症、系统性红斑狼疮、乳腺良性疾病和乳腺癌家族史。

2）制剂及剂量　主要药物为雌激素，常同时使用孕激素。剂量个体化，以取最小有效量为佳。原则上尽量选用天然性激素，以雌三醇和雌二醇间日给药最为安全有效。我国应用最多的是国产尼尔雌醇，可有效地控制潮热、多汗、阴道干燥和泌尿系感染。国外常用的有妊马雌酮、微粒化 17-β 雌二醇和替勃龙（7-甲异炔诺酮），孕激素制剂中最常用的是甲羟孕酮。

3）用药途径　性激素可经不同途径使用，根据患者的不同情况选择不同制剂。口服以片剂为主；经皮肤有皮贴、皮埋片和涂抹胶；经阴道有霜、片、栓、硅胶环及盐悬剂；肌内注射有油剂及鼻喷用制剂。

4）用药方案　①序贯给药，有子宫者在雌激素治疗的后半周期加用孕激素制剂；②联合用药，雌、孕激素合剂。

5）用药时间　应用 HRT 时，应个性化用药，且在综合考虑治疗目的和危险的前提下，使用能达到治疗目的的最低有效剂量，没有必要限制 HRT 的期限。应用 HRT 时应至少每年进行 1 次个体化危险/受益评估，根据评估情况决定疗程的长短，并决定是否长期应用。在受益大于危险时，可继续给予 HRT。

【护理评估】

（一）健康史

对已 40 岁的妇女，若月经增多或不规则阴道出血，必须详细询问并记录病史，包括月经史、生育史、肝病、高血压和其他内分泌腺体疾病等。

（二）身心状况

围绝经期综合征患者的症状主要包括三个方面。

（1）卵巢功能减退及雌激素不足引起的症状。

（2）个性特点与精神因素引起的症状　妇女在绝经期以前曾有过精神状态不稳定，绝经期以后则往往较易发生失眠、多虑、抑郁、易激动等。也有一些妇女认为绝经后解脱了妇女生理上的烦恼，反而可以焕发出青春的活力。

（3）由于家庭因素和社会环境因素的变化诱发的一系列症状　妇女进入绝经期以后，由于家庭和社会环境的变化可加重身体与精神的负担，如子女长大离家自立、父母年老或去世、丈夫工作地位的改变、自己健康与容貌的改变、工作责任的加重等,引起心情不愉快、忧虑、多疑、孤独等。

需要对患者进行全身状况的体格检查,包括精神状态,贫血程度,出血倾向,高血压程度,呼吸、生殖及泌尿等系统检查,排除明显的器质性病变并识别患者的主要健康问题。

(三) 相关检查

1. 妇科检查 发现内、外生殖器呈现不同程度的萎缩性改变,如外阴萎缩,大、小阴唇变薄,皱襞减少;阴道萎缩,如合并感染,阴道分泌物增多,味臭;宫颈及子宫萎缩变小,尿道口因萎缩而呈红色等。

2. 辅助检查

(1)血液检查 通过血 FSH、LH 等激素值测定,了解卵巢功能状况。进行血常规、血小板计数、出凝血时间、异常血细胞检查等,以了解患者的贫血程度及有无出血倾向。血脂检查了解胆固醇增高情况,主要是 β 脂蛋白。

(2)尿常规、细菌学检查、膀胱镜检查 以排除泌尿系病变。

(3)宫颈刮片 进行防癌涂片检查。

(4)分段诊断性刮宫 排除器质性病变,同时是围绝经期异常阴道出血患者首选的一种诊断和治疗方法。

(5)其他 必要时行骨密度(BMD)测定、X 线、B 超、心电图、阴道脱落细胞、腹腔镜等检查。

【护理诊断】

1. 自我形象紊乱 与月经紊乱、出现精神和神经症状等围绝经期综合征症状有关。

2. 焦虑 与围绝经期内分泌改变、家庭和社会环境改变、个性特点和精神因素等有关。

3. 有感染的危险 与绝经期膀胱黏膜变薄,反复发作膀胱炎有关;与内分泌及局部组织结构改变,抵抗力低下有关。

【护理目标】

(1)患者能够积极参与社会活动,正确评价自己。

(2)患者能够描述自己的焦虑心理和应对方法。

(3)患者在围绝经期不发生膀胱炎、阴道炎等。

【护理措施】

(一) 心理护理

(1)与围绝经期妇女交往时,通过语言、表情、态度、行为等去影响患者的认识、情绪和行为,使护理人员和患者双方发挥积极性,相互配合,达到缓解症状的目的。

(2)使其家人了解绝经期妇女可能出现的症状并给予同情、安慰和鼓励。

(二) 健康教育

(1)向围绝经期妇女及其家属介绍绝经是一个生理过程,绝经发生的原因及绝经前、后身体将发生的变化,帮助患者消除因绝经变化产生的恐惧心理,并对将发生的变化做好心理准备。

(2)介绍绝经前、后减轻症状的方法,以及预防围绝经期综合征的措施。如适当地摄取钙和维生素 D,将减少因雌激素降低所致的骨质疏松;规律运动,如散步、骑自行车等,可以促进血液循环,维持肌肉良好的张力,延缓老化的速度,还可以刺激骨细胞的活动,延缓骨质疏松症的发生;正确对待性生活等。

(3) 设立"妇女围绝经期门诊",以利于咨询、指导和加强护理。具体咨询内容包括以下八点。

①帮助患者了解围绝经期是正常生理过程。

②耐心解答患者提出的问题,使护患合作和相互信任,共同发挥防治作用。

③消除患者无谓的恐惧和焦虑,使其以乐观积极的态度对待老年的到来,帮助解决各种心理矛盾、情绪障碍、心理冲突、思维方法等问题。

④对围绝经期妇女的性要求和性生活等方面给予关心和指导。

⑤防癌检查,主要是女性生殖道和乳腺肿瘤。

⑥防治围绝经期妇女常见、多发的妇女病,如阴道炎症、绝经后出血、子宫脱垂、尿失禁等。

⑦积极防治围绝经期妇女常见病、多发病,如糖尿病、高血压、冠心病、肿瘤和骨质疏松症。

⑧宣传雌激素补充疗法的有关知识。

(三) 指导用药

帮助患者了解用药的目的、药物剂量、适应证、禁忌证、用药时可能出现的反应等,督促长期使用性激素者接受定期随访。开始 HRT 后,可于 1～3 个月复诊,以后随诊间隔可为 3～6 月,1 年后的随诊间隔可为 6～12 个月。若出现异常的阴道出血或其他不良反应应随时复诊,每次复诊须仔细询问病史及其他相关问题。推荐每年 1 次体格检查,如血压、体重、身高、乳腺及妇科检查等。推荐每年 1 次辅助检查,如盆腔 B 超、血糖、血脂及肝肾功能检查,乳腺 B 超或钼靶照相;每 3～5 年 1 次骨密度测定。根据患者情况,可酌情调整检查频率。

指导患者用药期间注意观察,若子宫不规则出血,应做妇科检查并进行诊断性刮宫,刮出物送病理检查以排除子宫内膜病变。雌激素剂量过大时可引起乳房胀痛、白带多、阴道出血、头疼、水肿或色素沉着等。孕激素副作用包括抑郁、易怒、乳腺痛和水肿。使用雄激素有发生高血脂、动脉粥样硬化、血栓栓塞性疾病的危险,大量应用出现体重增加、多毛及痤疮,口服时影响肝功能。

【护理评价】

(1) 患者认识到绝经是女性正常生理过程,能以乐观、积极的态度对待这一过程,参与社区活动。

(2) 围绝经期妇女无感染性疾病发生。

(3) 患者与家人、亲戚及朋友关系融洽,互相理解。

直通护考

一、名词解释

1. 功血　2. 痛经　3. 围绝经期

二、选择题

(一) A1/A2 型题(以下每一道考题下面有 A、B、C、D、E 五个备选答案,请从中选择一个最佳答案)

1. 有关排卵性功血的叙述,以下叙述错误的是(　　　)。

A.黄体功能不足表现为黄体期短,月经频发,不孕或孕期流产率高

B.黄体萎缩不全表现为月经周期延长

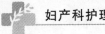

C.黄体萎缩不全表现为月经周期正常,经期延长

D.黄体功能不足基础体温呈双相型

E.黄体萎缩不全基础体温呈单相型

2.下列各项中,哪项为子宫性闭经?(　　)

A.给予孕酮—有子宫出血

B.给予孕酮—无子宫出血

C.雌、孕激素序贯用药—有子宫出血

D.雌、孕激素序贯用药—无子宫出血

E.给予促性腺激素—有子宫出血

3.无排卵性功血的患者,患者的基础体温呈(　　)。

A.双相型　　　B.低热　　　　C.单相型　　　D.弛张热　　　E.高热

4.有关青春期功血的治疗,以下叙述错误的是(　　)。

A.出血阶段应迅速有效止血及纠正贫血

B.控制调整月经周期

C.诱导排卵

D.青春期功血内源性雌激素水平较低者可选用雌、孕激素合并治疗

E.防止子宫内膜病变

5.关于闭经的诊断,下列哪项是错误的?(　　)

A.孕激素试验(＋)—卵巢能分泌雌激素

B.雌激素试验(－)—原因在子宫

C.刮取内膜检查可确定闭经类型

D.女性第二性征发育良好—原因在子宫

E.基础体温呈双相型—原因在子宫

6.患者,女,48岁,近两年月经不规则,未诊治,现闭经3个月,阴道大出血15天,首选哪项治疗?(　　)

A.治疗性刮宫　　　　　　B.性激素治疗　　　　　　C.子宫切除

D.促排卵药物　　　　　　E.维生素 K 止血药

7.功血是指(　　)。

A.生育期妇女的异常子宫出血

B.青春期的异常子宫出血

C.更年期妇女的异常出血

D.伴有轻度子宫内膜非特异性炎症的子宫出血

E.由于神经内分泌功能失调引起的异常子宫出血

8.关于原发痛经,下列哪项正确?(　　)

A.被诊断为生殖道畸形　　　　　　　　B.患者盆腔检查无异常发现

C.盆腔检查诊断为子宫积血　　　　　　D.患有子宫腺肌症

E.同时伴有子宫内膜异位症

9.继发性痛经和不孕并存的患者多见于以下哪种疾病?(　　)

A.子宫肌瘤　　　　　　B.多囊卵巢综合征　　　　　　C.黄体发育不全

D.子宫内膜异位症　　　　　　E.子宫内膜炎

10. 未婚女青年闭经,检查其卵巢功能简便易行的方法是(　　　)。

A. 阴道脱落细胞检查　　　　B. 基础体温检查　　　　　　　C. 宫颈黏液检查

D. 子宫内活检　　　　　　　E. 尿中雌、孕激素测定

三、填空题

1. 规律月经的出现是女性_____功能成熟的标志之一。

2. 无排卵性功血常见的症状是_____。

3. 有助于止血及明确子宫内膜的病理诊断是_____。

4. 继发性闭经的分类有_____、_____、_____和_____。

5. 女性青春期开始的最重要标志是_____。

四、病例分析题

患者,王某,女,27岁,从第一次来月经就开始有痛经的症状,来月经期间症状时轻时重。月经颜色正常。问题:

(1) 考虑该患者是何种疾病?

(2) 怎样对该患者进行护理?

项目十七　女性生殖系统其他疾病患者的护理

学习目标

1. 掌握子宫内膜异位症患者的护理评估、护理诊断和护理措施。
2. 熟悉不孕症、子宫脱垂患者的护理评估及健康教育。
3. 通过理论讲授、案例分析等教学活动，能为不孕症、子宫内膜异位症患者制订护理计划和实施护理措施。

案例引导

患者，女，30岁，5年前行人工流产术1次。此后月经尚规律，但每次月经来潮均出现下腹及腰骶部疼痛，且逐渐加重，疼痛可放射至会阴、肛门，常于月经来潮前1～2天开始，经期第1天最剧，月经干净后消失。未避孕，但未再妊娠。妇科检查：子宫后倾固定，盆腔后部扪及触痛性结节。问题：

1. 此案例最可能的医疗诊断是什么？
2. 评估该患者的临床特点，提出护理诊断，应采取哪些护理措施？

任务一　子宫内膜异位症

【疾病概述】

子宫内膜组织（包括腺体和间质）出现在子宫体以外的其他部位时，称为子宫内膜异位症（EMT），简称内异症。子宫内膜可侵犯全身任何部位，但多数出现在盆腔内生殖器官及其邻近器官的腹膜面，如卵巢、宫骶韧带、子宫浆膜、直肠子宫陷凹、乙状结肠和阴道直肠隔等，其中以卵巢最常见，约占80%。也可出现在其他部位如膀胱、肾脏、肺、乳腺、脐甚至手臂、大腿等处。

近年来发病率呈明显上升趋势，已成为妇科常见病。根据流行病学调查显示，内异症多见于育龄期女性,以25~45岁妇女多见,发病率为10%~15%。在妇科手术中有5%~15%患者被发现有盆腔内异症病灶存在;25%~35%不孕患者与内异症有关;在慢性盆腔痛、痛经患者中发病率为20%~90%。绝经后或双侧卵巢切除后异位的内膜组织可逐渐萎缩吸收;妊娠或使用性激素抑制卵巢功能,可暂时阻止病情的发展,故内异症是激素依赖性疾病。内异症在形态学上呈良性表现,但却具有类似恶性肿瘤的远处转移和种植、浸润生长及复发等恶性行为。

【病因及发病机制】

内异症的病因及发病机制至今尚未完全阐明,目前主要有以下几种学说。

（一）异位种植学说

1921年Sampson最早提出,经期时子宫内膜腺上皮和间质细胞可随经血逆流经输卵管进入盆腔,种植于卵巢和邻近的盆腔腹膜,并在该处继续生长、蔓延,形成盆腔内异症,也称经血逆流学说。多数临床和实验资料均支持这一学说。但无法解释在多数育龄期女性中存在经血逆流,仅有少数(10%~15%)女性发病。

（二）体腔上皮化生学说

19世纪著名的病理学家Mayer提出,盆腔腹膜和卵巢表面上皮都是由胚胎期具有高度化生潜能的体腔上皮分化而来,在炎症和卵巢激素的持续刺激下,均可被激活转化为子宫内膜样组织而形成内异症。但该学说目前仅有动物试验证实,小鼠卵巢表面上皮可经过K-ras激活途径直接化生为卵巢内异症病变。

（三）诱导学说

该学说是体腔上皮化生学说的延伸。未分化的腹膜组织在内源性生物化学因素诱导下,可发展成为子宫内膜组织,种植的内膜可以释放化学物质诱导未分化的间充质形成子宫内膜异位组织。该学说在兔动物试验中已证实,而在人类中尚无证据。

虽然有关内异症发病机制的学说很多,但是仍无一种可以解释全部内异症的发病,不同部位的内异症可能有不同的发病机制。也有人认为内异症的发生和发展可能与患者免疫力低下、免疫细胞的细胞毒作用减弱,不能有效清除异位内膜有关。因此,内异症的发病很可能是免疫、基因遗传等多种因素共同作用的结果。

异位子宫内膜随卵巢激素变化发生周期性出血,导致周围纤维组织增生和囊肿、粘连形成,在病变区出现紫褐色斑点或小泡,最终发展为大小不等的紫褐色实质性结节或包块。病变特点可因程度、病变部位的不同而有所差异。

【护理评估】

（一）健康史

询问患者年龄、孕产史、月经史、家族史。不孕症患者要特别注意询问有无多次输卵管通液、碘油造影等宫腔操作史。

（二）身体评估

内异症的临床表现因人和异位内膜的部位而不同,并与月经周期有密切关系。有25%的患者无任何症状。

1. 症状

（1）下腹痛和痛经　疼痛为本病的主要症状。患者多为继发性痛经且呈进行性加重,疼痛部位多在腰骶及下腹部,有时可放射到会阴、肛门及大腿。常于月经来潮时出现,并持续至整个经期。疼痛严重程度与病灶大小不一定成正比。少数患者可表现为持续性下腹痛,经期加剧。但有 $27\%\sim40\%$ 患者无痛经,因此痛经不是内异症诊断的必需症状。

(2)不孕　发病率为 40%,可能与盆腔粘连、子宫后倾、输卵管粘连闭锁或蠕动减弱、卵巢功能异常等原因有关。

(3)性交不适　一般表现为深部性交痛。多见于直肠子宫陷凹有异位病灶,或因局部粘连使子宫后倾固定者,可因性交时碰撞或宫缩上提而引起疼痛。月经来潮前性交痛最明显。

(4)月经异常　$15\%\sim30\%$ 患者有经量增多、经期延长或经前期点滴出血。月经异常可能与卵巢实质病变、无排卵、黄体功能不足或合并有子宫腺肌病和子宫肌瘤有关。

(5)其他特殊症状　病灶异位于其他部位可能出现相应的表现,如异位至膀胱者,有周期性尿频、尿痛;肠道内异症患者可出现腹痛、腹泻、便秘或周期性少量便血,严重者可出现肠梗阻症状;异位内膜侵犯和压迫输尿管时,可出现腰痛、血尿;腹壁瘢痕及脐部的内异症则出现周期性局部肿块及疼痛等。卵巢子宫内膜异位囊肿破裂时,可引起剧烈腹痛,伴恶心、呕吐和肛门坠胀。

2. 体征　妇科检查可触及较大异位囊肿及子宫粘连的肿块。囊肿破裂时可出现腹膜刺激征。双合诊检查可发现子宫后倾固定,直肠子宫陷凹、宫骶韧带或子宫后壁下方可扪及触痛性结节。单侧或双侧附件处扪及与子宫相连的囊实性包块,活动度差。病变累及直肠阴道间隙时,可在阴道后穹隆触及隆起的小结节或包块,甚至可见到紫蓝色斑点。

(三)心理-社会评估

评估患者经期的症状,包括紧张、焦虑,判断对疼痛恐惧的程度。有不孕、流产病史者观察和询问相关心理反应。

(四)辅助检查

1. 超声检查　B超检查是诊断卵巢异位囊肿和膀胱、直肠内异症的重要方法,可确定异位囊肿的位置、大小和形状,其诊断敏感性和特异性均在 96% 以上。

2. 血清 CA_{125} 测定　中、重度内异症患者血清 CA_{125} 水平可能增高,但其诊断内异症的敏感性和特异性均较低。目前,主要用于监测疗效和复发。

3. 腹腔镜检查　腹腔镜检查是目前国际公认的诊断内异症的最佳方案,特别是对不明原因不育或腹痛者是首选的有效诊断方法。镜下看到典型的病灶即可确诊,对可疑病变进行活检,同时,在直视情况下有助于确定临床分期。因此,腹腔镜也是治疗内异症最常用的方法。

【护理诊断】

1. 慢性疼痛　与异位的病灶周期性出血刺激周围组织的神经末梢有关。

2. 焦虑　与不孕、疗程长、担心疗效有关。

3. 自尊紊乱　与不孕症的诊断有关。

【护理目标】

(1)患者疼痛减轻或缓解。

(2)患者情绪稳定,焦虑减轻,配合治疗。

(3)患者能够面对疾病事实及不孕症的诊断。

【护理措施】

（一）心理护理

理解并尊重患者,耐心解答患者提出的问题,缓解其压力。告知患者和家属内异症是良性病变,手术或药物治疗都不会影响健康,并且对缓解痛经、治疗不孕等有明显作用,帮助患者消除顾虑,使其积极配合治疗。

（二）指导就医

内异症的治疗包括期待治疗、药物治疗、手术治疗、手术与药物联合治疗。

1. 期待治疗　仅适用于轻度内异症患者,采用定期随访,并对症处理病变引起的轻微经期腹痛,可给予前列腺素合成酶抑制剂(如吲哚美辛、萘普生、布洛芬等);希望生育者一般不用期待治疗,应尽早促使其妊娠。一旦妊娠,异位的内膜病灶坏死萎缩,分娩后症状缓解并有望治愈。

2. 药物治疗　适用于有慢性盆腔痛、经期痛经症状明显、有生育要求及无卵巢囊肿形成者。采用使患者假孕或假绝经性激素疗法,使异位的子宫内膜萎缩、退化、坏死,已成为临床治疗内异症的常用方法。常用的药物有口服避孕药、孕激素、米非司酮、孕三烯酮、达那唑、促性腺激素释放激素激动剂等。

3. 手术治疗　适用于药物治疗后症状不缓解、局部病变加剧或未能怀孕者,较大的卵巢内膜异位囊肿(直径 5~6 cm)者且迫切希望生育者。腹腔镜手术是首选的手术方法,目前认为腹腔镜确诊、手术联合药物治疗是内异症的金标准治疗。根据手术范围的不同,可分为保留生育功能手术、保留卵巢功能手术和根治性手术。

4. 手术与药物联合治疗　手术治疗前给予 3~6 个月的药物治疗,使异位病灶缩小、软化,有利于缩小手术范围,便于手术操作;对保守性手术、手术不彻底或术后疼痛不缓解者,术后给予 6 个月的药物治疗,推迟复发。

（三）健康教育

1. 防止经血倒流　及时发现并治疗引起经血潴留的疾病,如先天性生殖道畸形、闭锁、狭窄和继发性宫颈粘连和阴道狭窄等。

2. 适龄婚育和药物避孕　妊娠可延缓内异症的发生发展,因此,鼓励有痛经症状的妇女适龄结婚和孕育。已有子女者,长期服用避孕药可抑制排卵、促进子宫内膜萎缩,内异症的发病风险有所降低。对有高发家族史、容易带器妊娠者可以选择。

3. 防止医源性异位内膜种植　经期应避免剧烈运动、性生活及盆腔检查,避免重力挤压子宫。尽量避免多次宫腔手术操作,严格掌握宫腔手术指征、规范操作,月经来潮前禁做输卵管通畅检查,宫颈部手术应在月经干净后 3~7 天内进行。

【护理评价】

（1）患者减轻或消除月经来潮的恐惧感。

（2）患者焦虑减轻,能积极配合治疗。

（3）患者在手术后能接受身体的变化,有正确的自我认知。

任务二　子宫脱垂

【疾病概述】

子宫从正常位置沿阴道下降,宫颈外口达坐骨棘水平以下,甚至子宫全部脱出阴道口以外,称为子宫脱垂(uterine prolapse)(图17-1)。子宫脱垂常合并有阴道前壁和后壁膨出。

【临床分度】

我国采用1981年全国部分省、市、自治区"两病"科研协作组的分度,以患者平卧用力向下屏气时,子宫下降最低点为分度标准(图17-2)。将子宫脱垂分为以下三度。

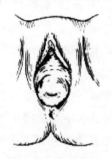

图 17-1　子宫脱垂

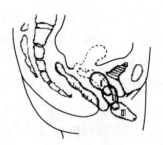

图 17-2　子宫脱垂分度

1. Ⅰ度　轻型:宫颈外口距处女膜缘小于4 cm,尚未达处女膜缘。

重型:宫颈外口已达处女膜缘,在阴道口能见到宫颈。

2. Ⅱ度　轻型:宫颈已脱出阴道口外,宫体仍在阴道内。

重型:宫颈及部分宫体已脱出阴道口外。

3. Ⅲ度　宫颈及宫体全部脱出至阴道口外。

【护理评估】

(一) 健康史

了解在分娩的过程中有无产程延长、阴道助产及盆底组织撕裂伤史;了解产褥期的活动情况;询问有无慢性咳嗽、便秘等;评估是否伴有其他脏器的下垂,是否有营养不良。

(二) 身体评估

1. 症状　Ⅰ度多无明显自觉症状。Ⅱ度、Ⅲ度常有不同程度的腰骶部疼痛或下坠感。Ⅱ度在行走、劳动、下蹲或排便时,阴道口有块状物脱出,平卧休息后,块状物可变小或消失。Ⅲ度脱垂者,休息后块状物也不能自行回缩,常需用手推送其至阴道内。若脱出的子宫及阴道黏膜高度水肿,即使用手协助也难以回纳。由于块状物长期脱出在外,导致行动不便,长期摩擦可出现宫颈溃疡,甚至出血。溃疡继发感染时,则有脓血分泌物渗出。由于Ⅲ度多伴有重度阴道前壁膨出,故容易出现尿潴留及压力性尿失禁。

2. 体征　Ⅱ度、Ⅲ度子宫脱垂宫颈及阴道黏膜明显增厚,宫颈肥大,不少病例宫颈明显延长。

（三）心理-社会评估

长期腰骶部酸痛及子宫脱出造成行动不便，影响工作和生活，严重者性生活受到影响，因此常常出现焦虑、烦躁、情绪低落。评估对子宫脱垂的感受，社会及家庭支持的方式及强度。

【护理诊断】

1. 慢性疼痛　与子宫脱垂牵拉韧带、宫颈和阴道壁溃疡有关。

2. 焦虑　与长期的子宫脱出影响工作、生活有关。

【护理目标】

（1）疼痛减轻或消失。

（2）焦虑程度减轻。

【护理措施】

（一）基础护理

加强营养，改善全身状况。适当安排工作和休息，避免重体力劳动，保持大便通畅，积极治疗导致长期腹压增加的疾病。并教会做盆底肌肉的锻炼，促进盆底功能恢复。

（二）心理护理

向患者介绍子宫脱垂的防治方法和预后，协助消除诱因、积极治疗、缓解其因疾病导致的烦躁和焦虑等不良情绪。同时做好家属的支持和理解工作，协助早日康复。

（三）教会使用子宫托

子宫托是使子宫和阴道壁维持在阴道内不脱出的工具。有喇叭形（图 17-3）、环形和球形三种，适用于各度子宫脱垂和阴道前后壁膨出者。

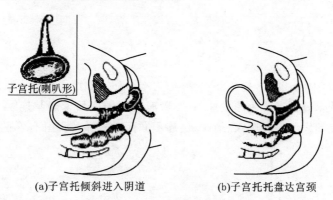

(a)子宫托倾斜进入阴道　　　　(b)子宫托托盘达宫颈

图 17-3　喇叭形子宫托及其放置

1. 放子宫托　排空大小便，洗净双手，蹲下并两腿分开，一手握子宫托柄，使子宫托呈倾斜位进入阴道口内，然后将托柄边向内推，边向前旋转，直至托盘达宫颈。放妥后，使托柄弯度朝前，正对耻骨弓后面。

2. 取子宫托　用手指捏住托柄，上下左右轻轻摇动，待负压消除后，向后外牵拉，子宫托即可从阴道内滑出。

3. 注意事项　在放置子宫托前体内应有一定水平雌激素，绝经后期妇女可行性激素补充疗法或定时应用阴道雌激素霜剂，并且最好在放子宫托期间持续使用；选择大小合适的子宫托，以放置后不脱出又无不适感为理想；子宫托应在每天清晨起床后放入，每晚睡前取出，洗净后备用，久置不取可发生子宫托嵌顿，甚至引起压迫坏死性生殖道瘘；放托后应每 3～6 个月复查 1 次;Ⅲ度子宫脱垂伴盆腔明显萎缩以及阴道壁或宫颈有炎症或溃疡者不宜使用,月经期和妊娠期停用。

(四)手术治疗

凡Ⅱ度、Ⅲ度子宫脱垂或有症状的膀胱膨出、直肠膨出者以及非手术治疗无效者,均应根据年龄、脱垂分度、生育要求、全身健康情况选择手术方式。手术方式有阴道前后壁修补术、主韧带缩短及宫颈部分切除术(又称 Manchester 手术)、经阴道子宫全切除及阴道前后壁修补术、阴道纵膈成形术(又称 LeFort 手术或阴道封闭术)和阴道子宫悬吊术等。

(五)健康教育

(1)提倡晚婚晚育、防止生育过多过密;正确处理产程,避免产程延长,提高助产技术,保护好会阴;避免产后过早参加重体力劳动,学会做产后保健操;积极治疗慢性咳嗽、便秘。

(2)手术后休息 3 个月,半年内避免重体力劳动,禁止盆浴及性生活。出院后 1 个月到门诊复查。

【护理评价】

(1)患者能说出减轻疼痛的方法,并参与减轻疼痛的护理。

(2)患者能使用应对措施减轻焦虑。

任务三　不　孕　症

【疾病概述】

有正常性生活,未经避孕一年未妊娠者,称为不孕症。临床上可分为原发性不孕和继发性不孕。未避孕而从未妊娠者称为原发性不孕,曾有过妊娠而后未避孕连续一年不孕者称为继发性不孕。不孕症的发生率因国家、地区、民族不同而有差异。我国不孕症占生育年龄妇女的 7%～10%。

【护理评估】

(一)健康史

引起不孕的因素很多,可以是女方、男方或男女双方。

1. 女性不孕因素

(1)卵巢因素　主要原因为下丘脑-垂体-卵巢轴功能紊乱、卵巢病变、肾上腺及甲状腺功能异常等。

(2)输卵管因素　为不孕症最常见的原因。其中输卵管阻塞或输卵管通而不畅约占女性不孕因素的 1/2。此外,输卵管发育不良、盆腔炎以及内异症等均可导致输卵管不孕。

(3)子宫因素　子宫畸形、子宫黏膜下肌瘤、子宫内膜结核、子宫内膜炎等可影响受精卵着床和发育,从而造成不孕。

(4)宫颈因素　宫颈黏液分泌异常、宫颈炎症及宫颈黏液免疫环境异常,影响精子通过,均可造成不孕。

2．男性不育因素

（1）精液异常　无精、少精、弱精、畸精症、精子发育停滞或精液液化均可形成不育。

（2）精子运送受阻　附睾及输精管结核可使输精管阻塞，阻碍精子通过。外生殖器发育不良或勃起障碍、射精障碍都能够阻止精子进入女性阴道。

（3）免疫因素　精子、精浆在体内产生抗精子抗体（antisperm antibody，AsAb），使射出的精子发生自身凝集而不能穿过宫颈黏液。

3．男女双方因素

（1）夫妻双方不能正常进行性生活。

（2）免疫因素　由于精子、精浆、卵巢透明带等均可作为抗原产生自身免疫或同种免疫，阻碍精子和卵子结合造成不孕。

（3）其他因素　如精神心理因素。

（二）身体评估

患者就诊的主要原因是因为不孕。夫妻双方应进行全面的体格检查，以了解男女双方有无全身性疾病，同时要进行第二性征及生殖器官检查，了解外生殖器有无畸形、肿瘤、炎症等。了解性生活情况，有无性交困难。

（三）心理-社会评估

由于我国传统观念的影响，不孕症给夫妻双方带来了生理、心理以及经济方面的多重困扰，尤其是社会、家庭常把更多的责任归咎于女性，从而使女性更易出现心理反应，如否认、愤怒、内疚、悲伤、抑郁、丧失自尊和希望等。而不孕症的诊治过程漫长而复杂，女性需不断经历着各项检查、治疗、手术等既费时又痛苦的过程。因此，丈夫和家人应该给予更多的关心与鼓励。

（四）辅助检查

1．男方检查　不孕夫妇初次检查第一步是精液常规。正常精液量为 $2\sim6$ mL，平均 3 mL；pH7.0～7.8；在室温中放置 30 min 内完全液化；总精子数 $\geqslant40\times10^9/L$；精子密度（20～200）$\times10^9/L$；精子存活率＞50％；正常形态精子占 66％～88％。

2．女方检查

（1）卵巢功能检查　包括监测排卵和黄体功能检查。

（2）输卵管功能检查　常用方法有输卵管通液术、子宫输卵管造影及子宫输卵管超声造影。其中子宫输卵管造影能明确输卵管异常部位，是目前应用最广泛、诊断价值最高的方法。

（3）宫腔镜检查　了解子宫内膜的情况，能发现宫腔粘连、黏膜下肌瘤、内膜息肉、子宫畸形等与不孕有关的病理情况。

（4）其他检查　腹腔镜检查、性交后试验、磁共振成像等。

【护理诊断】

1．知识缺乏　缺乏人体解剖和性生殖的相关知识。

2．焦虑或恐惧　与多年不孕及长期治疗效果不佳有关。

3．社交孤立　与缺乏社会理解和家人支持有关。

【护理目标】

（1）患者能主动陈述不孕的原因。

（2）患者焦虑缓解，能积极配合检查。

（3）患者能够与人正常交流，正确评价自我能力。

【护理措施】

1. 心理护理　不孕症夫妇因社会、家庭原因，往往承受着较大的精神压力，尤其是女方，承受着巨大的孤独、焦虑与悲伤。加之盼子心切，精神常常过分紧张，因此应给不孕症夫妇进行心理疏导，解除其焦虑、自卑感，使他们能正确对待生育问题。如治疗失败，应给予鼓励，增强信心，并建议可通过收养子女、人工授精、试管婴儿等方式拥有子女。

2. 治疗配合　解释各项检查目的、检查时间、注意事项及检查可能引起的不适。详细说明药物的使用方法、时间、剂量及副作用。解释治疗要点有以下四项。

（1）治疗生殖道器质性病变　若发现输卵管慢性炎症及阻塞、卵巢肿瘤、子宫病变、阴道炎，内异症、生殖系统结核等疾病应积极进行治疗。

（2）诱发排卵　常用药物有CC、HCG、HMG、黄体生成激素释放激素（LHRH）、溴隐亭等。CC为诱发排卵首选药物，适用于体内有一定雌激素水平者和下丘脑-垂体-卵巢轴反馈机制健全者；HCG有促卵泡成熟及排卵作用；HMG可诱导卵母细胞减数分裂和排卵发生；黄体生成激素释放激素适用于下丘脑性无排卵；溴隐亭能抑制垂体分泌催乳素，适用于高催乳素血症导致排卵障碍者。

（3）免疫性不孕治疗　因抗精子抗体阳性与不育关系尚不确定，目前缺乏肯定有效的治疗方法和疗效指标。对精子同种免疫性不孕，妇女可使用避孕套3～6个月，可降低抗体效价有望受孕；对宫颈黏液中存在抗精子抗体可洗涤配偶精液，分离精子后行宫腔内人工授精；对抗磷脂抗体综合征阳性的自身免疫性不育患者，应在明确诊断后采用泼尼松加阿司匹林，防止反复流产和死胎发生。

（4）辅助生殖技术　包括人工授精（AI）、体外受精与胚胎移植（IVF-ET）、卵细胞质内单精子注射（ICSI）、配子输卵管内移植（GIFT）、宫腔内配子移植（GIUT）等。

3. 健康教育

（1）向不孕夫妇进行性生殖常识的宣教，指导不孕妇女提高妊娠机会的技巧；教会患者自测排卵期，在排卵前2～3天及排卵后24 h之内适当增加性交次数，以增加受孕机会；性交后不宜立即站立，更不要立即如厕，应抬高臀部卧床20～30 min。同时加强锻炼，减轻心理负担可提高妊娠的机会。

（2）注意经期卫生和性卫生，减少生殖道感染。

（3）加强计划生育知识的宣传，做好避孕措施，以减少人工流产手术，防止继发性不孕。

【护理评价】

（1）不孕夫妇能够获得正确的有关不孕的相关知识。

（2）不孕夫妇解除思想顾虑，积极配合治疗。

（3）患者社交能力正常。

知识链接

辅助生殖技术

辅助生殖技术（assisted reproductive techniques ART）又称医学助孕，是体外对配子和胚胎采用显微操作技术，帮助不孕夫妇受孕的一系列方法。包括人工授精（AI）、体外受精与胚胎移植（IVF-ET）、卵细胞质内单精子注射（ICSI）、配子输卵管内移植（GIFT）、宫腔内配子移植（GIUT）等。

【分类】

（一）人工授精

人工授精指将精液通过非性交方式注入女性生殖道内使其受孕的一种技术。根据精液来源不同可分为丈夫精液人工授精（artificial insemination with husband，AIH）和供精者精液人工授精（artificial insemination with donor，AID）。人工授精主要用于男性不育。

1. 适应证

（1）丈夫精液人工授精　适应于男性少精、弱精、液化异常、生殖器畸形、免疫性不孕、女性生殖道畸形、因心理因素导致性交不能等。

（2）供精者精液人工授精　适应于无精症、严重少精、弱精症和畸精症、射精障碍、有严重遗传性疾病不宜生育、输精管复通失败等。

2. 主要步骤　收集及处理精液，促进排卵或预测自然排卵的规律，选择人工授精时间。

（二）体外受精与胚胎移植

体外受精与胚胎移植俗称"试管婴儿"。指从女性卵巢内取出卵子，在体外与精子受精并培养一段时间，再将发育成早期的胚泡移植到宫腔内，使其着床发育成胎儿的过程。

1. 适应证　输卵管性不孕症、原因不明的不孕症、内异症、输卵管结扎术后吻合术失败者、多囊卵巢综合征、排卵异常、宫颈因素、男性因素不孕症等。

2. 主要步骤　促进与监测卵泡发育，取卵，配子体外受精和胚胎体外培养，胚胎移植，移植后黄体支持。

（三）卵细胞质内单精子注射

卵细胞质内单精子注射指在显微操作系统的帮助下，在体外直接将单个精子注入卵母细胞浆内使其受精。

1. 适应证　主要适用于少精、弱精或从睾丸、附睾取得精子的阻塞性或部分非阻塞性无精症的男性不育者。

2. 主要步骤　促排卵和卵泡监测，取卵，去除卵丘颗粒细胞，行卵母细胞浆内单精子显微注射受精，胚胎体外培养，胚胎移植及移植后黄体支持。

（四）配子输卵管内移植

配子输卵管内移植指将卵母细胞直接和洗涤后的精子移植到输卵管壶腹部的一种助孕方法，是继体外受精与胚胎移植以后发展起来的比较成熟的技术之一。

1. 适应证　适用于输卵管正常的不明原因不孕患者，少精或弱精的男性不育患者，免疫性不孕、内异症等。

2. 主要步骤　与体外受精不同的是不需要在实验室的培养阶段，而是直接将卵母细胞和洗涤后的精子移植到输卵管内受精。包括诱发超排卵，监测卵泡发育，处理精子，采卵，移植配子。

（五）宫腔内配子移植

宫腔内配子移植指将卵母细胞和洗涤后的精子直接移植入宫腔内，使之受精着床的一种助孕技术。

1. 适应证　适用于双侧输卵管阻塞或功能丧失的不孕症妇女。

2. 主要步骤　促超排卵，监测卵泡发育，收集卵子，处理精子，最后移植配子。

【常见并发症】

1. 卵巢过度刺激综合征 卵巢过度刺激综合征(ovarian hyperstimulation syndrome, OHSS)是一种因诱发超排卵所导致的医源性并发症。它与超排卵药物使用的种类、剂量、治疗时间、患者的体质、内分泌等多方面因素有关。

2. 卵巢反应不足 与卵巢过度刺激综合征相反,卵巢反应不足(poor ovarian response)是指在诱发超排卵过程中,卵泡表现为发育不良,其数量、生长速率或大小不能达到药物的要求。

3. 多胎妊娠 为诱发超排卵常见的并发症。多胎妊娠者易出现妊娠高血压疾病、重度贫血、羊水过多、胎膜早破、早产、流产等,从而使围生儿的死亡率增加。

4. 自然流产 辅助生殖技术会受多方面因素影响,如女方年龄偏大,染色体畸变率较高,诱发超排卵后内分泌改变,多胎妊娠,黄体功能不足等均易诱发流产。体外受精与胚胎移植的流产率可达 25%～30%。

5. 肿瘤 不孕症妇女由于反复使用大剂量的促性腺激素来诱导排卵,使体内处于高雌激素和孕激素的内分泌环境,有可能增加女性卵巢和乳腺肿瘤的机会。

【护理措施】

1. 一般护理 对于进行辅助生殖技术的夫妻应详细询问健康史,包括年龄、既往不孕症治疗情况、超排卵用药情况;既往所做的辅助检查。

2. 疾病护理 对于卵巢过度刺激综合征的患者应遵医嘱给予严密观察,中重度卵巢过度刺激综合征住院患者每 4 h 测量生命体征 1 次,记录出入量,每天测量腹围和体重,监测血常规、肝肾功能、血电解质,以预防卵巢过度刺激综合征所诱发的并发症,如卵巢破裂或蒂扭转、肝肾功能受损等。给予静脉滴注白蛋白、低分子右旋糖酐、前列腺素拮抗剂等药物治疗。对卵巢反应不足的患者遵医嘱给予 HMG、生长激素或生长激素释放激素,再使用诱发超排卵治疗。

3. 心理护理 不孕症夫妇因社会、家庭原因,本身承受着巨大的压力,尤其是女方。选择辅助生殖技术给不孕症夫妇带来了一丝希望,但烦琐的体格检查和较长的等待让很多不孕症夫妇,内心出现焦虑、悲伤、失望等负面情绪。因此应给予不孕症夫妇进行心理疏导,解除其焦虑、自卑感,使他们能正确对待生育问题,积极面对。

直通护考

一、选择题

(一) A1/A2 型题(以下每一道考题下面有 A、B、C、D、E 五个备选答案,请从中选择一个最佳答案)

1. 原发性不孕症的定义是夫妇同居,性生活正常(　　)。

A. 未避孕,2 年未孕者　　　　　　　　　　B. 未避孕,1 年未孕者

C. 曾生育,此后未避孕,2 年未孕者　　　　　D. 两地分居,1 年未孕者

E. 曾妊娠,此后未避孕,1 年未孕者

2. 女方不孕症最常见的因素是(　　)。

A. 卵巢因素　　B. 输卵管因素　　C. 宫颈因素　　D. 阴道因素　　E. 下丘脑因素

3. 下列不属于供精者精液人工授精适应证的有(　　)。

A. 精子活动力低下,少于 50% 的活动精子　　　B. 严重的精液量减少,不足 1 mL

C. 低精子计数　　　　　　　　　　　　　　　D. 夫妻双方血型不合

E. 男方性功能障碍

4. 下列哪项是引起子宫脱垂的原因?(　　　)

A. 阑尾炎　　　　　　　　B. 长期腹压增加　　　　　　C. 盆腔肿瘤

D. 子宫畸形　　　　　　　E. 盆腔炎

5. 内异症患者的典型症状是(　　　)。

A. 撕裂性疼痛　　　　　　B. 转移性腹痛　　　　　　　C. 继发性渐进性痛经

D. 脐周疼痛　　　　　　　E. 牵拉性疼痛

6. 患者,女,45 岁。因"继发性痛经逐渐加重 10 年"就诊双侧卵巢囊性增大。考虑为内异症。既是诊断又能治疗该疾病的最佳方法是(　　　)。

A. 双合诊　　　B. 三合诊　　　C. 腹腔镜　　　D. CA₁₂₅　　　E. 盆腔 B 超

(二) A3/A4 型题(以下提供若干个案例,每个案例下设若干个考题。请根据各考题题干所提供的信息,在每道题下面的 A、B、C、D、E 五个备选答案中,选择一个最佳答案)

(7~9 题共用题干)

患者,女,31 岁,13 岁初潮,月经周期规律,经期正常。21 岁开始经期腹痛并进行性加重,25 岁结婚,至今未孕。盆腔检查:直肠子宫陷凹有触痛性结节。

7. 此案例可能的医疗诊断是什么(　　　)。

A. 子宫肌瘤　　　B. 盆腔脓肿　　　C. 卵巢肿瘤　　　D. 内异症　　　E. 盆腔淋巴肿大

8. 该病的发病原因错误的是(　　　)。

A. 与经血逆流有关　　　　　B. 均属医源性疾病　　　　　C. 有家属遗传性

D. 与免疫机制不正常有关　　E. 可能与来源于体腔上皮化生有关

9. 预防该病发生不正确的是(　　　)。

A. 避免经期性交

B. 经期尽量不做妇科检查

C. 输卵管通液术应在月经前 3~7 天进行

D. 宫颈管粘连引起经血潴留应及时手术治疗

E. 行子宫肌壁间肌瘤切除时,缝针避免穿透内膜

二、简答题

1. 简述不孕症常见原因。

2. 叙述辅助生殖技术常见并发症。

项目十八 计划生育妇女的护理

 学习目标

1. 掌握工具避孕和药物避孕的原理、适应证、禁忌证及护理；早期妊娠终止的适应证、手术操作及护理要点。

2. 熟悉紧急避孕和安全期避孕的原理；中期妊娠终止方法及护理；女性绝育方法及护理。

3. 叙述各种避孕方法的护理措施，指导妇女选择正确的避孕措施。能对计划生育手术做出护理指导。

案例引导

吴女士,28 岁,顺产 1 女婴后 4 个月,母乳喂养,月经已经复潮,暂时不打算生育。问题：

1. 请为该患者选择合适的避孕措施。

2. 并对此避孕措施做出正确的护理指导。

【概述】

计划生育是妇女生殖健康的重要内容。实行计划生育是我国的一项基本国策,指的是科学地控制人口数量,提高人口素质。做好避孕方法的知情选择,是实现计划生育优质服务的根本。

计划生育工作的具体内容包括：①晚婚:按国家法定年龄推迟 3 年以上结婚。②晚育:按国家法定年龄推迟 3 年以上生育。③优生优育:避免先天性缺陷代代相传,防止后天因素影响后天发育。

任务一 避孕的方法及护理

避孕是采用科学的方法,使妇女暂时不受孕。理想的避孕应安全、有效、简便、实用、经济,不影响性生活和性生理,男女双方乐意接受并持久使用。常用的方法有药物避孕和工具避孕。

一、工具避孕

利用避孕工具阻止精子与卵子结合或改变宫腔内环境达到避孕的目的。

(一) 宫内节育器

宫内节育器(intrauterine device,IUD)(图 18-1)是相对安全、简便、经济、有效的可逆节育方法,易为我国育龄期妇女接受。

1. 种类 一般分为惰性和活性两大类。

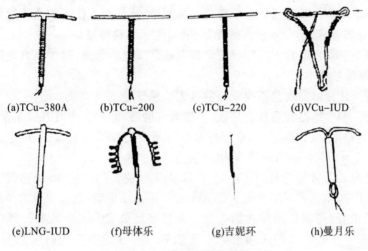

(a)TCu-380A (b)TCu-200 (c)TCu-220 (d)VCu-IUD

(e)LNG-IUD (f)母体乐 (g)吉妮环 (h)曼月乐

图 18-1 常用宫内节育器

1) 惰性宫内节育器(第一代 IUD) 由惰性材料如金属、硅胶、塑料等制成。金属单环脱落率及带器受孕率高,1993 年已经停止生产使用。

2) 活性宫内节育器(第二代 IUD) 内含有活性物材料如铜离子、激素及药物等,它克服了惰性宫内节育器的缺点,减少了副反应,避孕效果好。

(1) 带铜宫内节育器 带铜宫内节育器是目前我国应用最广泛的节育器。从形态上分为 T 形、V 形、宫形等多种形态。不同形态含铜表面积不同,避孕效果与含铜表面积成正比。①带铜 T 形宫内节育器(TCu-IUD):按宫腔形态设计,以塑料为支架呈 T 字形,在纵杆或横臂上套以铜管或绕有铜丝。铜丝易断裂,放置时间一般为 5~7 年。按铜圈暴露于宫腔的面积不同分为 TCu-200、TCu-220、TCu-380A 等。含铜套宫内节育器可放置 10~15 年。其中 TCu-200 应用广泛,TCu-380A 是目前国际公认性能最佳的宫内节育器。②带铜 V 形宫内节育器(VCu-IUD):简称 V 形环,是我国常用的宫内节育器之一,由不锈钢作支架,外套硅橡胶管,有尾丝,放置年限为 5~7 年。其带器妊娠率、脱落率较低,但出血较常见,故因症取出率较高。③母体乐(MLCu-375):1995 年引入我国生产,以聚乙烯为支架,呈伞状,两弧形臂上各有五个小齿,具可塑性,放置 5~8 年取出。

(2) 含药物宫内节育器 将药物储存于节育器内,通过每天微量释放达到避孕目的,降低副作用。①左炔诺孕酮宫内节育器(LNG-IUD):以聚乙烯为 T 形支架,左炔诺孕酮储存于纵管内,有尾丝,有效率达 99% 以上,放置 5 年取出。主要副作用为点滴出血,经量减少或闭经。②含吲哚美辛宫内节育器:每天释放一定量的吲哚美辛,减少放置宫内节育器后引起月经过多等副作用。

目前使用的有含孕激素 T 形宫内节育器,中等量释放(20 μg/d),有效期估计为 10 年,其特点为带器妊娠率低,不增加月经量。偶可导致闭经、点滴状出血等副反应。

2. 避孕原理 作用机制复杂,尚不完全清楚。

(1)对精子和胚胎的毒性作用 宫内节育器压迫局部产生炎症反应,分泌的炎性细胞对胚胎有毒性作用;产生大量巨噬细胞吞噬精子并可影响受精卵着床,还可影响胚胎发育;铜离子使精子不能获能。

(2)干扰着床 宫内节育器使内膜损伤及慢性炎症反应,产生前列腺素,受精卵发育与子宫内膜发育不同步;子宫内膜缺血及吞噬细胞的作用,使囊胚易于溶解、吸收;铜离子阻碍受精卵着床和胚胎发育。

(3)左炔诺孕酮宫内节育器的避孕原理 抑制排卵;孕激素使子宫内膜腺体萎缩,间质蜕膜化,不利于受精卵着床;孕激素使宫颈黏液稠厚,精子不易穿过。

(4)含吲哚美辛宫内节育器 吲哚美辛抑制前列腺素的合成,减少出血的副作用。

3. 宫内节育器放置术

(1)适应证 凡育龄妇女自愿要求放置且无禁忌证者。

(2)禁忌证 ①生殖器官急性炎症;②生殖器官肿瘤;③近3个月月经紊乱或阴道不规则出血;④生殖器官畸形;⑤宫颈过松、重度陈旧性宫颈裂伤或子宫脱垂;⑥严重的全身性疾病;⑦宫腔深度<5.5 cm或>9.0 cm;⑧有铜过敏史。

(3)放置时间 ①常规为月经干净后3～7天无性交。②产后42天恶露干净,会阴伤口愈合,子宫恢复正常;剖宫产后6个月。③人工流产手术结束后(出血少且宫腔深度<10 cm);自然流产转经后放置;药物流产应在第2次正常月经后放置。④哺乳期放置应先排除早孕。⑤含孕激素宫内节育器在月经干净后第3天放置。⑥性交后5天内放置为紧急避孕方法之一。

(4)术前准备 ①手术器械及敷料。②护士向患者介绍手术步骤,解除思想顾虑,取得合作。③受术者:测体温正常后,自解小便,取膀胱截石位。

(5)放置方法 双合诊复查子宫大小、位置及附件情况。外阴常规消毒铺巾,阴道窥器暴露宫颈后再次消毒,用宫颈钳夹持住宫颈前唇,子宫探针顺子宫屈向探测宫腔深度。一般不需扩张宫颈管,宫颈管较紧者按顺序扩张,直至可用6号宫颈钳扩张,用放置器将宫内节育器推送入宫腔,其上缘必须抵达宫底部,带有尾丝者在距离宫颈口2 cm处剪断尾丝。观察无出血后取出宫颈钳及阴道窥器。

(6)术后健康指导 ①术后应休息3天,1周内忌重体力劳动,2周内忌性生活及盆浴;②3个月内每次月经期或排便时应注意有无节育器的脱落;③定期复查,术后1个月、3个月、6个月、1年各复查一次,以后每年复查一次;④术后可出现少量阴道出血和下腹不适,保持外阴清洁,术后出现腹痛、发热、出血大于月经量,持续7天以上应随时就诊。

4. 宫内节育器取出术

(1)适应证 ①放置宫内节育器后副反应严重,出现并发症经治疗无效者;②带器妊娠者;③改用其他避孕措施或绝育者;④计划再生育者;⑤放置期限已满需更换者;⑥绝经1年者;⑦确诊宫内节育器嵌顿或移位者。

(2)取出时间 ①月经干净后3～7天;②子宫不规则出血,随时可取,取器同时行诊断性刮宫,刮出物送病理检查;③带器妊娠者在行人工流产时取;带器异位妊娠者,于术前诊断性刮宫时,或在术后出院前取出;④术前通过B超或X线检查确定宫腔内是否有宫内节育器以及宫内节育器类型。

(3)护理要点 术后休息1天,2周内禁止性生活及盆浴。取出宫内节育器后应选择其他合适的避孕方法。

5. 宫内节育器的副反应及护理

（1）出血　放置宫内节育器的前 3 个月内较常见,一般表现为月经过多、经期延长或周期中不规则点滴出血。建议患者注意休息,补充铁剂,指导按时用药。经治疗无效可考虑更换宫内节育器,仍无效应改用其他避孕方法。

（2）腰酸腹坠　主要与宫内节育器和宫腔大小及形态不符有关,轻者不需要处理,重者注意多休息,遵医嘱给予解痉药,处理无效者应更换宫内节育器。

6. 宫内节育器的并发症及护理

（1）感染　放置宫内节育器时不按无菌操作规程操作或因 T 形宫内节育器尾丝长期暴露于阴道内,病原微生物上行感染所致。一旦感染,应用抗生素治疗并取出宫内节育器。

（2）宫内节育器嵌顿或断裂　放置时损伤宫壁或放置时间过长,致部分器体嵌入子宫肌壁或发生断裂。一经确诊可在 B 超或 X 线直视下及时取出。

（3）宫内节育器异位　操作不当损伤宫壁致使宫内节育器放至宫腔外;宫内节育器过大、过硬或子宫壁薄而软,宫缩造成宫内节育器移位至宫腔外。确诊后应经腹或在腹腔镜下取出宫内节育器。

（4）宫内节育器下移或脱落　多因放置宫内节育器时操作不当,未将宫内节育器送至宫底部;宫内节育器与宫腔大小形态不符;宫颈内口松弛;月经量过多等导致。多发生在放置宫内节育器的第 1 年,尤其是前 3 个月。

（5）带器妊娠　多因宫内节育器下移、脱落或异位导致。

（二）阴茎套

阴茎套(condom)也称避孕套,为男性避孕工具。每次性生活时套在阴茎上,使精液排在套内而不进入宫腔,既可达到避孕的目的,又可防止性传播疾病的传播。阴茎套是筒状优质薄膜乳胶制品,筒直径分别是 29 mm、31 mm、33 mm、35 mm,其顶端呈小囊状,称储精囊。使用前应选好合适型号,排出储精囊内空气后即可使用。射精后阴茎尚未软缩时,连同阴茎套一并抽出。每次性生活使用并更换新的阴茎套,如发现阴茎套有破孔、滑落,应立即采取紧急避孕措施。

二、药物避孕

药物避孕是一种高效的避孕方法。国内常用的避孕药多为人工合成的甾体激素类药物,甾体激素类药物的成分是雌激素和孕激素。

【作用机制】

1. 抑制排卵　抑制下丘脑释放 GnRH,抑制垂体分泌 FSH 和 LH,影响垂体对 GnRH 的反应,排卵前 LH 峰不出现,卵巢不排卵。

2. 改变宫颈黏液性状,阻碍受精　药物内孕激素使宫颈黏液分泌量减少,黏稠度增加,拉丝度降低,精子不易穿透。

3. 阻碍着床　在小剂量雌激素持续作用下,内膜腺体生长发育迟缓,腺体较小,萎缩变窄,同时又受孕激素作用使子宫内膜腺体、间质提前发生类分泌期变化,呈现分泌不良,不利于孕卵着床。

4. 影响输卵管的功能　在激素作用下,输卵管的运动和分泌功能受影响,改变受精卵在输卵管内的正常运行,干扰受精卵着床。

【适应证】

健康的育龄期妇女。

【禁忌证】

(1) 严重的心血管疾病、血栓性疾病患者不宜使用,如高血压、冠心病、静脉栓塞等患者。

(2) 急、慢性肝炎及肾炎患者。

(3) 恶性肿瘤,癌前病变或子宫、乳房肿块者。

(4) 哺乳期、产后未满半年或月经未来潮者。

(5) 月经异常,如月经稀少、频发、闭经等患者。

(6) 用药后不适应者,如服药后有偏头痛或持续性头痛等症状的患者。

(7) 血液及内分泌疾病,如各型血液病或血栓性疾病,内分泌疾病如糖尿病及甲状腺功能亢进症等患者。

(8) 年龄超过 35 岁的吸烟妇女,不宜长期服用。

【避孕药种类及用法】

常用的避孕药种类有短效口服避孕药、长效口服避孕药、长效避孕针、探亲避孕药、缓释避孕药和外用避孕药。

1. 短效口服避孕药 主要是抑制排卵,避孕有效率近 100%。大多是由雌激素和孕激素组成的复合制剂。目前常用的有炔诺酮、甲地孕酮、炔诺孕酮、左炔诺孕酮等孕激素与炔雌醇组成的各种复方制剂。使用方法:复方炔诺酮片、复方甲地孕酮片,在月经第 5 天开始服用第 1 片,连用 22 天,停药 7 天后服用下一周期药物。复方夫氧孕烯片、复方孕二烯酮片、屈螺酮炔雌醇片和炔雌酮环丙孕酮片,于月经第 1 天服药,连服 21 天,停药 7 天后服用下一周期药物。若漏服 1 片应及早补服;若漏服 2 片,补服后同时加用其他避孕措施;漏服 3 片要停药,待出血后开始下一周期用药。单相片激素含量固定。三相片中根据女性生理周期制订不同的雌激素、孕激素的含量,每一相药物颜色不同并标注周几,以提示妇女按标注服药,服药方法也是每天 1 片,连服 21 天。

2. 长效口服避孕药 主要是利用长效雌激素炔雌醚,它在胃肠道被吸收后,存于脂肪组织中缓慢释放而起长效避孕作用。服用 1 次可避孕 1 个月,避孕效果可靠。

用法及注意事项:首次最好在月经周期第 5 天服第 1 片,第 10 天服第 2 片;以后按第 1 次服药日期每月服 1 片。长效口服避孕药停药时,应在月经周期第 5 天开始服用短效口服避孕药 3 个月,作为停用长效雌激素的过渡,防止因体内雌激素蓄积导致月经失调。

3. 长效避孕针 目前使用的有单纯孕激素及雌激素混合两种剂型。常用雌、孕激素混合型制剂。单纯孕激素可用于哺乳期避孕,但易致月经紊乱,故较少使用。

用法及注意事项:首次于月经周期第 5 天和第 12 天各肌内注射 1 支,以后在每次月经周期的第 10～12 天肌内注射 1 支,大约于用药后 12～16 天月经来潮。

4. 探亲避孕药 服用此类药物不受月经周期的限制,适用于短期探亲夫妇。药物主要可改变子宫内膜的形态与功能,并使宫颈黏液变黏稠,不利于精子穿透和受精卵着床。

用法及注意事项:①炔诺酮探亲片:5 mg/片,若探亲时间在 14 天以内,于性生活当晚及以后每晚口服 1 片,若已服 14 天而探亲期未满,可改用口服避孕药 1 号或 2 号至探亲结束。停药后一般 7 天内月经来潮。②18 甲基炔诺酮探亲避孕片:3 mg/片,性生活前 1～2 天开始服用,服法同炔诺酮探亲片。③甲地孕酮探亲避孕片 1 号:2 mg/片,性生活前 8 h 服 1 片,当晚再服 1 片,以后每晚服 1 片,直到探亲结束次晨加服 1 片。④53 号抗孕片:又称事后探亲片。性交后立即服 1 片,次晨加服 1 片。该药副作用发生率高,一般不作常规使用。多用于性交后的紧急补救用药。

5. 缓释避孕药　缓释避孕药是将避孕药(主要是孕激素)与具备缓释性能的高分子化合物制成多种剂型,一次给药在体内持续、恒定、微量释放,起到长效避孕作用。临床常用的缓释避孕药为皮下埋植制剂,有效率达 99% 以上,可避孕 5 年。微球和微囊处于研究阶段。

用法及注意事项:于月经周期第 7 天,在局麻下用特制 10 号套管针将胶囊呈扇形埋入上臂或前臂内侧皮下。用药期间禁用巴比妥、利福平等可使肝酶活性增加的药物,因为其能加速药物代谢,降低血中避孕药水平,影响避孕效果。

6. 外用避孕药　在性生活前 5 min 将药膜揉团置于阴道深处,待其溶解后即可性交。

【药物不良反应】

1. 类早孕反应　服药初期可出现恶心、呕吐、头晕、乏力、纳差等类似妊娠早期的反应。一般不需处理,1～3 个周期后可自行减轻或消失。重者可更换药剂或选用其他避孕方法。

2. 不规则阴道出血　又称突破性出血。服药后可改变月经周期,使经期缩短、经血量减少、痛经减轻或消失。也可引起闭经、突破性出血。多数发生在漏服、服用减量制剂后。服药前半周期出血可能与雌激素量不足有关,可每晚加服炔雌醇 0.005～0.015 mg,与避孕药同时服至第 22 天停药。在服药的后半周期出血可能为孕激素量不足,可每晚增服避孕药 1/2～1 片,同服至第 22 天停药。若出血多如月经应停药,待出血第 5 天再开始下一周期用药。

3. 体重增加及色素沉着　可出现体重增加,极少数面部淡褐色色素沉着。一般不需做处理,如症状显著者可改用其他避孕措施。

4. 其他　个别出现头痛、复视、乳房胀痛等,可对症处理,必要时停药并进一步检查。

【护理评估】

1. 病史　询问年龄、婚育史及各种疾病史,以决定是否接受药物避孕并选择合适的避孕药物。

2. 身体评估　做体格检查及妇科检查,除外不可使用药物避孕的身体因素。

3. 心理-社会评估　评估妇女及其丈夫对药物避孕的了解程度及接受态度。

【护理诊断】

1. 知识缺乏　缺乏药物避孕的相关知识。

2. 焦虑　与药物副作用、服药后的不适及避孕失败有关。

3. 舒适改变　与突破性出血、体重增加有关。

【护理目标】

(1)患者能正确叙述药物的使用方法及注意事项。

(2)患者能叙述药物的不良反应及对策,使不良反应降低到最低程度。

(3)患者能按医嘱服药,副反应少。

【护理措施】

1. 科学合理选择药物　向接受药物避孕的夫妻详细讲解各类避孕药的作用机制、避孕效果、服用方法、副作用及应对措施,指导妇女科学选择避孕药。解释到位,消除女性思想顾虑,使其树立信心,乐于接受和配合。

2. 严格把握避孕药的适应证和禁忌证　对禁忌证者应耐心说明情况,并建议采取其他避孕措施。

3. 交代药物使用及保存方法

(1)短效避孕药使用较多,应详细交代,使患者熟知使用方法及补救措施。避孕药应存放于阴凉干燥处,药物受潮后不宜使用,因其可能影响避孕效果。

（2）注射长效针剂避孕药时，要将药液吸尽注完，并做深部肌内注射。欲停用时叮嘱患者要在停药后口服短效避孕药 3 个月，以免引起月经紊乱。

4. 随访 观察用药情况，随时发现问题，及时进行指导、解决，以便于对使用避孕药物做出恰当的评价。

【护理评价】

（1）患者能正确叙述用药方法及注意事项。

（2）患者能积极应对药物副作用，并能正确运用对策。

（3）患者无计划外妊娠。

三、其他避孕方法

（一）紧急避孕

紧急避孕是指在无防护性措施情况下性交后或避孕失败后一定时间内采取的防止妊娠的避孕方法，包括宫内节育器和口服紧急避孕药物。

（二）安全期避孕

安全期避孕是指通过避开易受孕期性交，不用其他药具而达到避孕目的的方法，又称自然避孕法。精子进入女性生殖道后可存活 2～3 天，成熟卵子自卵巢排出后能存活 1～2 天，而受精能力最强的时间是排卵后 24 h 内。因此，排卵前后 4～5 天为易受孕期，其余时间不易受孕，被视为安全期。

使用安全期避孕法必须准确确定排卵的日期。一般用基础体温测定、宫颈黏液评估的方法判定排卵期。月经规律者可通过月经周期推算排卵期。由于女性排卵可受情绪、健康状况以及外界环境因素等影响而提前或推后，也可发生额外排卵。因此，安全期避孕不是绝对可靠、安全的，不宜推广。

（三）黄体生成激素释放激素类似物（LHRHa）避孕

主要阻碍卵泡发育和排卵。

任务二 终止妊娠的方法及护理

 案例引导

患者，女，27 岁，8 个月前顺产一女婴。现停止母乳喂养。选择口服避孕药避孕。服药过程中，患者漏服 5 天导致避孕失败，于妊娠 45 天要求终止妊娠。问题：

1. 请为其做出正确的宣教。

2. 选择何种方法为宜，并做出正确的护理。

避孕失败的补救措施是终止妊娠,终止早期妊娠常用的方法有手术流产术和药物流产术。

一、早期妊娠终止方法及护理

妊娠早期采用人工方法终止妊娠称人工流产,是避孕失败的补救措施。人工流产可分为药物流产和手术流产两种方式。

(一)药物流产

通过药物抗早孕,是用药物而非手术措施终止早孕的一种方法。它具有痛苦小、安全、简便、高效、副反应少或轻的特点。目前临床最佳方案有米非司酮(RU486)配伍米索前列醇。应用终止早孕完全流产率达90%以上。米非司酮与孕酮的化学结构相似,与孕酮受体的结合能力为孕酮的3~5倍,因而能和孕酮竞争受体取代孕酮与蜕膜的孕激素受体结合,从而阻断孕酮活性而使妊娠终止。米索前列醇是前列腺素的衍生物,可以兴奋子宫肌,有抑制宫颈胶原的合成、扩张和软化宫颈的作用。米索前列醇阴道内给药的生物利用度大于口服给药的3倍。

【适应证】

年龄小于40岁的健康妇女;B超确诊为正常宫内妊娠者;妊娠7周以内无禁忌证,本人自愿要求使用药物终止妊娠者。

【禁忌证】

1. 使用米非司酮的禁忌证 肾上腺疾病,与甾体激素有关的肿瘤、糖尿病、肝肾功能异常、妊娠期皮肤瘙痒史、血液疾病、血管栓塞等病史。

2. 使用前列腺素类药物的禁忌证 如心血管疾病、青光眼、哮喘、胃肠功能紊乱、癫痫、过敏体质、带器妊娠、宫外孕、贫血、妊娠呕吐等。长期服用抗结核、抗癫痫、抗抑郁、前列腺素生物合成抑制剂、巴比妥类药物,吸烟、嗜酒等。

【用药方法】

米非司酮分顿服法和分服法。顿服法:于用药第1天顿服米非司酮200 mg,服药的第3天早上口服米索前列醇0.6 mg。分服法:150 mg米非司酮分次口服,第3天服用米非司酮1 h后口服米索前列醇0.6 mg。每次服药前后至少空腹1 h。服药后留院观察胚胎组织排出情况。

【副反应及并发症】

1. 药物流产后有阴道出血 时间长且流血量多等不良反应,一般持续10天至2周,有的可达1~2个月。用药后应遵医嘱定时到医院复查,若流产失败,宜及时终止;极少数可出现阴道大量出血,需刮宫终止妊娠,必要时输血抢救。故药物流产必须在有正规抢救条件的医疗机构进行。

2. 消化道症状 轻度的腹痛、胃痛、乏力、恶心、呕吐、头痛、腹泻。

3. 宫缩痛 排除妊娠产物所致。严重者可用药物止痛。

(二)手术流产

手术流产是指妊娠14周以内采用手术方法终止妊娠。按照受孕时间的长短可做负压吸引术(妊娠6~10周)和钳刮术(妊娠11~14周)。负压吸引术是利用负压的原理,将妊娠物从宫腔内吸出。

【适应证】

（1）避孕失败自愿终止妊娠者。

（2）因各种疾病不能继续妊娠者。

【禁忌证】

（1）全身各种病症的急性期。

（2）生殖器官急性炎症。

（3）全身情况不良不能耐受手术。

（4）术前相隔 4 h 测体温，有 2 次达到或超过 37.5 ℃以上。

【手术准备】

详细询问病史，进行全身检查及妇科检查；血或尿 HCG 检测，B 超确诊妊娠；完善实验室检查：白带常规、血常规、凝血功能等。准备手术用物。

【手术操作】

受术者排空膀胱，取膀胱截石位，常规外阴、阴道消毒，铺巾，双合诊检查子宫大小、位置及附件情况。

1. 负压吸引术 适用于妊娠 6～10 周者。

（1）消毒宫颈 用阴道窥器暴露宫颈，消毒宫颈及阴道。用棉签蘸 1% 的普鲁卡因置于颈管内 3～5 min。

（2）探宫腔、扩宫颈 用宫颈钳钳夹宫颈前唇（或后唇），用探针顺子宫屈向探测宫腔深度，持宫颈扩张器按子宫屈向扩张，顶端超过宫颈管内口，由小号到大号，逐步扩张至大于所用吸管半个号或一个号（图 18-2）。

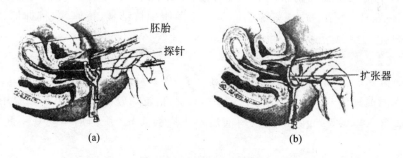

图 18-2 探宫腔、扩宫颈

（3）吸刮 连接好吸管试吸无误后，将吸管插入宫腔，负压一般控制在 400～500 mmHg，按顺时针方向吸宫腔 1～2 周，当感觉宫壁粗糙，宫腔缩小，出现少量血性泡沫时，表示已吸干净，将橡皮管折叠，取出吸管（图 18-3）。退出吸管后用小刮匙轻轻绕宫腔刮一周，特别注意两侧宫角及宫底部。将吸刮物清洗过滤，仔细检查有无绒毛及胚胎组织，肉眼观察有异常者送病理检查。

2. 钳刮术 适用于妊娠 11～14 周者。因胎儿较大，需住院手术，先做扩张宫颈准备，可选择下列任意一种方法。

（1）术前将艾司唑仑丁卡因栓置于宫颈口处。

（2）于术前 3～4 h 将前列腺素制剂塞入阴道或行肌注。

（3）于术前 12 h 将 16 或 18 号导尿管慢慢插入宫颈管，至宫腔深度的 1/2 以上处，次日术前取出。

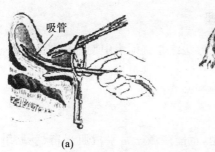
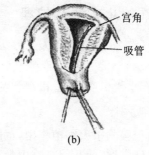

(a)　　　　　　　　　　(b)

图 18-3　吸刮

宫颈扩张后,用有齿钳逐步钳出胎儿组织,余同吸引术。

【护理要点】

(1) 术后在观察室休息 1~2 h,注意腹痛及阴道出血情况。

(2) 吸刮术后休息 2 周,钳刮术后休息 2~4 周,1 个月内禁止盆浴和性生活,有腹痛或出血多者,应随诊。

(3) 指导夫妻双方采取安全可靠的避孕措施。

【并发症及防治】

1. 术中出血　妊娠月份较大时,因子宫较大,常致宫缩欠佳而出血量多。可在扩张宫颈后,宫颈注射缩宫素并尽快钳取或吸取胎盘及胎体,吸管过细或胶管过软时应及时更换。

2. 子宫穿孔　子宫穿孔是严重的并发症。由术者操作技术不当造成。哺乳期子宫或子宫壁有瘢痕、疑有穿孔者应立即停止手术,用宫缩剂和抗生素。住院密切观察患者的生命体征,腹痛及有无内出血情况。必要时剖腹探查。

3. 吸刮不全　吸刮不全是人工流产术常见并发症,多见于术者操作技术不熟练或子宫位置异常导致。常见人工流产术后 10 天流血量仍多,或流血停止后又有多量流血。无感染者尽早刮宫,刮出物送病理检查,术后抗感染治疗。若合并感染则先用抗生素控制感染,然后行刮宫术。

4. 感染　多因不全流产、用具消毒不严、手术者无菌观念不强或患者不执行医嘱提前性交引起,多表现为急性子宫内膜炎、盆腔炎甚至腹膜炎。患者应卧床休息,给予支持疗法,及时给予抗感染治疗,如宫腔有残留物合并感染者,按感染性流产处理。

5. 漏吸或空吸　手术未吸出胚胎或绒毛导致妊娠继续或胚胎停止发育,称为漏吸。一旦发现应复查子宫位置、大小及形态,重新探查宫腔,再次行负压吸引术。误诊宫内妊娠行人工流产术称为空吸。术后检查未发现胚胎及胎盘绒毛,需重复妊娠试验及超声检查,宫内未见妊娠囊,须将吸出物送病检,排除宫外孕。

6. 人工流产综合反应　患者在术中或术后出现心动过缓、心律失常、血压下降、面色苍白、冷汗、胸闷、头晕甚至晕厥等症状,大多数可在停止手术后逐渐恢复。可肌注阿托品 0.5~1 mg。防治措施主要有术前与患者多沟通;术者轻柔操作,扩张宫颈宜缓慢进行,掌握负压压力。

7. 羊水栓塞　少见。因宫颈损伤、胎盘剥离使血窦开放,使羊水进入血液系统。但妊娠早、中期时羊水含细胞等有形物极少,即使并发羊水栓塞,其症状及严重性不如晚期妊娠发病凶猛。此时应做给氧、解痉、抗过敏、抗休克等处理。

二、中期妊娠终止方法及护理

妊娠 13 周至不满 28 周之间用人工方法终止妊娠为中期妊娠终止。终止中期妊娠的方法有药物和手术两种方法,常使用引产的药物有依沙吖啶(利凡诺)、前列腺素、天花粉、缩宫素等;手术引产方法有水囊引产、插管钳刮和刮宫取胎。

(一)依沙吖啶引产

依沙吖啶具有很强的杀灭细菌作用,也能刺激子宫平滑肌兴奋、胚胎组织变性坏死,内源性前列腺素升高导致宫缩,胎儿因药物中毒死亡。妊娠月份越大,子宫对药物的敏感性越大。是国内常用的中期妊娠引产方法,多采用羊膜腔内注射给药法。依沙吖啶引产简便,成功率为 99%～100%,但易发生胎盘胎膜残留,故在胎盘及胎体排出后需清宫。

【适应证】

妊娠 14～27 周,无禁忌证者;因患病不能继续妊娠者;胎儿畸形者;各种原因不愿继续妊娠者。

【禁忌证】

(1)有急、慢性肾脏疾病或肝、肾功能不全;严重的心脏病、高血压及血液病。

(2)各种疾病急性期,如急性传染病、生殖器官炎症未治愈。

(3)术前当天体温 2 次超过 37.5 ℃;局部皮肤感染。

(4)对依沙吖啶过敏。

(5)疑似或确诊前置胎盘,不宜子宫内插管给药。

【术前准备】

(1)严格掌握适应证和禁忌证;B 超行胎盘定位及穿刺点定位;术前 3 天禁止性交,每天冲洗阴道 1 次或上药。备好引产用物。

(2)术前向受术者做好解释工作,并签订引产同意书。

(3)询问受术者病史,完善常规产前检查,确定胎儿大小与骨盆的关系。

【操作注意事项】

(1)安全用药量一般为 50～100 mg/次,不超过 100 mg。中毒量为 500 mg/次。

(2)宫腔内羊膜腔外注药须稀释,浓度不能超过 0.4%。

(3)如从穿刺针向外溢血或针管抽出血液时,应向深部进针或向后退针,如仍有血液,应更换穿刺部位。

(4)操作严格无菌,防止感染。

(5)注药后观察受术者有无阴道出血、腹痛等。一般注药后 24～48 h 出现产兆。

【护理要点】

(1)引产期间孕妇应卧床休息,羊膜腔外给药者绝对卧床休息。术中注药时,应观察孕妇有无呼吸困难、发绀等表现。

(2)用药后定时测生命体征,密切观察并记录宫缩开始时间、宫缩持续时间、间隔时间与阴道出血情况。

(3)产后仔细检查软产道有无损伤,胎盘是否完整,组织排出后常规清宫,注意宫缩与阴道出血情况。

(4)产后即刻回奶,术后 6 周内禁止性交及盆浴,为患者提供避孕指导。

(5)给药 5 天后仍未临产者即为引产失败,可考虑再次给药或改用其他方法。

【并发症及防治】

1. 全身反应　偶有 24～48 h 内体温升高,可在短时间内自行恢复。

2. 产后出血　约 80％的患者有出血,但不超过 100 mL。出血多按"产后出血"处理。应常规行清宫术。

3. 胎盘、胎膜残留　疑有胎盘、胎膜残留者,可行清宫术。

4. 感染　发生率较低,一旦发现感染征象,应立即处理。

(二) 水囊引产

将水囊置于子宫壁与胎膜之间,水囊内注入适量无菌生理盐水,借膨胀的水囊增加宫腔内压力,刺激子宫引起宫缩,促使胎儿及附属物排出。水囊引产简便有效,引产时间短。

【适应证】

同依沙吖啶引产。尤适于患有心、肝、肾疾病稳定期的患者。

【禁忌证】

(1) 急性生殖器官炎症,如阴道炎症、宫颈炎症、盆腔炎症等。

(2) 各种疾病的急性期、严重心脏病、贫血、血液病等。

(3) 瘢痕子宫。

(4) 反复阴道出血史。

【术前准备】

(1) 术前说明解释,签订引产同意书。

(2) 询问受术者病史,完善常规产前检查,确定胎儿大小与骨盆的关系。

(3) 术前 3 天禁性生活,每天冲洗阴道 1 次或上药。

(4) 水囊制备　用 18 号橡皮导尿管 1 根,避孕套 2 个,套在一起变为双层,将导尿管插入双层避孕套内,其顶端预留 2 cm。用手挤出套内气体,用棉线将囊口扎紧,然后用注射器经导尿管抽出囊内残余空气。再用粗线将导尿管外端折叠结扎,消毒备用。

(5) 受术者准备、器械敷料准备同依沙吖啶宫腔内注入引产。

(6) 受术者月份大,宫颈发育不良和宫颈管长时,术前给米非司酮口服。

【操作要点】

(1) 孕妇排空膀胱取膀胱截石位,常规消毒、铺巾。

(2) 暴露宫颈,消毒宫颈、阴道。用敷料钳将水囊全部送入宫腔。

(3) 从导尿管末端缓慢注入生理盐水 300～500 mL,折叠导尿管,扎紧后放入阴道穹隆。

(4) 水囊放置 24 h 后取出。

(5) 正确处理接产。引产成功后,应继续住院观察 3 天,使用宫缩剂和抗生素。

【护理评估】

1. 病史　详细询问患者年龄、现病史、月经史、婚育史、阴道出血、胎动等。既往史如急慢性肾炎、肝炎或严重的心脏病、高血压、血液病等。

2. 身体评估　测体温,做全身体格检查。仔细检查宫底高度,是否与妊娠月份相符,能否听到胎心音。B 超检查确定胎盘位置及羊水量。通过其他辅助检查项目如血常规、凝血酶原时间、血小板计数、尿常规、肝功能等,了解有无异常情况,协助医生掌握好手术适应证,排除禁忌证。

3. 心理-社会评估　通过评估,了解恐惧反应及其程度。

【护理诊断】

1. 知识缺乏 缺乏终止妊娠的相关知识。

2. 恐惧 与可能的手术疼痛及并发症有关。

【护理目标】

（1）患者获得相关知识。

（2）患者恐惧感减轻。

【护理措施】

1. 知情选择 将引产术的作用机制、特点、引产效果、适应证和禁忌证、施术的时机、途径、注意事项、并发症等详细交代清楚，以得到受术者的知情同意。

2. 消除思想顾虑 护士要热情接待，认真听取受术者的倾诉。关心和尊重受术者，耐心解答其提出的任何问题，主动介绍病房环境、手术经过、注意事项。

3. 减轻疼痛 分娩过程中责任护士及家属尽可能在床旁陪护，使患者有被关心和安全的感觉，保证患者吃好、睡好、保持良好的精力和体力，必要时给予镇静、止痛药物。

4. 注意观察受术者体温 引产术 3 天后体温超过 38 ℃或持续不降，应考虑为感染。

5. 回乳的护理 遵医嘱给予药物回乳，少喝汤类食物。

6. 避免术后并发症

（1）严密观察产程进展，保证无菌，仔细检查胎盘、胎膜的完整性，预防性使用抗生素。

（2）产后及时观察宫缩及阴道出血情况，发现宫缩欠佳应立即按摩子宫，并通知医生。

（3）健康教育 术后休息 2 周，保持外阴清洁，术后 1 个月禁止性交、盆浴；术后 1 个月复诊。如有发热、腹痛、出血多时应随时就诊。

【护理评价】

（1）患者能正确复述引产手术及护理知识。

（2）患者自诉疼痛减轻，感觉良好。

任务三　女性绝育的方法及护理

绝育是用手术或药物的方法，以达到永不生育的目的，包括女性绝育和男性绝育。女性绝育目前常用的有经腹、经阴道或腹腔镜下，通过切断、结扎、电凝、钳夹、粘堵等方法使输卵管不通，致使精子与卵子不能相遇而达到绝育。目前国内常用方法有经腹输卵管结扎术和经腹腔镜输卵管结扎术。

一、经腹输卵管结扎术

【适应证】

（1）已婚育龄期妇女自愿接受绝育手术而无禁忌证者。

（2）患有全身性疾病不宜生育者。

【禁忌证】

(1) 各种疾病的急性期、急性生殖道炎症或腹部皮肤有感染者。

(2) 一般状况不佳,如急性传染病、心力衰竭、产后出血等不能胜任手术者。

(3) 24 h 内有 2 次体温达到或超过 37.5 ℃者。

(4) 严重的神经官能症者。

【手术时间】

(1) 一般在月经干净后 3～4 天内。

(2) 取宫内节育器、人工流产或分娩后 48 h 内。

(3) 剖宫产和非炎症妇科手术的同时。

【术前准备】

1. 受术者　按妇科腹部手术术前常规准备。术前向受术者做好解释工作,并签订手术同意书。

2. 麻醉　多采用局部浸润麻醉。

【手术步骤】

目前国内多采用抽心包埋法。

(1) 取仰卧位,留置导尿管,按常规消毒、铺巾。

(2) 取下腹正中耻骨联合上 3～4 cm 处做长约 2 cm 的纵切口,产后则在宫底下方 2 cm 做纵切口,逐层切开,进入腹腔。

(3) **提取输卵管**　手术者左手示指进入腹腔,沿宫底滑向一侧,在输卵管后方,右手持卵圆钳进入腹腔,夹住输卵管轻轻上提至切口外。也可用指板法或吊钩法提取输卵管。

(4) **确认输卵管**　提出输卵管后用鼠齿钳代替卵圆钳夹持输卵管。再用 2 把无齿镊交替夹提输卵管,直至露出伞端,证实为输卵管,并检查卵巢。

(5) **结扎输卵管**　用 2 把鼠齿钳夹住输卵管峡部系膜无血管区,间距约 2 cm,术者与助手分别固定拉直输卵管。在其背侧浆膜下注入 0.5%～1% 利多卡因使浆膜膨胀,用尖刀切开膨胀的浆膜层,再用弯蚊钳轻轻游离出该段输卵管,两端分别用弯蚊钳钳夹,剪除其间的输卵管。用 4 号丝线结扎近端输卵管并用 1 号丝线连续缝合两层浆膜,将近端包埋于输卵管系膜内,远端留于系膜外。检查无出血后松开鼠齿钳,将输卵管放回腹腔,同法处理对侧输卵管。

【术后并发症及处理】

1. 出血与血肿　见于血管漏扎或结扎不紧引起出血。一旦发现须立即止血,血肿形成时应切开止血后再行缝合。

2. 感染　多因手术中不执行无菌操作规程或手术指征掌握不严。要加强无菌观念,规范操作程序,严格掌握手术指征。术后预防性应用抗生素。

3. 脏器损伤　多为操作不熟练,解剖关系辨认不清楚而损伤膀胱或肠管。术中严格执行操作规程,一旦发现误伤要及时处理。

4. 肠粘连　手术时严重损伤脏器所致。

5. 月经异常　术中损伤或结扎输卵管系膜内较大血管,导致术后卵巢血供发生改变所致。

6. 绝育失败　绝育措施本身的缺陷或技术操作失误所致。

【护理评估】

1. 健康史　询问该妇女年龄、手术史、月经史、婚育史,了解有无手术禁忌证史。

2. 身体评估 全面体格检查如生命体征,了解心、肺、肝、肾功能有无异常情况。妇科检查注意有无内、外生殖器官及盆腔急、慢性炎症及肿瘤。检查血常规、凝血酶原时间、血小板计数、肝功能、肾功能,了解其检查结果。

3. 心理-社会评估 评估妇女对手术的心理反应,是否担心手术对今后个人生活、夫妻生活及家庭生活有负面的影响。

【护理诊断】

1. 有感染的危险 与手术操作、出血有关。

2. 有围手术期受伤的危险 与脏器解剖位置及术者技术水平有关。

3. 恐惧 与缺乏手术知识有关。

【护理目标】

(1) 患者没有感染。

(2) 患者术中没有意外损伤。

(3) 患者恐惧感减轻或消失。

【护理措施】

(一) 术前护理

1. 知情选择 将手术的适应证、禁忌证、手术时机、手术方法、手术可能的并发症、术后的康复过程及注意事项、经费开支等详细交代清楚,以便取得受术者的知情同意。

2. 心理护理 主动与受术者交流,使其消除对手术的恐惧心理。简单介绍手术的全过程,使患者了解手术简单、时间短、效果可靠,使其轻松、愉快地接受手术,并主动配合。

3. 做好术前准备 如器械、敷料,按一般妇科腹部手术备皮,做普鲁卡因、青霉素皮肤过敏试验等。

(二) 术后护理

(1) 密切观察患者体温、脉搏变化,有无腹痛及内出血征象。合理使用抗生素预防感染。

(2) 术后卧床数小时并观察患者有无体温升高、腹痛、内出血等异常征象。

(3) 观察切口,保持敷料干燥、整洁,以利于切口愈合。术后3～5天拆线。

(4) 鼓励患者数小时后可下床活动,以免腹腔粘连。

(5) 做好健康教育,指导出院后的休息和注意事项。术后休息3～4周,禁止性交1个月。

【护理评价】

(1) 患者术后体温正常,无切口感染征象。

(2) 患者腹腔脏器没有损伤、出血、粘连等并发症。

(3) 患者以良好的心态、积极的态度配合手术。

二、经腹腔镜输卵管结扎术

经腹腔镜输卵管结扎术简单易行、安全、效果好,近年来已被逐渐推广使用。

【适应证】

同经腹输卵管结扎术。

【禁忌证】

已有腹腔粘连及心、肺功能不全者禁用,其他同经腹输卵管结扎术。

【手术步骤】

硬膜外或局部浸润麻醉下,患者取头低仰卧位,于脐孔下缘做 1～1.5 cm 的横弧形切口,把气腹针插进腹腔,充气(二氧化碳)2～3 L,然后换置腹腔镜。在腹腔镜直视下将弹簧夹或硅胶环钳夹环套于输卵管峡部,以阻断输卵管通道。也可用双极电凝烧灼输卵管峡部 1～2 cm 长。

【术后护理】

术后静卧数小时后下床活动,注意受术者体温、腹痛、腹腔内出血及脏器损伤征象。

直通护考

一、选择题

(一) A1/A2 型题(以下每一道考题下面有 A、B、C、D、E 五个备选答案,请从中选择一个最佳答案)

1. 宫内节育器放置的时间是月经干净后的(　　)。

A. 第 7 天　　　B. 第 8 天　　　C. 第 9 天　　　D. 第 10 天　　　E. 第 11 天

2. 患者,女,30 岁,产后 4 个月,母乳喂养。其避孕方式应选择哪种?(　　)

A. 长效口服避孕药　　　　B. 短效口服避孕药　　　　C. 阴茎套

D. 安全期避孕　　　　E. 探亲避孕药

3. 放置宫内节育器的适应证为(　　)。

A. 月经过多　　　　B. 宫颈内口松弛　　　　C. 子宫脱垂

D. 剖宫产术后半年　　　　E. 生殖道炎症

4. 人工负压吸宫术用于妊娠多少天内的妊娠?(　　)

A. 妊娠 6 周　　B. 妊娠 8 周　　C. 妊娠 10 周　　D. 妊娠 12 周　　E. 妊娠 14 周

5. 输卵管绝育术的目的是(　　)。

A. 抑制排卵　　　　　　　　B. 杀灭精子

C. 降低宫颈黏液的黏稠度　　　　D. 阻止精子与卵子结合

E. 降低精子存活率

6. 不属于宫内节育器放置的并发症是(　　)。

A. 节育器异位　　B. 节育器嵌顿　　C. 子宫穿孔　　　D. 感染　　　　E. 子宫癌变

7. 口服避孕药正确的宣教内容是(　　)。

A. 长期服用体重会减轻

B. 类早孕反应轻不需要处理

C. 漏服药物引起阴道出血需要立即停药

D. 一般服药后月经周期不规则,经量减少

E. 紧急避孕药属于短效避孕药,经量减少

(二) A3/A4 型题(以下提供若干个案例,每个案例下设若干个考题。请根据各考题题干所提供的信息,在每道题下面的 A、B、C、D、E 五个备选答案中,选择一个最佳答案)

(8～9 题共用题干)

蔡女士,32 岁,吸烟 8 年,现外阴瘙痒,阴道内大量灰黄泡沫样分泌物,月经量多。

8. 护士应指导其选用(　　)。

A. 短效口服避孕药　　　　　B. 长效口服避孕药　　　　　C. 安全期避孕

D. 阴茎套　　　　　　　　　E. 宫内节育器

9. 若不慎妊娠,彩超诊断为宫内孕,约46天大小,行负压吸宫术终止妊娠,下列说法不正确的是(　　)。

A. 需治疗阴道炎症后再施行手术　　　　B. 术后半个月禁性生活

C. 术后阴道出血少于14天属正常　　　　D. 术后观察室观察2 h

E. 腹痛出血多时随诊

二、简答题

1. 药物避孕的适应证。

2. 药物避孕的不良反应及处理措施。

3. 人工流产术的并发症。

4. 药物流产的护理。

5. 输卵管绝育术的术后并发症及防治措施。

项目十九　妇女保健

学习目标

1. 掌握妇女各期的特点及保健,妇女常见病及常见恶性肿瘤的普查普治。
2. 熟悉妇女保健工作的意义、目的和方法。
3. 了解妇女保健各项工作统计方法。

任务一　概　　述

【妇女保健工作的意义】

　　妇女保健是我国卫生保健事业重要组成部分,与临床医学、疾病预防控制构成我国医学卫生防病的基本体系,其宗旨围绕维护和促进妇女身心健康。采取预防、保健及结合临床为一体的妇女保健链条。突出基层,开展以保健生殖健康为核心的妇女保健工作,提高民族综合素质,促进新形势下计划生育基本国策的贯彻和落实。

【妇女保健工作的目的】

　　妇女保健工作的目的在于通过积极的普查、预防保健、监护和治疗措施,做好妇女各期保健以降低孕产妇及围生儿死亡率,减少患病率和伤残率,控制某些疾病发生及性传播疾病的传播,提高妇女生活质量,促进健康。

【妇女保健工作的方法】

　　妇女保健工作是一个群众性和社会性的系统工程,必须充分发挥各级妇幼保健专业机构及三级妇幼保健网的作用,调动各方面的积极性,切实将妇女儿童健康纳入医改和卫生事业发展规划中,为妇幼卫生发展提供强有力的制度和组织保障。有计划地组织培训和继续教育,不断提高专业队伍的业务技能和水平。在调查研究基础上,制订工作计划和防治措施,做到群众保健与临床保健相结合,防与治相结合;同时开展广泛的社会宣传和健康教育,提高群众的自我保健意识;同时健全有关法律和法规,保障妇女和儿童的合法权利,加强管理和监督。

【妇女保健工作的组织机构】

　　1. 行政机构　①卫生和计划生育委员会内设妇幼保健和社区卫生司(简称妇社司),下设妇女保健处、儿童保健处、社区卫生处、健康促进与教育处等处室,领导全国妇幼保健工作;

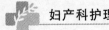

②省级(直辖市、自治区)卫生和计划生育委员会设妇幼保健和社区卫生处(简称妇社处);③市(地)级卫生和计划生育委员会内设妇幼卫生科或防保科;④县(市)级卫生和计划生育委员会一部分设防保股,另一部分设业务股,少数县由专人分管。

2. 专业机构 妇幼卫生专业机构包括各级妇幼保健机构、各级妇产科医院、综合医院妇产科、计划生育科、预防保健科,中医医疗机构中的妇科,不论其所有制关系(全民、集体、个体)均属妇幼卫生专业机构。各级妇幼保健机构情况如下:①国家级,目前为国家妇幼保健中心负责管理;②省级(直辖市、自治区)妇幼保健机构设立省级(直辖市、自治区)妇幼保健院及部属院校妇产科、妇幼系;③市(地)级设立市(地)级妇幼保健院;④县级设立县妇幼保健院。各级妇幼保健机构均属于业务实体,均在同级卫生行政部门领导下,认真贯彻落实各项妇幼保健工作。

任务二　妇女保健工作内容

妇女保健工作内容包括妇女各期保健,妇女常见病和常见恶性肿瘤的普查普治,计划生育技术指导,妇女劳动保护,女性心理保健,社区妇女保健、健康教育与健康促进等。

【妇女各期保健】

(一)青春期保健

青春期保健是保护身体正常发育,包括青春期卫生宣教和常见疾病的防治。

青春期保健分为三级。一级预防:根据其生理、心理和社会行为特点,培养良好的健康行为,给予保健指导。包含培养良好的个人生活习惯,科学健康饮食,参与适当的体育锻炼和体力劳动。重点给予月经期卫生保健、乳房保健指导,不能忽视青春期心理卫生、性知识教育及性道德教育。二级预防:通过学校等平台开展青春期生殖保健知识讲座,介绍青春期心理变化、与异性的交流、健康的价值观等知识,增强自我保健意识。培养责任心和自我约束能力,帮助自己顺利度过青春期。同时,通过学校定期体格检查,早期发现各种疾病和行为异常,减少或避免诱发因素。三级预防:指青春期女性疾病的治疗和康复。青春期保健以一级预防为重点。

(二)围婚期保健

围婚期是指围绕结婚前后,为保障婚配双方及其后代健康所进行的一系列保健服务措施,包括婚前医学检查、围婚期健康教育及婚前卫生咨询。

对准备结婚的男女双方,婚前医学检查非常必要,是对可能患有的影响结婚和生育的疾病进行的医学筛查。围婚期健康教育是指对准备结婚的男女双方和已婚未育的夫妇进行的以生殖健康为核心的、与结婚及生育有关的保健知识的教育。婚前卫生咨询是针对医学检查发现的异常情况以及服务对象提出的具体问题进行解答、提供信息、交换意见,帮助受检对象在知情的基础上做出适宜的决定。

（三）生育期保健

主要是维护生殖功能的正常,保证母婴安全,降低孕产妇死亡率和围生儿死亡率。应以加强一级预防为重点:普及孕产期保健和计划生育技术指导。二级预防:使妇女在生育期因孕育或节育导致的各种疾病,能做到早发现、早防治,提高防治质量。三级预防:提高对高危孕产妇的处理水平,降低孕产妇死亡率和围生儿死亡率。

（四）围产期保健

围产期保健指从妊娠前、妊娠期、分娩期、产褥期、哺乳期为孕产妇和胎儿及新生儿的健康所进行的一系列保健措施,以此保障母婴安全,降低孕产妇死亡率和围生儿死亡率。

1. 孕前期保健　选择最佳的受孕时机,有计划妊娠,以减少许多危险因素和高危妊娠。孕前仔细评估既往慢性疾病史、家族和遗传病史,积极治疗对妊娠有影响的疾病。妊娠前健康的心理和社会环境也很重要,生活中发生不良事件与妊娠期高血压疾病、产后抑郁症等的发生有关。

2. 孕期保健　戒烟酒,避免接触有毒物质和放射线。使用长效避孕药物避孕者需改为工具避孕半年后再受孕。孕前3个月补充叶酸或含叶酸的多种维生素可明显降低胎儿神经管畸形等风险,若前次有不良孕产史者,此次受孕应向医师咨询,做好孕前准备,以减少高危妊娠和高危儿的发生。

（1）妊娠早期保健　妊娠早期是胚胎、胎儿分化发育阶段,易受外界因素及孕妇疾病的影响,导致胎儿畸形或发生流产,应注意防病、防致畸。避免接触有害化学制剂和放射线,避免密切接触宠物,避免病毒感染。患病时遵医嘱服药。应尽早确诊妊娠,建立孕期保健手册。评估孕前保健情况。做好预防流产相关知识宣教,确定基础血压、体重,进行高危妊娠初筛,了解有无不良孕产史、家族成员有无遗传病史;了解有无慢性高血压、心脏病、糖尿病、系统性红斑狼疮等慢性病史,及时请相关学科会诊,不宜继续妊娠者应告知并及时终止妊娠;高危妊娠继续妊娠者,严密观察,严格执行转诊制度。

（2）妊娠中期保健　妊娠中期是胎儿生长发育较快的阶段。胎盘已形成,不易发生流产,妊娠晚期并发症尚未出现,但此阶段应仔细检查妊娠早期各种影响因素对胎儿是否有损伤,妊娠晚期并发症的预防也需从妊娠中期开始。评估首次产检结果。进行妊娠中期营养、生活方式、妊娠生理知识、早产的认识与预防、妊娠期糖尿病筛查意义等宣教;在妊娠中期行胎儿畸形筛查,对疑有畸形或遗传病及高龄产妇的胎儿要进一步做产前诊断和产前治疗。适当补充铁剂和钙剂,监测胎儿生长发育的各种指标,预防和及早发现胎儿发育异常,并预防和治疗生殖道感染,可以减少妊娠晚期、产时、产后的并发症。

（3）妊娠晚期保健　妊娠晚期胎儿生长发育最快,体重明显增加。此期需进行妊娠晚期营养及生活方式、孕妇自我监护、分娩及产褥期相关知识、母乳喂养、新生儿筛查及预防接种等宣教。定期行产前检查,检测胎儿生长发育的各种指标,防治妊娠并发症,及早发现并矫正胎位异常,特别注意胎盘功能和胎儿宫内安危的监护,及时纠正胎儿缺氧,妊娠不小于41周时,需住院。做好分娩前的心理准备,考虑对母儿合适的分娩方式。指导孕妇做好乳房准备,有利于产后哺乳。

3. 分娩期保健　全面了解分娩期妇女的健康情况并进行动态评估,加强孕产妇与胎儿的全产程监护,积极预防和处理分娩期并发症,及时诊治妊娠合并症,确保分娩顺利,母儿安全。

4. 产褥期保健　保健的目的是预防产后出血、感染等并发症的发生,护理人员应提供相应的身心指导和帮助,促进产妇产后生理功能恢复、亲子关系建立、家庭关系和睦等。主要有以下三方面。①指导产妇保持皮肤清洁,尤其是会阴部及乳房皮肤清洁。合理营养,防止便秘。经阴道分娩者,产后 6~12 h 可起床轻微活动,动作宜缓慢,避免体位性低血压现象,产后第 2 天可在室内随意活动,适时做产后健身操,进行盆底肌及腹肌功能锻炼,避免和减少发生血栓性静脉炎,会阴部有切口或剖宫产者,宜先做深呼吸等促进血液循环,运动量应渐进性增加。②遵循以家庭为中心的产科护理理念,指导父母参加育婴活动,如沐浴、抚触、喂奶等,对新生儿进行语言交流,表达情感,促进正向的、积极的亲子互动,建立良好家庭关系。③于产妇出院后 3 天内、产后 14 天及 28 天开始产后访视,可酌情增加访视次数,了解产妇身体恢复情况及母乳喂养情况,及时给予正确指导和护理,产褥期禁止性生活。

5. 哺乳期保健 哺乳期是指产后产妇用自己乳汁喂养婴儿的时期,一般约为 10 个月。哺乳期保健的目的是保护、促进和支持母乳喂养,保证母婴健康。

(1) 乳房护理 哺乳前按摩乳房以刺激排乳反射;忌用肥皂或乙醇类物品擦洗乳房及乳头;以含有清洁水的揩乳布清洁乳头和乳晕;哺乳时应注意婴儿是否能将大部分乳晕吸吮住;哺乳结束时不要强行拉出乳头;应两侧乳房交替哺乳;正确手工挤奶或使用吸乳器排空乳汁;带上合适的棉质乳罩,以起支托乳房和改善血液循环的作用。

(2) 告知母乳喂养的好处 母乳营养丰富,适合婴儿消化吸收,是婴儿最理想的营养食品,省时、省力、经济又方便;吸吮运动,可促进婴儿面部肌肉、牙齿的正常发育,吸吮刺激可促进宫缩,防止产后出血;母乳中含丰富抗体、活性细胞和其他免疫活性物质,能提高婴儿的免疫功能,预防疾病;通过母乳喂养,母婴皮肤接触频繁,促进婴儿的心理健康发育,增加母子感情。

(3) 促进母乳喂养的十项措施 有书面的母乳喂养政策,对所有卫生保健人员常规传达;对所有保健人员进行必要技术培训;将母乳喂养优点向所有孕妇宣传;协助产妇分娩半小时内哺乳;指导母亲如何哺乳,以及在必须与婴儿分开的情况下如何保持泌乳;除喂母乳外,不给新生儿任何其他食品和饮料,除非医疗需要;实行母婴同室;按需哺乳;不给婴儿吸橡胶奶嘴;促进建立母乳喂养支持组织,并将出院的母亲介绍给妇幼保健组织。建立和健全三级医疗保健网以使母亲继续获得支撑和帮助。

(4) 哺乳期保健人员职责 定期访视,评估母亲身心康复情况;指导母亲饮食、休息、清洁卫生及产后适度运动;评估母乳喂养及婴儿生长发育情况,重点了解哺乳的次数、是否按需哺乳、亲自观察哺乳的姿势并给予正确指导;评估婴儿体重增长、大小便次数及形状;指导母亲在哺乳期合理用药及采用正确的避孕措施,如工具避孕或产后 3~6 个月放置宫内节育器,不宜采取药物避孕和延长哺乳期的方法;评估家庭支持系统,完善家庭功能。

(五) 围绝经期保健

(1) 通过形式多样的健康宣教,让围绝经期妇女了解这一特殊时期的生理、心理特点,合理安排生活,加强营养,注意锻炼身体并保持心情愉悦。指导其保持外阴部清洁,防止感染。此期是妇科肿瘤的好发年龄,每 1~2 年定期进行 1 次妇科常见疾病及肿瘤的筛查。

(2) 预防子宫脱垂和张力性尿失禁发生,指导妇女进行缩肛训练,每天 3 次,每次 15 min。

(3) 遵医嘱,必要时应用激素替代疗法或补充钙剂等综合措施防治围绝经期综合征、骨质疏松、心血管疾病等,提高生活质量。

(4) 围绝经期妇女经期紊乱时,宫内节育器需取出,同时指导其避孕至停经 1 年以上;也可停经后取出,但时限不超过 1 年。

(六) 老年期保健

国际老年学学会规定,60～65 岁为老年前期,65 岁以后为老年期。因生理上的变化,使老年人身心和生活发生改变,产生各种心理障碍,易患各种疾病,因此应指导老年人定期体检,适度参加社会活动和从事力所能及的工作,保持生活规律,防治老年期常见病和多发病,以利身心健康,提高生命质量。

知识链接

> 最佳生育年龄:女性 21～29 岁,男性 23～30 岁。孕前和孕期保健指南推荐的产前检查孕周分别是:妊娠 6～13^{+6} 周、14～19^{+6} 周各查 1 次;妊娠 20～36 周,每 4 周查 1 次;37～41 周,每周查 1 次。有高危因素者,可酌情增加次数。

【计划生育技术指导】

开展计划生育技术咨询,普及节育科学知识,宣教各种节育方法的安全性及有效性,指导育龄夫妇选择安全有效的节育方法,以降低人工流产率及中期妊娠引产率,预防性传播疾病的传播。保证和提高节育技术质量,减少和防止手术并发症的发生,确保手术者安全与健康。

【妇女劳动保护】

目前我国已建立较完善的妇女劳动保护和保健法规,确保女职工在劳动工作中的安全与健康,有关规定如下。

1. 月经期 女职工在月经期不得从事装卸、搬运等重体力劳动,高处、低温、冷水、野外作业及用纯苯做溶剂而无防护措施的作业;不得从事连续负重(每小时负重次数在 6 次以上者),单次负重超过 20 kg、间断负重每次负重超过 25 kg 的作业。

2. 孕期 妇女怀孕后在劳动时间进行产前检查,可按劳动工时计算;孕期不得加班、加点,妊娠满 7 个月后不得安排夜班劳动;不得从事工作中频繁弯腰、攀高、下蹲的作业;不允许在女职工孕期、产期、哺乳期降低基本工资或解除劳动合同。

3. 产期 女职工产假为 90 天,其中产前休息 15 天,难产增加产假 15 天,多胎生育每多生一个婴儿增加产假 15 天,女职工执行计划生育可按本地区本部门规定延长产假。

4. 哺乳期 哺乳时间为 1 年,每班工作应给予 2 次授乳时间,每次授乳时间单胎为 30 min;有未满 1 周岁婴儿的女职工,不得安排夜班及加班。

【妇女保健统计指标】

妇女保健统计指标是客观评价妇幼保健工作的质量和反映妇女儿童健康状况最基本的指标,同时也为进一步制订妇幼保健工作规划、开展科研工作提高科学依据。

【孕产期保健质量指标】

(一) 孕产期保健工作统计指标

(1) 产前检查率=期内接受产前检查的人数/同期产妇总人数×100%

(2) 高危妊娠管理率=期内高危妊娠管理人数/同期高危妊娠人数×100%

(3) 住院分娩率=期内住院分娩人数/同期产妇总数×100%

(4) 剖宫产率=期内某地区剖宫产活产儿数/同期该地区活产儿数×100%

(5) 产后访视率=期内产后访视产妇数/同期产妇总数×100%

(6) 孕产妇系统管理率=期内接受系统管理的孕产妇人数/活产儿数×100%

（二）孕产期保健效果指标

（1）孕产妇死亡率＝期内孕产妇死亡数/同期孕产妇总数×10万/10万

（2）围生儿死亡率＝（孕28足周以上死胎、死产数＋生后7天内新生儿死亡数）/（孕28足周以上死胎、死产数＋活产数）×1000‰

（3）新生儿死亡率＝期内生后28天内新生儿死亡数/同期活产儿数×1000‰

（4）母乳喂养率＝4个月婴儿接受母乳喂养人数/同期被访视的婴儿总数×100%

（5）新生儿访视率＝期内新生儿访视人数/同期活产儿数×100%

（三）孕产期保健质量指标

（1）妊娠期高血压疾病发生率＝期内患病人数/同期孕妇总数×100%

（2）高危妊娠发生率＝期内高危孕妇数/同期孕妇总数×100%

（3）产褥感染率＝期内产褥感染人数/同期产妇总数×100%

（4）产后出血率＝期内产后出血人数/同期产妇总数×100%

（四）计划生育统计指标

（1）计划生育率＝某年符合计划生育的活胎数/同年活产总数×100%

（2）节育率＝落实节育措施的已婚育龄夫妇任一方人数/已婚育龄妇女数×100%

（3）节育失败率＝采取节育措施而妊娠的人数/落实节育措施总人数×100%

（4）绝育率＝男和女绝育数/已婚育龄妇女数×100%

（5）人口出生率＝某年出生人数/该年平均人口数×1000‰

（6）人口自然增长率＝年内人口自然增长数/同年平均人口数×1000‰

（7）人口死亡率＝某年死亡人数/同年平均人口数×1000‰

（五）妇女病普查普治的常用统计指标

（1）妇女病普查率＝期内（次）实查人数/期内（次）应查人数×100%

（2）妇女病患病率＝期内患病人数/期内受检查人数×10万/10万

（3）妇女病治愈率＝治愈例数/患妇女病总例数×100%

直通护考

一、简答题

1. 简述妇女保健工作的主要内容。

2. 产褥期妇女的保健工作内容。

项目二十　妇产科常用护理技术

学习目标

1. 掌握妇产科常用护理技术各项操作步骤及护理要点。
2. 熟悉妇产科常用护理技术操作适应证及操作前准备。
3. 熟练运用妇产科常用局部护理技术，操作中严肃认真，尊重患者，保护患者隐私。

任务一　会阴擦洗

会阴擦洗是利用消毒液对会阴部进行擦洗，以保持会阴及肛门周围局部清洁，促进患者舒适和会阴伤口愈合，防止生殖系统、泌尿系统的逆行感染。

【适应证】

(1) 急性阴道炎，长期阴道出血者。

(2) 产后会阴有伤口者。

(3) 妇产科手术后留置导尿管者；会阴、阴道手术后长期卧床，生活不能自理者。

【操作前准备】

1. 消毒溶液　1：5000的高锰酸钾溶液或0.1%苯扎溴铵溶液或0.5%碘伏溶液等。

2. 会阴擦洗包　包括消毒弯盘1个、无菌长镊2把、无菌干纱布2块、无菌棉球数个等。

3. 其他　一次性手套、一次性垫巾及中单等。

【操作步骤】

1. 核对解释　携带用物至患者床旁，核对患者及医嘱，向其解释操作目的、配合方法及可能出现的不适。

2. 安置体位　请房内多余人员暂时回避或用屏风遮挡。嘱患者排空膀胱，脱去近侧裤腿，取屈膝仰卧位，双腿略外展，暴露外阴，评估会阴情况。

3. 擦洗会阴　护士戴一次性手套，协助患者臀下垫一次性垫巾。夹取数个无菌棉球放入消毒弯盘内，倒入适量的消毒溶液，用无菌长镊取浸透药液的无菌棉球，进行擦洗。一般擦洗三遍。

第一遍自上而下，由外向内，初步清除会阴部的分泌物和血迹。先横向擦洗阴阜后顺大腿方向至大腿内上 1/3,然后纵向擦洗大阴唇、小阴唇再横向擦洗会阴,最后弧形由外向肛门擦洗肛周,最后擦洗肛门。

第二遍以会阴切口或尿道口为中心,由内向外,先擦洗会阴伤口或尿道口,然后依次擦洗小阴唇、大阴唇、阴阜、大腿内上 1/3、会阴、肛周、肛门。

第三遍顺序同第二遍。根据患者情况,可增加擦洗次数直至擦洗干净,最后再用无菌干纱布擦干。

4. 擦洗后处理 擦洗完毕,撤去一次性垫巾,协助患者穿好裤子,采取舒适卧位。清理用物,脱手套,洗手,记录。

【护理要点】

(1)擦洗动作轻稳,擦洗顺序正确。

(2)擦洗溶液温度应适中,冬天注意保暖。

(3)会阴部手术后及产后患者,每次排便后应及时擦洗会阴以预防感染。

(4)擦洗前应观察会阴伤口有无红肿、分泌物情况,发现异常及时记录并向医生汇报,配合处理。

(5)每擦洗一个部位更换一个棉球,擦洗时均应注意最后擦洗肛门。

(6)对留置导尿管的患者,应注意保持导尿管通畅,避免脱落、扭曲和受压。

(7)每擦洗一个患者后护士均应清洁双手,并注意将伤口感染者安排在最后擦洗,防止交叉感染。

任务二　阴道灌洗

阴道灌洗是用灌洗溶液对阴道部位进行清洗,能促进阴道血液循环,缓解局部充血、减少阴道分泌物,治疗和控制阴道炎症。还可起到清洁宫颈和阴道的作用,子宫切除术中当盆腔与阴道相通时,避免细菌或病原体进入盆腔引起感染,减少术后阴道残端炎症等并发症。该技术要求有较高的操作技巧,同时需要患者的良好配合。

【适应证】

(1)子宫切除术或阴道手术的术前常规阴道准备。

(2)各种阴道炎、宫颈炎的治疗。

【操作前准备】

1. 用物准备

(1)灌洗溶液　常用的有 1:5000 高锰酸钾溶液、0.02%碘伏、0.1%新洁尔灭溶液、1%乳酸溶液、0.5%醋酸溶液、2%~4%碳酸氢钠溶液、肥皂液和生理盐水等。

(2)灌洗装置　消毒灌洗筒 1 个,灌洗头 1 个,橡皮管 1 根(橡皮管上有控制冲洗压力和流量的调节开关),输液架 1 个。

(3)灌洗包　弯盘 1 个,卵圆钳 2 把,阴道窥器 1 个,消毒棉球。

(4)其他　一次性手套、一次性垫巾及中单等,便盆 1 个。

2. 环境准备　温暖,隐蔽性好,必要时用屏风遮挡。

【操作步骤】

1. 核对解释　核对患者及医嘱,解释操作目的及可能出现的不适。取得理解与配合后,引导患者到处置室或检查室。

2. 安置体位　嘱患者排空膀胱后,脱去近侧裤腿,取膀胱截石位。臀下垫一次性垫巾,放好便盆。

3. 挂桶、排气　将装有灌洗溶液的消毒灌洗筒挂于床旁输液架上,使其高于床沿60～70 cm,排去管内空气。

4. 擦洗外阴、宫颈　第1把卵圆钳夹消毒棉球蘸肥皂液,擦洗外阴;第2把卵圆钳夹消毒棉球蘸肥皂液,擦洗宫颈、穹隆、阴道前后壁。

5. 灌洗阴道　戴一次性手套,用右手持灌洗头开放止水夹。先由上向下冲洗外阴,然后用左手将小阴唇分开,用阴道窥器充分暴露宫颈后再冲洗宫颈、阴道,边冲洗边转动阴道窥器,以洗净整个阴道穹隆及阴道壁。灌洗溶液约剩100 mL时,取出阴道窥器及灌洗头,再冲洗外阴,然后扶患者坐于便盆上,让阴道内存留的液体流出,擦干外阴。

6. 灌洗后处理　撤去便盆,协助患者穿好裤子,整理用物。脱手套,洗手,记录。

【护理要点】

(1) 按需要配制灌洗溶液500～1000 mL,灌洗溶液温度41～43 ℃备用。

(2) 消毒灌洗筒与床沿的距离不超过70 cm,防止压力过大,造成灌洗溶液或污物逆行进入宫腔。

(3) 未婚女性一般不进行阴道灌洗。

(4) 月经期、妊娠期、产后或人工流产术后宫颈内口未闭、阴道出血者,宫颈癌患者有活动性出血者,为防止大出血,禁止灌洗。

(5) 产后10天后或妇产科手术2周后的患者,合并有阴道分泌物混浊、有臭味、阴道伤口愈合不良、黏膜感染坏死等情况时,可采用低位阴道灌洗,消毒灌洗筒距床面的高度一般不超过30 cm,避免阴道污物进入宫腔或损伤阴道残端伤口。

(6) 灌洗头插入阴道不宜过深,灌洗弯头应向上,避免刺激后穹隆引起不适。

任务三　会阴湿热敷

会阴湿热敷是应用热原理及药物化学反应,直接接触患区,可促进血液循环,增加局部白细胞的吞噬作用,促进外阴伤口的愈合;改善组织营养,加速组织再生,使陈旧性血肿局限。热疗还能降低神经末梢的兴奋性,缓解局部疼痛,使患者感觉舒适。

【适应证】

会阴水肿、会阴血肿的吸收期、会阴伤口硬结及早期感染等。

【操作前准备】

1. 用物准备

(1) 热敷药品　煮沸的50%硫酸镁或95%酒精。

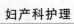

（2）会阴擦洗包　消毒弯盘 2 个,镊子或消毒止血钳 2 把,会阴垫,无菌纱布数块,大棉垫,医用凡士林。

（3）热源　热水袋、电热宝、红外线灯等。

（4）其他　一次性垫单、一次性手套、橡胶中单等。

2. 环境准备　温暖,隐蔽性好,必要时用屏风遮挡。

【操作步骤】

1. 核对解释　将用物带至床旁,核对患者及医嘱,向患者解释湿热敷的目的、方法和要求。

2. 安置体位　嘱患者排空膀胱,取屈膝仰卧位,臀下垫橡胶中单。

3. 擦洗外阴　先行外阴擦洗,清除外阴局部污垢。

4. 湿热敷　在热敷部位先涂一薄层凡士林,盖上无菌纱布,然后再将热敷药品中的湿纱布轻轻敷上,外面盖上大棉垫保温。每 3～5 min 更换敷料 1 次,也可在大棉垫外放热水袋或用红外线灯照射,以延长更换敷料时间。

5. 湿热敷后处理　热敷完毕,移去敷料,观察热敷部位皮肤情况,用无菌纱布擦净皮肤上凡士林,更换会阴垫,整理床铺,清理用物。

【护理要点】

（1）湿热敷的温度一般为 41～48 ℃,热敷过程中应注意观察局部有无发红,以防止烫伤。

（2）热敷面积一般为病损范围的 2 倍。

（3）每次热敷时间 15～30 min,每天 2～3 次。

（4）应注意观察患者的全身反应,对休克、虚脱、昏迷及感觉迟钝者应警惕烫伤及其他并发症。

任务四　阴道或宫颈上药

阴道或宫颈上药是将治疗性药物涂抹到阴道壁或宫颈黏膜上,达到局部治疗的作用。由于该操作简单,既可在医院由护士操作,也可教会患者在家进行自行上药。

【适应证】

各种阴道炎、宫颈炎或术后阴道残端炎。

【操作前准备】

1. 用物准备

（1）药物　根据医嘱准备治疗药物,如甲硝唑、制霉菌素、20％～50％硝酸银溶液等。

（2）阴道灌洗用物 1 套　阴道窥器、长镊子、消毒干棉球及长棉签、带尾线的大棉球等。

（3）一次性用物　橡胶中单 1 块、一次性垫巾 1 块、一次性手套 1 副。

2. 环境准备　温暖,隐蔽性好,必要时用屏风遮挡。

【操作步骤】

1. 核对解释　核对患者及医嘱,向其说明上药的目的及配合方法。

2. 安置体位　嘱患者排空膀胱,取膀胱截石位,臀部垫橡胶中单和一次性垫巾。

3. 阴道准备　先行阴道灌洗或擦洗,用阴道窥器暴露阴道、宫颈后,用消毒干棉球拭去宫颈及阴道后穹隆、阴道壁黏液或炎性分泌物,以使药物直接接触炎性组织而提高疗效。

4. 上药　根据病情和药物的不同性状采用以下方法进行上药。

(1)自行放置法　指导患者临睡前洗净双手或戴指套,用一手示指将药片或栓剂向阴道后壁推进,直至示指完全伸入。

(2)纳入法　凡栓剂、片剂、丸剂可由操作者戴一次性手套后直接送至阴道后穹隆处;也可将带尾线大棉球浸蘸药物后顶塞至宫颈部,尾线留在阴道口外嘱患者放药 12～24 h 后牵引尾线自行取出。

(3)涂擦法　长棉签蘸取药物均匀涂抹在阴道或宫颈病变处,如为腐蚀性药物,应注意保护正常组织。

(4)喷洒法　将药物溶于喷雾器内,对准患处喷射,使药粉均匀散布于炎性组织表面。

【护理要点】

(1)上非腐蚀性药物时,应转动阴道窥器,使阴道四壁均能涂上药物。

(2)应用腐蚀性药物时,要注意保护好阴道壁及正常组织。上药前应将纱布或干棉球垫于阴道后壁及阴道后穹隆,以免药液下流灼伤正常组织,涂好后立即如数取出所垫纱布或棉球。

(3)棉签上的棉花必须捻紧,涂药时应按同一方向转动,防止棉花落入阴道难以取出。

(4)阴道栓剂最好于晚上或休息时上药,以避免起床后脱出,影响治疗效果。

(5)采用带尾线大棉球上药治疗,应告知患者于放药 12～24 h 后牵引棉球尾线自行取出。

(6)给无性生活者上药时不用阴道窥器,用长棉签涂抹。

(7)经期或子宫出血者不宜阴道给药。

(8)用药期间应禁止性生活。

(9)指导患者保持会阴清洁卫生,遵医嘱按疗程规范用药,随意减少用药次数会降低疗效并产生耐药性。

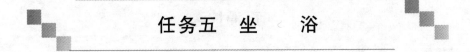

任务五　坐　　浴

坐浴是借助水温与药液的作用,清洁外阴或促进局部组织的血液循环,减轻外阴局部的炎症及疼痛,促进组织的恢复。此方法简单易行,可于家中使用。

【适应证】

(1)外阴、阴道手术或经阴道行子宫切除术的术前清洁。

(2)治疗或辅助治疗外阴炎、阴道炎和子宫脱垂。

(3)会阴切口愈合不良。

【操作前准备】

1. 用物准备

(1) 遵医嘱配制溶液 2000 mL　0.02％碘伏溶液、0.1％苯扎溴铵(新洁尔灭)溶液、2％～4％碳酸氢钠溶液、1％乳酸溶液或 1∶5000 高锰酸钾溶液等。

(2) 用物　坐浴盆 1 个、30 cm 高坐浴架 1 个、无菌纱布 2 块、水温计 1 个。

2. 环境准备　温暖,隐蔽性好,必要时用屏风遮挡。

【操作步骤】

1. 核对解释　核对患者,告知坐浴的目的及配合方法,以取得患者理解和支持。

2. 准备　遵医嘱配制溶液 2000 mL,将坐浴盆放置于坐浴架上,放置稳妥,检查水温。根据水温的不同,坐浴可分为三种:①热浴:水温 41～43 ℃,适用于渗出性病变、急性炎症浸润,可先熏洗后坐浴,持续 20 min 左右。②温浴:水温 35～37 ℃,适用于慢性盆腔炎、术前准备。③冷浴:水温 14～15 ℃,刺激肌肉、神经,改善血液循环,适用于膀胱阴道松弛、性功能障碍等,持续 2～5 min 即可。

3. 坐浴　排空膀胱后,将全臀及外阴浸泡于坐浴液中,一般持续约 20 min。

4. 坐浴完毕后处理　用无菌纱布蘸干外阴,有伤口者坐浴后给予换药。协助患者穿好衣裤。整理用物,告知注意事项。洗手、记录。

【护理要点】

(1) 坐浴液应根据不同的灌洗目的进行选择　滴虫性阴道炎的患者应使用酸性溶液;外阴假丝酵母菌病患者应使用碱性溶液;非特异性阴道炎患者应使用一般消毒溶液或生理盐水;术前患者阴道准备可使用碘伏溶液、高锰酸钾溶液或苯扎溴铵溶液。

(2) 坐浴液应严格按比例配制　浓度过高容易造成黏膜烧伤,浓度太低影响治疗效果。

(3) 根据病情调节水温　水温过高可造成皮肤黏膜烫伤,过低可引起患者不适。

(4) 坐浴前先将外阴及肛周擦洗干净。

(5) 坐浴时需将臀部及全部外阴浸泡在坐浴液中。

(6) 月经期、妊娠期、产后 7 天内、人流术后宫颈口未闭、不规则阴道出血及宫颈活动性出血者禁忌行坐浴。

(7) 坐浴过程中,注意观察产妇有无头晕、心慌、大汗等现象,必要时停止坐浴。

(8) 坐浴后告知患者保持会阴部清洁卫生,预防感染。

直通护考

一、选择题

(一)A1/A2 型题(以下每一道考题下面有 A、B、C、D、E 五个备选答案,请从中选择一个最佳答案)

1. 会阴第一遍擦洗的顺序应为(　　)。

A. 从下而上,由内向外　　　　B. 以伤口为中心向外擦洗　　　　C. 从上而下,由内向外

D. 从上而下,由外向内　　　　E. 从下而上,由外向内

2. 下列阴道灌洗护理操作的注意事项中,请问哪一项是错误的?(　　)

A. 妊娠期,必要时也可以阴道灌洗

B. 灌洗液的温度一般为 41～43 ℃

C.灌洗筒至床沿的距离不超过 70 cm

D.采取的体位为膀胱截石位

E.未婚女子一般不做阴道灌洗,必要时可用导尿管代替灌洗头

3.阴道灌洗的最佳温度为(　　)。

A.41~43℃　　B.36~37℃　　C.37~40℃　　D.43~45℃　　E.47~50℃

4.请问下列哪种情况可以进行阴道灌洗?(　　)

A.月经期　　　　　　　　B.妊娠期　　　　　　　　C.产褥期

D.阴道出血　　　　　　　E.经腹全子宫切除术前

二、简答题

1.简述会阴湿热敷的适应证及所用药物有哪些?

2.滴虫性阴道炎和外阴阴道假丝酵母菌病上药前应分别用什么溶液做阴道灌洗?

项目二十一　妇产科诊疗及手术患者的护理

学习目标

1. 掌握会阴切开缝合术、剖宫产术、宫颈活组织检查、诊断性刮宫术的适应证、禁忌证、注意事项及护理措施。

2. 熟悉生殖道细胞学检查、人工剥离胎盘术、妇产科内镜检查的适应证、禁忌证、注意事项及护理措施。

3. 了解输卵管通液检查的适应证、禁忌证、注意事项及护理措施。

4. 学会会阴切开缝合术、剖宫产术、宫颈活组织检查、诊断性刮宫术、生殖道细胞学检查、人工剥离胎盘术、妇产科内镜检查的手术配合。对患者要有爱心、同情心,语言要亲切,能取得患者的信任和合作。

案例引导

患者,女,32岁,0-0-1-0,结婚5年,计划怀孕2年未孕。月经 $12\frac{4\sim5}{28\sim30}$,经量适中,伴轻度痛经,丈夫体健,3年前做过一次人工流产。2年来未采取任何避孕措施,性生活正常,未怀孕。问题:

1. 患者不孕的原因可能有哪些?

2. 应选择哪些诊疗技术协助诊断?

任务一　阴道助产术

胎头吸引术是将胎头吸引器置于胎头上,形成一定负压后吸住胎头,按胎头娩出机制通过牵引协助胎头娩出的手术。其优点为易于掌握,对母儿危害小,可用以代替低位产钳。缺点是若负压不足,吸引器滑脱可造成胎儿伤害;如负压过大,牵引时间长,易损伤头皮,甚至发生新生儿颅内出血。目前临床常用的有金属直筒状牛角形或扁圆形及硅胶喇叭形胎头吸引器。

【适应证】

1. 缩短第二产程　常用于产妇有心脏病、妊娠期高血压疾病等分娩时不宜用力者；轻度胎儿窘迫需尽快结束分娩者；宫缩乏力导致第二产程延长者。

2. 持续性枕横位或枕后位　须做胎头旋转并牵引胎头助产者。

【禁忌证】

（1）头盆不称，胎位异常如额先露、枕横位、臀位等。

（2）子宫脱垂手术后，尿瘘修补术后。

（3）产道畸形、阻塞，宫颈癌。

（4）活胎、顶先露。

（5）头盆相称。

（6）胎头双顶径已达坐骨棘水平以下。

（7）宫口开全，胎膜已破。

（8）有一定强度的宫缩。

【术前准备】

1. 用物准备　会阴切开缝合术包，胎头吸引器 1 个，50 mL 注射器 1 支，橡皮管 1 根，止血钳 1 把，一次性吸痰管 1 根，低压吸引器 1 台，吸氧面罩 1 个，治疗巾 2 块，无菌纱布数块，导尿包，消毒液状石蜡，氧气，抢救药品等。

2. 心理准备　向产妇说明胎头吸引术的目的及方法，可能发生的并发症，取得产妇及家属的理解及配合。

【操作步骤】

（1）检查器械　负压吸引器有无损坏、漏气，并将橡皮管接在胎头吸引器空心管柄上。

（2）体位　产妇取膀胱截石位，外阴常规消毒、铺巾，导尿排空膀胱。

（3）阴道检查　明确是否符合手术条件。

（4）会阴切开　初产妇或会阴较紧张者，行麻醉后做会阴切开术。

（5）放置胎头吸引器　先将胎头吸引器开口缘涂好润滑油，术者用左手指撑开阴道后壁，右手持胎头吸引器沿阴道后壁放入，用手指环形拨开阴道口四周，使得整个胎头吸引器滑入阴道内，并使其开口与胎头贴紧（图 21-1）。用手指沿胎头吸引器检查一周，了解胎头吸引器是否紧贴胎儿头皮，有无阴道壁及宫颈组织夹于胎头吸引器及胎头之间（图 21-2），检查无误后调整胎头吸引器牵引手柄，使之与胎头矢状缝方向一致，作为旋转胎头的标记。

（6）抽吸负压　术者将胎头吸引器顶住胎头，助手将注射器接上胎头吸引器的橡皮管，分次缓慢地抽出胎头吸引器内空气 150～200 mL，使胎头吸引器内变为负压，负压相当于 200～300 mmHg，硅胶喇叭形胎头吸引器抽空气 60～80 mL 即可。用血管钳钳夹住橡皮管，取下注射器，2～3 min 后，使胎头吸引器与胎头吸牢。

（7）牵引胎头吸引器　如为枕前位，待宫缩时，让产妇向下屏气，术者手持牵引柄顺骨盆轴方向，按正常分娩机制进行牵引胎头俯屈、仰伸、娩出，同时注意保护会阴。宫缩间歇期暂停牵引。若胎头为枕横位或枕后位时，可先旋转后牵引。

（8）胎头双顶径牵出阴道口时　松开止血钳，解除胎头吸引器负压，取下胎头吸引器，相继娩出胎体。

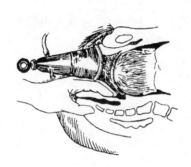

图 21-1　放置胎头吸引器

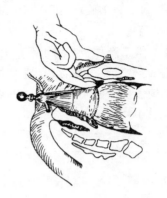

图 21-2　检查胎头吸引器附着部位

【注意事项】

(1) 严格掌握适应证,如早产儿、胎儿窘迫者慎用。

(2) 牵引时用力要均匀,按正常胎头分娩机制辅助牵引。切忌左右摇晃,切勿用力过大。

(3) 胎头吸引器必须放置正确,应避开囟门。

(4) 由于阴道操作次数多,术后常规给予抗生素预防感染。

(5) 牵引时如有漏气或脱落,应查找其原因。如系牵引方向错误、负压不够,可重新放置。放置一般不超过 2 次,牵引时间一般主张 10～15 min,全部牵引时间不宜超过 20 min,否则应改用产钳助产。

【护理措施】

1. 治疗配合　做好术前用物、产妇及新生儿窒息抢救的各项准备工作,完成胎头吸引术的操作过程。胎儿娩出后立即清理呼吸道。

2. 一般护理　嘱产妇产后加强营养,多进食高能量、易消化、富含维生素及微量元素的食物。

3. 病情监护

(1) 术后检查新生儿有无产伤,如有异常,及时配合医生处理。

(2) 术后仔细检查产妇软产道,如有裂伤应及时缝合。定时观察宫缩,预防产后出血。注意观察会阴伤口愈合情况,每天清洁、消毒外阴。术后按医嘱给予抗生素治疗。

任务二　会阴切开缝合术

会阴切开缝合术为产科最常用的手术。其目的是避免严重会阴裂伤,减少会阴阻力以利于胎儿娩出,多用于初产妇。常用的方式有会阴侧斜切开及正中切开两种。临床以前者多用。

【适应证】

(1) 初产妇实行胎头吸引术、产钳助产术、臀位分娩术前。

（2）缩短第二产程，如并发妊娠期高血压疾病，妊娠合并心脏病，第一产程延长，胎儿窘迫等。

（3）可能引起会阴严重裂伤者，如会阴坚韧、胎儿过大等。

（4）预防早产儿颅内出血。

【禁忌证】

（1）估计不能经阴道分娩，如梗阻性难产；不宜经阴道分娩，如生殖器疱疹。

（2）会阴条件好或足月胎儿较小等。

（3）出血倾向难以控制。

（4）不经阴道分娩，拒绝接受手术干涉。

【操作步骤】

1. 体位　膀胱截石位或仰卧屈膝位。

2. 消毒铺巾　按常规外阴冲洗、消毒并铺巾。

3. 麻醉　阴部神经阻滞或局部浸润麻醉。阴部神经阻滞麻醉有止痛和松弛盆底肌的作用。

4. 切开会阴

（1）切开时机　选择在估计会阴切开后 5～10 min 内胎儿可娩出时或行胎头吸引、产钳、臀位助产准备就绪时。

（2）切开方法　①会阴侧斜切开术：切口起点在阴道口对应时钟 5 点钟方向处，切线与正中线呈 45°角，会阴高度膨隆时呈 60°～70°角，当宫缩时，将阴道黏膜、黏膜下组织、球海绵体肌、耻尾肌束等全层一次剪开，长 4～5 cm（图 21-3）。②会阴正中切开术：沿会阴后联合中间向下垂直剪开，长 2～3 cm，注意不要损伤肛门括约肌（图 21-4）。

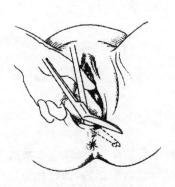

图 21-3　会阴左侧斜切开

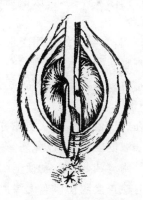

图 21-4　会阴正中切开

5. 止血　出血处立即用纱布压迫止血，小动脉出血时应给予结扎。

6. 缝合　胎盘娩出后，阴道内填塞一带尾纱布卷以免宫腔血液下流妨碍视野，缝毕后取出。缝合前仔细检查伤口有无延伸，缝合时主要解剖组织要对合好。注意结不可打得过紧，因为手术伤口会略肿胀。清点纱布，阴道检查，触诊有无漏缝及血肿。做肛查，检查有无缝线穿透直肠黏膜，如有，应将穿过的缝线拆除，重新缝合。

知识链接

会阴正中切开与会阴侧斜切开的优缺点如下。

(1) 会阴正中切开术的优点是切开组织少,出血少,易缝合,愈合好,术后疼痛轻。缺点是如会阴切口下延,会造成会阴Ⅲ度裂伤,故胎儿较大、手术助产等分娩不宜采用;接产技术不够熟练、经验不足的接生者不宜采用。

(2) 会阴侧斜切开术的优点是可充分扩大阴道口不易出现会阴及盆底严重裂伤,故临床上较常采用。缺点是切开组织较多,出血多,缝合技术要求较高,术后疼痛较重。

【注意事项】

(1) 会阴切开时间应在预计胎儿娩出前 5～10 min,不宜过早;于宫缩同时切开会阴,把握切开时机。

(2) 切开时剪刀刃应与皮肤垂直,一次全层剪开,黏膜、肌层与皮肤切口长度应一致。

(3) 缝合时注意层次清楚,切口对齐,勿留无效腔。缝合阴道黏膜时注意不能穿透直肠黏膜,如有缝线穿过直肠黏膜,应立即拆除,重新缝合,防止形成阴道直肠瘘。

(4) 缝线不可过紧,以免组织水肿,缝线嵌入组织内,影响愈合。

【护理措施】

1. 术前准备

(1) 与产妇及家属沟通,解释会阴切开的目的,取得知情同意并签字。

(2) 准备会阴切开缝合手术包、麻醉药品及注射器、缝合线、络合碘及纱布等。

(3) 协助产妇摆好体位,再次消毒外阴并铺无菌巾。

2. 术时配合

(1) 陪伴产妇,指导产妇使用腹带,消除其紧张心理。

(2) 密切观察产程进展,监测胎心。

(3) 为手术者提供需要的物品,配合手术操作。

3. 术后护理

(1) 产妇在产房留观 2 h,无异常送回病房休息。

(2) 嘱产妇取健侧卧位,以免恶露浸渍伤口。

(3) 保持外阴清洁、干燥,勤换会阴垫。每天擦洗会阴 2 次,每次大小便后及时清洗会阴。

(4) 每小时检查会阴伤口有无渗血、红肿、硬结及脓性分泌物,如已化脓应报告医生,立即拆除缝线,撑开伤口彻底引流、换药。

(5) 会阴伤口肿胀疼痛者,可用 95% 乙醇湿敷或 50% 硫酸镁湿热敷,配合切口局部理疗,可减轻症状并有利于切口愈合。

(6) 会阴侧斜切开术后 5 天拆线,会阴正中切开术后 3 天拆线。可吸收线缝合者不需拆线。会阴切口愈合欠佳,可于产后 7～10 天后行坐浴治疗。

任务三 剖宫产术

剖宫产术是经腹切开子宫取出胎儿胎盘的手术。由于麻醉学、输血、抗感染等措施的进步,剖宫产术已成为解决异常分娩和某些产科并发症、合并症,挽救母儿生命的有效手段。

剖宫产术手术方式有子宫下段式、子宫体式、腹膜外式及剖宫产子宫切除术四种,目前最常用的手术方式是子宫下段剖宫产术。

【适应证】

1. 难产

(1)产力异常　滞产、产妇衰竭,经药物治疗无效。

(2)产道异常　骨盆狭窄、头盆不称、生殖道修补术后、阴道瘢痕狭窄、生殖道畸形或肿瘤阻塞产道等。

(3)胎位异常　不完全臀位、枕横位、异常头位。

(4)胎儿异常　胎儿窘迫、巨大儿、脐带脱垂等。

(5)妊娠并发症　如重度子痫前期、子痫、前置胎盘、胎盘早剥等。

2. 妊娠合并症　如子宫肌瘤、卵巢肿瘤、宫颈癌、心脏病心功能Ⅲ～Ⅳ级、糖尿病并巨大儿等。

3. 分娩并发症　先兆子宫破裂、子宫破裂等。

4. 其他　高龄初产或珍贵儿。

【操作步骤】

1. 体位　仰卧位或左侧倾斜10°～15°卧位。

2. 常规　消毒、铺巾。

3. 麻醉　连续硬膜外麻醉为主,急诊情况下则采用局部浸润麻醉,特殊情况下采用全身麻醉,也有人主张采用联合蛛网膜下腔和硬膜外麻醉。

4. 方法　子宫下段剖宫产术。

(1)切开腹壁　取脐下至耻骨联合上缘正中纵切口或耻骨联合上自然横沟处横切口约14 cm。

(2)探查腹腔　探查子宫旋转方向及程度、子宫下段形成情况、胎头大小、先露部高低,以估计子宫切口的位置及大小、手术的难易,以备做相应措施。

(3)剪开膀胱子宫返折腹膜　弧形剪开膀胱子宫返折腹膜约12 cm,两侧各达圆韧带内侧。分离下推膀胱,充分暴露子宫下段(图21-5)。

(4)切开子宫　常规取子宫下段横切口,在子宫下段正中横行切开2～3 cm,然后用两手示指向左、右两侧钝性撕开延长切口10～12 cm,尽量避免刺破羊膜囊(图21-6)。

(5)娩出胎儿　破膜并吸净羊水后,按分娩机制向子宫切口处提撬旋转胎头,同时助手在宫底加压,协助娩出胎儿(图21-7)。新生儿断脐后交台下处理。如为臀位,按臀牵引步骤娩出胎儿。

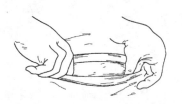

图 21-5 撕开腹膜暴露子宫下段

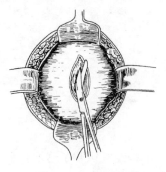

图 21-6 子宫体部横切口

(6)娩出胎盘 胎儿娩出后,向宫体注入缩宫素 20 U,等待宫缩胎盘自然剥离后,牵拉脐带娩出胎盘胎膜。如宫缩后胎盘仍不剥离,可徒手剥离胎盘娩出(图 21-8)。胎盘娩出后用甲硝唑 100 mL 冲洗宫腔预防感染。

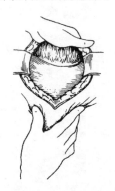

图 21-7 娩出胎儿

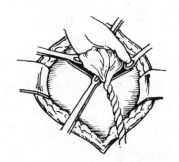

图 21-8 娩出胎盘

(7)缝合子宫切口及关腹。

【注意事项】

(1)子宫切口的选择。切口够大、部位适宜是预防术中出血及顺利娩出胎头的关键。

(2)对齐解剖层次。

(3)术中仔细清理宫腔,防止胎盘胎膜残留,有感染者用 0.5%甲硝唑冲洗宫腔。

(4)关腹前清除腹腔的羊水及积血,以防术后感染与粘连。

【护理措施】

1. 术前准备 详细询问病史,了解全身各脏器有无慢性疾病;进行全身检查和产科检查;完善相关化验,全面评价孕妇体质,如发现异常应报告医生并在术前加以纠正。

(1)与产妇及家属沟通,介绍剖宫产术的必要性和简单过程,可能发生的并发症,取得知情同意并签字。

(2)做好输血准备。

(3)择期手术禁食 6~8 h;急诊手术立即禁食、禁饮。

(4)备皮,留置导尿管。

(5)术前 30 min 肌注苯巴比妥 0.1 g,胎心率慢时肌注阿托品 0.5 mg。术前禁止使用呼吸抑制药物。

(6)做好新生儿窒息复苏准备。

2. 术中配合

(1) 器械护士　①熟悉手术步骤，及时递送手术用品；②认真清点器械、敷料，确保数量无误。

(2) 助产士　①携带新生儿用物及抢救用品到手术室候产；②胎儿娩出后立即清理呼吸道并协助医生抢救新生儿。

(3) 巡回护士　①核查手术物品是否准备齐全并处于完好备用状态，保证手术物品供应；②协助麻醉师进行麻醉；③协助手术者穿手术衣，戴无菌手套；④观察产妇生命体征；⑤做好输血准备，必要时输血；⑥协助助产士处理新生儿。

3. 术后护理

(1) 床旁交接班　送产妇回病房时，病房值班护士应与手术室护士和麻醉师交接班并做好详细记录。

(2) 安置体位　①术后当天：去枕平卧 6 h。②术后第 2 天：全麻未清醒者去枕平卧，头偏向一侧；硬膜外麻醉者，取半坐卧位，协助产妇床上活动；拔除导尿管者，应下床活动，有利于恶露排出，减少术后并发症的发生。

(3) 遵医嘱输液　无异常出血者术后第 1 天补足手术消耗及禁食的生理需要量；第 2、第 3 天除输注抗生素需要量外，不予额外补液。

(4) 观察病情　①定时监测生命体征。②观察伤口有无红肿、渗血。③观察宫缩和阴道出血情况。④保持引流管通畅，常规保留导尿管 24～48 h。⑤观察肠道功能恢复情况：一般术后 48 h 排气。

(5) 缓解疼痛　①做好心理护理；②保持病室安静，环境舒适；③帮助产妇取半坐卧位；④术后 6 h 后用腹带固定切口；⑤遵医嘱使用止痛药或指导其使用自控镇痛装置。

4. 健康指导

(1) 注意休息，坚持做产后健身操，产后 3 个月内禁止重体力劳动。

(2) 加强营养，补充高热量、高蛋白质、高维生素和含铁丰富、水分充足的食物。

(3) 保持外阴清洁、干燥，产后 6 周内禁止性生活，流血未净前禁止盆浴。

(4) 坚持母乳喂养，正确护理新生儿。

(5) 术后 6 周复诊，指导避孕方法，术后至少避孕 2 年。

知识链接

剖宫产术的定义

德国狄索普(Desopo)认为"凡剖腹切开子宫，取出体重达到或超过 500 g 的胎儿者称为剖宫产术；而体重在 500 g 以下者为子宫切开术"。

世界卫生组织建议：剖宫产率不应超过 15%。

剖宫产术的发展历程

尸体剖宫产术→不缝合子宫的剖宫产术→Pom 剖宫产子宫切除术→古典式剖宫产术→经腹腔腹膜外剖宫产术→腹膜外剖宫产术→子宫下段剖宫产术→新式剖宫产术

任务四　生殖道细胞学检查

女性生殖道细胞包括来自阴道、宫颈、子宫和输卵管的上皮细胞。女性生殖道脱落细胞包括阴道上段、宫颈阴道部、子宫、输卵管及腹腔的上皮细胞，其中以阴道上段、宫颈阴道部的上皮细胞为主，女性生殖道细胞受卵巢激素的影响出现周期性变化，因此，临床上常通过生殖道脱落细胞学检查。此外，此项检查还可以协助进行生殖器官肿瘤的筛查。这是一种简便、实用的辅助检查方法，尤其适宜做群体性防癌普查，对宫颈癌的早期发现、早期诊断有重要价值。

【适应证】

（1）卵巢功能检查，如卵巢功能低下、月经紊乱、性早熟等患者。

（2）宫颈炎症需排除癌变者。

（3）筛查早期宫颈癌的患者。

（4）怀疑颈管、宫腔内恶性病变者。

（5）胎盘功能检查，如疑似妊娠期间胎盘功能减退的孕妇。

【禁忌证】

1. 月经期。

2. 急性生殖器炎症。

【操作步骤】

1. 阴道涂片　常用的有阴道侧壁刮片法和棉签采取法两种方法。

（1）阴道侧壁刮片法　适用于已婚妇女。受检者取膀胱截石位，用阴道窥器扩张阴道，用刮片在阴道侧壁上1/3处轻轻刮取分泌物少许，再将分泌物薄而均匀地涂于玻片上，干燥后放入95％乙醇中固定后送检。

（2）棉签采取法　适用于未婚女性。方法是将卷紧的无菌棉签蘸少许生理盐水浸湿后伸入阴道，在其侧壁的上1/3处轻卷后缓慢取出，横放在玻片上往一个方向滚涂再放入95％乙醇中固定后送检。

2. 宫颈刮片　阴道窥器暴露宫颈，用无菌干棉签轻轻拭去宫颈表面黏液，在宫颈外口鳞-柱状上皮交界处，将宫颈刮板以外口为中心轻轻旋刮一周，将刮取物涂片检查。应注意取材全面，忌过度用力而致组织损伤出血（图21-9）。

3. 宫颈管涂片　先将宫颈表面分泌物拭净，用小型刮板进入宫颈管内，轻轻刮取一周做涂片。有条件者使用特制的"宫颈采样拭子"或"细胞刷"置于宫颈管内1.0 cm左右，旋转360°，刷取宫颈管上皮后取出，旋转细胞刷，将附于小刷上的标本均匀涂布于玻片上，立即固定或洗脱于保存液中。

4. 宫腔吸片　对疑有颈管癌或子宫内膜癌者，消毒外阴、阴道及宫颈，选择直径1～5 mm不同型号塑料管，一端连于干燥无菌注射器，用大镊子将塑料管另一端送入宫腔内达宫底部，上下左右移动，轻轻抽吸注射器以吸取分泌物后将吸得的标本涂片固定、送检。

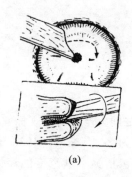 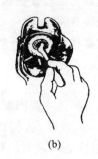

(a)　　　　　　　　　　(b)

图 21-9　宫颈刮片检查

【护理配合】

（1）取材前 24 h 避免阴道冲洗、检查、上药、性交。向受检者说明检查的意义和步骤，消除思想顾虑以取得其配合。

（2）准备无菌干燥的阴道窥器、刮板、吸管、宫腔探针、长棉签、脱脂处理的玻片、干棉球和固定液（95％乙醇或 10％甲醛溶液）。

（3）协助受检者取膀胱截石位，取材时动作应轻巧，避免出血。如白带过多可先用无菌干棉球轻拭后再行取材。进行宫腔吸片，取出吸管时应停止抽吸，以免将宫颈管内容物吸入。

（4）涂片应薄而均匀，禁止来回涂抹损伤细胞，涂片标记后用 95％乙醇或 10％甲醛溶液固定，及时送检并收集结果。载玻片应做好标记，以免混淆受检者姓名和取材部位。

（5）向受检者说明检查结果的临床意义。嘱其及时取回病理报告并反馈给医生，以免延误诊疗。卵巢功能检查者，要制订 1 个月经周期的检查计划，并进行预约。

（6）查到可疑癌细胞，应嘱受检者进行组织病理学检查。30 岁以上已婚妇女应每年检查 1 次。

【检查结果和意义】

1. 内分泌诊断方面的意义　阴道鳞状上皮细胞的成熟度与体内雌激素水平成正比。雌激素水平越高，阴道上皮细胞越成熟。因此，观察阴道鳞状上皮细胞各层细胞的比例，可反映体内雌激素水平。成熟指数简称 MI，是阴道细胞学卵巢功能检查中最常用的一种，计算阴道上皮三层细胞百分比。按底层/中层/表层顺序表述，如底层是 5％，中层是 60％，表层是 35％，则 MI 应写成 5/60/35。通常是在低倍显微镜下观察计算 300 个鳞状上皮细胞，算出各层细胞的百分率。若底层细胞百分率高称为左移，提示不成熟细胞增多，即雌激素水平下降。若表层细胞百分率高则称为右移，提示雌激素水平升高。雌激素轻度影响者表层细胞百分率小于 20％，高度影响者表层细胞百分率大于 60％。一般有雌激素影响的涂片，基本上无底层细胞。在卵巢功能低落时则出现底层细胞：轻度低落底层细胞百分率＜20％；中度低落底层细胞占 20％～40％；高度低落底层细胞百分率＞40％。

2. 妇科医疗诊断方面的意义　生殖道细胞学检查有助于诊断闭经、功血、流产及生殖道感染等疾病。如根据细胞有无周期性变化、MI 结果等推断闭经病变的部位、功血的类型以及流产疗效评价；也可以根据细胞形态特征推断生殖道感染的病原体种类，如 HPV 感染可见典型的挖空细胞、不典型角化不全细胞及反应性外底层细胞。

3. 宫颈细胞学诊断标准及临床意义

主要观察细胞核的改变。临床常用巴氏五级分类法，其阴道细胞学诊断标准如下。

Ⅰ级　正常,细胞形态及核浆比例正常。

Ⅱ级　炎症,细胞核普遍增大。

Ⅲ级　可疑癌,细胞核增大(核异质)。

Ⅳ级　高度可疑癌,细胞具有恶性改变。

Ⅴ级　癌。

目前,因巴氏五级分类法主观因素较多,各级之间无严格的客观标准,正逐渐被 TBS 分类法替代,后者比较准确,灵敏度高,其检查结果更为客观、准确。1988 年美国制订阴道细胞 TBS 命名系统,1991 年被正式采用。TBS 分类法包括标本满意度的评估和对细胞形态特征的描述性诊断。

任务五　宫颈活组织检查

【适应证】

1. 宫颈点切法

(1)宫颈脱落细胞学涂片检查巴氏Ⅲ级或Ⅲ级以上者;巴氏Ⅱ级经抗感染治疗后仍为Ⅱ级者;TBS 分类鳞状细胞异常者。

(2)疑有宫颈癌或慢性特异性炎症,需进一步明确诊断者。

2. 宫颈管搔刮术　早期发现宫颈上皮内瘤样病变及早期宫颈癌患者。

3. 宫颈锥切术

(1)宫颈脱落细胞检查多次见到恶性细胞,而宫颈多点活组织检查(活检)及分段刮宫均未发现病灶者。

(2)宫颈活检为原位癌或镜下早期浸润癌,而临床可疑浸润癌,为明确病变累及程度及决定手术范围者。

4. 其他　作为宫颈上皮内瘤样病变或重度宫颈柱状上皮异位患者的治疗手段。

【禁忌证】

1. 急性、亚急性生殖道炎症。

2. 血液病有出血倾向。

3. 妊娠期或月经期。

【操作步骤】

1. 宫颈点切法

(1)嘱受检者排空膀胱后,取膀胱截石位。

(2)用阴道窥器暴露宫颈,拭净分泌物,消毒宫颈和阴道。

(3)用活检钳钳取小块病变组织,通常在宫颈外口鳞-柱状上皮交界处或肉眼糜烂较深处取材。如疑为宫颈癌者在宫颈对应时针 3 点、6 点、9 点、12 点钟处用活检钳各钳取一块组织(图 21-10);也可在阴道镜指引下可疑处定点取材,或在宫颈阴道部涂以碘溶液,选择不着色区取材。

（4）将钳取的组织分别放入盛有固定液的标本瓶中，并标注钳取部位。

（5）术后用带尾线的棉球压迫钳取部位止血，并将尾端留在阴道口外。

2. 宫颈管搔刮术　用细小刮匙伸入宫颈管全面搔刮 $1\sim2$ 圈，所得组织送病理学检查。也可使用宫颈管刷代替宫颈刮匙。

3. 宫颈锥切术

（1）腰麻或硬膜外麻醉下，患者取膀胱截石位，消毒外阴和阴道，戴无菌手套，铺无菌巾。

（2）导尿后，用阴道窥器暴露宫颈，消毒宫颈及宫颈管。

（3）用宫颈钳夹住宫颈前唇，用手术刀在宫颈病灶外 0.5 cm 处做环形切口，根据不同的手术指征，可深入 $1\sim2$ cm 做锥形切除（图 21-11）。用无菌纱布卷填塞创面，压迫止血。

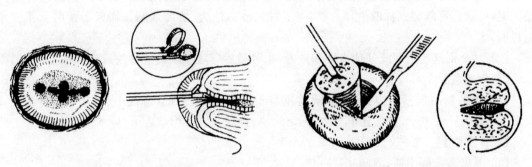

图 21-10　宫颈活组织检查　　　　　图 21-11　宫颈锥切术

（4）切除的标本用 10% 甲醛溶液固定，送病理学检查。也可采用环行电切除术（LEEP）行锥形切除治疗。

【护理配合】

1. 术前准备

（1）向患者讲解宫颈活检的临床意义、目的及操作过程，以取得配合。

（2）指导正确的施术时间　①因各种原因引起的阴道炎，均应在治疗后再活检；②妊娠期不做活检，避免流产、早产；③不在月经前 1 周内做活检，以防感染；④锥形切除治疗者，应在月经干净后 $3\sim7$ 天内施行。

2. 术中配合

（1）术中护理人员应陪伴在受检者身边，给予心理支持。

（2）对多点钳取的组织标本瓶上应注明取材部位。

3. 术后指导

（1）术后保持外阴清洁，1 个月内避免性生活和盆浴，防止感染。

（2）点切法术后嘱患者观察阴道出血情况，$12\sim24$ h 后自行取出阴道内纱条，出血多应及时就诊。

（3）锥切术后留置导尿管 24 h，持续开放。术后 6 周探查宫颈管有无狭窄，2 个月内禁止盆浴和性生活。

任务六　诊疗常用穿刺技术

本任务主要讲述后穹隆穿刺术。后穹隆穿刺术主要是了解直肠子宫陷凹有无积液及其性质，借以明确诊断，也可用于某些疾病的治疗。

【适应证】

（1）凡是妇科检查发现直肠子宫陷凹饱满，疑有积液或 B 超探及直肠子宫陷凹内有液性暗区时，可做后穹隆穿刺抽取液体检查，以了解积液的性质、协助诊断。临床上常用于异位妊娠诊断。

（2）对个别盆腔脓肿或其他炎性积液者，也可经后穹隆穿刺放液冲洗或注入抗生素治疗。

【用物准备】

需准备的物品包括卵圆钳 1 把，阴道窥器 1 个，宫颈钳 1 把，弯盘 1 个，10 mL 注射器 1 个，18 号穿刺针头 1 个，清毒孔巾 1 块，无菌纱块、棉球及碘伏棉球若干，标本瓶 1 个。

【操作步骤】

（1）嘱患者白解小便，取膀胱截石位。

（2）常规消毒外阴、阴道，铺孔巾，用阴道窥器暴露宫颈。

（3）用宫颈钳夹持宫颈后唇，向前上方牵拉，充分暴露后穹隆，用碘伏棉球重新消毒后穹隆，用干棉球擦干。

（4）用 10 mL 注射器接上 18 号穿刺针头，检查针头无堵塞，在后穹隆中央距宫颈、阴道交界约 1 cm 处平行进针 2～3 cm，当穿过阴道壁失去阻力感时抽吸注射器。

（5）抽出液体后拔出针头，将抽出液先肉眼观察性状，再送检或培养。穿刺抽出暗红色不凝固的血液，即可确诊为腹腔内出血。若穿刺时误入静脉，则血色较鲜红，滴在纱布上有一圈红晕，放置 10 min 即可凝结。

（6）拔出针头后观察有无渗血，若有渗血可用无菌纱布填塞压迫止血后，取出阴道窥器。

【注意事项】

（1）穿刺部位在后穹隆正中，方向宜与宫颈平行，不可偏离方向以避免误入直肠，子宫后位时勿刺到宫体。

（2）穿刺深度以 2～3 cm 为宜。

【护理措施】

（1）术前给患者介绍后穹隆穿刺的用途、方法、对诊断疾病的意义，鼓励患者合作，减轻心理压力。

（2）术中为医生提供所需物品，严密观察病情变化。有无面色苍白、血压下降及剧烈腹痛等，做好记录。

（3）术后安置患者休息，观察患者情况，有无脏器损伤、内出血等异常症状。

（4）嘱患者术后注意外阴阴道清洁。

任务七　人工剥离胎盘术

【适应证】

（1）胎儿娩出后，胎盘部分剥离引起子宫出血，不到 30 min 出血量已达 200 mL 者。

（2）胎儿娩出后 30 min，经一般处理，胎盘仍未排出者。

（3）某些难产手术，胎儿娩出后，需立即娩出胎盘者。

【术前准备】

1. 用物准备　无菌手套 1 双，无菌纱布数块，大刮匙 1 把。

2. 心理准备　向产妇讲解人工剥离胎盘的目的，指导产妇如何配合，解除产妇恐惧心理。

【操作步骤】

（1）产妇排空膀胱，取膀胱截石位。手术者须严格无菌操作，重新消毒外阴，更换无菌手套。

（2）一般不需要麻醉，个别患者准备哌替啶用于止痛。

（3）术者一手在腹壁紧握并下推子宫，另一手五指合拢成圆锥状，沿脐带伸入宫腔，触及胎盘边缘。宫腔内的手掌展开，四指并拢，手背紧贴子宫壁，进入胎盘与子宫壁之间，以手掌的尺侧缘做钝性剥离（图 21-12）。待整个胎盘剥离后，将胎盘握在手掌中取出。

（4）检查胎盘胎膜，如不完整，可再探查宫腔，或用无菌纱布擦拭宫腔，或用大刮匙轻轻搔刮宫腔，清除残留的胎盘胎膜。

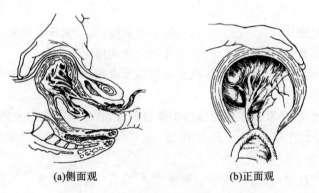

(a)侧面观　　　　　(b)正面观

图 21-12　徒手剥离胎盘侧面观及正面观

【注意事项】

（1）徒手剥离胎盘应一次完成，因反复进出宫腔会增加感染机会。

（2）剥离胎盘时应触摸清胎盘与子宫壁的接触面，操作轻柔，切忌强行剥离和抓挖子宫壁，防止穿破子宫壁。如发现胎盘与子宫壁之间无明显界限，且有根样组织扎进子宫壁，找不到疏松剥离面时应考虑胎盘植入，立即停止操作，必要时切除子宫。

（3）术后注射缩宫素预防产后出血，给抗生素预防感染。

【护理措施】

1. 病情监护 术中严密观察产妇生命体征、阴道出血、宫缩情况，及时做好输血准备。

2. 配合治疗 配合医生尽快完整娩出胎盘，遵医嘱给予抗生素和缩宫素。

3. 心理护理 向产妇解释此项手术的必要性，产妇身旁应有专人留守以解除产妇恐惧，指导产妇术中配合。

任务八 诊断性刮宫术

诊断性刮宫术简称诊刮，是诊断宫腔疾病采用的重要方法之一。目的是刮取宫腔内容物、子宫内膜或其他组织做病理检查协助诊断并指导治疗。若疑有宫颈管病变，需对宫颈管及宫腔分段进行诊刮，简称分段诊刮。

【适应证】

（1）子宫异常出血或阴道排液需证实或排除子宫内膜癌、宫颈管癌或其他病变者。

（2）月经失调需要了解子宫内膜变化及其对性激素的反应，刮宫不仅有助于诊断，还有助于止血。

（3）不孕症需了解有无排卵或子宫内膜病变者。

【禁忌证】

（1）急性阴道炎、宫颈炎、急性或亚急性盆腔炎。

（2）术前体温 37.5 ℃。

【操作步骤】

（1）嘱患者排空膀胱，取膀胱截石位，一般不需麻醉，常规消毒外阴和阴道，铺无菌巾。

（2）行双合诊检查，了解子宫的屈向、大小及附件的情况。

（3）暴露宫颈，清除阴道分泌物，再次消毒宫颈及宫颈管，用宫颈钳夹住宫颈下唇，固定宫颈，用探针探查宫腔。

（4）按子宫的屈向，用宫颈扩张器逐号扩张宫颈管，直至能进入中号刮匙。

（5）将刮匙顺子宫屈向送入至宫底部，从子宫前壁、侧壁、后壁、宫底部依次刮取组织。

（6）不同的刮宫目的，其刮宫部位和侧重点不同：①功能失调性子宫出血者，应将增厚的内膜全面、彻底刮干净。②疑为结核性子宫内膜炎闭经者，应刮取两侧子宫角。③分段诊刮：先用小刮匙刮取宫颈管内组织（不探测宫腔，以免将宫颈管组织带入宫腔而混淆诊断），然后再刮取宫腔组织，将刮取组织分别送检。④不孕症者：应选择月经来潮前或来潮 6 h 内进行。⑤怀疑癌变异常出血者，随时行诊刮，刮宫时应小心轻刮，若刮出物经肉眼检查，高度疑为癌组织时，只要刮出部分组织够病理学检查即可，不必全面刮宫，以免子宫穿孔、出血或癌组织扩散。若未见明显癌组织，则应全面刮宫，防止漏诊。

（7）将刮出物放入盛有 10％甲醛溶液或 95％乙醇的固定液标本瓶中送病理学检查。

【护理措施】

1. 术前准备

(1) 评估患者全身情况,测量生命体征,询问阴道出血的时间和量。

(2) 向患者说明诊断性刮宫的目的和意义、操作步骤及方法、时间以及配合要点。

(3) 核对好病理学检查申请单并准备好固定标本的小瓶。

(4) 指导选择合适的检查时间,术前禁用激素类药物。预约时应告知患者术前 5 天禁止性生活;对不孕或功能失调性子宫出血内膜增生者,应选择月经前 1～2 天或月经来潮 6 h 内进行;怀疑为子宫内膜不规则脱落时,则于月经第 5～6 天取材。

(5) 诊断性刮宫的主要并发症有出血、子宫穿孔、感染。术前应备好各种抢救用物,以便出现紧急情况时进行抢救。

2. 术中护理

(1) 术中做好患者心理护理,协助医生完成手术,观察患者血压、脉搏、呼吸及腹痛情况。

(2) 提供给医生术中所需物品,并协助其将组织放入已做好标记、装有固定液的小瓶内,立即送病理学检查,记录患者术中情况。

3. 术后护理

(1) 术后留观 1 h,注意腹痛和阴道出血征象,确认无异常后方可回家休息。

(2) 术后 2 周内禁盆浴及性生活,保持外阴清洁,遵医嘱口服抗生素 3～5 天预防感染。

(3) 嘱患者 1 周后到门诊复查恢复情况及了解病理学检查结果。

 # 任务九　妇产科内镜检查

内镜检查是用连接于摄影系统和冷光源的腔镜探寻人体体腔及脏器内部的一种检查手段。可利用内镜在直视下对管腔或体腔内组织、器官进行检查和手术,该技术已成为妇科诊断和治疗的常用方法,妇科常用的内镜有阴道镜、宫腔镜和腹腔镜。

一、阴道镜检查

阴道镜检查是利用阴道镜在强光源照射下将宫颈阴道上皮放大 10～40 倍,以观察肉眼看不到的阴道,宫颈异常上皮细胞、异型血管及早期癌变,还可在可疑部位行定位活检,以提高准确率。

临床应用:宫颈刮片细胞学检查和阴道镜检查的联合应用,对指导宫颈活检,早期诊断宫颈癌有重要临床价值。

【适应证】

(1) 宫颈脱落细胞检查巴氏Ⅱ级以上,或 TBS 提示上皮细胞异常者。

(2) 有接触性出血,肉眼观察宫颈无明显病变者。

(3) 肉眼观察宫颈,阴道壁可疑癌变者,行可疑病灶活检者。

(4) 宫颈、阴道及外阴病变治疗后复查和评估者。

（5）可疑下生殖道尖锐湿疣者。

【操作步骤】

嘱受检者排空膀胱,取膀胱截石位,用阴道窥器充分暴露宫颈阴道部;用生理盐水棉球轻轻擦净宫颈分泌物。接通光源,调好焦距,一般物镜距离宫颈 15～20 cm,距外阴 5～10 cm,先用低倍镜观察,再增大倍数进行检查。也可行醋酸白试验或碘试验等发现可疑部位;取活组织送病理学检查。

【护理措施】

1. 检查前准备

（1）月经期和阴道出血者不宜检查。检查前应先行妇科检查,排除阴道毛滴虫、假丝酵母菌、淋菌等感染。检查前 24 h 内避免阴道、宫颈操作及治疗,如阴道冲洗、妇科检查、性生活等,以减少对检查部位的刺激和干扰。

（2）向受检者讲解检查的目的与方法、简要过程及所需时间,以消除其顾虑。

2. 术中护理 帮助医生调整光源,递送所需物品;并给予受检者心理支持。

3. 术后护理 安置受检者休息,如有活检标本协助填写申请单并及时送检。

二、宫腔镜检查

宫腔镜检查是应用膨宫介质扩张宫腔,通过纤维导光束和透镜将冷光源经宫腔镜导入宫腔,直视下观察宫颈管、宫颈内口、子宫内膜及输卵管开口,以指导诊刮,取材病检及进行治疗等。

【适应证】

（1）子宫异常出血的探查。

（2）原发性或继发性不孕症的宫腔内病因诊断。

（3）宫内节育器的定位与取出,宫腔内异物取出,流产术等。

【禁忌证】

1. 绝对禁忌证

（1）急性或亚急性生殖道炎症。

（2）严重心、肺功能不全。

2. 相对禁忌证

（1）月经期及活动性子宫出血。

（2）宫颈恶性肿瘤。

（3）近期有子宫穿孔或子宫手术史。

【操作步骤】

嘱受检者排空膀胱,取膀胱截石位;常规消毒外阴及阴道;铺巾后放置阴道窥器,充分暴露宫颈,再次消毒宫颈及阴道;用宫颈钳钳夹宫颈前唇,用探针探查宫腔的曲度和深度后适当扩张宫颈至大于镜体外鞘直径半号;将镜管顺宫腔方向送入宫颈内口,在 100 mmHg 压力下将 5% 葡萄糖液注入,行宫腔冲洗至洗出液清亮。再继续注入 5% 葡萄糖液 50～100 mL,待宫腔充分扩展,子宫内壁清晰可见时,移动镜管依次观察宫颈管,缓慢取出镜管。

【护理措施】

1. 检查前准备

（1）一般选择月经干净后 5 天内进行检查。

（2）术前评估受检者身体情况，排除禁忌证。

2．术中护理

（1）术中注意受检者的情绪反应，关心受检者，消除其紧张、恐惧心理。

（2）配合医生进行操作，密切观察有无宫颈裂伤、子宫穿孔、感染等并发症，发现异常及时报告医生。

3．术后护理

（1）术后嘱受检者卧床休息 30 min，严密观察其生命体征、有无腹痛等。

（2）告知受检者检查后 2～7 天阴道可能有少量血性分泌物，需保持外阴清洁，2 周内禁性生活和盆浴。

（3）遵医嘱使用抗生素 3～5 天。

三、腹腔镜检查

腹腔镜检查是将腹腔镜经腹壁插入腹腔，通过视屏观察盆、腹腔内脏的形态，有无病变，必要时取活组织送病理学检查，以明确诊断的方法。

【适应证】

（1）怀疑子宫内膜异位症，腹腔镜是确诊的金标准。

（2）治疗无效及不明原因的急、慢性腹痛和盆腔痛。

（3）明确或排除引起不孕的盆腔疾病。

（4）了解盆腹腔肿块性质、部位或活检诊断。

【禁忌证】

1．患有严重心、肺疾病，凝血功能障碍及呼吸系统疾病不能耐受麻醉者。

2．身体衰弱，精神病或癔症以及有膈疝者。

3．结核性腹膜炎等盆腹腔严重粘连者。

【操作步骤】

（1）诊断腹腔镜行局麻或硬膜外麻醉，手术腹腔镜行全身麻醉。

（2）常规消毒腹部及外阴、阴道后留置导尿管和举宫器（无性生活史者不用）。

（3）人工气腹　距脐孔旁 2 cm 处用布巾钳向上提起腹壁，用气腹针于脐孔正中处与腹部皮肤呈 90°角穿刺进入腹腔，连接自动 CO_2 气腹机，以 CO_2 充气流量 1～2 L/min 的速度充入 CO_2。充气 1 L，调整患者体位至头低臀高位，继续充气，使腹腔压力达 15 mmHg，机器停止充气，拔去气腹针。

（4）放置腹腔镜　布巾钳提起腹壁，与腹部皮肤呈 90°角，用套管针从切开处穿刺进入腹腔，去除套管针针芯，连接好 CO_2 气腹机，将腹腔镜自套管针鞘进入腹腔，打开冷光源，即可见盆腔内脏器。

（5）腹腔镜观察　按顺序常规检查盆腔，检查后根据盆腔情况进行输卵管通液、病灶活检等进一步检查。

（6）腹腔镜手术　在腹腔镜的指导下，避开腹壁血管，特别是腹壁下动脉，选择左、右下腹部相当于麦氏切口位置的上下位置进行第二、三穿刺，根据需要还可以在耻骨联合上方正中 2～4 cm 进行第四穿刺，再插入必要的器械操作。

（7）手术结束　用生理盐水冲洗盆腔，检查无出血，无内脏损伤，停止充入 CO_2 气体，并放尽腹腔内 CO_2，再取出腹腔境及各穿刺点的套管针鞘，缝合穿刺口。

【护理措施】

1. 术前准备

(1) 完善各项检查,并向患者讲解相关注意事项。

(2) 术前一晚肥皂水灌肠,或口服 20％甘露醇 250 mL,或 2000 mL 生理盐水清洁肠道,或聚乙二醇电解质溶液清洁肠道。

(3) 手术当天禁食。术前留置导尿管。腹部常规消毒,范围与一般腹部手术相同,尤其脐孔的清洁消毒。

2. 术中护理

(1) 实施检查时改为臀高头低位,将患者臀部抬高 15°,并按医生要求及时更换所需体位。

(2) 严密观察患者生命体征,如有异常及时处理。

(3) 陪伴患者,并指导患者与医生配合。

3. 术后护理

(1) 术后卧床休息半小时后即可下床活动,以尽快排除腹腔气体,缓解因腹腔残留气体而感肩痛及上肢不适等症状。

(2) 术后当天可进半流食,第 2 天可摄入正常饮食。

(3) 注意观察患者生命体征及穿刺口有无红肿、渗出。

(4) 遵医嘱给予抗生素。

(5) 嘱患者按时复查,如有发热、出血、腹痛等应及时到医院就诊。2 周内禁性生活和盆浴。

任务十　输卵管通液检查

输卵管通液检查的主要目的是检查输卵管是否通畅,了解子宫和输卵管腔的形态及输卵管的阻塞部位。常用方法有输卵管通液术和子宫输卵管碘油造影术。

【适应证】

(1) 原发性或继发性不孕症,男方精液正常,疑有输卵管阻塞者。

(2) 检验或评价各种绝育手术、输卵管再通术或输卵管成形术的手术效果。

(3) 对轻度粘连的输卵管有通畅作用。

【禁忌证】

(1) 生殖器官急性炎症和慢性盆腔炎急性或亚急性发作者。

(2) 月经期或有不规则阴道出血者。

(3) 有严重的心、肺疾病患者。

(4) 碘过敏者不能做子宫输卵管碘油造影术。

【操作步骤】

1. 输卵管通液术　输卵管通液术(图 21-13)是检查输卵管是否通畅的一种方法,并具有一定的治疗功效。具体操作步骤如下。

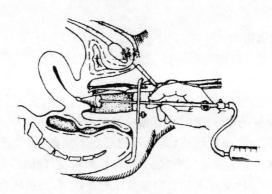

图 21-13　输卵管通液术

（1）嘱患者排尿后取膀胱截石位,常规消毒外阴,检查以了解子宫位置及大小。

（2）放置阴道窥器充分暴露宫颈,再次消毒阴道穹隆部及宫颈;用宫颈钳夹宫颈前唇,沿宫腔的方向置入通液器,并使其与宫颈外口紧密相贴。用 Y 形管通液器,压力表与注射器相连,使压力管高于 Y 形管水平。

（3）排出空气后,向宫腔内缓慢注入生理盐水及抗生素溶液(生理盐水 20 mL、庆大霉素 8 万 U,透明质酸酶 1500 U,可加用 0.5％利多卡因 2 mL 减少输卵管痉挛),压力不超过 160 mmHg。

（4）观察推注时阻力大小,推注的液体是否回流、受检者下腹部是否疼痛等。

（5）术毕取出通液器及宫颈钳,再次消毒宫颈、阴道后取出阴道窥器。

2. 子宫输卵管碘油造影术　通过导管向宫腔及输卵管内注入造影剂,再行 X 线透视及摄片,根据注入造影剂的显影情况了解输卵管是否通畅、阻塞的部位及宫腔的形态来寻找病变部位。该检查损伤小、对输卵管阻塞诊断准确率高达 80％,且具有一定的治疗作用。具体操作步骤如下。

（1）受检者排尿后取膀胱截石位,外阴、阴道常规消毒后铺无菌孔巾,双合诊检查了解子宫大小及位置。

（2）放置阴道窥器充分暴露宫颈前唇,用探针探查宫腔。

（3）将造影剂充入宫颈导管,排出空气后,沿宫腔方向将其放入宫颈管内。

（4）在 X 线透视下观察碘化油流经输卵管及宫腔情况并摄片。24 h 后再次拍盆腔平片,以观察腹腔内有无游离碘化油(若用泛影葡胺进行造影,应在注射后立即摄片,10～20 min 后第二次摄片)。

（5）注入造影剂后若子宫角圆钝且输卵管不显影,应考虑是否为输卵管痉挛,可保持原位,肌注阿托品 0.5 mg,20 min 后再进行透视、摄片;也可暂停操作,下次摄片前先使用解痉药物。

【结果评价】

1. 输卵管通液术

（1）输卵管通畅　可顺利推注 20 mL 液体且无阻力,压力维持在 60 mmHg 以下;或开始推注时稍有阻力,随后阻力消失,无液体回流,患者也无不适感。

（2）输卵管阻塞　勉强注入 10 mL 液体即感有阻力,压力表见压力值持续上升,患者感觉下腹胀痛,停止推注后液体又回流至注射器内。

（3）输卵管通而不畅　推注液体时感有阻力,但经加压注入又能推进,说明轻度粘连已被分离,患者感轻微腹痛。

2. 子宫输卵管碘油造影术

(1) 正常子宫、输卵管　宫腔显影呈倒三角形,双侧输卵管显影形态柔软,24 h 后摄片盆腔内可见散在造影剂。

(2) 宫腔异常　若为宫腔结核,子宫失去原有的倒三角形,内膜呈锯齿状不平;若为黏膜下肌瘤,可见宫腔充盈缺损;子宫畸形时也有相应的显示。

(3) 输卵管异常　若为输卵管结核,其显示的形态不规则、僵直或呈串珠状,有时可见钙化点;输卵管有积水见输卵管远端呈气囊状扩张;若输卵管发育异常,可见输卵管过长或过短、异常扩张、憩室等。如 24 h 后摄片未见盆腔内散在的造影剂,提示输卵管不通。

【护理措施】

1. 术前准备

(1) 耐心向受检者解释检查的意义和方法,消除其思想顾虑并取得其配合。

(2) 行造影术前,应询问有无过敏史并做碘过敏试验,便秘者应行清洁灌肠,保持子宫正常位置。

(3) 指导受检者选择在月经干净后 3~7 天进行检查,术前 3 天禁性生活。

(4) 术前 30 min 遵医嘱肌内注射阿托品 0.5 mg 解痉。

(5) 嘱受检者自解小便,以排空膀胱。

2. 术中配合

(1) 为医生提供手术所需用物。

(2) 操作过程中观察受检者的表现,一旦出现咳嗽,应警惕发生油栓。立即停止操作,使受检者采取头低足高位,并严密观察。

(3) 输卵管通液所用无菌生理盐水温度以接近体温为宜,以免液体过冷造成输卵管痉挛。

3. 术后护理

(1) 术后留观 1 h。

(2) 术后 2 周内禁性生活和盆浴,嘱其遵医嘱使用抗生素预防感染。

直通护考

一、选择题

(一) A1/A2 型题(以下每一道考题下面有 A、B、C、D、E 五个备选答案,请从中选择一个最佳答案)

1. 确诊宫颈癌的可靠方法是(　　)。

A. 宫颈刮片　　　　　　　　　　　　B. 宫颈和颈管活检

C. 阴道脱落细胞检查　　　　　　　　D. 宫颈锥形切除送病检

E. 阴道镜检查

2. 宫颈刮片的标本应放入(　　)。

A. 0.9%氯化钠溶液中　　　　　　　　B. 1%氢氧化钠溶液中

C. 10%氢氧化钠溶液中　　　　　　　D. 75%乙醇溶液中

E. 95%乙醇溶液中

3. 宫颈刮片细胞学诊断巴氏Ⅲ级属(　　)。

A. 炎症 　　　　　　　　　 B. 可疑癌 　　　　　　　　　 C. 高度可疑癌

D. 癌症 　　　　　　　　　 E. 正常

4. 不能测定卵巢排卵功能的检查项目是(　　　)。

A. 宫颈黏液检查 　　　　　　　　 B. 宫颈刮片检查 　　　　　　　　 C. 诊断性刮宫

D. 基础体温测定 　　　　　　　　 E. 性激素的测定

5. 关于输卵管通液术不正确的说法是(　　　)。

A. 术前 30 min 注射阿托品 0.5 mg 解痉 　　　　　 B. 在月经前 3～7 天进行

C. 操作完毕后观察 1 h 　　　　　　　　　　　　　 D. 术后 2 周内禁止盆浴和性生活

E. 用 20 mL 温热无菌生理盐水或加入抗炎药物进行通液

6. 既有诊断又有治疗作用的辅助检查方法是(　　　)。

A. 输卵管通液检查 　　　　　　　　 B. 宫颈刮片细胞学检查

C. B 超检查 　　　　　　　　 D. 白带常规检查

E. 阴道脱落细胞检查

7. 患者,女,36 岁,阴道分泌物增多已半年,近来出现血性白带,检查宫颈中度糜烂,触之易出血,子宫正常大小,附件(一),为排除宫颈癌,首先应做的检查项目是(　　　)。

A. 宫颈刮片 　　　　　　　　 B. 宫颈活检 　　　　　　　　 C. 宫颈黏膜检查

D. 诊断性刮宫 　　　　　　　　 E. 阴道镜检查

8. 患者,女,35 岁,因"继发性进行性痛经 2 年"入院,下列可协助确诊的检查项目是(　　　)。

A. 子宫输卵管造影术 　　　　　　 B. 阴道镜检查 　　　　　　 C. 腹腔镜检查

D. 宫腔镜检查 　　　　　　 E. 阴道后穹隆穿刺

9. 会阴侧斜切开缝合术的产妇,术后宜采取的体位是(　　　)。

A. 平卧位 　　　 B. 半坐卧位 　　　 C. 健侧卧位 　　　 D. 伤口侧卧位 　　　 E. 俯卧位

10. 行胎头吸引术时,形成的负压一般为(　　　)。

A. 30 mmHg 　　　 B. 100 mmHg 　　　 C. 200 mmHg 　　　 D. 300 mmHg 　　　 E. 500 mmHg

11. 比较胎头吸引和产钳助产的手术条件,只有产钳助产可以使用的是(　　　)。

A. 枕先露 　　　 B. 宫口开全 　　　 C. S^{+3} 　　　 D. 臀位 　　　 E. 胎膜已破

12. 关于臀位阴道分娩以下哪项不对?(　　　)

A. 一旦破水应立即听胎心 　　　　 B. 破膜后应绝对卧床休息,取头低臀高位

C. 禁止灌肠,少做肛查 　　　　 D. 阴道口见胎足应立即消毒牵引

E. 保持体力补充热量

13. 下列哪项不是剖宫产术的指征?(　　　)

A. 肩先露 　　　　　　　　 B. 前不均倾位 　　　　　　　　 C. 足先露

D. 协调性宫缩乏力 　　　　　　 E. 巨大儿

14. 剖宫产术后至少应避孕(　　　)。

A. 半年 　　　 B. 1 年 　　　 C. 2 年 　　　 D. 3 年 　　　 E. 5 年

15. 会阴侧斜切开产妇,术后 5 天拆线,伤口感染裂开,行 1∶5000 高锰酸钾坐浴应在什么时候开始为宜?(　　　)

A. 拆线当时 　　　　　　　　 B. 产后 7～10 天 　　　　　　　　 C. 拆线后 14 天

D. 产后 2 周 　　　　　　　　 E. 拆线后 1 个月

16. 初产妇,妊娠足月,阴道流液 12 h,下腹阵痛 8 h,查胎心 140 次/分,LOA,估计胎儿体重 3000 g,宫缩 35 s/5 min,骨盆正常。肛查:宫口开大 8 cm,胎臀显露于阴道口。此时恰当的处理是(　　)。

A.堵阴道口 　　　　　　B.立即剖宫产 　　　　　　C.立即行外转胎位术

D.缩宫素静滴 　　　　　E.立即牵引胎臀娩出

(二) A3/A4 型题(以下提供若干个案例,每个案例下设若干个考题。请根据各考题题干所提供的信息,在每道题下面的 A、B、C、D、E 五个备选答案中,选择一个最佳答案)

(17～18 题共用题干)

28 岁初产妇临产 16 h,肛查宫口开全 2 h,先露头 S^{+3},骨产道正常,枕后位,胎心 122 次/分。

17. 该产妇最恰当的分娩方式是(　　)。

A.立即行剖宫产术 　　　　　　B.行会阴侧切、胎头吸引术助娩

C.静滴缩宫素 　　　　　　　　D.等待胎头自然旋转后阴道助产

E.静脉高营养等待阴道自娩

18. 该产妇行胎头吸引术牵引时 2 次胎头吸引器滑脱,此时应(　　)。

A.检查胎头吸引器滑脱原因,再次放置胎头吸引器助娩

B.剖宫产术

C.静滴缩宫素

D.产钳助产术

E.等待阴道自娩

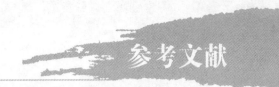

References 参考文献

[1]　郑修霞.妇产科护理学[M].3版.北京:北京大学医学出版社,2014.

[2]　秦春莲.妇产科护理[M].北京:北京出版社,2014.

[3]　王松梅.妇产科护理学[M].南京:南京大学出版社,2014.

[4]　谢辛,苟文丽.妇产科学[M].8版.北京:人民卫生出版社,2013.

[5]　魏碧蓉.助产学[M].北京:人民卫生出版社,2014.

[6]　王平.2016护士执业资格考试护考急救书[M].北京:人民军医出版社,2016.

[7]　尹红,杨小玉.妇产科护理学[M].北京:中国医药科技出版社,2015.

[8]　罗先武,王冉.2015护士执业资格考试轻松过[M].北京:人民卫生出版社,2015.

[9]　李淑文,王丽君.妇产科护理学[M].北京:人民卫生出版社,2016.

[10]　李耀军.高级助产学[M].北京:科学出版社,2015.

[11]　夏海欧.妇产科护理学[M].3版.北京:人民卫生出版社,2014.

[12]　刘文娜,闫瑞霞.妇产科护理学[M].3版.北京:人民卫生出版社,2015.

[13]　程瑞峰.妇科护理学[M].北京:人民卫生出版社,2014.